专业知识学习指导

内科、外科护理学

分册

主编　李群芳　罗黎明

主审　蔡岳华　雷巍娥　陈雄新

中国水利水电出版社
www.waterpub.com.cn

内 容 提 要

本书以护理和助产专业的内科护理学和外科护理学知识为基础，根据护理专业和助产专业的学习需要和护士执业资格考证的需要，以教科书为平台，较为全面地覆盖了教材的基本内容，并进行了纵向和横向的联系。

全书共分内科护理学篇和外科护理学篇两个部分：内科护理学篇包括九章内容，外科护理学篇包括十七章内容。

本书可作为三年制高职、五年制高职、三年制中职护理和助产专业的学习指导用书，也可供作为护士执业证书考试的参考用书。

图书在版编目（CIP）数据

专业知识学习指导. 内科、外科护理学分册 / 李群芳，罗黎明主编. -- 北京 : 中国水利水电出版社，2010.2
ISBN 978-7-5084-7251-5

Ⅰ. ①专… Ⅱ. ①李… ②罗… Ⅲ. ①内科学：护理学－自学参考资料②外科学：护理学－自学参考资料 Ⅳ. ①R47

中国版本图书馆CIP数据核字(2010)第026967号

书　　名	专业知识学习指导 内科、外科护理学分册
作　　者	主　编　李群芳　罗黎明 主　审　蔡岳华　雷巍娥　陈雄新
出版发行	中国水利水电出版社 （北京市海淀区玉渊潭南路 1 号 D 座　100038） 网址：www.waterpub.com.cn E-mail：sales@waterpub.com.cn 电话：（010）68367658（营销中心）
经　　售	北京科水图书销售中心（零售） 电话：（010）88383994、63202643 全国各地新华书店和相关出版物销售网点
排　　版	北京民智奥本图文设计有限公司
印　　刷	北京市地矿印刷厂
规　　格	184mm×260mm　16 开本　28.5 印张　678 千字
版　　次	2010 年 2 月第 1 版　2010 年 2 月第 1 次印刷
印　　数	0001—7000 册
定　　价	46.50 元

编写人员名单

内科护理学

主　　编　李群芳

副 主 编　夏　菲

参编人员　刘杨武　刘　健　朱　珂　李群芳

　　　　　李莉莉　罗　文　罗　萍　夏　菲

　　　　　曹建平　彭琼辉

外科护理学

主　　编　罗黎明

副 主 编　周　全　全　胜

参编人员　罗黎明　周　全　全　胜　唐冬华

　　　　　陈　弘　陈　磊　胡小平　欧阳国信

前　言

护理专业和助产专业的专业知识部分是重要的医学专业理论课程。学好专业知识部分才能成为合格的医务工作者。为了帮助学生牢固地掌握专业知识部分的基本理论，熟悉考试题型，提高学习成绩，我们结合多年的教学经验和体会，编写了这本辅导教材，与教科书配套使用。每章的基本“知识点”分布在各种题型中，同一知识点尽量不重复出现，以便在有限的篇幅中尽可能覆盖教材的基本内容，并进行纵向和横向的联系，融会贯通。因此要求学生每题必读，每题必记。

本书是三年制高职、五年制高职、三年制中职护理专业学生的学习指导用书，紧扣最新全国卫生专业技术资格考试大纲的要求，以其专家委员会编写的考试指导为主要编写依据，严格按照实际考试的题型进行编写，题型全面，题量丰富，具有较强的实用性，能为学生考护士执业证书提供有效的帮助。应当指出，读者学习应以教材为主、本书为辅。必须先吃透教材内容，再做本书中的练习题，才能事半功倍，达到理想的效果，切勿本末倒置。

全书内容简明扼要，实用性强，学生可结合教材的学习，利用本书随时评价学习效果，自我检测学习目标的达成情况，评估知识目标与技能目标的掌握程度；教师可参考各章节的试题，制定有效的授课方案，选择单元测评来反馈学习效果。

编写本书的各位老师，为此书付出了艰辛的努力，但限于学识和能力，书中难免有不尽如人意之处，恳请同行专家和读者不吝指正。

编者

2010 年 1 月

答 题 说 明

A_1 型题：每一道题下面有 A、B、C、D、E 五个备选答案。请从中选择一个最佳答案。

A_2 型题：每道考题是以一个小案例的形式出现的，其下有 A、B、C、D、E 五个备选答案，请从中选择一个最佳答案。

A_3 型题：提供一个案例，下设若干道考题。在每道考题下面的 A、B、C、D、E 五个备选答案中选择一个最佳答案。

A_4 型题：提供一个案例，下设若干道考题。每道考题会逐步增加新的信息，根据题干及新增信息，在考题下的 A、B、C、D、E 五个备选答案中选择一个最佳答案。

B 型题：提供若干组考题，每组考题共用在考题前列出的 A、B、C、D、E 五个备选答案，请从中选择一个与问题关系最密切的答案。某个备选答案可以被选择一次、多次或不被选择。

X 型题：每一道题下面有 A、B、C、D、E 五个备选答案，请从中选择所有正确答案。

选择题答案中有“*”号者有题解。

目　录

第二篇　外科护理学

第一篇　内科护理学

第一章　绪　　论

A$_1$ 型题

1. 体温过低见于（　　）。
   A. 无菌性炎症　B. 大量失血性休克　C. 组织破坏
   D. 恶性肿瘤　E. 免疫反应
2. 体温过低见于（　　）。
   A. 组织破坏　B. 恶性肿瘤　C. 无菌性炎症
   D. 甲状腺功能减退　E. 内出血
3. 体温过低指体温低于（　　）。
   A. 35℃　B. 35.8℃　C. 36℃
   D. 36.3℃　E. 36.8℃
4. 感染性发热最常见的病原体是
   A. 病毒　B. 真菌　C. 细菌
   D. 支原体　E. 衣原体
5. 心源性水肿的特点是（　　）。
   A. 身体下垂部位及会阴部水肿　B. 颜面部水肿
   C. 一定伴有胸腔积液　D. 一定伴有腹水　E. 渗出性水肿
6. 肾性水肿一般先发生在（　　）。
   A. 双下肢　B. 骶尾部　C. 会阴部
   D. 眼睑及面部　E. 腹腔
7. 三凹征常常出现在（　　）。
   A. 严重的呼气性呼吸困难　B. 严重的吸气性呼吸困难
   C. 混合性呼吸困难　D. 劳力性呼吸困难　E. 夜间阵发性呼吸困难
8. 呼气性呼吸困难主要见于（　　）。
   A. 喉头水肿　B. 胸腔积液　C. 支气管肺癌
   D. 肺炎　E. 支气管哮喘
9. 吸气性呼吸困难严重者可出现三凹征，三凹征是指（　　）。
   A. 胸骨上窝、锁骨上窝和肋间隙在吸气时明显下陷
   B. 胸骨上窝、锁骨上窝和肋间隙在呼气时明显下陷
   C. 胸骨上窝、锁骨下窝和肋间隙在吸气时明显下陷
   D. 胸骨下窝、锁骨上窝和肋间隙在吸气时明显下陷
   E. 胸骨上窝、锁骨下窝和肋间隙在呼气时明显下陷
10. 严重肺炎引起混合性呼吸困难的发生机制是（　　）。
    A. 大气道狭窄、梗阻　B. 广泛性肺部病变使呼吸面积减少

C．肺组织弹性减弱　　D．上呼吸道异物刺激

E．肺组织弹性减弱及小支气管痉挛性狭窄（　）。

11．呼气性呼吸困难的发生机制是（　）。

A．大气道狭窄阻塞　　B．广泛性肺部病变使呼吸面积减少

C．肺组织弹性减弱　　D．上呼吸道异物刺激

E．肺组织弹性减弱及小气管痉挛性狭窄

12．关于端坐呼吸的描述，正确的是（　）。

A．体力活动时发生，休息可缓解

B．多发生在夜间，睡眠中可突然憋醒

C．体力活动时发生，含服硝酸甘油可缓解

D．睡眠中憋醒，咳嗽、咳痰，坐起后缓解

E．休息时有呼吸困难，不能平卧，被迫取坐位或半卧位

13．声音嘶哑见于声带发炎或纵隔肿瘤压迫（　）。

A．迷走神经　　B．喉返神经　　C．副交感神经

D．臂丛神经　　E．面神经

14．肺炎球菌肺炎在红色肝变期痰呈（　）。

A．黑色　　B．黄色　　C．粉红色

D．铁锈色　　E．绿色

15．刺激性呛咳或带金属音的咳嗽应首先考虑（　）。

A．喉炎　　B．肺脓肿　　C．肺癌

D．哮喘　　E．左心功能不全

16．痰液有恶臭味，应考虑感染的病原菌是（　）。

A．肺炎链球菌　　B．绿脓杆菌　　C．厌氧菌

D．真菌　　E．结核菌

17．每天咯血量为多少时属于大量咯血（　）。

A．＞100ml　　B．＞300ml　　C．＞500ml

D．100～500ml　　E．500～1000ml

18．发绀是见于（　）。

A．毛细血管扩张充血　　B．红细胞量增多　　C．红细胞量减少

D．血液中还原血红蛋白增多　　E．毛细血管血流加速

19．当毛细血管血液的还原血红蛋白超过下列哪项时，皮肤黏膜即可出现发绀（　）。

A．30g/L　　B．45g/L　　C．50g/L

D．75g/L　　E．100g/L

20．哪种情况**不易**出现发绀（　）。

A．肺心病心力衰竭　　B．严重贫血　　C．重度CO中毒

D．先天性心脏病　　E．急性呼吸道阻塞

21．患者缺氧时可出现（　）。

A．口唇及四肢末梢发绀　　B．皮肤出血点　　C．皮肤弹性降低

D．皮肤皮疹　　E．皮肤干燥

22．全部血红蛋白处于还原状态也不出现发绀的是（　　）。

A．左心衰竭　B．右心衰竭　C．严重贫血

D．周围循环衰竭　E．慢性呼吸衰竭

23．缺氧的典型表现是（　　）。

A．呼吸困难　B．发绀　C．意识障碍

D．蛋白尿　E．球结膜水肿

24．中枢性呕吐常见于（　　）。

A．尿毒症　B．幽门梗阻　C．晕动病

D．肠梗阻　E．梅尼埃（Meniere）病

25．中枢性呕吐常见于（　　）。

A．洋地黄中毒　B．幽门梗阻　C．急性胃炎

D．肠梗阻　E．梅尼埃（Meniere）病

26．周围性呕吐常见于（　　）。

A．颅内压增高　B．肠梗阻　C．代谢性酸中毒

D．神经官能症　E．洋地黄中毒

27．判断上消化道出血严重性最关键的项目是（　　）。

A．出血原因　B．出血部位　C．出血量

D．出血速度　E．出血持续时间

28．上消化道出血最常见的病因是（　　）。

A．胃癌　B．消化性溃疡　C．应激性溃疡

D．胃黏膜脱垂　E．尿毒症

29．上消化道出血患者粪便隐血试验阳性提示 24h 失血量约（　　）。

A．5ml 以上　B．10ml 以上　C．30ml 以上

D．50ml 以上　E．70ml 以上

30．上消化道出血患者出现呕血，提示胃内积血量达（　　）。

A．5～50ml　B．50～150ml　C．150～250ml

D．250～300ml　E．300～350ml

31．能反映急性上消化道大出血患者血容量变化的观察项目是（　　）。

A．神志　B．呼吸　C．瞳孔

D．面色　E．脉搏

32．上消化道出血病人的粪便可呈（　　）。

A．脓血样　B．果酱样　C．柏油样

D．米泔水样　E．白陶土样

33．上消化道出血量达到多少时可产生黑便（　　）。

A．5ml　B．30ml　C．60ml

D．70ml　E．80ml

34．上消化道大量出血是指数小时内失血量超过（　　）。

A．400ml　B．500ml　C．800ml

D．1000ml　E．1500ml

35．判断消化道继续出血或再出血**不相符**的一项是（　　）。
A．反复呕血或黑粪次数增加　B．肠鸣音亢进
C．血红蛋白测定与红细胞计数继续下降
D．网织红细胞计数继续下降　E．尿素氮持续增高

36．下列提示上消化道出血患者出血在减少的是（　　）。
A．肠鸣音亢进　B．血压不稳定　C．血细胞比容下降
D．大便隐血试验转阴性　E．呕出的血液转为暗红色

37．急性腹泻最常见的病因是（　　）。
A．肠道肿瘤　B．肝硬化　C．结肠过敏
D．慢性肝炎　E．食物中毒

38．上消化道出血患者出现柏油样粪便提示 24h 出血量为（　　）。
A．5～10ml　B．10～30ml　C．30～50ml
D．50～70ml　E．70～100ml

39．急性腹泻最常见的病因是（　　）。
A．肠道肿瘤　B．肝硬化　C．结肠过敏
D．慢性肝炎　E．急性传染病

40．患者能保持基本的应答和简单的精神活动，但有定向障碍，对周围环境的理解和判断失常，这种意识状态称为（　　）。
A．嗜睡　B．意识模糊　C．昏睡
D．浅昏迷　E．深昏迷

41．意识模糊可有（　　）。
A．错觉、幻觉　B．醒觉时反应迟钝　C．醒时答话含糊不清
D．定向力丧失，乱语躁动　E．大小便失禁

42．浅昏迷和深昏迷的主要区别是（　　）。
A．有无自主呼吸　B．角膜反射及腹壁反射是否存在
C．对声、光刺激的反应　D．有无大、小便失禁　E．能否被唤醒

43．某患者推之不醒，呼之不应，瞳孔散大，角膜反射消失，可能为（　　）。
A．嗜睡　B．昏睡　C．熟睡
D．浅昏迷　E．深昏迷

44．慢性呼吸衰竭病人处于熟睡状态，但可唤醒，并可做简单正确的交谈，但停止谈话后立即入睡，称为（　　）。
A．嗜睡　B．意识模糊　C．谵妄
D．昏睡　E．浅昏迷

45．客观发现病人存在的病态现象称（　　）。
A．主诉　B．症状　C．体征
D．综合征　E．临床特点

46．触诊可以补充（　　）。
A．视诊检查所不能确定的体征　B．叩诊检查所不能确定的体征
C．听诊检查所不能确定的体征　D．嗅诊检查所不能确定的体征

E．问诊不能确定的体征

47．护理体检应把重点放在（　　）。

A．视诊　B．触诊　C．叩诊

D．听诊　E．嗅诊

48．正常人叩诊**不会**出现（　　）。

A．清音　B．鼓音　C．过清音

D．浊音　E．实音

49．**不属**生命体征范畴的是（　　）。

A．体温　B．脉搏　C．意识状态

D．血压　E．呼吸

50．呆小症的主要原因是（　　）。

A．肾上腺皮质功能减退　B．甲状腺激素分泌不足　C．甲状腺激素分泌过多

D．生长激素缺乏　E．生长激素释放激素缺乏

51．消瘦是指体重低于标准体重的（　　）。

A．5%　B．10%　C．15%

D．20%　E．25%

52．肥胖是指体重超过标准体重的（　　）。

A．5%　B．10%　C．15%

D．20%　E．25%

53．呆小症与侏儒症**不同**的特点是（　　）。

A．身材矮小　B．骨龄落后　C．性发育迟缓

D．面容幼稚　E．智力低下

54．以下哪项**不属于**营养状态良好（　　）。

A．体重超标　B．皮肤有光泽　C．皮下脂肪丰满

D．肌肉结实　E．毛发指甲润泽

55．满月面容见于（　　）。

A．慢性消耗性疾病　B．二尖瓣狭窄患者

C．长期用糖皮质激素的患者

D．肢端肥大症　E．甲状腺功能亢进

56．面容枯槁、面色苍白或铅灰、表情淡漠、眼眶凹陷称为（　　）。

A．慢性面容　B．危重面容　C．满月面容

D．二尖瓣面容　E．急性面容

57．面容惊愕、眼裂增宽、眼球突出、目光闪烁、表情兴奋易变，称为（　　）。

A．急性病容　B．慢性病容　C．二尖瓣面容

D．甲亢面容　E．肢端肥大症面容

58．二尖瓣面容表现为（　　）。

A．面颊潮红，兴奋不安，呼吸急促

B．面容憔悴，面色苍白或灰暗，精神萎靡

C．面容晦暗，口唇微绀，两颊淤血性发红

D. 面容枯槁，面色苍白或铅灰，表情淡漠，目光无神
E. 面容惊愕，眼裂增大，眼球凸出，目光闪烁

59. 瘫痪病人的体位是（ ）。
A. 自动体位 B. 强迫体位 C. 被动体位
D. 角弓反张位 E. 辗转体位

60. 重症左心功能不全的病人常采取的体位是（ ）。
A. 自动体位 B. 被动体位 C. 强迫坐位
D. 强迫仰卧位 E. 角弓反张位

61. 慌张步态常见于（ ）。
A. 四肢畸形 B. 小脑疾患 C. 震颤性麻痹
D. 佝偻病 E. 酒精中毒

62. 皮肤白皙的贫血病人来就诊，护士检查时最能反映贫血的部位是（ ）。
A. 面颊皮肤及上腭黏膜 B. 手背皮肤及口腔黏膜 C. 耳廓皮肤
D. 颈部皮肤及舌面 E. 睑结膜、指甲、口唇

63. 主要表现为色素沉着的内分泌紊乱是（ ）。
A. 慢性肾上腺皮质功能减退症 B. 糖尿病
C. 甲状腺功能亢进症 D. 黏液性水肿 E. 呆小症

64. 皮肤干燥无汗可见于（ ）。
A. 结核病 B. 风湿热 C. 休克
D. 甲亢 E. 维生素 A 缺乏

65. 某患者皮肤黏膜均有散在性小红点，不高出皮肤表面，直径约 1～2mm，加压时不褪色，称之为（ ）。
A. 皮疹 B. 出血点 C. 瘀斑
D. 蜘蛛痣 E. 小红痣

66. 皮肤或黏膜下出血直径在 4mm 称（ ）。
A. 斑疹 B. 红痣 C. 瘀点
D. 紫癜 E. 瘀斑

67. 皮肤瘀点的特征是（ ）。
A. 直径 3～5 mm B. 压之不褪色 C. 稍高出皮面
D. 表面光亮 E. 周围有辐射小血管网

68. 与蜘蛛痣形成相关的因素是（ ）。
A. 血小板减少 B. 体内雌激素增高 C. 凝血机制障碍
D. 毛细血管脆性增加 E. 严重感染

69. 黄疸早期最常出现的部位为（ ）。
A. 皮肤 B. 黏膜 C. 巩膜
D. 手掌 E. 足底

70. 正常瞳孔的直径约（ ）。
A. 1～2mm B. 2～3mm C. 3～4mm
D. 4～5mm E. 5～6mm

71．左锁骨上淋巴结肿大，质地坚硬，无明显压痛，最可能是（　　）。
A．鼻咽癌转移　　B．胃癌转移　　C．乳腺癌转移
D．肺癌转移　　E．肝癌转移

72．瞳孔缩小见于（　　）。
A．颅内出血　　B．吗啡中毒　　C．脑疝
D．阿托品中毒　　E．深昏迷

73．瞳孔反射迟钝见于（　　）。
A．昏迷病人　　B．脑梗死　　C．脑血栓
D．药物中毒　　E．脑膜炎

74．**不应**出现颈静脉怒张的是（　　）。
A．心包积液　　B．右心功能不全　　C．左心功能不全
D．上腔静脉阻塞　　E．缩窄性心包炎

75．扁桃体肿大超过咽腭弓属于（　　）。
A．Ⅰ度　　B．Ⅱ度　　C．Ⅲ度
D．Ⅰ度到Ⅱ度之间　　E．以上都不是

76．甲状腺肿大超过胸锁乳头肌外缘者，称为（　　）。
A．Ⅰ度肿大　　B．Ⅱ度肿大　　C．Ⅲ度肿大
D．Ⅳ度肿大　　E．Ⅴ度肿大

77．胸廓前后径短于左右横径一半见于（　　）。
A．肺气肿患者　　B．老年人　　C．慢性消耗性疾病者
D．佝偻病患者　　E．矮胖体型者

78．扁平胸的特征是（　　）。
A．前后径短于左右横径的一半　　B．前后径增长
C．前后径与左右径相等　　D．左右横径大于前后径　　E．前后径长于左右径

79．桶状胸常见于（　　）。
A．肺气肿　　B．肺水肿　　C．肺结核
D．大量胸腔积液　　E．单侧气胸

80．胸廓双侧对称性呼吸运动减弱常见于（　　）。
A．肺不张　　B．气胸　　C．肺炎
D．肺气肿　　E．胸膜粘连

81．呼吸中枢兴奋性显著降低可出现（　　）。
A．呼吸减慢　　B．间停呼吸　　C．陈-施呼吸
D．呼吸加快　　E．库氏呼吸

82．正常人静息状态下呼吸频率为（　　）。
A．16～18 次/min　　B．16～20 次/min　　C．18～20 次/min
D．18～22 次/min　　E．20 次/min

83．呼吸增快是指呼吸超过（　　）。
A．16 次/min　　B．18 次/min　　C．20 次/min
D．22 次/min　　E．24 次/min

84．呼吸减慢见于（ ）。
A．甲状腺功能亢进 B．胸膜病变 C．心功能不全
D．麻醉剂或镇静剂过量 E．贫血
85．代谢性酸中毒可出现（ ）。
A．呼吸频率加快 B．呼吸频率减慢 C．陈施呼吸
D．毕奥呼吸 E．库氏呼吸
86．库斯莫尔呼吸的特征是（ ）。
A．呼吸由浅慢逐渐变为深快 B．呼吸与呼吸暂停相交替 C．呼吸表浅、快速
D．呼吸深大而稍快 E．呼吸急促、有屏气
87．病人出现下列哪种呼吸提示病情最危急（ ）。
A．潮式呼吸 B．间停呼吸 C．库斯莫尔呼吸
D．呼吸浅速 E．叹息样呼吸
88．下列叙述**错误**的是（ ）。
A．颅内压增高时呼吸减慢
B．感染性疾病时呼吸急促
C．吗啡中毒时呼吸过慢伴有叹息样呼吸
D．蛛网膜下腔出血时有鼾声呼吸并伴有一侧面肌瘫痪
E．代谢性酸中毒时表现为深而快的呼吸
89．胸部触诊时，语颤增强见于（ ）。
A．肺气肿 B．大量胸腔积液 C．肺组织炎症
D．阻塞性肺不张 E．气胸
90．语颤增强见于（ ）。
A．肺气肿 B．支气管阻塞 C．气胸
D．肺实变 E．胸腔积液
91．正常人肺部的叩诊音是（ ）。
A．清音 B．实音 C．鼓音
D．过清音 E．浊音
92．肺部叩诊呈鼓音见于（ ）。
A．肺气肿 B．肺结核 C．肺水肿
D．气胸 E 肺实变
93．符合慢性阻塞性肺气肿的体征是（ ）。
A．叩诊呈鼓音 B．单侧语颤减弱 C．单侧呼吸运动减弱
D．气管偏移 E．呼气时间延长
94．正常情况下，肩胛下部听诊听到的声音是（ ）。
A．肺泡呼吸音 B．支气管呼吸音 C．混合呼吸音
D．干啰音 E．湿啰音
95．两肺底闻及湿啰音常见于（ ）。
A．肺结核 B．肺水肿 C．左心功能不全
D．右心功能不全 E．以上都不是

96．两肺满布湿啰音，常提示（　）。
A．肺气肿　B．肺炎　C．气胸
D．急性肺水肿　E．肺结核

97．胸腔积液的体征**不会**有（　）。
A．患侧胸廓饱满　B．患处语颤增强　C．患处叩诊呈浊音
D．患侧呼吸音减弱　E．气管移向健侧

98．成人心尖搏动位于（　）。
A．左侧第5肋间隙锁骨中线内侧0.5～1.0cm处
B．左侧第4肋间隙锁骨中线内侧0.5～1.0cm处
C．胸骨左缘第4肋间　D．胸骨左缘第3肋间　E．剑突下方

99．心尖搏动向左下移位见于（　）。
A．左心室增大　B．右心室增大　C．心包炎
D．心包积液　E．左心房增大

100．抬举性心尖搏动见于（　）。
A．左房肥大　B．右房肥大　C．左室肥厚
D．右室肥厚　E．心包积液

101．心脏位置正常，二尖瓣听诊区位于（　）。
A．胸骨右缘第2肋间处　B．胸骨左缘第3～4肋间处
C．胸骨左缘第2肋间处　D．胸骨体下端近剑突稍偏左处
E．左锁骨中线内侧第5肋间处

102．胸骨右缘第2肋间处为哪个瓣膜听诊区（　）。
A．主动脉瓣第一听诊区　B．二尖瓣区　C．肺动脉瓣区
D．主动脉瓣第二听诊区　E．三尖瓣区

103．心脏听诊时闻及每两个正常心脏搏动后出现1次前期收缩，称为（　）。
A．二联律　B．三联律　C．二音律
D．奔马律　E．偶发期前收缩

104．正常成年人心率范围是（　）。
A．60～80次/min　B．70～80次/min　C．60～100次/min
D．70～100次/min　E．90～100次/min

105．窦性心动过速不发生于那种情况（　）。
A．发热　B．甲状腺功能亢进　C．运动
D．贫血　E．甲状腺功能减退

106．器质性心脏病的重要标志是（　）。
A．心尖搏动移位　B．心脏震颤　C．心脏杂音
D．心音分裂　E．异位心

107．第一心音增强见于（　）。
A．二尖瓣狭窄　B．二尖瓣关闭不全　C．主动脉瓣狭窄
D．主动脉瓣关闭不全　E．心房颤动

108．听诊时于心尖部可闻及舒张期隆隆样杂音为（　）。

A．二尖瓣狭窄 B．二尖瓣关闭不全 C．主动脉瓣狭窄
D．主动脉瓣关闭不全 E．三尖瓣关闭不全

109．测量脉搏时应同时听心率，测量 1min 以上的是（ ）。
A．短绌脉 B．奇脉 C．交替脉
D．洪脉 E．水冲脉

110．计数脉搏的时间至少需（ ）。
A．15s B．30s C．1min
D．2min E．3min

111．护士监测患者生命体征时发现脉搏低于 60 次/min，提示患者有（ ）。
A．发热 B．甲状腺功能亢进 C．心动过缓
D．心肌炎 E．周围循环衰竭

112．脉搏短绌见于（ ）。
A．窦性心动过缓 B．心房颤动 C．心室颤动
D．房室传导阻滞 E．阵发性心动过速

113．水冲脉的特点（ ）。
A．脉搏不规则的搏动 B．平静吸气时脉搏显著减弱
C．脉搏强—弱交替出现 D．脉搏骤起骤落 E．脉搏细速

114．脉率少于心率称（ ）。
A．脉搏短绌 B．奇脉 C．期前收缩
D．交替脉 E．缓冲脉

115．脉搏减慢可见于（ ）。
A．动脉粥样硬化 B．心功能不全 C．失血性休克
D．颅内压增高 E．交替脉

116．异常脉搏的**错误**临床意义是（ ）。
A．速脉见于周围循环衰竭 B．交替脉见于室性早搏、二联律
C．短绌脉为心房颤动的特征 D．奇脉是缩窄性心包炎的体征之一
E．水冲脉见于主动脉关闭不全

117．左心衰竭的早期脉搏表现是（ ）。
A．脉搏短绌 B．缓脉 C．奇脉
D．交替脉 E．水冲脉

118．脉搏一强一弱交替出现而节律正常的脉搏称为（ ）。
A．水冲脉 B．奇脉 C．交替脉
D．不整脉 E．正常脉搏

119．吸气时脉搏明显减弱或消失，呼气时脉搏增强，称为（ ）。
A．水冲脉 B．交替脉 C．不整脉
D．奇脉 E．无脉

120．成人高血压的诊断标准是（ ）。
A．收缩压≥130mmHg 和（或）舒张压≥80mmHg
B．收缩压≥140mmHg 和（或）舒张压≥85mmHg

C．收缩压≥140mmHg 和（或）舒张压≥90mmHg
D．收缩压≥160mmHg 和（或）舒张压≥90mmHg
E．收缩压≥160mmHg 和（或）舒张压≥95mmHg

121．1999 年 WHO/ISH 对一级高血压的诊断标准是（　　）。
A．收缩压＜120mmHg，舒张压＜80mmHg
B．收缩压＜130mmHg，舒张压＜85mmHg
C．收缩压 140～159mmHg，舒张压 90～99mmHg
D．收缩压 130～139mmHg，舒张压 85～89mmHg
E．收缩压 160～179mmHg，舒张压 100～109mmHg

122．脉压增大见于（　　）。
A．低血压　　B．心包积液　　C．重度心功能不全
D．主动脉瓣关闭不全　　E．严重二尖瓣狭窄

123．脉压增大时可出现（　　）。
A．奇脉　　B．交替脉　　C．细迟脉
D．水冲脉　　E．短绌脉

124．周围血管征多见于（　　）。
A．二尖瓣狭窄　　B．二尖瓣关闭不全　　C．主动脉瓣狭窄
D．主动脉瓣关闭不全　　E．三尖瓣关闭不全

125．毛细血管搏动征见（　　）。
A．主动脉瓣狭窄　　B．主动脉瓣关闭不全　　C．二尖瓣关闭不全
D．二尖瓣狭窄　　E．三尖瓣关闭不全

126．健康人**不应**出现的体征是（　　）。
A．心脏杂音　　B．心音分裂　　C．早搏
D．奔马律　　E．心动过速

127．舟状腹常见于（　　）。
A．肝硬化　　B．低血糖　　C．恶病质
D．腹膜炎　　E．胃扩张

128．舟状腹可见于（　　）。
A．肝硬化　　B．肝癌　　C．严重脱水
D．结核性腹膜炎　　E．饥饿

129．腹壁静脉曲张常见于（　　）。
A．正常人　　B．门静脉循环障碍　　C．幽门梗阻
D．肠梗阻　　E．腹部肿瘤

130．上腹部可见到自左向右移动的胃蠕动波应考虑是（　　）。
A．幽门梗阻　　B．肠麻痹　　C．肠穿孔
D．急性胃扩张　　E．腹膜炎

131．腹部触诊有“揉面感”提示（　　）。
A．急性胃穿孔　　B．肝硬化腹水　　C．结核性腹膜炎
D．急性胰腺炎　　E．急性胃扩张

132. 反跳痛发生的机制是（　　）。
A. 腹腔内有炎症　　B. 结核性腹膜炎　　C. 肠结核
D. 腹腔内有肿物　　E. 炎症累及腹膜壁层

133. 腹壁明显紧张，甚至强直硬如木板可见（　　）。
A. 急性胃穿孔　　B. 结核性腹膜炎　　C. 慢性肝炎
D. 腹腔肿瘤　　E. 脾肿大

134. 正常人的肝脏在触诊（　　）。
A. 一般摸不到　　B. 平静呼吸时可触到 1cm 以内的肝
C. 深吸气时在肋弓下可触及 2cm 以内的肝下缘
D. 剑突下可触及 4cm 以内的肝下缘
E. 在剑突下可触及 4cm 以上的肝下缘

135. 墨菲（Murphy）征阳性见于（　　）。
A. 急性阑尾炎　　B. 急性胆囊炎　　C. 慢性胆囊炎
D. 急性胃穿孔　　E. 肾结石

136. 肝浊音区消失，提示（　　）。
A. 急性重症肝炎　　B. 肝硬化　　C. 急性胃穿孔
D. 胃肠高度胀气　　E. 肝癌

137. 腹部出现移动性浊音，提示有（　　）。
A. 门静脉高压　　B. 腹膜炎　　C. 幽门梗阻
D. 腹水　　E. 腹腔肿瘤

138. 腹部叩及移动性浊音，标志有腹水量（　　）。
A. 100ml 以上　　B. 200ml 以上　　C. 500ml 左右
D. 600～800ml　　E. 1000ml 以上

139. 正常人的肠鸣音是（　　）。
A. 2～3 次/min　　B. 4～5 次/min　　C. 7～8 次/min
D. 5～10 次/min　　E. ＞10 次/min

140. 肠鸣音减弱或消失提示（　　）。
A. 肠炎　　B. 痢疾　　C. 肠结核
D. 肠麻痹　　E. 肠痉挛

141. 肠鸣音亢进时，每分钟至少听到肠鸣音（　　）。
A. 2 次　　B. 4 次　　C. 6 次
D. 8 次　　E. 10 次

142. 下列疾病一般**无**杵状指（趾）的是（　　）。
A. 支气管扩张　　B. 慢性风湿性心脏病　　C. 肺脓肿
D. 支气管肺癌　　E. 先天性心脏病

143. 指骨间关节呈梭状变形且活动受限，见于（　　）。
A. 类风湿性关节炎　　B. 风湿性关节炎　　C. 骨质增生
D. 慢性缺氧性心肺疾病　　E. 先心病

144. 下列属于深感觉的是（　　）。

A．痛觉　B．触觉　C．平衡觉
D．热觉　E．冷觉

145．偏瘫是指（　）。
A．双下肢瘫痪　B．一侧上、下肢瘫痪
C．一侧面瘫和对侧上肢瘫痪　D．一侧面瘫和对侧下肢瘫痪
E．单肌或一组肌肉瘫痪

146．角膜反射消失可见于（　）。
A．嗜睡的病人　B．意识模糊的病人　C．浅昏迷的病人
D．深昏迷的病人　E．昏睡的病人

147．下述哪个体征为深反射（　）。
A．巴宾斯基征　B．奥本汉姆征　C．戈登征
D．膝腱反射　E．布鲁金斯基征

148．膝腱反射消失多见于（　）。
A．脑梗死　B．神经根炎　C．脑膜炎
D．脑血栓　E．脑肿瘤

149．**不属于**神经反射检查的内容是（　）。
A．角膜反射　B．腹壁反射　C．膝腱反射
D．巴宾斯基征　E．凯尔尼格征

150．提示锥体束受损的重要体征是（　）。
A．颈项强直　B．腹壁反射消失　C．膝腱反射消失
D．巴宾斯基征阳性　E．克尼格征阳性

151．巴宾斯基征阳性见于（　）。
A．锥体束损害　B．周围神经损伤　C．脑膜炎
D．蛛网膜下腔出血　E．甲亢

152．病人呼吸气味中有大蒜味，应考虑（　）。
A．尿毒症　B．酮症酸中毒　C．有机磷农药中毒
D．肺癌　E．支气管感染

153．糖尿病酮症酸中毒呼吸可有（　）。
A．烂苹果味　B．肝臭味　C．大蒜味
D．氨味　E．口臭

154．呼气带有氨味见于哪一类病人（　）。
A．糖尿病酮症酸中毒　B．有机磷农药中毒　C．肺脓肿
D．尿毒症　E．肝性脑病

155．最能反映贫血程度的实验客观存在检查指标为（　）。
A．血细胞比容　B．红细胞沉降率　C．网织红细胞计数
D．血红蛋白定量　E．血清蛋白总量

156．成人男性血红蛋白的参考值范围是（　）。
A．100～140g/L　B．140～170g/L　C．110～150g/L
D．170～200g/L　E．120～160g/L

157．成人女性血红蛋白正常参考值范围是（　）。
A．100～140g/L　B．110～150g/L　C．120～160g/L
D．140～170g/L　E．170～200g/L

158．绝对红细胞增多主要见于（　）。
A．连续呕吐　B．频繁腹泻　C．剧烈的体力活动
D．多汗、多尿　E．大面积烧伤

159．网织红细胞的正常值是（　）。
A．成人5%～15%　B．成人2%～6%　C．成人0.5%～1.5%
D．成人6%～8%　E．成人3%～4%

160．网织红细胞减少，主要见于（　）。
A．缺铁性贫血　B．出血性贫血　C．再生障碍性贫血
D．溶血性贫血　E．巨幼红细胞贫血

161．周围血中网织红细胞增多是反映（　）。
A．红细胞破坏程度　B．机体缺氧程度　C．体内铁缺乏水平
D．失血量多少　E．骨髓造血功能盛衰

162．成年人白细胞的参考值是（　）。
A．（4～10）$\times10^9$/L　B．（5～12）$\times10^9$/L　C．（1～4）$\times10^9$/L
D．（12～20）$\times10^9$/L　E．(5～8)$\times10^9$/L

163．中性粒细胞增多的最常见原因是（　）。
A．急性病毒感染　B．急性化脓性感染　C．急性中毒
D．组织坏死　E．再生障碍性贫血

164．白细胞中嗜中性粒细胞减少见于（　）。
A．化脓性感染　B．支气管哮喘　C．病毒性肝炎
D．活动性结核　E．长期应用糖皮质激素

165．结缔组织疾病可见（　）。
A．中性粒细胞增多　B．中性粒细胞减少　C．嗜酸性细胞增多
D．单核细胞增多　E．淋巴细胞增多

166．过敏性疾病多见于（　）。
A．嗜碱性粒细胞增高　B．嗜酸性粒细胞增高　C．中性粒细胞增高
D．单核细胞增高　E．淋巴细胞增高

167．淋巴细胞增多，多见于（　）。
A．化脓性感染　B．寄生虫病　C．病毒性感染
D．皮肤病　E．过敏性疾病

168．成年人血小板的参考值是（　）。
A．（50～100）$\times10^9$/L　B．（100～200）$\times10^9$/L　C．（100～300）$\times10^9$/L
D．（300～400）$\times10^9$/L　E．（200～300）$\times10^9$/L

169．血小板数量和功能异常可导致（　）。
A．网织红细胞减少　B．出血时间延长　C．出血时间缩短
D．凝血时间缩短　E．红细胞沉降率增快

170. 血小板减少性紫癜可发生（　　）。
A. 血块收缩不良　　B. 凝血时间延长　　C. 红细胞沉降率增快
D. 网织红细胞增多　　E. 相对红细胞增多

171. 血小板病理性增加可见于（　　）。
A. 再生障碍性贫血　　B. 溶血性贫血　　C. 放射病
D. 脾功能亢进　　E. 弥散性血管内凝血

172. 下列哪项可使患者的凝血时间延长（　　）。
A. 血小板减少性紫癜　　B. 再生障碍性贫血　　C. 血小板无力症
D. 血友病　　E. 注射维生素 K

173. 下列哪种疾病出血时间正常（　　）。
A. 过敏性紫癜　　B. 血小板减少性紫癜　　C. 再生障碍性贫血
D. 弥散性血管内凝血　　E. 白血病

174. 出血时间延长的疾病是（　　）。
A. 血友病　　B. 血小板减少性紫癜　　C. 严重肝病
D. 阻塞性黄疸　　E. 弥散性血管内凝血

175. **不反映**血小板功能的检查是（　　）。
A. 血块退缩试验　　B. 血小板计数　　C. 出血时间
D. 凝血时间　　E. 红细胞沉降率

176. 尿液一般检查应留取（　　）。
A. 2h 尿　　B. 4h 尿　　C. 上午的尿液
D. 晨尿　　E. 任何时候的尿液

177. 尿呈烂苹果气味的疾病是（　　）。
A. 膀胱直肠瘘　　B. 肝硬化　　C. 膀胱炎
D. 糖尿病酮症　　E. 肝性脑病

178. 尿液呈深黄色，震荡后泡沫亦是深黄色多见于（　　）。
A. 阻塞性黄疸　　B. 急性溶血　　C. 急性伤寒
D. 服用呋喃类药物后　　E. 晚期血吸虫

179. 尿蛋白定量标本瓶中的防腐剂是（　　）。
A. 甲苯 5ml　　B. 稀盐酸 5ml　　C. 甲醛 5ml
D. 碳酸 5ml　　E. 浓盐酸 5ml

180. 做尿常规检查应留取（　　）。
A. 12h 尿液　　B. 24h 尿液，加入 5ml 甲苯防腐
C. 新鲜尿液　　D. 24h 尿液，加入 5ml 浓盐酸防腐
E. 24h 尿液，检查前低蛋白饮食 3 天

181. 尿常规检查的标本采集法**不正确**的是（　　）。
A. 盛尿的容器清洁　　B. 留取尿量以 100～200ml 为宜
C. 查肾脏疾病以留取晨尿最佳　　D. 女病人避免白带混入尿内
E. 月经期取后段尿

182. 为病人行尿细菌培养检查，留取方法正确的是（　　）。

A．最好是早晨起床第一次小便
B．收集前用碘伏充分清洗外阴后，立即留取中段尿
C．应取病人停用抗生素后第 3 天的尿液
D．若尿标本不能在 1h 内送检，须加防腐剂
E．应用清洁容器留取

183．关于尿量的描述，**错误**的是（　）。
A．成人正常尿量约 1500ml/d　B．夜间持续＞450 ml/d
C．尿量＜100 ml/d 为无尿　D．尿量＜400 ml/d 为少尿
E．尿量＞2500 ml/d 为多尿

184．少尿是指 24h 尿量少于（　）。
A．100ml　B．200ml　C．400ml
D．500ml　E．800ml

185．尿液呈酱油色提示（　）。
A．乳糜尿　B．胆红素尿　C．输液过多
D．尿浓缩　E．误输异型血

186．蛋白尿是指每日尿蛋白持续超过（　）。
A．50mg　B．100mg　C．150mg
D．200mg　E．300mg

187．尿蛋白定性检查，蛋白增多常见于（　）。
A．心脏病　B．肾病　C．肺结核
D．脑部损伤　E．食入蛋白过多

188．最常见的蛋白尿类型是（　）。
A．肾小球性蛋白尿　B．肾小管性蛋白尿　C．分泌性蛋白尿
D．溢出性蛋白尿　E．生理性蛋白尿

189．肾炎有肾实质性病变者尿中可出现（　）。
A．絮状混合物　B．块状混合物　C．脓细胞
D．上皮细胞　E．管型

190．尿中红细胞管型常见于（　）。
A．急性肾小球肾炎　B．急性出血性膀胱炎　C．急性肾盂肾炎
D．急性肾衰竭　E．慢性肾衰竭

191．尿沉渣检查中对肾盂肾炎的诊断最有价值的是（　）。
A．红细胞管型　B．白细胞管型　C．透明管型
D．蜡样管型　E．颗粒管型

192．尿沉渣检查对慢性肾衰竭的诊断最有价值的是（　）。
A．红细胞管型　B．白细胞管型　C．透明管型
D．蜡样管型　E．颗粒管型

193．镜下脓尿是指离心沉淀后的尿沉渣在每高倍镜视野中见到的白细胞为（　）。
A．1 个　B．2 个　C．3 个
D．4 个　E．5 个

194．关于尿液的描述**错误**的是（　）。

A．血尿一般为洗肉水样

B．正常尿液清亮、淡黄色

C．急性肾盂肾炎时，尿液混浊

D．尿中蛋白增多时，呈泡沫尿，且不易消失

E．肾小球病变时，尿沉渣可见红细胞管型

195．关于尿液描述，下列哪项**不正确**（　）。

A．每日尿量<100ml 为无尿

B．夜间尿量持续超过 750ml 为夜尿增多

C．每日尿蛋白持续大于 150mg 为蛋白尿

D．12h 尿红细胞计数大于 10 万为镜下血尿

E．12h 尿白细胞计数大于 100 万为白细胞尿

196．柏油样大便见于（　）。

A．十二指肠溃疡出血　B．溃疡性结肠炎　C．痢疾

D．结肠癌　E．胃穿孔

197．急性菌痢的大便化验结果为（　）。

A．深褐色软便，隐血（+）

B．黏液脓样便，镜检 WBC（+++），红细胞（++），脓细胞（++）

C．软便，镜检未见异常

D．稀糊便，镜检未见异常

E．稀便，镜检有植物细胞、脂肪滴

198．粪便隐血试验检查前避免食用大量（　）。

A．蛋类　B．绿叶蔬菜　C．面食

D．甜食　E．水果

199．反映肾小球滤过功能最可靠的指标是（　）。

A．内生肌酐清除率　B．血肌酐　C．血尿素氮

D．血尿酸　E．尿肌酐

200．内生肌酐清除率需收集（　）。

A．2h 尿　B．4h 尿　C．12h 尿

D．24h 尿　E．72h 尿

201．做内生肌酐清除率检查，实验前三日的饮食是（　）。

A．高热量饮食　B．高蛋白饮食　C．无肌酐饮食

D．多纤维饮食　E．正常饮食

202．BUN 值不受下列哪种因素的影响（　）。

A．寒冷　B．高蛋白饮食　C．上消化道大出血

D．高分解状态　E．尿毒症

203．需要测量身高、体重及体表面积的肾功能的检查项目是（　）。

A．内生肌酐清除率　B．酚红排泄试验　C．血尿素氮测定

D．尿浓缩稀释功能试验　E．血液胆红素测定

204．酚红排泌试验需准确静脉推注酚红（　　）。
A．6.6mg　B．8.6mg　C．10.6mg
D．12.6mg　E．13.6mg

205．做酚红排泌试验不能服用阿司匹林是因为其可导致（　　）。
A．泌尿系感染　B．肾炎　C．尿毒症
D．酚红排泌量增高　E．酚红排泌量降低

206．夜尿增多提示（　　）。
A．肾小管浓缩功能减退　B．肾小管浓缩功能增强　C．肾小管功能损害
D．肾小球功能减退　E．肾小球功能增强

207．尿浓缩与稀释功能试验结果：最高比重＜1.011 时表示（　　）。
A．肾功能不全早期　B．肾浓缩功能不全　C．肾浓缩功能严重障碍
D．病人有脱水　E．肾小球滤过率下降

208．提示早期肾功能不全的检查结果是（　　）。
A．酚红排泄试验 120 分钟总排泄率 60%　B．血尿素氮为 4.0mmol/L
C．血肌酐为 90.6μmol /L　D．夜尿量为 850ml
E．尿液最高比重为 1.026

209．血中白蛋白/球蛋白正常比例为（　　）。
A．(1～2):1　B．(1.5～2):1　C．(1.5～3):1
D．(1.5～2.5):1　E．(1.5～3.5):1

210．血清蛋白电泳β球蛋白的正常值为（　　）。
A．3%～4%　B．6%～10%　C．7%～11%
D．9%～18%　E．61%～71%

211．血清白蛋白降低最常见于（　　）。
A．营养不良　B．慢性肝病　C．慢性胃肠道疾病
D．类风湿关节炎　E．急性肝炎

212．免疫球蛋白增高不会见于（　　）。
A．慢性活动性肝炎　B．系统性红斑狼疮　C．类风湿关节炎
D．艾滋病　E．慢性肾炎

213．血清胆红素在 17～34μmol/L 是为（　　）。
A．正常　B．隐性黄疸　C．轻度黄疸
D．中度黄疸　E．重度黄疸

214．尿胆红素试验、尿胆原试验均为阳性见于（　　）。
A．正常人　B．溶血性黄疸　C．饥饿
D．肝细胞性黄疸　E．阻塞性黄疸

215．反映肝细胞坏死最敏感的指标是（　　）。
A．STB　B．ALP　C．AST
D．ALT　E．LDH

216．血清丙氨酸氨基转移酶升高最常见于（　　）。
A．心肌梗死　B．肝硬化　C．急性肝炎

D．肝癌　E．慢性肝炎

217．血清天门冬氨酸氨基转移酶（AST）明显升高见于（　）。
A．阻塞性黄疸　B．溶血性黄疸　C．肝癌
D．急性心肌梗死　E．肾病综合征

218．下列组织中，ALT 含量最高的是（　）。
A．肝　B．骨骼肌　C．肾
D．心肌　E．胰腺

219．乳酸脱氢酶增高主要见于（　）。
A．急性心肌梗死　B．阻塞性黄疸　C．急性溶血
D．急性肝炎　E．急性肾炎

220．血清碱性磷酸酶明显升高见于（　）。
A．急性肝炎　B．阻塞性黄疸　C．骨折恢复期
D．心肌梗死　E．溶血性黄疸

221．血清γ-谷氨酰转肽酶明显升高常见于（　）。
A．急性心肌梗死　B．原发性肝癌　C．急性肝炎
D．溶血性黄疸　E．口服巴比妥

222．原发性肝癌的早期，最有诊断价值的检查项目是（　）。
A．ALT　B．AKP　C．AST
D．AFP　E．AMP

223．脑脊液放置 12～24h 后形成膜状物，常见于（　）。
A．化脓性脑膜炎　B．病毒性脑膜炎　C．结核性脑膜炎
D．流行性乙型脑炎　E．流行性脑脊髓膜炎

224．血钾的正常值是（　）。
A．135～147mmol/L　B．90～105mmol/L　C．3.5～5.5mmol/L
D．2.25～2.27mmol/L　E．0.80～1.60mmol/L

225．血标本溶血对其准确性影响最大的检验项目是（　）。
A．钾　B．肌酐　C．尿素氮
D．葡萄糖　E．淀粉酶

226．血清钾升高常见于（　）。
A．补钾过多　B．肾衰竭　C．呕吐
D．严重腹泻　E．大量利尿

227．血清钾降低见于（　）。
A．肾上腺皮质功能减退　B．肾功能不全　C．溶血
D．呕吐、腹泻　E．大面积烧伤或术后

228．血钙可增高的疾病是（　）。
A．急性重症胰腺炎　B．甲状旁腺功能亢进　C．低蛋白血症
D．维生素 D 缺乏症　E．肾衰竭

229．血清胆固醇升高常见于（　）。
A．甲状腺功能亢进　B．胆道梗阻　C．慢性肝炎

D．肝硬化 E．原发性肝癌

230．血胆固醇减低可见于（ ）。

A．肝性脑病 B．高血压脑病 C．糖尿病

D．脑出血 E．甲状腺功能减退

231．对可疑糖尿病患者最有诊断价值的检查是（ ）。

A．空腹血糖测定 B．餐后 2h 血糖测定 C．口服葡萄糖耐量试验

D．糖化血红蛋白测定 E．尿糖测定

232．口服葡萄糖耐量试验的采血时间为服糖或静脉注射葡萄糖溶液后（ ）。

A．15min、30min、45min、60min B．15min、45min、75min105min

C．30min、60min、90min、120min D．30min、60min、120min、180min

E．60min、120min、180min、240min

233．与动脉粥样硬化发生有关的血脂异常，**不包括**（ ）。

A．总胆固醇增高 B．高密度脂蛋白增高 C．三酰甘油增高

D．低密度脂蛋白增高 E．极低密度脂蛋白增高

234．腹膜腔内渗出液常见于（ ）。

A．心功能不全 B．结核性腹膜炎 C．肝硬化

D．慢性肾炎 E．重度营养不良

235．人体浆膜腔不包括（ ）。

A．胸膜腔 B．心包腔 C．腹膜腔

D．侧脑室 E．关节腔

236．不符合渗出液实验室检查结果的是（ ）。

A．比重＞1.018 B．易凝固 C．蛋白 25g/L

D．黏蛋白试验(−) E．细胞数＞$0.5g\times10^9/L$

237．有利于鉴别结核或癌性血性胸腔积液的检查是（ ）。

A．比重测定 B．黏蛋白试验 C．乳酸脱氢酶测定

D．白细胞分类计数 E．以上都不是

238．下列标本采集法**错误**的是（ ）。

A．尿蛋白定量测定留取 24h 尿液

B．尿酮体检查随时留尿

C．内生肌酐清除率测定前摄低蛋白饮食 3 天

D．作尿细菌培养的标本应及时送检

E．血钾测定取静脉血置抗凝管内

239．心脏的正常起搏点位于（ ）。

A．窦房结 B．房室结 C．希斯束

D．左心耳 E．冠状窦

240．心电图不能提供直接诊断依据的一项是（ ）。

A．心律失常 B．心肌梗死 C．高钾血症

D．心肌缺血 E．心肌收缩力

241．心电图 V_2 导联检测电极放置的位置是（ ）。

A．胸骨右缘第 2 肋间　B．胸骨右缘第 4 肋间　C．胸骨左缘第 2 肋间
D．胸骨左缘第 4 肋间　E．胸骨左缘第 5 肋间

242．正常心电图中由心房激动产生的波是（　）。
A．P 波　B．Q 波　C．R 波
D．T 波　E．U 波

243．心室除极产生（　）。
A．P 波　B．QRS 波群　C．T 波
D．U 波　E．P 波和 QRS 波群

244．T 波是代表（　）。
A．心房复极波　B．心室除极波　C．心房心室除极复极波
D．心室复极波　E．心室除极复极波

245．P-R 间期的测量是（　）。
A．由 P 波起始到 QRS 波的终末　B．由 P 波终末到 QRS 波的开始
C．由 P 波起始到 QRS 波的开始　D．由 P 波终末到 QRS 波的终末
E．以上都不对

246．测知心律规整者的 P-P 或 R-R 间隔为 0.8s，其心率为（　）。
A．60 次/min　B．70 次/min　C．75 次/min
D．80 次/min　E．100/min

247．频发性室性期前收缩是指室性期前收缩发作频率超过（　）。
A．2 次/min　B．5 次/min　C．8 次/min
D．10 次/min　E．15 次/min

248．心律听诊绝对规则的是（　）。
A．房性期前收缩　B．室性期前收缩　C．室上性心动过速
D．心房扑动　E．心房颤动

249．第一度房室传导阻滞是指 P-R 间期超过（　）。
A．0.10s　B．0.12s　C．0.16s
D．0.18s　E．0.20s

250．具有完全性代偿间歇的心律失常是（　）。
A．房性期前收缩　B．室性期前收缩　C．心房扑动
D．心房颤动　E．房室传导阻滞

251．阵发性室上性心动过速的心室率一般为（　）。
A．100～150 次/min　B．100～180 次/min　C．150～250 次/min
D．200～250 次/min　E．250～350 次/min

252．最严重的心律失常是（　）。
A．心房扑动　B．心房颤动　C．室性心动过速
D．心室颤动　E．房室传导阻滞

253．X 线摄影检查前的准备**不正确**的是（　）。
A．充分暴露摄照部位　B．摄片时要屏气
C．急腹症摄片前应清理肠道　D．创伤病人摄片时尽量少搬动

E．危重病人摄片必须有临床医护人员监护

254．做透视检查前，下列哪种身外物品**没必要**去除（　　）。
A．发夹　B．内衣　C．金属饰物
D．膏药　E．敷料

255．介入放射学的是指（　　）。
A．用 X 线对人体做体层扫描　B．将影像以数字形式存于计算机中
C．显示人体的多方位的扫描图像特定方法　D．被广泛应用的诊断技术
E．用 X 线技术将特殊导管插入体内进行诊断和治疗

256．X 线长期超剂量照射可造成人体损害，其原理为（　　）。
A．穿透性能　B．荧光效应　C．摄影效应
D．电离效应　E．磁场效应

257．X 线检查时密度最高的组织结构是（　　）。
A．实质器官　B．脂肪　C．骨骼
D．神经　E．肌肉

258．不需要造影剂过敏试验的检查是（　　）。
A．支气管造影　B．心血管造影　C．胃肠钡餐造影
D．静脉肾盂造影　E．静脉胆道造影

259．做钡灌肠检查，下列哪项准备工作没必要（　　）。
A．查前先抽出胃内滞留物　B．前 1 天下午至晚间饮水 1000ml 左右
C．前 1 天摄少渣半流质饮食　D．检查当天禁早餐
E．检查前 2h 做彻底清洁灌肠

260．X 线钡餐检查胃溃疡的主要诊断依据是（　　）。
A．龛影　B．变形　C．僵硬
D．痉挛　E．缺损

261．属放射性核素脏器功能检查的方法有（　　）。
A．肝脏显影　B．心肌显影　C．肾图
D．绒毛膜促性腺激素测定　E．甲胎蛋白测定

262．B 超不适用于（　　）。
A．肝脏检查　B．胆囊检查　C．子宫检查
D．胰腺检查　E．骨骼检查

263．超声诊断**不能**探测（　　）。
A．病变性质　B．病变原因　C．病变大小
D．病变的位置　E．病变与周围的组织的关系

264．有关老年患者的护理，**不恰当**的是（　　）。
A．避免长期卧床，鼓励参加力所能及的活动
B．进食不宜过快，摄入易消化、有营养、清淡饮食
C．洗澡不宜过勤
D．大、小便宜用坐式便器
E．改变早睡早起的习惯

265．对慢性病期患者心理护理**不正确**的是（　）。

A．告之发病规律　B．听其倾诉苦衷　C．帮其疏泄郁闷
D．劝其适当锻炼　E．让其依赖护理

A_2型题

266．患者男性，56岁。咳嗽、发热3天，住院后咯大量铁锈色痰，应考虑为（　）。

A．慢性支气管炎　B．支气管哮喘　C．肺炎球菌肺炎
D．支气管扩张　E．支气管肺癌

267．患者女性，67岁。因"脑梗死"入院。患者随意运动消失，对声、光等刺激毫无反应，但给予强刺激时患者有痛苦表情、呻吟等反应。该患者的意识障碍处于（　）。

A．嗜睡　B．昏睡　C．意识模糊
D．浅昏迷　E．深昏迷

268．患者男性，71岁。处于病理性睡眠状态，可被唤醒，醒后能保持短时期的醒觉状态，但反应较迟钝，这种意识状态称为（　）。

A．嗜睡　B．意识模糊　C．熟睡
D．昏睡　E．朦胧状态

269．某患者，右侧胸痛，体检时发现胸部不对称，右侧呼吸运动减弱。触诊气管居中，右下语颤增强，叩诊为浊音。听诊右下肺有支气管呼吸音及湿啰音，可诊断为（　）。

A．右下肺炎　B．右侧胸腔积液　C．右侧气胸
D．肺气肿　E．右支气管扩张

270．患者女性，67岁。测血压145/90mmHg。该患者的血压分级是（　）。

A．理想血压　B．正常血压　C．正常高限
D．I级高血压　E．II级高血压

271．患者男性，70岁，有脑出血病史。检查：肢体能在床上移动，但不能对抗地心引力，不能抬起。该患者肌力为（　）。

A．1级　B．2级　C．3级
D．4级　E．5级

272．患者女性，46岁。主诉呼吸困难、胸痛伴晕厥1次，拟诊"风湿性心脏病"入院。心脏听诊：心率86次/min，律齐，胸骨右缘第2肋间可闻及粗糙而响亮的吹风样收缩期杂音。考虑该患者的病理解剖诊断是（　）。

A．二尖瓣狭窄　B．二尖瓣关闭不全　C．主动脉瓣狭窄
D．主动脉瓣关闭不全　E．肺动脉瓣狭窄

273．某病人心前区较饱满。体检：有奇脉，颈静脉怒张，肝颈回流征阳性。应考虑为（　）。

A．先天性心脏病　B．右心功能不全　C．左心功能不全
D．心包积液　E．纵隔肿瘤

274．男，40岁，近日来头痛，恶心，有时呕吐，无发热，血压20/12.6kPa（150/97mmHg），脉搏46次/min，此脉搏被称为（　）。

A．细脉　B．洪脉　C．水冲脉

D．缓脉　　E．不整脉

275．某病人胸廓成桶状，胸廓活动度减弱，叩诊过清音，最可能是（　）。

A．胸膜炎　　B．肺气肿　　C．肺实变

D．气胸　　E．肺不张

276．患者男性，25岁。因结核性胸膜炎入院，患者诉下午有低热，夜间有盗汗，咳嗽后左侧胸痛更加明显，听诊可闻及胸膜摩擦音，根据以上情况，可提示病变累及（　）。

A．壁层胸膜　　B．脏层胸膜　　C．膈肌

D．胃　　E．肝脏

277．患者男性，70岁。反复咳嗽、咳痰，伴喘息30余年，查体发现其心尖搏动在剑突下，提示该患者出现（　）。

A．左室肥大　　B．右室肥大　　C．心包积液

D．左房肥大　　E．右房肥大

278．一个神志不清的患者，呼气带有烂苹果味，最可能的原因是（　）。

A．大量饮酒　　B．糖尿病酮症酸中毒　　C．有机磷农药中毒

D．肝性脑病　　E．尿毒症

279．某病人排出混浊不清尿液，经显微镜检查：白细胞满视野，并有少许白细胞管型和大量上皮细胞，应考虑（　）。

A．急性肾炎　　B．慢性肾炎　　C．急性肾盂肾炎

D．肾脏肿瘤　　E．泌尿道结石

280．女性，38岁，已确诊糖尿病。昨天下午突然昏睡，送医院经尿化验认为是糖尿病酮症酸中毒，问尿化验应有何显示（　）。

A．尿蛋白（+）　　B．尿白细胞增加　　C．尿糖（+）

D．尿酮体（+++）　　E．尿红细胞增加

281．患者男性，56岁。自诉心慌，心电图：提前出现P′波，其形态与窦性P波不同，QRS形态正常，其后有不完全代偿间歇。该患者的心电图诊断为（　）。

A．房性期前收缩　　B．室性期前收缩　　C．心房扑动

D．心房颤动　　E．房室传导阻滞

282．患者男性，31岁。阵发性心慌3年，每次发作突然，持续数分钟至1h不等。本次发作时心率190次/min，律齐，QRS波形态正常，P波不易辨认。该患者诊断为（　）。

A．心房颤动　　B．心房扑动　　C．室上性心动过速

D．室性心动过速　　E．窦性心动过速

A_3型题

（283～286题共用题干）

患者男性，24岁。劳动中突然发生剧烈头痛、呕吐和意识不清。体检：浅昏迷，血压120/80mmHg，体温37℃，颈抵抗、颏胸距4横指，克尼格（Kernig）征阳性。右上眼睑轻度下垂，右眼球外展位，右侧瞳孔4mm，光反应迟钝，左侧瞳孔2mm，光反应灵敏。左肢体活动差，左侧巴宾斯基征阳性。诊断为蛛网膜下腔出血。

283．深昏迷区别于浅昏迷的最有价值的特点是（　）。

A．无任何自主运动 B．全身反射消失 C．不能被唤醒
D．大小便失禁 E．肌肉松弛

284．病人有颈抵抗、颏胸距 4 横指，该体征是（ ）。
A．浅反射异常 B．深反射异常 C．病理反射
D．颈项强直 E．以上都不是

285．克尼格征阳性，该项反射属于（ ）。
A．浅反射异常 B．深反射异常 C．病理反射
D．脑膜刺激征 E．以上都不是

286．双侧瞳孔不等大提示（ ）。
A．视神经病 B．阿托品中毒 C．深昏迷
D．颅内出血 E．青光眼

B 型题

（287～289 题共用备选答案）
A．皮肤黏膜苍白 B．皮肤黏膜发红 C．皮肤黏膜发绀
D．皮肤黏膜黄染 E．皮肤色素沉着

287．主动脉瓣关闭不全可见（ ）。
288．溶血性疾病病人可见（ ）。
289．肺结核病人可见（ ）。

（290～292 题共用备选答案）
A．瞳孔缩小 B．瞳孔扩大 C．黄疸
D．血红蛋白尿 E．樱桃红

290．吗啡中毒（ ）。
291．CO 中毒（ ）。
292．阿托品中毒（ ）。

（293～295 题共用备选答案）
A．弥漫性干啰音 B．局限性干啰音 C．局限性湿啰音
D．两肺满布湿啰音 E．两肺底有湿啰音

293．肺淤血病人可闻及（ ）。
294．急性肺水肿病人可闻及（ ）。
295．支气管哮喘病人可闻及（ ）。

（296～299 题共用备选答案）
A．支气管哮喘 B．支气管扩张 C．喘息性慢性支气管炎
D．支气管肺癌 E．浸润性肺结核

296．两肺散在湿啰音，伴哮鸣音及呼气延长（ ）。
297．固定湿啰音（ ）。
298．广泛性哮鸣音，呼气延长（ ）。
299．局限性哮鸣音（ ）。

（300～302 题共用备选答案）

A．左锁骨中线内侧第 5 肋间隙处　　B．胸骨右缘第 2 肋间处
C．胸骨左缘第 3、4 肋间处　　D．胸骨左缘第 2 肋间处
E．胸骨下端近剑突处

300．二尖瓣听诊区位于（　）。
301．主动脉瓣第二听诊区位于（　）。
302．主动脉瓣第一听诊区位于（　）。

（303～306 题共用备选答案）
A．贫血　　B．黄疸　　C．心包积液
D．心房颤动　　E．主动脉瓣关闭不全

303．水冲脉见于（　）。
304．奇脉见于（　）。
305．不整脉见于（　）。
306．缓脉见于（　）。

（307～310 题共用备选答案）
A．交替脉　　B．水冲脉　　C．脉搏短绌
D．奇脉　　E．重搏脉

307．脉搏骤起骤落，急促有力（　）。
308．平静吸气时脉搏显著减弱或消失（　）。
309．脉率少于心率（　）。
310．脉搏一强一弱交替出现但节律正常（　）。

（311～313 题共用备选答案）
A．交替脉　　B．水冲脉　　C．短绌脉
D．奇脉　　E．重脉搏

311．左心室衰竭（　）。
312．房颤（　）。
313．主动脉瓣关闭不全（　）。

（314～318 题共用备选答案）
A．腹部反跳痛　　B．呼吸时有恶臭　　C．肾区疼痛
D．肺部啰音　　E．潮式呼吸

314．用视诊检查时可发现的体征（　）。
315．用触诊检查时可发现的体征（　）。
316．用叩诊检查时可发现的体征（　）。
317．用听诊检查时可发现的体征（　）。
318．用嗅诊检查时可发现的体征（　）。

（319～320 题共用备选答案）
A．舟状腹　　B．蛙状腹　　C．板样腹
D．腹壁静脉曲张　　E．腹壁上看到胃蠕动波

319．幽门梗阻时（　）。
320．极度消瘦时（　）。

（321～324 题共用备选答案）

A．腹部叩诊移动性浊音　B．呕吐咖啡色液体　C．脑膜刺激征
D．不能唤醒，有浅反射　E．昏迷病人呼吸有烂苹果味

321．上消化道大出血时（　）。
322．酮症酸中毒时（　）。
323．浅昏迷时（　）。
324．腹部大量腹水时（　）。

（325～327 题共用备选答案）

A．杵状指　B．匙状指　C．关节梭状畸形
D．膝内翻畸形　E．肢端关节肥大

325．慢性肺源性心脏病病人可见（　）。
326．缺铁性贫血病人可见（　）。
327．类风湿性关节炎病人可见（　）。

（328～330 题共用备选答案）

A．中性粒细胞增多　B．中性粒细胞减少　C．嗜酸性粒细胞增多
D．嗜酸性粒细胞减少　E．全血细胞减少

328．急性化脓性感染出现（　）。
329．过敏性疾病出现（　）。
330．病毒感染出现（　）。

（331～333 题共用备选答案）

A．无色　B．深黄色　C．红色
D．酱油色　E．乳白色

331．血丝虫病特征性尿的颜色为（　）。
332．黄疸型肝炎的尿呈（　）。
333．肾结石发作时尿呈（　）。

（334～336 题共用备选答案）

A．100～200ml　B．300～400ml　C．400～600ml
D．500～600ml　E．1500ml

334．酚红排泌试验前病人需饮水量为（　）。
335．酚红排泌试验前病人每餐食物中含水量不宜超过（　）。
336．每日尿量正常值约为（　）。

（337～340 题共用备选答案）

A．柏油样便　B．白陶土样便　C．果酱样便
D．米泔水样便　E．脓血便

337．阿米巴痢疾病人排出（　）。
338．副霍乱患者排出（　）。
339．细菌性痢疾排出（　）。
340．胆总管梗阻排出（　）。

（341～344 题共用备选答案）

A．时好时坏，病情进展缓慢 B．起病急骤，进展迅速
C．病情急剧，危及生命 D．脏器衰退，代偿不足
E．症状消除，逐渐恢复

341．康复期病情特点为（ ）。

342．慢性病期病情特点为（ ）。

343．急性病期病情特点为（ ）。

344．老年患者病情特点为（ ）。

X 型题

345．呼吸困难的三凹征包括（ ）。
A．吸气时胸骨上窝下陷 B．呼气时胸骨上窝下陷 C．吸气时锁骨上窝下陷
D．呼气时锁骨上窝下陷及肋间隙下陷 E．吸气时肋间隙下陷

346．下列哪些检验项目的数值增高提示上消化道出血的病人还在继续出血（ ）。
A．血红细胞计数 B．血红蛋白测定 C．血细胞比容测定
D．网织红细胞计数 E．血尿素氮测定

347．一般检查包括（ ）。
A．体温、脉搏 B．胸腹部视诊 C．发育、体型、营养
D．意识状态、面容、表情 E．体位、皮肤黏膜、淋巴结

348．病人面容灰白、表情淡漠、冷汗淋漓常见于（ ）。
A．肺结核 B．二尖瓣狭窄 C．上消化道出血
D．休克 E．脱水

349．当某患者出现两侧瞳孔大小不等时，应考虑（ ）。
A．急性中毒 B．服用药物后 C．青光眼
D．脑肿瘤 E．脑疝

350．气管向健侧移位常见于（ ）。
A．气胸 B．大量胸腔积液 C．肺不张
D．肺炎 E．肺气肿

351．呼吸增快见于（ ）。
A．颅内压增高 B．麻醉剂或镇静剂过量 C．高热
D．疼痛 E．肺及胸膜病变

352．三凹征是指哪些部位明显凹陷（ ）。
A．胸骨上窝 B．锁骨上窝 C．锁骨下窝
D．肋间隙 E．腹上角

353．“三凹征”常见于（ ）。
A．支气管哮喘 B．病毒性脑炎 C．气管异物
D．阻塞性肺气肿 E．急性喉水肿

354．语颤减弱的疾病有（ ）。
A．肺气肿 B．气胸 C．肺炎实变期
D．胸腔积液 E．肺结核空洞

355. 大叶性肺炎实变患者患侧体征有（　　）。

A. 呼吸运动增强　B. 语颤减弱　C. 叩诊实音

D. 听诊异常支气管呼吸音　E. 听诊湿啰音

356. 心脏听诊内容主要包括（　　）。

A. 心音　B. 心率　C. 心律

D. 心脏杂音　E. 啰音

357. 可出现肾区叩击痛者（　　）。

A. 肾炎　B. 肝炎　C. 肾盂肾炎

D. 肝脓肿　E. 肾结石

358. 腹部膨隆可见于（　　）。

A. 肥胖　B. 妊娠晚期　C. 大量腹水

D. 胃肠道胀气　E. 严重脱水

359. 颅内压增高的临床表现为（　　）。

A. 双侧瞳孔不等大　B. 头痛　C. 听力下降

D. 视神经乳头水肿　E. 喷射性呕吐

360. 红细胞增多见于（　　）。

A. 长期高原生活　B. 剧烈呕吐　C. 重度肺气肿

D. 法洛四联症　E. 白血病

361. 中性粒细胞增多见于（　　）。

A. 肺炎球菌性肺炎　B. 败血症　C. 放射线损害

D. 脾功能亢进　E. 粒细胞性白血病

362. 红细胞沉降率增快见于（　　）。

A. 大手术　B. 慢性肾炎　C. 严重贫血

D. 细菌性炎症　E. 肝硬化

363. 血小板减少见于（　　）。

A. 运动后　B. 弥漫性血管内凝血　C. 再生障碍性贫血

D. 脾功能亢进　E. 急性感染

364. 凝血酶原时间延长见于（　　）。

A. 肝损伤　B. 先天性凝血因子Ⅰ缺乏　C. 维生素K缺乏

D. 纤溶亢进　E. 脑血栓形成

365. 在进行粪便隐血实验（化学法）前，应嘱病人检查前 3 天禁食（　　）。

A. 动物血　B. 动物肝　C. 豆制品

D. 绿叶蔬菜　E. 瘦肉

366. 肾小球蛋白尿与哪些因素有关（　　）。

A. 剧烈运动　B. 肾小球疾病　C. 高热

D. 化疗　E. 手术后

367. 关于管型尿正确的是（　　）。

A. 红细胞管型常提示肾小管病变　B. 蜡样管型常见于急性肾衰竭

C. 蜡样管型常见于慢性肾衰竭　D. 白细胞管型常见于膀胱炎

E．上皮细胞管型常提示急性肾小管坏死

368．肾小管功能损害时会出现（ ）。

A．溶菌酶尿 B．红细胞管型尿 C．微球蛋白尿
D．白细胞尿 E．高血压

369．多次尿液比重低于 1.010，下列哪种说法错误（ ）。

A．提示肾小管浓缩功能减退 B．提示肾小管重吸收功能增强
C．提示肾小球滤过功能增强 D．提示肾小球滤过膜负电荷消失
E．提示肾小囊滤过功能增强

370．酚红排泌试验，在准确注射酚红后病人何时排尿（ ）。

A．15min B．30min C．60min
D．100min E．120min

371．做酚红排泌试验**不能**服用的药物有（ ）。

A．阿司匹林 B．青霉素 C．红霉素
D．保泰松 E．维生素 B_{12}

372．一般正常人窦性 P 波的特征是（ ）。

A．在Ⅰ、Ⅱ、aVF 导联中直立 B．在 aVR 导联中直立
C．在 V_3～V_6 导联中倒置 D．时限≤0.11s
E．电压＜0.20mV

373．心肌梗死病人的心电图可表现为（ ）。

A．ST 段弓背向下抬高 B．ST 段弓背向上抬高 C．T 波倒置
D．病理性 Q 波 E．发热与胸痛同时出现

374．浸润型肺结核可以见到（ ）。

A．增殖性病灶 B．渗出性病灶 C．空洞阴影
D．钙化灶 E．原发病灶

375．腹部超声检查前的准备包括（ ）。

A．前一天晚餐进清淡饮食 B．次日晨饮大量水或饮料 C．检查前应排便
D．便秘者前一在晚应服缓泻剂 E．不需要特殊准备

376．加强老年患者用药监测的护理措施是（ ）。

A．减少常规用量 B．重视体征而非病人主诉
C．见轻微药物不良反应即应停药 D．静脉滴药必须控制滴速
E．宜长期使用半衰期长的药物

答 案

A_1 型题

1．B* 2．D* 3．D 4．C 5．A 6．D 7．B* 8．E
9．A 10．B 11．E* 12．E* 13．B 14．D 15．C* 16．C*
17．C 18．D* 19．C 20．B* 21．A 22．C 23．B* 24．A

25. A * 26. B * 27. D 28. B 29. A 30. D 31. E 32. C *
33. C * 34. D 35. D 36. D * 37. E * 38. C 39. E 40. B *
41. A 42. B * 43. E * 44. A 45. C 46. A 47. A 48. C
49. C 50. B 51. B 52. D 53. E * 54. A * 55. C 56. B *
57. D 58. C * 59. C 60. C 61. C 62. E * 63. A 64. E
65. B * 66. D 67. B 68. B 69. C 70. B 71. B 72. B
73. A 74. C 75. B 76. C 77. C * 78. A 79. A 80. D
81. B 82. B 83. E 84. D * 85. E * 86. D 87. B 88. D *
89. C 90. D 91. A 92. D 93. E * 94. A * 95. C 96. D *
97. B 98. A 99. A * 100. C 101. E 102. A 103. B 104. C
105. E * 106. B 107. A 108. A 109. A 110. C * 111. C 112. B *
113. D 114. A 115. D 116. B 117. D * 118. C 119. D 120. C
121. C 122. D 123. D * 124. D 125. B 126. D 127. C * 128. C
129. B * 130. A 131. C 132. E 133. A * 134. A 135. B 136. C
137. D 138. E * 139. B 140. D 141. E 142. B 143. A 144. C
145. B 146. D 147. D * 148. B 149. E 150. D 151. A 152. C *
153. A 154. D 155. D 156. E 157. B 158. C 159. C 160. C *
161. E 162. A 163. B 164. E 165. D 166. B * 167. C 168. C
169. B 170. A 171. B 172. D 173. A 174. B 175. D 176. D
177. D 178. A 179. A * 180. C * 181. E * 182. A 183. B 184. C
185. E 186. C 187. B * 188. A * 189. E 190. A * 191. B 192. D
193. E * 194. A 195. D 196. A 197. B * 198. B 199. A * 200. D
201. C * 202. A 203. A 204. D 205. E 206. A 207. B 208. D
209. D 210. C 211. B 212. D 213. B 214. D 215. D 216. C
217. D 218. A * 219. A 220. B 221. B 222. D 223. C 224. C
225. A 226. B 227. D 228. B 229. B 230. A 231. C 232. D
233. B * 234. B 235. D 236. D 237. C 238. E 239. A 240. E
241. D * 242. A * 243. B 244. D 245. C * 246. C 247. B 248. C
249. E 250. B 251. C 252. D 253. C * 254. B 255. E 256. D
257. C 258. C 259. A 260. A * 261. C 262. E 263. B 264. E *
265. E *

A_2型题

266. C 267. D 268. A 269. A * 270. D 271. B 272. C 273. D *
274. D * 275. B * 276. A * 277. B * 278. B * 279. C 280. D * 281. A
282. C *

A_3型题

283. B 284. D 285. D 286. D

B 型题

287. B　288. D　289. B　290. A　291. E　292. B　293. E　294. D
295. A　296. C　297. B　298. A　299. D　300. A　301. C　302. B
303. E　304. C　305. D　306. B　307. B　308. D　309. C　310. A
311. A *　312. C *　313. B *　314. E　315. A　316. C　317. D　318. B
319. E　320. A　321. B *　322. E　323. D　324. A　325. A *　326. B *
327. C　328. A　329. C　330. B　331. E　332. B　333. C　334. B
335. D　336. E　337. C　338. D　339. E　340. B　341. E　342. A
343. B　344. D

X 型题

345. ACE　346. DE　347. ACDE　348. CDE　349. DE *
350. AB *　351. CDE　352. ABDE　353. CE *　354. ABD
355. CDE *　356. ABCD　357. ACE　358. ABCD　359. ABDE
360. ABCD　361. ABE　362. ABCDE *　363. BCD *　364. ABCD *
365. ABDE *　366. ABC　367. CE　368. AC　369. BCDE
370. ABCE　371. ABD　372. AD *　373. BCD　374. ABCD
375. ACD　376. ACD

部 分 题 解

A_1 型题

1. 体温低于正常称为体温过低，见于休克、严重营养不良、甲状腺功能低下及过久暴露于低温条件下。

2. 甲状腺功能减退时，代谢处于低下状态，故可表现为体温过低。

7. 上呼吸道部分梗阻时，气流进入肺内不畅，吸气时肺内负压增高，吸气时间延长，从而引起胸骨上窝、锁骨上窝及肋间隙向内凹陷，称“三凹征”，又称吸气性呼吸困难。常见于气道阻塞、气管异物等。

11. 吸气性呼吸困难与大气道狭窄梗阻有关；呼气性呼吸困难由肺组织弹性减弱及小支气管痉挛性狭窄所致；混合型呼吸困难由于广泛性肺部病变使呼吸面积减少所致。

12. A 为劳力性呼吸困难；B、D 描述的属于阵发性夜间呼吸困难；C 用来模糊劳力性呼吸困难和劳力性心绞痛两个概念；E 属于端坐呼吸，坐位时膈肌下降，回心血量减少，有利于减轻心脏负荷，有利于肺部气体交换。

15. 喉炎常为急性干咳；肺脓肿的咳嗽是体位变化时出现；肺癌患者肿瘤大引起支气管腔狭窄，咳嗽呈高金属音；哮喘一般先有咳嗽的先兆，后出现呼气性呼吸困难；夜间咳嗽较重者见左心功能不全。

16. 肺炎链球菌痰的典型颜色是铁锈色；绿脓杆菌痰的典型颜色是翠绿色；脓臭痰提示厌氧菌感染；真菌感染痰的颜色是白色黏痰；结核菌痰是血性痰。

18．发绀表现为皮肤黏膜呈青紫色，常出现于舌、口唇、耳垂、面颊及肢端。主要是由于单位容积血液中还原血红蛋白量增高引起。见于心、肺疾病，亚硝酸盐中毒等。

20．发绀是由还原血红蛋白绝对量增高或异常血红蛋白血症引起，多在口唇、鼻尖、面颊部、耳廓、甲床处出现；见于缺氧（还原血红蛋白绝对量大于 50g/L）、中毒、先天性心脏病等，但严重贫血者（小于 50g/L）少见。

23．缺氧的典型表现是发绀，可见口唇、指甲等处发绀；呼吸困难、发绀、意识障碍、蛋白尿和球结膜水肿是呼吸衰竭患者可出现的临床症状和体征。

25．呕吐可分为中枢性呕吐及周围性呕吐，由药物或化学毒物作用引起的呕吐属中枢性呕吐。

26．呕吐可分为中枢性呕吐及周围性呕吐，胃、肠源性的呕吐属周围性呕吐。

32．呕血、黑粪是上消化道出血的特征性表现。黑粪呈柏油样是由于血红蛋白中铁与肠内硫化物作用形成硫化铁所致。

33．呕血、黑粪是上消化道出血的特征性表现。每日出血量大于 5ml 时，大便隐血试验阳性；出血量达 50～70ml 时可产生黑便；胃内积血量达 250～300ml 时可引起呕血。

36．上消化道出血的特征性表现为呕血与黑便，黑便者大便隐血试验表现为阳性，患者病情变化过程中大便隐血试验转为阴性，提示没有继续出血或出血停止。

37．腹泻多见于肠道病变，也可由精神因素或其他器官疾病引起。起病急骤、病程少于 2 个月者为急性腹泻，其最常见的原因是食物中毒及急性传染病。

40．意识是大脑功能活动的综合表现，指患者的清醒程度，即对周围环境及语言刺激的反应。根据意识障碍的程度可分为嗜睡、意识模糊、昏睡和昏迷。患者能保持基本的应答和简单的精神活动，但出现定向障碍，此为意识模糊的表现。

42．浅昏迷生理反射存在，深昏迷深、浅反射均消失。浅昏迷与深昏迷均无自主运动，不能被唤醒，对周围事物及声、光刺激全无反应，都可有大、小便潴留或失禁。

43．嗜睡是最轻的意识障碍，患者陷入持续的睡眠状态，可被唤醒，并能正确回答和做出各种反应，但当刺激去除后很快又再入睡；意识模糊是意识水平下降，较嗜睡更深的一种意识障碍，患者能保持简单的精神活动，但对时间、地点、人物的定向力发生障碍；昏睡是接近人事不省的意识状态，患者处于熟睡状态，不易唤醒，虽在强烈刺激下可被唤醒，但很快又入睡，醒时答话含糊或答非所问；昏迷是最严重的意识障碍，表现为意识持续的中断或完全丧失，主要包括深昏迷和浅昏迷，二者主要的异同点是浅昏迷生理反射存在，深昏迷深、浅反射均消失，浅昏迷与深昏迷均无自主运动，不能被唤醒，对周围事物及声、光刺激全无反应，都可有大，小便潴留或失禁。

53．呆小症与侏儒症均以身材矮小为主要表现，但后者主要由生长激素及生长激素释放激素缺乏所致，并不影响智力发展，故无智力障碍。

54．根据皮肤、毛发、皮下脂肪、肌肉发育、体重等情况进行判断，将营养状况分为良好、中等、不良三等；体重大于标准体重的 20%称为肥胖。

56．危重面容，又称 Hippocrates 面容。面部消瘦，面色苍白或铅灰，表情淡漠，眼眶凹陷。见于大出血、严重休克、脱水、急性腹膜炎等。

58．面容晦暗、口唇微绀、两颊淤血性发红称为二尖瓣面容，见于风湿性心脏病二尖瓣狭窄患者。A 为急性病容，B 为慢性病容，D 为病危病容，E 为甲亢面容。

62. 组织缺氧表现：皮肤黏膜苍白是最突出的体征，检查以甲床、手掌、睑结膜、口腔黏膜、舌质等部位较为可靠。但应注意环境温度，个人皮肤色素及水肿等因素可影响皮肤颜色。

65. 皮下出血为血管性皮肤损害，其特点为局部皮肤呈青紫色或黄褐色，压之不退色，除血肿外一般不高出皮肤。出血点直径小于 2mm 者称为瘀点（出血点），直径 3～5mm 称为紫癜，直径 5mm 以上者称为瘀斑，片状出血伴皮肤显著隆起称为血肿。

77. 胸廓前后径短于左右横径一半为扁平胸，见于慢性消耗性疾病者。胸廓前后径等于或大于左右横径为桶状胸，见于肺气肿患者、老年人、矮胖体型者。佝偻病患者胸廓外型为佝偻病胸。

84. 麻醉剂或镇静剂过量可致呼吸抑制，从而表现为呼吸减慢。

85. 常见的特殊呼吸类型有：①潮式呼吸（陈施呼吸），为呼吸中枢兴奋性降低所致，见于中毒、中枢神经系统疾病；②间停呼吸（毕氏呼吸），为呼吸中枢兴奋性显著降低所致，为病情危急征象；③酸中毒大呼吸（库氏呼吸），呼吸深大且快，常见于尿毒症和代谢性酸中毒；④伴异常气味的呼吸，如由酮症酸中毒所致多伴烂苹果味，由尿毒症所致多伴氨味。

88. 鼾声呼吸并伴有一侧面肌瘫痪，往往提示脑出血。

93. 慢性阻塞性肺气肿随疾病进展听诊可出现两肺呼吸音减弱，呼气延长。

94. 正常人于喉部，胸骨上窝，背部第 6、7 颈椎及第 1、2 胸椎附近均可听到支气管呼吸音。正常人于胸骨两侧第 1、2 肋间隙，肩胛间区第 3、4 胸椎水平及肺尖前后部可听到支气管肺泡呼吸音。大部分肺野区可听到肺泡呼吸音。

96. 急性肺水肿病人可闻及两肺满布湿啰音，肺炎病人可闻及局部湿啰音，肺淤血病人可闻及两肺底湿啰音。支气管狭窄病人可闻及干啰音。

99. 心尖搏动向左移位，甚至略向上，为右心室增大的表现；如心尖搏动向左下移位，则为左心室增大的表现。

105. 窦性心动过速是指成人心率 100～140 次/min（一般不超过 160 次/min）的生理现象，也可由某些疾病引起，如甲状腺功能亢进，贫血，心衰或药物引起。

110. 异常脉搏可表现为不规则，因此太短时间不宜发现其变化，故通常需计数 1min 以上。

112. 心房颤动时由于部分心缩的每搏输出量低，不足以引起周围动脉搏动，故脉率可小于心率，称为脉搏短绌。

117. 交替脉为节律规则而强弱交替出现的脉搏，一般认为系左室收缩力强弱交替，为左室衰竭的重要体征之一，常见于高血压性心脏病、急性心肌梗死等。

123. 奇脉常见于心包积液时，交替脉是左心衰竭的早期表现，脉压减少时可出现细迟脉，房颤时有脉搏短绌，水冲脉是脉压增大的表现。

127. “舟状腹”是腹部极度凹陷的表现，主要见于极度消瘦或严重脱水的患者。

129. 腹壁静脉曲张常见于门静脉高压致循环障碍或上、下腔静脉回流受阻而有侧支循环形成时。

133. 急性胃肠穿孔或脏器破裂所引起急性弥漫性腹膜炎，腹膜刺激而引起腹肌痉挛，腹壁常有明显紧张，甚至强直如木板，称板状腹。

138. 腹水病人因体位不同而出现腹部叩诊浊音区变动的现象，称为移动性浊音。但腹腔内游离液体在 1000ml 以下时，不可叩出移动性浊音；1000ml 以上时，可叩出。

147．角膜反射、腹壁反射、提睾反射为浅反射；肱二头肌反射、肱三头肌反射、膝腱反射、跟腱反射为深反射。锥体束受损时，病人可出现病理反射，即可出现巴宾斯基征、奥本汉姆征、戈登征、查多克征。颈项强直、克尼格征、布鲁金斯基征为脑膜刺激征。

152．健康人口中无特殊气味，有机磷农药中毒者有大蒜味，尿毒症者有尿味，糖尿病酮症酸中毒者有烂苹果味。

160．网织红细胞是晚幼红细胞脱核后到完全成熟的红细胞之间的过渡性细胞，网织红细胞的增减反映骨髓造血功能，再生障碍性贫血时骨髓造血功能低下，故表现为网织红细胞减少。

166．嗜酸性粒细胞增高可见于变态反应性疾病，如支气管哮喘、药物变态反应、荨麻疹等。

179．常用的防腐剂有：①甲苯或二甲苯，用于尿糖、尿蛋白、丙酮、乙酰乙酸的防腐，可在尿液表面形成一薄膜层，阻止标本与空气接触；②甲醛，用 Addis 计数，有利于细胞及管型的保存；③盐酸，用于尿 17－羟或 17－酮类固醇、肾上腺素或去甲肾上腺素等化学成分定量。

180．晨尿是最理想的尿常规检查的标本，通常采尿 50～100ml。门、急诊病人可留取随机尿，但易受各种因素干扰，重复性差。尿常规标本通常不加防腐剂，采集后应在 1h 内送检。如不能及时送检，可在 2～8℃冷藏，但也必须在 6h 内完成检查。

181．尿常规检查的标本采集法有：容器清洁干燥，留取新鲜尿液 100～200ml 及时送检；肾脏疾病或妊娠实验应取晨尿为好；成年女性应避免月经与白带混入尿内。

187．蛋白尿多数为病理性的，最常见于肾小球疾病，其次为肾小管间质疾病或一些全身性疾病，少数也可以是功能性、体位性、假性蛋白尿。

188．肾小球性蛋白尿是由于肾小球滤过膜通透性增加，原尿中蛋白质超过肾小管重吸收能力所致，是临床上最常见的一种蛋白尿。

190．急性出血性膀胱炎尿中不会出现任何管型，急性肾盂肾炎以白细胞管型为常见，肾衰竭可出现蜡样管型，红细胞管型常见于急性肾小球性肾炎。

193．新鲜离心尿液每个高倍视野白细胞超过 5 个，1h 新鲜尿液中白细胞数超过 40 万或 12h 计数超过 100 万。

197．典型痢疾粪便外观为黏液脓血便，镜检可有大量脓细胞、红细胞、白细胞、巨噬细胞。不典型痢疾病人如果高倍镜视野白细胞多于 15 个也可初步定为痢疾。对于中毒性痢疾可用肛拭子或灌肠取得标本后送检。

199．血肌酐、血尿素氮、内生肌酐清除率均可反映肾小球滤过功能，其中内生肌酐清除率最为可靠和灵敏，可作为肾功能受损的早期诊断指标。血尿酸反映嘌呤代谢，尿肌酐反映尿中肌酐排出情况。

201．做内生肌酐清除率检查，应给予无肌酐饮食，实验前低蛋白饮食 3 天，禁肉，并避免剧烈运动。

218．丙氨酸氨基转移酶(ALT)，旧称谷-丙转氨酶(GPT)，主要分布于肝，其次为骨骼肌、肾、心肌等组织细胞中。

233．总胆固醇、三酰甘油、低密度脂蛋白、极低密度脂蛋白增高，高密度脂蛋白降低，是动脉粥样硬化的危险因素。

241．胸导联探查电极的安放位置：V_1 导联位于胸骨右缘第 4 肋间，V_2 导联位于胸骨左缘第 4 肋间，V_3 导联位于 V_2 与 V_4 连线的中点，V_4 导联位于左锁骨中线第 5 肋间，V_5 导联位于左腋前线平 V_4 水平，V_6 导联位于左腋中线平 V_5 水平。

242．正常心电图特点：每个心搏均包括一组波群。主要由 P 波、QRS 波、T 波 3 个波形，P-R 与 Q-T 两个间期及 ST 段组成。P 波是心房除极，QRS 波代表心室除极，T 波代表心室复极。

245．P-R 间期的测量是由 P 波起始到 QRS 波的开始，代表心房开始除极至心室开始除极的时间。

253．X 线检查前的准备包括：①充分暴露投照部位并嘱病人摄片时屏气；②除急腹症外，腹部摄片要先清理肠道，减少气体或粪便的影响；③外伤者摄片要尽量少搬动；④重危者需临床医护人员随行监护。

260．胃溃疡时，可见到溃疡凹陷部被钡剂充盈而呈现龛影。

264．在力所能及的原则下，注意提高老年人的生活能力和社会能力；老年人进食不宜过快，摄入易消化、有营养、清淡饮食；老年人应早睡早起，保证每日有 6h 睡眠和 1h 午睡。

265．对慢性病病人的护理目标是提高病人对自身疾病的认识和适应能力，帮助病人提高抗病能力，达到长期缓解，增强自我护理能力，所以让其依赖的方式是不正确的。

A_2型题

269．右下肺炎的体征为视诊右侧呼吸运动减弱；触诊气管居中，右下语颤增强，两侧呼吸运动度不等；叩诊右下肺部为浊音；听诊右下肺有支气管呼吸音及湿啰音。右侧胸腔积液患者气管移向健侧，右侧语颤减弱，听诊呼吸音减弱。右侧气胸患者气管移向健侧，右侧语颤减弱，叩诊为鼓音，听诊呼吸音减弱。肺气肿患者胸廓外形为桶状胸，呼吸运动双侧减弱，气管居中，语颤双侧减弱，叩诊为过清音，听诊呼吸音减弱。

273．该病人出现了亚急性或慢性心脏压塞的表现，如体循环静脉淤血、奇脉等。

274．本题考察的内容涉及到异常脉搏。常见的异常脉有：速脉（脉率超过 100 次/min，见于发热、贫血、甲状腺功能亢进、心力衰竭、心肌炎等）；缓脉（脉率低于 60 次/min，见于颅压升高、黄疸、甲状腺功能减退、病态窦房结综合征等）；水冲脉（脉搏如潮水般骤起骤落，见于主动脉瓣关闭不全、甲状腺功能亢进等）；交替脉（脉搏强弱交替但节律正常，由心室收缩力不均引起，见于各种原因引起的左心衰竭）；奇脉（又称吸停脉，指吸气时脉搏逐渐减弱或消失的脉搏，见于心包积液或缩窄性心包炎）；不整脉（指脉搏节律不规则，见于心律失常，如脉率少于心率，称脉搏短绌，常见于期前收缩、心房颤动）。

275．阻塞性肺气肿早期无明显体征。随病情进展可见桶状胸，呼吸活动减弱，辅助呼吸肌活动增加；触诊语颤减弱或消失；叩诊呈过清音，心浊音界缩小，肝上界下移；听诊呼吸音减弱，呼气延长，心音遥远。

276．咳嗽伴胸痛提示病变累及壁层胸膜或牵涉痛，前者除伴发热外，还可以听到胸膜摩擦音；病变累及脏层胸膜没有疼痛；病变累及胃和肝脏疼痛部位在腹部。

277．肺动脉高压和右心室肥大的体征有：心音遥远，心音在三尖瓣或剑突下较心尖部明显增强，肺动脉瓣区出现收缩期吹风样杂音和剑突下的心脏收缩期搏动。

278．糖尿病酮症酸中毒时，因丙酮在体内积聚，呼出气中可出现烂苹果味。

280．糖尿病酮症酸中毒，尿糖和尿酮休呈强阳性。

282．阵发性室上性心动过速的特点是突发突止，心率快而规则。窦性心动过速的频率一般不超过 160 次/min；心房颤动的心室律绝对不规则；心房扑动可见锯齿状扑动波。

B 型题

311～313．本题考查的内容涉及到异常脉搏。常见的异常脉有：速脉（脉率每分钟超过 100 次，见于发热、贫血、甲状腺功能亢进、心力衰竭，心肌炎等）；缓脉（脉率低于 60 次/min，见于颅压升高、黄疸、甲状腺功能减退、病态窦房结综合征等）；水冲脉（脉搏如潮水般骤起骤落，见于主动脉瓣关闭不全、甲状腺功能亢进等）；交替脉（脉搏强弱交替但节律正常，由心室收缩力不均所致，见于各钟原因引起的左心衰竭）；奇脉（又称吸停脉，指吸气时脉搏逐渐减弱或消失的脉搏，见于心包积液或缩窄性心包炎）；不整脉（指脉搏节律不规则，见于心律失常，如脉率少于心率，称脉搏短绌，常见于期前收缩、心房颤动）。

321．上消化道大出血时多有呕血，呕血多呈棕褐色咖啡渣样，这是血液经胃酸作用形成正铁血红素所致。

325．杵状指发生机制一般认为与肢体末梢慢性缺氧、代谢障碍及中毒性损害有关。杵状指临床上多见于呼吸系统疾病、某些心血管疾病等。

326．匙状指常为缺铁或某些氨基酸代谢紊乱所致的营养障碍，多见于缺铁性贫血病人等。

X 型题

349．瞳孔缩小，见于虹膜炎症、有机磷农药中毒、吗啡、氯丙嗪等药物过量；瞳孔扩大，见于青光眼、视神经萎缩、阿托品药物反应等；双侧瞳孔大小不等，提示为颅内病变，如脑外伤、脑肿瘤、脑疝等。

350．肺不张气管移向患侧，肺炎、肺气肿病人气管一般居中。

353．上呼吸道部分梗阻时，气流进入肺内不畅，吸气时肺内负压增高，吸气时间延长，从而引起胸骨上窝向内凹陷，称“三凹征”，又称吸气性呼吸困难。常见于气管阻塞、气管异物等。

355．大叶性肺炎实变患者患侧呼吸运动减弱，语颤增强，叩诊呈实音，听诊可闻及异常支气管呼吸音及湿啰音。

362．慢性肾炎、肝硬化时可有白蛋白减少、球蛋白增高，红细胞沉降率可明显增快；范围较大的组织损伤或手术可致红细胞沉降率加快；贫血病人血红蛋白减少，红细胞沉降率可增快；细菌性炎症时，血中急性时相反应物迅速增多，导致红细胞沉降率增快。

363．血小板减少的原因有：血小板生成障碍，如再生障碍性贫血；血小板破坏或消耗过多，如弥漫性血管内凝血；血小板分布异常，如脾肿大。

364．凝血酶原时间延长见于先天性凝血因子Ⅰ、Ⅱ、Ⅴ、Ⅶ、Ⅹ缺乏以及后天性凝血因子缺乏，如严重肝病、纤溶亢进、DIC 等。脑血栓形成病人凝血酶原时间通常缩短。

365．对疑有上消化道少量出血的病人，应进行粪便隐血检查。检查前，指导病人应避免服用铁剂、动物血、肝、瘦肉、大量绿叶蔬菜 3 天，如有牙龈出血，勿咽下血性唾液，以防粪便隐血检查呈假阳性。

372．P 波在Ⅰ导联直立，Ⅱ导联直立，Ⅲ导联直立、双相、平坦或倒置；aVR 导联倒置，aVL 导联直立、双相、平坦或倒置，aVF 导联中直立；$V_{1\sim2}$ 导联直立、双相、平坦或倒置，$V_{3\sim6}$ 导联直立。P 波振幅标准导联＜0.25mV，胸导＜0.20mV。P 波时限≤0.11s。

第二章　呼吸系统疾病病人的护理

A_1 型题

1. 内科疾病急性期病情观察中，能反映机体状况的最可靠指标是（　　）。
   A. 疾病症状、体征　B. 体温、脉搏、呼吸、血压　C. 精神状态
   D. 进食、睡眠状况　E. 排泄状况
2. 内科疾病慢性病期的特点（　　）。
   A. 自觉症状明显　B. 病情时好时坏　C. 可有神志改变
   D. 药物疗效显著　E. 病理变化进展迅速
3. 呼吸系统疾病最常见的症状是（　　）。
   A. 咳嗽　B. 咳痰　C. 呼吸困难
   D. 胸痛　E. 咯血
4. 带金属音调的咳嗽见于（　　）。
   A. 肺结核　B. 慢性支气管炎　C. 急性肺水肿
   D. 原发性支气管肺癌　E. 支气管扩张
5. 咳嗽伴声音嘶哑常见于（　　）。
   A. 肺癌压迫喉返神经　B. 声带麻痹　C. 气管异物
   D. 恶病质　E. 肺结核
6. 咳胶冻样痰见于（　　）。
   A. 肺炎球菌肺炎　B. 阿米巴肺脓肿　C. 克雷白杆菌肺炎
   D. 急性肺水肿　E. 支原体肺炎
7. 大量痰是指（　　）。
   A. 24h 痰量大于 100ml　B. 24h 痰量大于 150ml
   C. 12h 痰量大于 100ml　D. 12h 痰量大于 150ml
   E. 24h 痰量大于 200ml
8. 咳铁锈色痰常见于（　　）。
   A. 慢性支气管炎　B. 支气管扩张　C. 重症肺结核
   D. 肺炎球菌肺炎　E. 肺脓肿
9. 痰液有恶臭味，应考虑感染的病原菌是（　　）。
   A. 肺炎链球菌　B. 绿脓杆菌　C. 厌氧菌
   D. 真菌　E. 结核菌
10. 呼吸困难最常见的病因是（　　）。
    A. 呼吸系统疾病　B. 心血管疾病　C. 中毒
    D. 血液病　E. 神经精神因素
11. 突发呼吸困难（吸气或呼气）或（和）哮鸣音，最多可见（　　）。

A．膈肌运动受限　　B．神经肌肉疾病　　C．胸廓疾病
D．肺疾病　　E．气道阻塞

12．引起呼气性呼吸困难最常见的病因是（　）。
A．气管异物　　B．大支气管肿瘤　　C．大片肺组织实变
D．大量胸腔积液　　E．小支气管痉挛

13．呼气性呼吸困难的发生机制是（　）。
A．大气道狭窄阻塞　　B．广泛性肺部病变使呼吸面积减少
C．肺组织弹性减弱　　D．上呼吸道异物刺激
E．肺组织弹性减弱及小气管痉挛性狭窄

14．呼气性呼吸困难主要见于（　）。
A．喉头水肿　　B．胸腔积液　　C．支气管肺癌
D．肺炎　　E．支气管哮喘

15．吸气性呼吸困难严重者可出现三凹征，三凹征是指（　）。
A．胸骨上窝、锁骨上窝和肋间隙在吸气时明显下陷
B．胸骨上窝、锁骨上窝和肋间隙在呼气时明显下陷
C．胸骨上窝、锁骨下窝和肋间隙在吸气时明显下陷
D．胸骨下窝、锁骨上窝和肋间隙在吸气时明显下陷
E．胸骨上窝、锁骨下窝和肋间隙在呼气时明显下陷

16．以下疾病中，易造成吸气性呼吸困难的是（　）。
A．支气管哮喘　　B．急性气管-支气管炎　　C．喉癌
D．慢性阻塞性肺气肿　　E．少量胸腔积液

17．混合型呼吸困难是由于（　）。
A．肺部广泛病变、换气功能障碍　　B．通气功能障碍
C．急性左心衰肺水肿　　D．右心衰、肝淤血　　E．支气管痉挛

18．可引起混合性呼吸困难的是（　）。
A．气管异物　　B．喉痉挛　　C．气胸
D．支气管哮喘　　E．慢性阻塞性肺气肿

19．对于重度肺源性呼吸困难患者较为适宜的休息体位是（　）。
A．去枕平卧位　　B．侧卧位　　C．半卧位或坐位
D．头低足高位　　E．仰卧位

20．患者穿衣、吃饭等日常活动即感气促，不能工作，其呼吸困难的程度为（　）。
A．极度　　B．重度　　C．中度
D．轻度　　E．中重度

21．缺氧的典型表现是（　）。
A．呼吸困难　　B．发绀　　C．意识障碍
D．蛋白尿　　E．球结膜水肿

22．发绀的原因是（　）。
A．血液中还原血红蛋白增多　　B．血液中红细胞大量被破坏
C．局部淤血　　D．毛细血管通透性增加

E．血液中氧化血红蛋白增多

23．哪种情况**不易**出现发绀（　　）。

A．肺心病心力衰竭　B．严重贫血　C．重度 CO 中毒

D．先天性心脏病　E．急性呼吸道阻塞

24．发绀伴杵状指可见于（　　）。

A．先天性心脏病　B．气胸　C．肺炎

D．胸腔积液　E．休克

25．下列疾病中最常引起咯血的病变是（　　）。

A．支气管哮喘　B．支气管扩张　C．肺炎

D．风心病二尖瓣狭窄　E．肺结核

26．下列哪项最有助于咯血与呕血的鉴别（　　）。

A．出血速度　B．出血量　C．鼻腔内有血

D．血的颜色　E．酸碱反应

27．大咯血是指 1 次咯血量大于（　　）。

A．50ml　B．100ml　C．200ml

D．300ml　E．400ml

28．少量咯血，尤其是持续痰中带血，常见于（　　）。

A．肺癌　B．肺气肿　C．支气管哮喘

D．慢性支气管炎　E．心脏病

29．咯血伴高热，常见于（　　）。

A．肺癌　B．肝硬化腹水　C．十二指肠球部溃疡

D．支气管扩张　E．二尖瓣狭窄

30．咯血直接的致死原因为（　　）。

A．肺不张　B．肺部感染　C．窒息

D．情绪紧张　E．左心衰

31．大咯血患者出现精神紧张、咯血不畅、胸闷气促，应考虑为（　　）。

A．失血性休克　B．失血性贫血　C．窒息先兆

D．窒息　E．肺不张

32．大咯血的患者**不宜**（　　）。

A．咳嗽　B．屏气　C．绝对卧床

D．少交谈　E．禁饮食

33．肺栓塞、心肌梗死等胸痛的病因是（　　）。

A．炎症　B．血管栓塞　C．外伤

D．胸腔内占位性病变　E．神经性

34．某肺炎病人，体温 40℃，思维和语言不连贯，并躁动不安，此现象称为（　　）。

A．意识模糊　B．精神错乱　C．谵妄

D．浅昏迷　E．深昏迷

35．提示病情最严重的是（　　）。

A．呼吸浅慢　B．呼吸深快　C．抑制性呼吸

D．潮式呼吸　　E．间停呼吸

36．胸廓一侧膨隆多见于（　）。
A．胸腔积液　　B．肺不张　　C．肺纤维化
D．阻塞性肺气肿　　E．胸膜粘连

37．某病人胸廓成桶状，胸廓活动度减弱，叩诊过清音，最可能是（　）。
A．胸膜炎　　B．肺气肿　　C．肺实变
D．气胸　　E．肺不张

38．为减轻胸膜炎所引起的胸痛应采取的卧位是（　）。
A．平卧位　　B．患侧卧位　　C．俯卧位
D．半卧位　　E．健侧卧位

39．气胸患者多采取的体位是（　）。
A．仰卧位　　B．健侧卧位　　C．患侧卧位
D．俯卧位　　E．半卧位

40．胸腔积液患者多采取的体位是（　）。
A．仰卧位　　B．健侧卧位　　C．患侧卧位
D．俯卧位　　E．半卧位

41．病程过程中突然出现闻及两肺布满湿啰音，应考虑（　）。
A．阻塞性肺气肿　　B．急性肺水肿　　C．单侧呼吸运动减弱
D．气管偏移　　E．呼气时间延长

42．引起呼吸系统疾病最常见的病因是（　）。
A．吸烟　　B．肿瘤　　C．感染
D．变态反应　　E．理化因素

43．呼吸系统疾病患者病室的相对湿度较为适宜的是（　）。
A．30%～40%　　B．40%～50%　　C．50%～60%
D．70%～80%　　E．80%～90%

44．呼吸系统患者病室的温度较为适宜的是（　）。
A．10～15℃　　B．15～18℃　　C．18～22℃
D．22～25℃　　E．25～28℃

45．急性上呼吸道感染，最常见的病原体是（　）。
A．肺炎链球菌　　B．葡萄球菌　　C．革兰阴性杆菌
D．病毒　　E．溶血性链球菌

46．普通感冒临床表现一般**不出现**（　）。
A．畏寒　　B．咽痛　　C．鼻塞
D．咳嗽　　E．呼吸困难

47．对急性上呼吸道感染病人的健康指导**不正确**的一项是（　）。
A．避免淋雨　　B．增强机体抵抗能力　　C．饮用中草药汤剂预防
D．病人使用的餐具、痰盂等用具应每日消毒
E．接触病人时注意做好床边隔离，防止交互感染

48．引起急性气管-支气管炎最多见的原因是（　）。

A．物理因素　　B．化学因素　　C．过敏因素
D．感染　　E．寒冷季节

49．急性气管-支气管炎最主要的临床表现是（　）。
A．咳嗽和咳痰　　B．咯血　　C．呼吸困难
D．胸痛　　E．喘息

50．急性气管-支气管炎的诊断要点中，**不包括**（　）。
A．急性上呼吸道感染后出现咳嗽、咳痰　　B．有受凉史
C．肺部有散在干湿性啰音　　D．X 线胸部正常或仅有肺纹理增粗
E．病毒和细菌检查

51．下列治疗上呼吸道感染的措施，哪项**不妥**（　）。
A．适当休息，多饮水　　B．半流质饮食　　C．作必要的对症处理
D．中医中药治疗　　E．常规应用抗生素

52．要保证有效的气体交换，肺泡通气与肺泡血流灌注之比应为（　）。
A．0.5　　B．0.6　　C．0.7
D．0.8　　E．0.9

53．肺泡表面活性物质的作用是（　）。
A．肺泡萎陷　　B．减少肺通气　　C．防止肺血管痉挛
D．增加肺血流量　　E．降低肺泡表面张力

54．慢性阻塞性肺疾病发生气流阻塞的主要原因是（　）。
A．大气道阻塞　　B．小气道病变　　C．双肺哮鸣音
D．桶状胸　　E．肺纹理增粗

55．慢性支气管炎发生和加重的最主要原因是（　）。
A．大气污染　　B．职业　　C．感染
D．吸烟　　E．遗传

56．慢性支气管炎的临床特征是（　）。
A．咳嗽、咳痰、喘息　　B．咳嗽、咳大量脓痰、喘息
C．咳嗽、咳痰、呼吸困难　　D．咳嗽、咯血、喘息
E．咳嗽、咯血、呼吸困难

57．慢性支气管炎最突出的症状是（　）。
A．长期反复咳嗽　　B．反复咳脓性痰　　C．间歇少量咯血
D．逐渐加重的呼吸困难　　E．活动后心悸、气急

58．下列哪项**不符合**慢支咳痰特点（　）。
A．痰量以夜间较多　　B．白色黏痰　　C．偶有痰中带血
D．急性发作期为黏液脓痰　　E．清晨排痰较多

59．慢性支气管炎的临床分型为（　）。
A．单纯型、混合型　　B．单纯型、喘息型
C．急性型、慢性型、迁延型　　D．单纯型、喘息型、混合型
E．急性型、慢性型

60．慢性支气管炎最常见的并发症是（　）。

A．支气管扩张　B．支气管肺炎　C．阻塞性肺不张
D．阻塞性肺气肿　E．肺心病

61．慢性支气管炎并发肺气肿时，其主要症状是（　）。
A．突然出现呼吸困难　B．逐渐加重的呼吸困难　C．喘息
D．咳嗽　E．咳痰

62．诊断慢性支气管炎的主要依据是（　）。
A．临床症状　B．肺部体征　C．X线胸片
D．痰细菌检查　E．肺功能检查

63．慢性阻塞性肺疾病合并慢性肺心病，最常见的死亡原因是（　）。
A．心律失常　B．休克　C．肺性脑病
D．消化道出血　E．电解质紊乱

64．慢性支气管炎急性发作期的治疗应及早（　）。
A．祛痰、镇咳　B．戒烟、戒酒　C．解痉、平喘
D．控制感染　E．气雾疗法

65．慢性支气管炎急性发作期的治疗，**不恰当**的是（　）。
A．应用敏感抗生素　B．应用祛痰、镇咳药物　C．应用支气管扩张剂
D．雾化吸入稀释痰液　E．菌苗注射

66．慢性支气管炎患者的下列表现中，**不应**使用抗生素的是（　）。
A．偶尔咳少量黏液样痰　B．发热　C．喘息伴哮鸣音
D．肺内多量湿啰音　E．外周血白细胞 15×10^9/L

67．慢性阻塞性肺疾病患者给予持续低流量给氧的依据是 PaO_2 低于（　）。
A．10.0kPa　B．8.7kPa　C．8.0kPa
D．6.7kPa　E．5.0kPa

68．协助咳嗽患者排痰的措施**不包括**（　）。
A．定期翻身、拍背　B．湿化气道　C．按医嘱使用强力止咳剂
D．机械吸痰　E．体位引流

69．下列咳嗽、咳痰护理措施中，**错误**的是（　）。
A．保持室内空气清新、清洁　B．咳痰患者注意口腔护理
C．痰稠不易咳出时应多饮水　D．协助痰多的卧床病人翻身
E．痰多体弱无力咳嗽者实施体位引流

70．排除痰液的护理措施，下列哪项**不妥**（　）。
A．痰黏稠可使用祛痰剂　B．限制水分摄入，以免痰液生成过多
C．对症使用有效的中成药　D．行蒸汽吸入或药物超声雾化吸入
E．对痰多而无力咳出者协助拍背，或导管插入吸痰

71．对痰液过多且无力咳嗽者，为防止窒息，在翻身前护士首先应（　）。
A．给病人吸氧　B．给病人吸痰　C．指导病人有效咳嗽
D．给病人拍背　E．慢慢移动病人

72．痰液黏稠不易咳出的促进排痰措施为（　）。
A．指导有效咳嗽　B．湿化呼吸道　C．拍背、胸壁震荡

D．体位引流　　E．机械排痰

73．慢性阻塞性肺疾病，加强腹式呼吸的原因是（　）。

A．有利于痰液排除　　B．增加肺泡张力

C．使呼吸幅度扩大，增加肺泡通气量　　D．借助腹肌进行呼吸

E．间接增加肋间肌活动

74．缩唇呼吸的重要性是（　）。

A．减少胸痛　　B．避免小气道塌陷　　C．加强呼吸运动

D．减少呼吸困难　　E．减少呼吸肌劳累

75．进行腹式呼吸式缩唇呼吸训练时，做法**不正确**的是（　）。

A．用鼻呼气　　B．吸气时腹肌收缩　　C．用口呼气

D．呼气时缩唇，缓慢呼气　　E．呼气与吸气的时间的比例为2:1

76．指导肺气肿患者作腹式呼吸锻炼时，下列哪项**不正确**（　）。

A．取立位，吸气时尽力挺腹，胸部不动

B．呼气时腹肌收缩，腹壁下陷，尽量将气呼出

C．吸与呼时间比例为2:1或3:1

D．用鼻吸气，用口呼气，要求深吸缓呼，不可用力

E．每日进行2～3次，每次10～20min，每分钟呼吸保持在7～8次

77．慢性阻塞性肺气肿感染加重期可能会出现的并发症是（　）。

A．左心衰竭　　B．心肌炎　　C．I型呼吸衰竭

D．心包炎　　E．Ⅱ型呼吸衰竭

78．慢性阻塞性肺气肿患者，突然出现剧烈胸痛、呼吸困难加重、发绀，则其最可能发生了（　）。

A．急性心功能不全　　B．严重的急性肺部感染　　C．自发性气胸

D．呼吸衰竭　　E．肺栓塞

79．慢性阻塞性肺气肿病人出现下列哪种表现提示肺性脑病先兆（　）。

A．瞳孔不等大　　B．心率加快，血压上升　　C．呼吸深而快

D．神志与精神改变　　E．尿量减少

80．符合慢性阻塞性肺气肿的体征是（　）。

A．叩诊成鼓音　　B．单侧语颤减弱　　C．单侧呼吸运动减弱

D．气管偏移　　E．呼气时间延长

81．阻塞性肺气肿病人最典型的体征是（　）。

A．哮鸣音　　B．呼吸运动减弱　　C．桶状胸

D．过清音　　E．语颤增强

82．诊断早期阻塞性肺气肿最有价值的依据是（　）。

A．症状体征　　B．血常规　　C．X线检查

D．血气分析　　E．肺功能测定

83．诊断阻塞性肺气肿，最有价值的是（　）。

A．氧分压低于正常　　B．残气量/肺总量＞40%

C．第1s用力呼气量/用力肺活量＜60%　　D．最大通气量低于预计值的80%

E．潮气量低于预计值的80%

84．缓解肺气肿患者呼吸困难的首选措施是（　）。

A．通畅呼吸道，持续低流量吸氧　B．利尿剂　C．镇静剂

D．强心剂　E．呼吸兴奋剂

85．阻塞性肺气肿病人强调低流量吸氧的理由主要是（　）。

A．氧流量高低一样　B．高流量氧对肺实质有毒性作用

C．高流量氧抑制黏膜细胞纤毛运动　D．高流量氧引起支气管痉挛

E．高流量氧抑制呼吸中枢，使通气不足加剧

86．慢性肺心病的主要病因是（　）。

A．慢性阻塞性肺疾病　B．支气管哮喘　C．支气管扩张

D．重症结核　E．肺血管栓塞

87．肺心病心力衰竭时可出现的症状和体征，**除了**（　）。

A．颈静脉怒张　B．水肿　C．肝大和压痛

D．尿少　E．咳粉红色泡沫痰

88．导致肺动脉高压形成的主要机制是（　）。

A．肺血管床减少　B．缺氧性肺血管收缩　C．血液黏稠度增加

D．血容量增加　E．心脏负荷增加

89．慢性肺源性心脏病的发病机制主要是（　）。

A．右心前负荷加重　B．右心后负荷加重　C．左心前负荷加重

D．左心后负荷加重　E．左心前，后负荷都加重

90．慢性肺源性心脏病的症状加重主要由于（　）。

A．呼吸道感染　B．过度劳累　C．摄入钠盐过多

D．心律失常　E．停用洋地黄类制剂

91．慢性肺源性心脏病病人肺、心功能失代偿期最突出的表现是（　）。

A．呼吸衰竭　B．心力衰竭　C．全身水肿

D．颈静脉怒张　E．肝颈静脉回流征阳性

92．慢性肺心病，下列哪项对提示并发肺性脑病最有价值（　）。

A．精神恍惚　B．头痛　C．心悸

D．胸闷　E．气促

93．诊断早期肺心病的主要依据是（　）。

A．慢性肺部疾病史　B．肺气肿体征　C．肺动脉高压征

D．颈静脉充盈　E．右心肥大

94．肺心病、心力衰竭的治疗中最主要的是（　）。

A．控制感染，改善通气功能　B．应用利尿剂　C．应用强心剂

D．应用脱水剂　E．糖皮质激素的应用

95．关于慢性肺心病急性加重期使用强心剂指征，错误的是（　）。

A．感染控制，呼吸功能改善，但仍有反复水肿的心力衰竭患者

B．以右心衰竭为主要表现，而无明显急性感染的患者

C．合并冠心病出现急性左心衰竭者

D．合并高血压性心脏病出现急性左心衰竭者

E．心率＞120 次/min，有房性期前收缩者

96．肺心病患者使用利尿剂的原则是（　）。

A．缓慢、小量、间歇　B．缓慢、大量、间歇　C．缓慢、大量、持续

D．快速、大量、持续　E．快速、小量、间歇

97．慢性肺心病急性加重期使用速尿，可能引起（　）。

A．低钾血症　B．诱发洋地黄中毒　C．缺氧加重

D．尿崩症　E．稀释性低钠血症

98．慢性肺心病长期氧疗，每日持续吸氧时间应超过（　）。

A．7h　B．9h　C．10h

D．12h　E．15h

99．慢性肺源性心脏病患者发生呼吸衰竭时，给予低浓度氧疗的依据是（　）。

A．便于应用呼吸兴奋剂

B．慢性呼吸衰竭时，呼吸中枢对 CO_2 的刺激仍很敏感

C．缺 O_2 是维持病人呼吸的重要刺激因子

D．氧浓度大于 30%易引起氧中毒

E．高浓度氧疗容易使病人呼吸兴奋

100．某肺心病患者，血气分析：动脉血氧分压 6kPa（45mmHg），动脉血二氧化碳分压 10kPa（75mmHg）。应给予哪种氧疗法（　）。

A．持续低流量、低浓度给氧　B．持续高流量、高浓度给氧

C．间歇低流量、低浓度给氧　D．间歇高流量、高浓度给氧

E．间歇高流量、乙醇湿化给氧

101．关于慢性肺源性心脏病的护理措施，下列哪项**不正确**（　）。

A．禁用麻醉剂　B．慎用镇静剂

C．给予每分钟 4～6 L 氧气吸入　D．肺心功能失代偿期应卧床休息

E．高热量、高蛋白、高维生素饮食

102．对肺源性心脏病患者的处理，**不正确**的是（　）。

A．给予低浓度(25%～30%)吸氧　B．间歇、缓慢利尿

C．洋地黄类药物选择快速.小剂量为原则　D．维持呼吸道通畅

E．病人烦躁时及时用镇静剂

103．哮喘急性发作常见的诱因是（　）。

A．花粉　B．尘螨　C．感染

D．阿司匹林　E．剧烈运动

104．支气管哮喘的主要临床表现是（　）。

A．吸气性呼吸困难伴“三凹征”　B．发作性呼吸困难伴窒息感

C．反复发作带哮鸣音的呼气性呼吸困难　D．带哮鸣音的混合性呼吸困难

E．呼吸困难伴哮鸣音

105．下列属于内源性哮喘特点的是（　）。

A．青少年发病多见　B．常在春、秋季节发病　C．有明确过敏原

D．IgE 多数正常　　E．嗜酸性粒细胞增多

106．支气管哮喘长期反复发作，最常见的并发症是（　）。

A．上呼吸道感染　　B．肺不张　　C．肺结核

D．自发性气胸　　E．阻塞性肺气肿

107．支气管哮喘发作时最重要的体征是（　）。

A．颈静脉怒张　　B．胸廓饱满　　C．两肺哮鸣音

D．两肺叩诊呈过清音　　E．发绀

108．支气管哮喘患者休息时呼吸短促、端坐呼吸、张口耸肩，呼吸频率在 30 次/min 以上，脉率＞120 次/min，其发作程度属于（　）。

A．轻度发作　　B．中度发作　　C．重度发作

D．极重度　　E．危重

109．哮喘持续状态是指严重哮喘持续时间达（　）。

A．6h　　B．10h　　C．24h

D．48h　　E．12h

110．支气管哮喘者剧烈咳嗽后，出现呼吸音减弱、哮鸣音消失，应考虑（　）。

A．咳嗽性晕厥　　B．痰液窒息　　C．哮喘严重发作

D．脑血管痉挛　　E．意识障碍

111．诊断支气管哮喘的主要依据（　）。

A．有阻塞性通气功能障碍　　B．血中嗜酸性粒细胞增多　　C．血清 IgE 升高

D．反复发作的呼吸困难伴哮鸣音　　E．血象增高

112．支气管哮喘患者最重要的护理措施是（　）。

A．缓解和消除呼吸困难伴喘息　　B．协助排痰

C．改善呼吸功能　　D．补充液体　　E．控制感染

113．护理重症哮喘病人哪项**不正确**（　）。

A．取坐位或半卧位　　B．勿使勉强进食　　C．限制水、钠摄入

D．给予低流量吸氧　　E．痰多黏稠者采用雾化吸入

114．为防止哮喘病人痰液黏稠不易咳出，应采取（　）。

A．体位引流　　B．低盐饮食　　C．多饮水

D．持续吸氧　　E．翻身、拍背

115．治疗支气管哮喘时，快速静注氨茶碱的主要副作用有（　）。

A．口干和皮疹　　B．心律失常和低血压　　C．腹痛和腹泻

D．耳鸣和高血压　　E．红斑和视力模糊

116．哮喘患者**禁忌**使用的药物是（　）。

A．地高辛　　B．苯海拉明　　C．普萘洛尔

D．青霉素　　E．维生素

117．重症哮喘病人**禁用**的药物是（　）。

A．吗啡　　B．氨茶碱　　C．异丙肾上腺素

D．泼尼松　　E．特布他林

118．控制轻度哮喘发作的首选药是（　）。

A．氨茶碱　B．地塞米松　C．色甘酸钠
D．青霉素　E．沙丁胺醇

119．对严重的支气管哮喘发作病人重要的祛痰方法是（　）。
A．补液　B．气雾吸入　C．口服必嗽平
D．体位引流　E．吸痰

120．目前治疗哮喘患者最有效的抗炎药物是（　）。
A．抗生素　B．茶碱类　C．β_2受体兴奋剂
D．糖皮质激素　E．其他

121．支气管哮喘中，重度发作首选（　）。
A．茶碱类　B．糖皮质激素　C．抗过敏类
D．β受体激动剂　E．抗胆碱药

122．关于支气管扩张的发生机制，叙述**错误**的是（　）。
A．先天性发育缺陷
B．支气管－肺组织感染和支气管阻塞
C．肺结核和慢性肺脓肿伴支气管慢性炎症
D．肿瘤压迫引起的支气管部分或完全阻塞
E．缺氧性肺血管收缩

123．支气管扩张的典型临床表现为（　）。
A．慢性咳嗽，黏液或泡沫状痰，气急，低热，两肺底啰音
B．慢性咳嗽，大量脓痰，反复咯血，常有肺部感染，局限性肺下部湿啰音
C．发热，刺激性咳嗽，黏液脓性痰；两肺呼吸音增粗，散布于湿性啰音
D．高热，咳嗽，黏液血性痰，一侧胸痛和呼吸音减低
E．以上都不是

124．干性支气管扩张的唯一症状是（　）。
A．慢性咳嗽　B．大量脓痰　C．咯血
D．咳痰与体位变化有关　E．呼吸困难

125．支气管扩张患者一天中何时咳嗽、咳痰最重（　）。
A．早晨　B．白天　C．傍晚
D．夜间　E．早晨或夜间卧床体位变动时

126．支气管扩张病人咳嗽的特点是（　）。
A．晨间咳嗽　B．带金属音的咳嗽　C．刺激性咳嗽
D．变换体位时咳嗽　E．阵发性咳嗽

127．支气管扩张的痰液特征是（　）。
A．血性痰液　B．大量黏液样痰　C．黄色脓性痰
D．痰液静置后出现分层现象　E．大量脓臭痰

128．支气管扩张的典型体征是（　）。
A．杵状指　B．消瘦　C．贫血
D．病变部位持续性湿啰音　E．病变区域叩浊

129．支气管扩张最可靠的诊断依据是（　）。

A．反复咯血　B．痰液检查　C．支气管碘油造影
D．慢性咳嗽、大量脓痰伴咯血　E．体征

130．鉴别支气管扩张症与肺脓肿主要依靠（　）。
A．病史　B．症状　C．X线检查
D．痰液检查　E．体征

131．某支气管扩张患者，突然咯血中止，张口瞠目，双手乱抓，应考虑为（　）。
A．休克　B．呼吸衰竭　C．心力衰竭
D．窒息　E．精神异常

132．患者大咯血，给予的止血药首选为（　）。
A．止血敏　B．神经垂体素　C．安络血
D．维生素K　E．抗血纤溶芳酸

133．支气管扩张伴妊娠咯血者**忌用**（　）。
A．神经垂体素　B．6-氨基已酸　C．止血敏
D．安络血　E.氨甲苯酸

134．咯血患者可根据医嘱给予镇静止咳药，但**忌用**（　）。
A．棕色合剂　B．咳必清（喷托维林）　C．可待因
D．氯化铵　E．必嗽平（溴已新）

135．在支气管扩张的治疗中，下列哪项措施与控制感染同样重要（　）。
A．祛痰药物的使用　B．咯血的护理　C．营养补充
D．痰液引流　E．防止窒息与肺不张的措施

136．痰量较多、呼吸功能尚好的支气管扩张患者最适合的排痰措施是（　）。
A．有效咳嗽　B．拍背与胸壁震荡　C．湿化呼吸道
D．体位引流　E．机械吸痰

137．支气管扩张最常用的护理诊断是（　）。
A．气体交换受损　B．低效性呼吸形态　C．有窒息的危险
D．清理呼吸道无效　E．恐惧

138．支气管扩张症患者在施行体位引流时，错误的护理是（　）。
A．引流通常在餐前进行　B．根据病变部位选择体位
C．引流时鼓励患者深呼吸　D．引流时间每次30min以上
E．引流完毕后给予漱口

139．护士帮助支气管扩张患者行体位引流时，**不正确**的是（　）。
A．引流前向患者讲解配合方法
B．根据病变的部位选择合适的体位
C．每次引流的时间可从5～10min开始，根据患者情况进行调整
D．痰液较多患者应让其快速咳出
E．若患者出现咯血、头晕等，立即终止引流

140．体位引流的**禁忌**是（　）。
A．大咯血者　B．痰液黏稠者　C．频繁咳嗽者
D．咳黄色脓痰者　E．体弱者

141．为支气管扩张患者行口腔护理的主要目的是（　）。
A．去除口臭　B．促进唾液分泌　C．减少感染机会
D．增进食欲　E．减少痰量

142．咯血护理措施**不正确**的是（　）。
A．静卧休息，尽量少翻动　B．大咯血时，应取平卧位，头偏向一侧
C．咯血不止时，嘱患者屏气以利止血　D．保持大便通畅
E．若为肺结核咯血则应卧向患侧

143．大咯血患者最关键的护理措施是（　）。
A．消除心理不良因素　B．保持呼吸道通畅　C．减少活动，保持安静
D．准备好急救药品和器械　E．作镇静、镇咳等对症处理

144．对大咯血病人，病情观察最重要的内容是（　）。
A．体温　B．脉搏　C．血压
D．神志　E．窒息先兆

145．如发现大咯血患者有窒息先兆，应立即采取的抢救措施是（　）。
A．摆正体位，轻拍背部　B．做气管插管　C．进行气管切开
D．高浓度给氧　E．应用呼吸兴奋剂

146．大咯血窒息处理，首先应（　）。
A．加压吸氧　B．输血　C．注射止血剂
D．清除口腔内血块　E．进行人工呼吸

147．咯血患者饮食护理**错误**的是（　）。
A．大咯血者暂禁食
B．少量咯血者宜进少量或湿凉的流质饮食
C．可饮用浓茶、咖啡、酒等刺激性饮料
D．多饮水　E．多食富含纤维素的食物

148．大咯血窒息抢救时病人的体位应为（　）。
A．半卧位　B．健侧卧位　C．头高足低位
D．头低足高位　E．俯卧位

149．按病因学分类，临床上最常见的肺炎是（　）。
A．细菌性肺炎　B．病毒性肺炎　C．支原体肺炎
D．真菌性肺炎　E．衣原体肺炎

150．细菌性肺炎最常见的病原菌是（　）。
A．葡萄球菌　B．大肠杆菌　C．肺炎球菌
D．绿脓杆菌　E．克雷白杆菌

151．肺炎球菌肺炎常见于（　）。
A．婴幼儿　B．青壮年　C．儿童
D．老年人　E．少年

152．肺炎球菌肺炎病人最具特征性的表现是（　）。
A．高热　B．咳铁锈色痰　C．咳嗽
D．呼吸困难　E．胸痛

153．肺炎球菌肺炎产生铁锈色痰最主要的原因是（ ）。
A．痰内有大量脓细胞 B．痰内有大量红细胞
C．白细胞破坏时所产生的溶蛋白酶 D．红细胞破坏释放出含铁血黄素
E．红细胞碎屑被巨噬细胞吞噬
154．观察中毒性肺炎的病情变化，最重要的是（ ）。
A．意识状态 B．体温、热型 C．脉搏、血压
D．呼吸频率及深度 E．痰的性状
155．肺炎球菌肺炎病人出现哪种表现提示有并发症发生（ ）。
A．咳铁锈色痰 B．胸痛 C．寒战、高热
D．体温退后复升 E．口唇疱疹
156．肺炎球菌肺炎剧烈胸痛者宜取（ ）。
A．平卧位 B．半卧位 C．坐位
D．患侧卧位 E．健侧卧位
157．普通型肺炎与休克型肺炎最主要的鉴别点是（ ）。
A．发热的程度 B．白细胞总数的多少
C．胸痛、呼吸困难的程度 D．有无末梢循环衰竭 E．起病的缓急
158．休克型肺炎患者应采取的体位是（ ）。
A．头低足高位 B．半卧位 C．平卧位
D．侧卧位 E．去枕平卧位或头略高、足高的特殊体位
159．抢救休克型肺炎应先输注（ ）。
A．5%碳酸氢钠 B．5%糖盐水 C．10%葡萄糖
D．低分子右旋糖酐 E．糖皮质激素
160．下列感染性肺炎中，首选青霉素治疗的为（ ）。
A．军团菌肺炎 B．肺真菌病 C．病毒性肺炎
D．革兰阴性杆菌肺炎 E．肺炎球菌肺炎
161．军团菌肺炎首选抗菌药物是（ ）。
A．青霉素 B．红霉素 C．丁胺卡那霉素
D．喹诺酮类 E．头孢菌素
162．治疗肺炎支原体肺炎的首选药是（ ）。
A．氨苄西林 B．林可霉素 C．青霉素
D．红霉素 E．阿奇霉素
163．一般肺炎球菌性肺炎使用抗生素治疗持续时间为（ ）。
A．退热后3天 B．发热消退 C．退热后7天
D．肺部炎症完全吸收 E．血中白细胞计数正常
164．休克型肺炎最常用的护理诊断是（ ）。
A．气体交换受损 B．低效性呼吸型态 C．组织灌注量改变
D．清理呼吸道无效 E．恐惧
165．关于肺炎球菌肺炎的对症护理，**不妥**的措施是（ ）。
A．气急、发绀者给予鼻导管吸氧 B．胸痛剧烈者取患侧卧位

C．高热者尽量使用退热药　D．腹胀鼓肠者局部热敷或肛管排气
E．烦躁不安者，按医嘱给予水合氯醛口服

166．肺炎伴感染中毒性休克的首要治疗措施是（　）。
A．大剂量敏感抗生素静滴　B．补充血容量　C．血管活性药物的使用
D．糖皮质激素的作用　E．高流量吸氧

167．中毒性肺炎休克护理哪项是**错误**的（　）。
A．去枕平卧位　B．用热水袋置于体表保暖　C．用鼻导管吸氧
D．迅速建立静脉通路　E．减少搬动

168．肺炎球菌肺炎高热病人降温**不宜**采用（　）。
A．温水擦身　B．乙醇擦浴　C．退热药
D．大血管区放置冰袋　E．多饮水

169．肺炎球菌性肺炎伴胸痛者，采取最恰当的护理措施是（　）。
A．雾化吸入　B．酒精擦浴　C．吸氧
D．观察血压、脉搏　E．取患侧卧位或用胶布固定胸壁

170．提示休克型肺炎病情严重的表现是（　）。
A．烦躁不安　B．尿量增加　C．体温升高
D．脉搏加快　E．脉压变小

171．护士在观察休克型肺炎病人时应特别注意（　）。
A．起病缓急　B．白细胞总数　C．体温高低
D．呼吸困难程度　E．末梢循环衰竭情况

172．最易并发肺脓肿的肺炎是（　）。
A．肺炎球菌肺炎　B．支原体肺炎　C．克雷白杆菌肺炎
D．金黄色葡萄球菌肺炎　E．病毒性肺炎

173．关于葡萄球菌肺炎的评估资料，最重要的一项是（　）。
A．全身毒血症状、咳嗽、咳脓血痰
B．白细胞计数增多、中性粒细胞增高、核左移、有毒性颗粒
C．X 线显示片状阴影伴有空洞和液平面
D．体征与症状不相称
E．痰的细菌培养

174．葡萄球菌肺炎的感染途径除呼吸道吸入外，还常见于（　）。
A．直接感染　B．垂直感染　C．上行感染
D．消化道感染　E．皮肤感染后经血液传播

175．医院内获得性肺炎的主要病原体是（　）。
A．肺炎球菌　B．肺炎支原体　C．金黄色葡萄球菌
D．革兰阴性杆菌　E．病毒

176．急性肺脓肿最主要的临床表现是（　）。
A．寒战、高热　B．咳嗽、咳痰　C．胸痛
D．肺部湿啰音　E．咳大量脓臭痰

177．治疗急性肺脓肿首选的抗菌药物是（　）。

A．青霉素 B．链霉素 C．克林霉素
D．甲硝唑 E．林可霉素

178．急性肺脓肿应用抗生素治疗的时间一般不少于（ ）。
A．1～4周 B．4～8周 C．8～12周
D．6个月 E．9个月

179．肺脓肿停用抗生素治疗的指征是（ ）。
A．胸片上空洞和炎症完全消失 B．咳嗽明显好转
C．X线检查病变好转 D．肺部湿啰音明显减少
E．体温下降，全身症状好转

180．气管切开后最重要的护理措施是（ ）。
A．清洁伤口 B．湿化气道 C．取半卧位
D．重建沟通方式 E．预防并发症

181．机械吸痰的要求是（ ）。
A．每次吸引时间不超过15s，两次抽吸间隔时间一般在3min以上
B．每次吸引时间不超过30s，两次抽吸间隔时间一般在3min以上
C．每次吸引时间不超过15s，两次抽吸间隔时间一般在6min以上
D．每次吸引时间不超过30s，两次抽吸间隔时间一般在6min以上
E．每次吸引时间不超过45s，两次抽吸间隔时间一般在6min以上

182．气管内吸痰一次吸引时间不宜超过15s，其主要原因是（ ）。
A．引起病人刺激性呛咳造成不适 B．吸痰管通过痰液过多易阻塞
C．吸痰器工作时间过长易损坏 D．引起病人缺氧和发绀
E．吸痰用托盘暴露时间过久造成细菌感染

183．自发性气胸最常见的症状是（ ）。
A．胸痛 B．咳痰 C．休克
D．咳嗽 E．呼吸困难

184．张力性气胸最重要的表现是（ ）。
A．发绀 B．休克 C．突发胸痛
D．进行性呼吸困难 E．干咳

185．**不符合**张力性气胸的表现是（ ）。
A．呼吸急促 B．呼吸音消失 C．潮式呼吸
D．皮下气肿 E．纵隔移位

186．**不属于**特发性气胸的临床特征是（ ）。
A．常规胸部X线检查未发现肺部明显异常
B．胸内负压减少或为正压 C．有COPD病史
D．多发生在瘦高的男青年 E．容易复发

187．与气胸体征**不符**的一项是（ ）。
A．患侧胸廓饱满，肋间隙增宽 B．呼吸运动减弱
C．语颤减弱或消失 D．叩诊呈浊音 E．呼吸音减弱或消失

188．胸腔内压始终维持在0上下，抽气后观察数分钟仍无变化，其气胸类型是（ ）。

A．闭合性气胸　B．张力性气胸　C．特发性气胸
D．高压性气胸　E．交通性气胸

189．诊断气胸、判断疗效简便但却重要的依据是（　）。
A．胸部 X 线检查　B．痰培养检查　C．胸腔内压测定
D．出现呼吸困难症状　E．体征

190．胸膜炎最常见的病因是（　）。
A．胸外伤　B．变态反应　C．恶性肿瘤
D．结核菌感染　E．肺栓塞

191．为减轻胸膜炎所引起的胸痛应采取的卧位是（　）。
A．平卧位　B．患侧卧位　C．俯卧位
D．半卧位　E．健侧卧位

192．治疗自发性气胸的首要措施是（　）。
A．立即吸氧　B．排气减压　C．治疗原发病
D．防治并发症　E．补液

193．自发性气胸病人行胸腔闭式引流术后应采取的最佳体位是（　）。
A．半卧位　B．平卧位　C．健侧卧位
D．患侧卧位　E．头低足高位

194．为防止自发性气胸病人因用力排便而复发，宜给予的饮食是（　）。
A．易消化的少渣饮食　B．高热量饮食　C．高蛋白饮食
D．粗纤维饮食　E．高蛋白低脂饮食

195．关于气胸的治疗下列哪项**不正确**（　）。
A．小量气胸，无明显症状暂不抽气　B．吸氧有利于胸腔内气体的吸收
C．交通性气胸应作闭式引流排气　D．张力性气胸应尽快将胸腔内气体抽出
E．自发性气胸，注意肺基础疾病治疗

196．近年流行的 SARS 病的病原体是（　）。
A．细菌　B．病毒　C．军团菌
D．衣原体　E．支原体

197．胸腔穿刺抽液不宜过多过快的主要目的是为了防止（　）。
A．胸膜反应　B．自发性气胸　C．频繁咳嗽
D．蛋白丢失过多　E．纵隔复位太快

198．胸腔闭式引流装置的安装**错误**是（　）。
A．短玻管上端与引流管相接　B．短玻管下端穿出瓶塞
C．长玻管下端浸入液面下 3～4cm　D．水封瓶内装入定量无菌生理盐水
E．水封瓶塞要塞紧

199．有关胸腔闭式引流的护理，**错误**的措施是（　）。
A．病人取半卧位　B．保持管道密封　C．鼓励病人咳嗽
D．严格无菌操作　E．引流不畅可注入空气

200．胸腔闭式引流管连接处脱落，应急护理措施是（　）。
A．通知医生　B．夹闭引流管　C．用手捏闭引流口皮肤

D．加压包扎伤口　E．更换胸瓶

201．结核杆菌最易被消灭的条件是（　）。

A．直接阳光下　B．暴露在空气中　C．在胃分泌物中

D．用青霉素　E．煮沸

202．处理肺结核病人的痰液最简便、最有效的方法是（　）。

A．煮沸　B．深埋　C．酒精消毒

D．焚烧　E．等量1%消毒灵浸泡

203．肺结核最主要的传染源是（　）。

A．结核菌污染的食物　B．结核菌污染的食具　C．结核菌感染的猪

D．排菌的肺结核患者　E．痰菌阴性的肺结核患者

204．肺结核最主要的传播途径是（　）。

A．直接蔓延　B．消化道传播　C．淋巴传播

D．呼吸道传播　E．血液传播

205．切断肺结核传播途径最有效的措施是（　）。

A．增强所有公民的免疫力　B．在全民范围内进行科普宣传

C．帮助患者与防痨机构沟通　D．隔离并治疗痰菌涂片阳性患者

E．给所有应接种卡介苗者接种

206．诊断肺结核患者有无传染性的主要依据是（　）。

A．结核菌素试验阳性　B．红细胞沉降率增快　C．痰中带血

D．痰结核菌检查阳性　E．X线检查

207．传染性最大的肺结核是（　）。

A．原发性肺结核　B．急性粟粒性肺结核　C．浸润性肺结核

D．慢性纤维空洞性肺结核　E．继发性肺结核

208．午后两颊潮红见于（　）。

A．肺结核　B．库欣综合征　C．慢性肝病

D．红细胞增多症　E．主动脉瓣关闭不全

209．浸润型肺结核的好发人群是（　）。

A．儿童　B．婴幼儿　C．老年人

D．成年人　E．孕妇

210．确诊肺结核最特异的方法是（　）。

A．X线检查　B．CT检查　C．痰结核菌检查

D．PPD试验　E．B超

211．结核菌素试验注射后，观察结果的时间为（　）。

A．12h　B．12～24h　C．24～48h

D．48～72h　E．72h后

212．判断结核菌素试验结果的最重要指标是（　）。

A．红斑直径　B．风团大小　C．硬结直径

D．发疹时间　E．有无水泡

213．结核菌素试验阳性表示（　）。

A．患有结核病　　B．具有传染性　　C．对结核菌敏感
D．曾受过结核菌感染　　E．免疫力强

214．结核菌素试验后局部红硬，直径在4mm，报告结果是（　）。
A．阴性　　B．可疑　　C．弱阳性
D．阳性　　E．强阳性

215．判断结核菌素试验为弱阳性，则皮肤硬结的直径为（　）。
A．小于5mm　　B．5～9mm　　C．10～19mm
D．20mm以上　　E．不足20mm但出现水泡

216．结核菌素试验结果（+++）是指48～72h后观察结果，局部硬结直径（　）。
A．<5mm　　B．5～9mm　　C．10～19mm
D．≥20mm　　E．≥20mm或不足20mm伴水疱

217．关于结核菌素试验结果的描述下列正确的是（　）。
A．凡是结核菌素试验阴性都可以除外结核
B．卡介苗接种成功，结核菌素反应多呈阳性
C．重症肺结核的结核菌素反应均呈阳性
D．结核菌素试验阳性，肯定有结核病
E．初次感染结核后4周内，结核菌素试验阳性

218．肺结核患者痰结核菌检查由阳性转为阴性表示（　）。
A．痊愈　　B．不必呼吸道隔离　　C．可停用抗结核药物
D．不必休息　　E．病变静止

219．早期诊断肺结核的主要方法和观察治疗效果的方法是（　）。
A．X线检查　　B．CT检查　　C．痰结核菌检查
D．PPD试验　　E．B超

220．最常见的成人继发性肺结核类型是（　）。
A．原发型肺结核　　B．浸润型肺结核　　C．血型播散型肺结核
D．慢性纤维空洞型肺结核　　E．结核性胸膜炎

221．肺结核咯血病人宜取患侧卧位是为了（　）。
A．放松身心　　B．减轻胸痛　　C．有利引流
D．防止病灶向健侧扩散　　E．避免窒息

222．胸腔积液患者，胸腔积液查出抗酸杆菌，此患者最可能的临床诊断是（　）。
A．原发型肺结核　　B．浸润型肺结核　　C．血型播散型肺结核
D．慢性纤维空洞型肺结核　　E．结核性胸膜炎

223．人体初次感染结核菌后出现的肺结核类型是（　）。
A．原发型肺结核　　B．浸润型肺结核　　C．血型播散型肺结核
D．慢性纤维空洞型肺结核　　E．结核性胸膜炎

224．肺结核化学治疗原则是（　）。
A．早期、联合、适量、规律、全程　　B．仅早期使用抗结核药
C．间断使用抗结核病　　D．只用一种杀菌剂　　E．药物剂量应偏大

225．抗结核短程治疗的时间是（　）。

A. 1～3个月 B. 3～6个月 C. 6～9个月
D. 9～12个月 E. 12～18个月

226. 急性血行播散型结核加用糖皮质激素治疗，须先采取的措施是应用（ ）。
A. 抗生素 B. 抗结核药 C. 利尿剂
D. 20%甘露醇 E. 退热药

227. 肺结核病人服用两种以上抗结核药物的最主要的原因是（ ）。
A. 增加病人的耐受性 B. 缩短疗程 C. 减少药物的副作用
D. 减少或预防耐药性的产生 E. 减少药物的剂量

228. 易引起周围神经炎抗结核药物为（ ）。
A. 异烟肼 B. 利福平 C. 链霉素
D. 对氨基水杨酸 E. 乙胺丁醇

229. 最易引起肝功能损害的抗结核药物是（ ）。
A. 异烟肼 B. 利福平 C. 链霉素
D. 吡嗪酰胺 E. 乙胺丁醇

230. 利福平的正确口服方法是（ ）。
A. 三餐前 B. 三餐后 C. 三餐后及临睡前
D. 早晨空腹顿服 E. 临睡前

231. 下列抗结核药物中，在碱性环境中起杀菌作用的药物是（ ）。
A. 异烟肼 B. 利福平 C. 链霉素
D. 乙胺丁醇 E. 吡嗪酰胺

232. 肺结核判断化疗疗效最重要的指标是（ ）。
A. 红细胞沉降率恢复正常 B. 结核菌素试验阴性 C. 病灶吸收好转
D. 痰结核菌转阴 E. 体征

233. 对肺结核咯血处理**不正确**的是（ ）。
A. 咯血时应绝对卧床休息，头偏向一侧
B. 大咯血无休克时采取半卧位
C. 喉头有血痰时应嘱患者轻轻咳出，以防窒息和吸入
D. 不要剧烈咳嗽，避免精神紧张
E. 宜用大量镇静剂

234. 对肺结核病人的健康指导最重要的是（ ）。
A. 保持乐观情绪和治疗信心 B. 加强营养，保证身心休息
C. 定期复查，根据病情调整治疗方案 D. 尽可能与家人分室或分床就寝
E. 按医嘱规则服药，坚持疗程

235. 预防肺结核流行最主要的措施是（ ）。
A. 接种卡介苗 B. 隔离和有效的治疗排菌病人 C. 加强登记管理
D. 加强营养 E. 做好痰的处理

236. 关于痰细菌培养的标本收集方法下列哪项**不妥**（ ）。
A. 嘱患者清晨漱口 B. 咳出气管深处的痰液
C. 直接吐入干燥、清洁容器内 D. 防止唾液污染

E．立即送检

237．作血气分析的标本经常采取（ ）。

A．颈动脉血 B．股动脉血 C．股静脉血

D．贵要静脉血 E．颈静脉血

238．收集血气分析标本，具体要求是（ ）。

A．动脉血 2ml，肝素抗凝，隔绝空气 B．静脉血 1～2ml，隔绝空气

C．动脉血 5ml，肝素抗凝，隔绝空气 D．静脉血 5ml，肝素抗凝，隔绝空气

E．静脉血 10～15ml

239．与肺癌发病关系最密切的因素是（ ）。

A．职业性致病因素 B．长期吸烟 C．免疫缺陷

D．慢性肺部疾病 E．遗传因素

240．多见于老年男性，且与吸烟关系最密切的肺癌类型是（ ）。

A．鳞状上皮细胞癌 B．小细胞未分化癌 C．大细胞未分化癌

D．腺癌 E．肺泡癌

241．肺癌中最常见的组织类型是（ ）。

A．鳞状上皮细胞癌 B．小细胞未分化癌 C．大细胞未分化癌

D．腺癌 E．肺泡癌

242．肺癌中恶性程度最高的一种组织类型是（ ）。

A．鳞状上皮细胞癌 B．小细胞未分化癌 C．大细胞未分化癌

D．腺癌 E．肺泡癌

243．多见于女性的肺癌类型（ ）。

A．鳞状上皮细胞癌 B．小细胞未分化癌 C．大细胞未分化癌

D．腺癌 E．肺泡癌

244．刺激性呛咳或带金属音的咳嗽应首先考虑（ ）。

A．上呼吸道感染 B．肺部病变早期 C．左心功能不全

D．支气管扩张 E．支气管肺癌

245．与肺癌发生**无关**的因素是（ ）。

A．长期接触石棉 B．吸烟 C．电离辐射

D．食物中维生素含量过高 E．空气污染

246．支气管肺癌常见的呼吸系统早期症状是（ ）。

A．声音嘶哑 B．胸痛 C．气促

D．呛咳 E．发热

247．肺癌病人出现声音嘶哑，常表示肿瘤压迫（ ）。

A．喉返神经 B．膈神经 C．颈交感神经

D．臂丛神经 E．喉上神经

248．肺癌肺外表现**不包括**（ ）。

A．杵状指 B．Cushing 综合征 C．男性乳腺增大

D．骨关节痛 E．黄疸

249．小细胞肺癌的首选治疗方法是（ ）。

A．化疗　　B．放疗　　C．手术
D．免疫治疗　　E．保守治疗

250．下列哪项**不是**肺癌的转移症状（　）。
A．声音嘶哑　　B．截瘫　　C．肝肿大
D．杵状指（趾）　　E．头痛

251．早期诊断肺癌简单而有效的方法是（　）。
A．核磁共振　　B．免疫学检查　　C．痰找癌细胞
D．支纤镜检查　　E．开胸肺活检

252．慢性呼吸衰竭最常见的病因是（　）。
A．重症肺结核　　B．呼吸肌病变　　C．严重胸廓畸形
D．慢性阻塞性肺疾病　　E．神经系统病变

253．呼吸衰竭最常见的诱因（　）。
A．呼吸系统的急性感染　　B．手术创伤　　C．肺水肿
D．镇静剂　　E．慢性阻塞性肺气肿

254．呼吸衰竭最早、最突出的表现是（　）。
A．呼吸困难　　B．发绀　　C．肺性脑病
D．血压升高　　E．肾衰竭

255．诊断呼吸衰竭的血气分析标准为（　）。
A．PaO_2＜70mmHg，或 $PaCO_2$＜60mmHg
B．PaO_2＜60mmHg，或 $PaCO_2$＞70mmHg
C．PaO_2＜60mmHg，$PaCO_2$＞50mmHg
D．PaO_2＜50mmHg，$PaCO_2$＞60mmHg
E．PaO_2＜50mmHg，$PaCO_2$＞40mmHg

256．呼吸衰竭病人如表现为头痛、昼睡夜醒、神志恍惚，应考虑（　）。
A．呼吸性酸中毒　　B．休克早期　　C．窒息先兆
D．肺性脑病　　E．脑疝出现

257．有关氧疗目的的叙述**错误**的是（　）。
A．能提高动脉血氧分压　　B．减轻组织损伤　　C．降低二氧化碳分压
D．恢复脏器功能　　E．提高机体运动的耐受力

258．肺性脑病**不宜**吸入高浓度氧的主要原因是（　）。
A．缺氧不是主要原因　　B．可引起氧中毒
C．解除颈动脉窦化学感受器的兴奋性　　D．促使二氧化碳排出过快
E．诱发代谢性碱中毒

259．关于呼吸兴奋剂的使用，下列哪项是**错误**的（　）。
A．尼可刹米、山梗菜碱是常用的呼吸兴奋剂
B．维持呼吸道通畅
C．出现恶心、呕吐、面部或肢体抽搐时，应及时减药或停药
D．呼吸肌麻痹的患者也应使用
E．必需配合氧疗，因为呼吸兴奋剂使氧的消耗量增加

260．对于Ⅱ型呼吸衰竭患者应给予低浓度持续吸氧，氧浓度应低于（　）。

A．21%～24%　B．25%～29%　C．30%～35%

D．36%～40%　E．41%～50%

261．Ⅱ型呼吸衰竭患者的氧疗方式是（　）。

A．高流量面罩吸氧　B．4～6L/min 经酒精湿化吸氧

C．2～4L/min 鼻导管吸氧　D．1～2L/min 持续鼻导管吸氧

E．低流量间歇鼻导管吸氧

262．急性呼吸衰竭是指动脉血氧分压（PaO_2）（　）。

A．≤3.65kPa　B．≤4.65kPa　C．≤5.65kPa

D．≤6.65kPa　E．≤7.65kPa

263．Ⅰ型呼衰时，血气分析特点是（　）。

A．PaO_2＜8kPa，$PaCO_2$ 正常或降低　B．PaO_2＞8kPa，$PaCO_2$＜4.7kPa

C．PaO_2＜8kPa，$PaCO_2$＞6.65kPa　D．PaO_2 正常，$PaCO_2$＞6.65kPa

E．PaO_2＜6.65kPa，$PaCO_2$＞8kPa

264．Ⅱ型呼衰时，血气分析特点是（　）。

A．PaO_2＜60mmHg，$PaCO_2$ 正常或降低　B．PaO_2＞60mmHg，$PaCO_2$＜35mmHg

C．PaO_2＜60mmHg，$PaCO_2$＞50mmHg　D．PaO_2 正常，$PaCO_2$＞50mmHg

E．PaO_2＜50mmHg，$PaCO_2$＞60mmHg

265．急性呼吸窘迫综合征病人的给氧方法是（　）。

A．间歇给氧　B．高浓度给氧　C．呼气末正压给氧

D．持续低流量给氧　E．吸气末正压给氧

266．慢性呼吸衰竭患者最重要的护理措施是（　）。

A．改善呼吸功能　B．预防窒息　C．预防消化道出血

D．预防呼吸道感染　E．休息

A_2 型题

267．男，突然呼吸困难伴咳嗽 2h，两肺闻及哮鸣音，心率 126 次/min，杂音听不清，应给予哪项治疗（　）。

A．肾上腺素　B．氨茶碱　C．吗啡

D．异丙肾上腺素　E．麻黄碱

268．男，18 岁。呼吸困难伴哮鸣 3h。以往有类似病史。体检：两肺哮鸣音，心率 120 次/min，律齐，无杂音。注射氨茶碱未缓解，应立即给予（　）。

A．毛花甙 C　B．呋塞米　C．吗啡

D．地塞米松　E．沙丁胺醇

269．吴女士，患急性上呼吸道感染。为防止交互感染，吴女士的家属应做好（　）。

A．多休息、多饮水　B．用抗生素预防　C．中医中药预防

D．室内食醋熏蒸　E．呼吸道隔离

270．某病人长期咳嗽，每日咳痰量约 300ml，如咳痰不畅时则呈弛张型发热，此时血象的变化是（　）。

A．中性粒细胞增加　B．嗜酸性粒细胞增加　C．红细胞增加
D．淋巴细胞增加　E．红细胞减少

271．患者，男性，20岁。多次于郊外春游时出现胸闷、窒息感，呼气性呼吸困难，两肺可闻哮鸣音，回家休息后好转，最可能的诊断为（　）。

A．气管异物　B．支气管扩张症　C．支气管哮喘
D．喘息性支气管炎　E．肺气肿

272．患者，女性，28岁，发作性呼吸困难16年，多在春秋季，发作前多鼻痒，打喷嚏。最可能的诊断是（　）。

A．感染性哮喘　B．运动性哮喘　C．外源性哮喘
D．内源性哮喘　E．混合性哮喘

273．患者男性，18岁。有哮喘病史。昨天因感冒受凉再次发作，气急明显，口唇发绀，鼻翼扇动，不能平卧，经口服氨茶碱、支气管扩张剂仍不能控制。下午来医院急诊，应拟诊为（　）。

A．外源性哮喘　B．内源性哮喘　C．混合性哮喘
D．心源性哮喘　E．哮喘持续状态

274．患者女性，45岁，有哮喘史5年，近来每当给爱犬洗澡后出现咳嗽、咳嗽伴喘息，护士为其宣教时应指出其最可能的过敏原是（　）。

A．发粉　B．尘螨　C．动物的毛屑
D．病毒感染　E．精神因素

275．某哮喘发作病人，咳嗽、咳黏液痰，表明需要（　）。

A．呼吸锻炼　B．补充液体　C．高蛋白饮食
D．吸氧　E．加强口腔护理

276．患者女性，16岁。支气管哮喘发作1h，烦躁、发绀，呼吸26次/min，心率120次/min，律齐，以下措施**不恰当**的是（　）。

A．协助患者采取舒适的坐位　B．给予吸氧3L/min
C．守候患者床旁，安慰患者　D．忌用普萘洛尔
E．禁用氨茶碱

277．李女士，22岁。哮喘发作，痰栓阻塞细支气管，大量脓痰不易咳出，心悸乏力，表情淡漠，嗜睡。首要的护理措施是（　）。

A．高压氧治疗　B．鼻导管低浓度、低流量吸氧　C．体位引流
D．机械吸痰　E．湿化呼吸道

278．张女士，38岁。春暖花开季节哮喘发作，昨天看电影时银幕上出现满园春色，张女士突然哮喘发作。主要的护理措施应是（　）。

A．休息　B．湿化呼吸道　C．氧气吸入
D．使用支气管舒张剂　E．心理护理

279．小宝，10岁，小学生。经常在春天因哮喘发作不能上学。护士告诉家长在没有找到过敏原前最宜使用的药物是（　）。

A．氯喘　B．泼尼松　C．沙丁胺醇气雾剂
D．氨茶碱　E．色甘酸钠

280．蔚先生，70 岁。因突然停用糖皮质激素出现哮喘重度发作，表现为端坐呼吸、明显发绀、大汗淋漓、呼吸频率 32 次/min、脉搏 120 次/min、血压 90/60mmHg。宜选用的药物是（　）。

A．酮替芬　　B．色甘酸钠　　C．喘定
D．肾上腺素　　E．氨茶碱

281．某哮喘病人，呼吸极度困难，一口气不能说完一句话，伴发绀、大汗淋漓。对该病人首先必须（　）。

A．专人护理，准备抢救用品　　B．加强巡视，防止情绪激动
C．帮助口服平喘药物　　D．避免进食可能诱发哮喘的食物
E．采血做血气分析

282．女，56 岁，慢性咳嗽、咳白黏痰 8 年，冬季加重。体检：两肺呼吸音低，有散在哮鸣音，诊断应考虑（　）。

A．支气管扩张　　B．慢性支气管炎　　C．支气管哮喘
D．肺结核　　E．肺炎

283．50 岁喘息性支气管炎患者，一阵剧烈咳嗽后，突然出现短暂的意识丧失，其可能发生了（　）。

A．痰液窒息　　B．咳嗽性晕厥　　C．哮喘发作
D．呼吸衰竭　　E．脑血管痉挛

284．慢性支气管炎、阻塞性肺气肿患者，3 天来咳嗽，气促加重，皮肤潮红，多汗，眼球结膜水肿，根据病情应给予（　）。

A．高流量持续吸氧　　B．高流量间歇吸氧　　C．低流量持续吸氧
D．低流量间歇吸氧　　E．面罩加压给氧

285．患者男性，65 岁。慢性肺气肿患者，近日痰多，不易咳出，喘鸣、头痛、烦躁，白天嗜睡，夜间失眠，晨间护理时发现患者神志淡漠，应考虑出现（　）。

A．窒息先兆　　B．呼吸性酸中毒　　C．二氧化碳麻醉
D．休克早期　　E．脑疝先兆

286．某老年患者以肺气肿Ⅱ型呼衰收入院，入院第一天晚上，因咳嗽、痰多、呼吸困难并对医院环境不适应而不能入睡，**不正确**的护理措施是（　）。

A．给镇咳和镇静药，帮助入睡　　B．减少夜间操作，保证病人睡眠
C．给低流量持续吸氧　　D．减少白天睡眠时间和次数
E．和病人一同制定白天活动计划

287．男，58 岁，慢性咳嗽 15 年，气急 5 年，逐渐加重。胸片：肋间隙增宽，双膈降低，两肺透亮度增加，两下肺纹理紊乱。诊断应首先考虑（　）。

A．支气管哮喘　　B．慢性支气管炎　　C．慢支、肺气肿
D．支气管扩张　　E．肺结核

288．慢性阻塞性肺疾病的患者，呼吸困难、发绀，近日咳嗽加剧，突然发生右侧胸痛，约 30 分钟后呼吸困难突然加剧，患侧胸壁叩诊呈鼓音，听诊呼吸音消失。该变化是（　）。

A．自发性气胸　　B．肋间神经痛　　C．胸腔积液
D．腹水　　E．肋骨骨折

289．患者，男性，62 岁，肺心病Ⅱ型呼衰，**避免使用**以下哪项护理措施（　）。

A．持续低流量给氧　B．控制感染　C．控制心力衰竭

D．烦躁不安时使用镇静剂、催眠药　E．保持呼吸道通畅，促进排痰

290．男，66 岁，肺心病史 10 年。咳嗽，脓痰增多 1 周。体检：肺部干湿啰音，双下肢浮肿，肝颈静脉返流征(+)。最关键的处理是（　）。

A．止咳祛痰　B．控制感染　C．强心利尿

D．呼吸兴奋剂　E．保持呼吸道通畅

291．慢性肺源性心脏病肺心功能失代偿期的护理中心环节是（　）。

A．做呼吸操　B．预防上呼吸道感染

C．纠正缺氧和二氧化碳潴留　D．低盐饮食

E．观察神志变化

292．患者男性，68 岁。因“慢性肺源性心脏病”收入院。现患者喘憋明显，略有烦躁，在治疗过程中，应慎用镇静剂以**避免**（　）。

A．洋地黄中毒　B．双重感染　C．脱水、低血钾

D．诱发肺性脑病　E．加重心力衰竭

293．男，69 岁，原有肺心病病史。受凉后发热，咳脓痰，发绀加重，次日神志模糊，嗜睡，血压 12.0/9.0kPa，无病理反射。最可能并发（　）。

A．脑血管意外　B．感染性休克　C．肺性脑病

D．电解质紊乱　E．心力衰竭

294．患者男性，70 岁。反复咳嗽、咳痰，伴喘息 30 余年，查体发现其心尖搏动在剑突下，提示该患者出现（　）。

A．左室肥大　B．右室肥大　C．心包积液

D．左房肥大　E．右房肥大

295．应女士，66 岁。有慢性咳喘史 10 年，2 日前上呼吸道感染使病情加重，昨夜间咳嗽加重，痰量增多。查体：神清，口唇轻度发绀，桶状胸，两肺叩诊过清音，呼吸音低。动脉血气分析：氧分压 70mmHg，二氧化碳分压 42mmHg，经治疗后病情缓解。护士进行健康教育，嘱病人回家后首先应做到（　）。

A．加强腹式呼吸　B．定量行走训练　C．长期家庭氧疗

D．避免吸入有害气体　E．保持室内适当的温度和湿度

296．向女士，77 岁。慢性支气管炎 15 年。常在冬春寒冷季节发作咳嗽、咳痰。护士指导向女士呼吸和排痰时的**错误**措施是（　）。

A．先行 5～6 次深呼吸　B．于深呼气末屏气

C．连续咳嗽数次将痰咳到咽部附近　D．再迅速用力咳嗽将痰排出

E．对无力排痰者，辅以胸部叩击

297．张女士，65 岁。肺心病病史 10 年。近日病情逐渐加重，情绪不稳，夜不能寐。护士给张女士做睡眠护理时**不恰当**的措施是（　）。

A．协助病人采取舒适卧位　B．嘱病人生活要有规律

C．减少白天的睡眠时间和次数　D．睡前多与病人讨论病人感兴趣的话题

E．必要时按医嘱慎用镇静、催眠剂

298．患者，30 岁。常常在晨起及晚间躺下时咳大量脓痰，伴少量鲜血，并且痰液放置后分三层，可能是（ ）。

A．慢性支气管炎 B．肺癌 C．肺结核

D．支气管扩张 E．肺气肿

299．某支气管扩张大咯血的病人，突然中止咯血，张口瞪目，两手乱抓，应首先考虑（ ）。

A．休克 B．呼吸衰竭 C．心力衰竭

D．脑栓塞 E．窒息

300．患者，男性，患支气管扩张 10 年，间断咳嗽、咳脓痰，痰量 40ml/天，下列哪项治疗措施**错误**（ ）。

A．长期应用抗生素 B．体位引流 C．免疫治疗

D．体育锻炼 E．练习有效咳嗽

301．患者男性，52 岁。有支气管扩张病史 10 年，咯血 100ml 后突然出现胸闷气促、张口瞪目、两手乱抓、抽搐、大汗淋漓、牙关紧闭。此时患者应取（ ）。

A．头低足高位，头偏向一侧 B．去枕平卧位

C．平卧位，头偏向一侧 D．端坐位 E．患侧卧位

302．患者，女性，21 岁，支气管扩张，因大咯血而入院，下列护理措施中**不妥**的是（ ）。

A．观察咯血的情况 B．给予抗感染治疗

C．咯血时保持呼吸道通畅 D．保持大便通畅 E．咯血时屏气

303．李先生，27 岁，咳嗽、咳痰、咳脓痰 1 年，间歇咯血，体检左下肺背部闻及湿啰音，有杵状指，拟诊为（ ）。

A．肺结核 B．支气管扩张 C．慢性肺脓肿

D．慢性支气管炎 E．肺癌

304．患者男性，56 岁。咳嗽、发热 3 天，住院后咳人量铁锈色痰，应考虑为（ ）。

A．慢性支气管炎 B．支气管哮喘 C．肺炎球菌肺炎

D．支气管扩张 E．肺癌

305．患者男性，20 岁。淋雨受凉后出现高热，查血常规：WBC19×10^9/L，胸片示大叶性肺炎。提示可能的致病菌是（ ）。

A．葡萄球菌 B．肺炎球菌 C．大肠杆菌

D．绿脓杆菌 E．克雷白杆菌

306．一肺炎患者，71 岁，体质较弱，虽经抗感染及一般对症治疗，但未有明显好转，为防止发生感染性休克，应密切观察（ ）。

A．肺部体征变化 B．体温变化 C．呼吸系统症状变化

D．血压变化 E．血液白细胞变化

307．患者男性，22 岁。因大叶性肺炎住院，T 40.5℃，脉搏细弱，血压 90/60mmHg，在观察病情中应特别警惕发生（ ）。

A．晕厥 B．昏迷 C．心律失常

D．休克 E．惊厥

308．患者，男性，42 岁，因寒战高热、咳嗽、胸痛 3 天来院就诊。胸透示右上肺有云絮状阴影。查痰肺炎球菌(+)，该病人血象如（ ）。

A．嗜酸性粒细胞增加 B．淋巴细胞增加 C．中性粒细胞增加
D．单核细胞增加 E．嗜碱性粒细胞增加

309．男，60岁，有慢性支气管炎、肺气肿史，高热咳嗽1周伴气急发绀，痰为脓性带血，棕红色黏稠胶冻状，最可能诊断是（ ）。

A．肺炎球菌肺炎 B．肺炎杆菌肺炎 C．支原体肺炎
D．军团菌肺 E．衣原体肺炎

310．沈女士，因发热、胸痛、咳痰2日入院。体查：体温40℃，右下肺闻及湿啰音。血白细胞计数 12.0×10^9/L。入院诊断："发热待查:肺炎？"该病人的护理诊是（ ）。

A．体温过高 B．发热待查 C．肺炎
D．肺部啰音 E．白细胞计数增高

311．张先生，62岁。因肺炎用抗生素连续治疗，近日发现口腔黏膜有白色附着物，用棉签拭去附着物可见出血。考虑口腔病变是（ ）。

A．维生素缺乏 B．凝血功能障碍 C．铜绿假单胞菌感染
D．病毒感染 E．真菌感染

312．林先生，36岁。肺脓肿经各种抗生素积极治疗12周，仍咳脓痰，脓腔直径7cm，进一步治疗应采取（ ）。

A．更换抗生素 B．加大抗生素的剂量 C．加强体位引流
D．手术治疗 E．免疫治疗

313．患者男性，25岁。因结核性胸膜炎入院，患者诉下午有低热，夜间有盗汗，咳嗽后左侧胸痛更加明显，听诊可闻及胸膜摩擦音，根据以上情况，可提示病变累及（ ）。

A．胸壁胸膜 B．脏层胸膜 C．膈肌
D．胃 E．肝脏

314．病人，男，24岁，诊断为右上肺浸润型肺结核伴有空洞，突然大咯血不止，最关键的护理措施是（ ）。

A．患侧卧位 B．保持呼吸道通畅，防止窒息
C．减少活动，保持安静 D．准备好急救药品和器械
E．作镇静、镇咳等对症处理

315．赵女士，43岁。糖尿病病史8年。咳嗽、咳痰3个月，今日早晨突然咯血3口。胸片示右肺上叶斑片状阴影，内可见一个直径1.5cm的空洞。最可能的诊断是（ ）。

A．肺炎 B．肺癌 C．肺结核
D．支气管扩张 E．肺囊肿

316．王先生，28岁。因肺结核抗结核治疗已3个月，近几日来出现视力减退，视野缩小。最可能引起上述副作用的药物是（ ）。

A．异烟肼 B．利福平 C．链霉素
D．乙胺丁醇 E．吡嗪酰胺

317．男，49岁，刺激性干咳3个月，胸片检查示：左肺上叶块状阴影，呈分叶状；左胸腔积液。考虑诊断为（ ）。

A．肺癌，压迫膈神经 B．肺癌，侵犯胸膜 C．肺癌，压迫食管
D．肺癌，压迫上腔静脉 E．肺癌，压迫臂丛神经

318．患者男性，72 岁。体检胸片提示肺癌入院，经病理诊断为小细胞肺癌。该患者首选的治疗方法为（ ）。

A．手术切除 B．化疗 C．对症治疗
D．单纯营养支持 E．免疫治疗

319．李先生，60 岁，平素身体健康，吸烟史 20 年，平均 20 支/天以上，突然咯血 30ml 后无其他不适，护理体检未发现异常，为排除肺癌住院，明确诊断的简单有效的方法是（ ）。

A．红细胞沉降率 B．血甲胎蛋白检测 C．痰脱落细胞检查
D．颈淋巴结活检 E．纤维支气管镜检查

320．男，59 岁，刺激性干咳 2 个月，既往无心肺疾病，胸片检查示，右肺下叶块状阴影，呈分叶状，无锁骨上淋巴结肿大，肺穿刺活检诊断为鳞癌，治疗原则要为（ ）。

A．化学治疗 B．手术治疗 C．放射治疗
D．中医治疗 E．免疫治疗

321．张女士，28 岁。自发性气胸经胸腔闭式引流已 48h，水封瓶长玻璃管内水柱波动消失，病人咳嗽时水柱有波动出现。提示（ ）。

A．引流管有堵塞 B．患侧肺不张 C．肺膨胀良好
D．呼吸道不通畅 E．并发支气管胸膜瘘

322．李先生，30 岁。因胸腔内大量积液，在胸腔穿刺抽液过程中突然面色苍白、出冷汗、血压下降。护士应配合医生给予（ ）。

A．吸氧 B．平卧及 0.1%肾上腺素 0.5ml 皮下注射
C．毛花苷丙 0.4mg 静脉注射 D．氨茶碱静脉注射
E．静脉输注低分子右旋糖酐

323．某老年呼吸衰竭患者，近来呼吸困难明显，又出现头痛、头胀，且日轻夜重，昼睡夜醒，伴局限性肌群抽搐、神志恍惚等，应考虑并发了（ ）。

A．脑疝 B．脑瘤 C．肺性脑病
D．呼吸性酸中毒 E．脑炎

324．某呼吸衰竭病人，应用辅助呼吸和呼吸兴奋剂过程中，出现恶心、面颊潮红、肌肉颤动等现象，应考虑（ ）。

A．通气过量 B．肺性脑病先兆 C．呼吸兴奋剂过量
D．气胸 E．痰液阻塞

325．某老年呼吸衰竭患者，近日因咳嗽、咳痰、气急明显，又出现神志不清、发绀、多汗及皮肤湿润温暖，查血气分析，pH7.3，$PaO_2$45mmHg，$PaCO_2$80mmHg，应给予（ ）。

A．高浓度、高流量持续吸氧 B．高浓度、高流量间断吸氧
C．低浓度、低流量间断吸氧 D．低浓度、低流量持续吸氧
E．酒精湿化吸氧

A_3/A_4 型题

（326～328 题共用题干）

患者，男性，60 岁，咳嗽 2 个月，干咳为主，有午后低热，今天上午突然咯血 400ml 来院急诊。

326．咯血时，病人应采取的体位是（　　）。

A．端坐位　　B．仰卧位　　C．俯卧位

D．患侧卧位　　E．健侧卧位

327．对此病人的病情观察，尤其要密切注意（　　）。

A．脉搏变化　　B．血压变化　　C．呼吸变化

D．有无窒息先兆　　E．有无休克早期表现

328．急诊处理首选（　　）。

A．输血　　B．安络血　　C．输血小板

D．神经垂体素　　E．止血敏

（329～331 题共用题干）

患者，女性，20 岁，近 1 个半月来干咳伴有低热，自觉乏力。听诊右上锁骨下区有固定的湿性啰音。怀疑其肺结核。

329．为进一步确诊，最重要的检查是（　　）。

A．纤维支气管镜检查　　B．胸部 CT 检查　　C．支气管碘油造影

D．痰菌检查　　E．痰细胞学检查

330．如病人已确诊为肺结核，下列护理措施中哪项护理**不妥**（　　）。

A．给予高热量、高维生素、高蛋白饮食　　B．室内空气新鲜，阳光充足

C．向病人做有关疾病知识的宣教　　D．及时作好消毒隔离

E．鼓励病人多做体育锻炼，增强抵抗力

331．病人在治疗过程中，判断结核化疗效果，最重要的指标是（　　）。

A．PPD 实验阴性　　B．ESR 恢复正常　　C．痰结核菌转阴

D．病灶吸收良好　　E．体温恢复正常，体重增加

（332～334 题共用题干）

马女士，32 岁。3 个月来午后低热、盗汗、食欲不振、乏力、消瘦。近一周高热、咳嗽、咳痰，伴咯血。痰菌检查结核杆菌阳性。

332．该病例的护理诊断不应包括（　　）。

A．体温过高　　B．活动无耐力　　C．组织灌流量改变

D．有窒息的危险　　E．营养失调，低于机体需要量

333．最重要的治疗是（　　）。

A．加强营养　　B．卧床休息　　C．止血

D．合理化疗　　E．保肝治疗

334．治疗中病人若出现口周麻木、头晕，应停用（　　）。

A．异烟肼　　B．利福平　　C．链霉素

D．吡嗪酰胺　　E．乙胺丁醇

（335～336 题共用题干）

患者男性，25 岁。发热、乏力、盗汗、食欲不振半月余，近 3 日呼吸困难。查体：体温 38.5℃，右肺叩诊实音，呼吸音消失。

335．最可能的诊断是（　　）。

A．右肺大叶性肺炎　　B．右胸膜粘连增厚　　C．右结核性胸膜炎

D．冠心病心衰　E．右肺阻塞性肺炎

336．为缓解呼吸困难，应采取的措施是（　）。

A．静脉注射激素类药物　B．静脉注射氨茶碱　C．缓慢静脉注射毛花苷丙

D．静脉注射利尿剂　E．胸穿抽液减压

（337～339 共用题干）

患者，男性，30 岁，呼吸困难 2 天就诊，发作前有鼻痒，打喷嚏。既往有类似病史。体检：呼吸 26 次/min，呼气末可闻及哮鸣音，心率 96 次/min。

337．最可能的诊断是（　）。

A．上呼吸道感染　B．心源性哮喘　C．支气管哮喘

D．喘息性支气管炎　E．自发性气胸

338．该病人首要的护理问题是（　）。

A．舒适的改变，与呼吸困难有关

B．低效性呼吸型态，与支气管痉挛有关

C．清理呼吸道无效，与支气管痉挛、分泌物过多且黏稠不易咳出有关

D．体液不足，与呼吸急促、出汗、体液丢失及液体摄入不足有关

E．焦虑，与呼吸困难、健康状态有关

339．为缓解症状，首选的药物是（　）。

A．苯海拉明　B．酮替芬　C．泼尼松

D．色甘酸二钠　E．沙丁胺醇

（340～341 题共用题干）

患者女性，20 岁。自述气候变化而出现咳嗽、咳痰、胸闷、呼气性呼吸困难，发绀明显，视诊桶状胸，听诊两肺布满哮鸣音，诊断为支气管哮喘。

340．患者饮食护理中**不恰当**的是（　）。

A．摄入高维生素流质　B．摄入富于营养的清淡流质

C．鼓励患者多进食　D．忌食易过敏食物，如鱼、虾等

E．少油腻，多饮水

341．该患者最主要的护理诊断为（　）。

A．低效性呼吸型态　B．有体液不足的危险　C．恐惧

D．有窒息的危险　E．活动无耐力

（342～344 题共用题干）

患者，男性。55 岁，近 1 个月持续痰中带血。胸部听诊在左上肺可闻局限性哮鸣音，咳嗽后无改变。

342．诊断应首先考虑（　）。

A．左肺肺炎　B．肺脓肿　C．支气管肺癌

D．支气管哮喘　E．支气管扩张

343．产生哮鸣音的原因（　）。

A．合并肺气肿　B．支气管痉挛　C．支气管闭塞

D．合并支气管哮喘　E．支气管不完全阻塞

344．首先要考虑的治疗措施是（　）。

A．抗炎止血药　　B．解痉抗炎药　　C．抗炎治疗
D．解痉治疗　　E．手术治疗

（345～347 题共用题干）

患者男性，68 岁，既往有慢性支气管炎病史 10 年。近日因咳嗽、咳黄脓痰且不易咳出就诊，体温 36.7℃，肺部听诊可闻及湿性啰音，X 线胸片示右侧肺有絮状阴影。

345．该病人目前最主要的护理诊断是（　　）。
A．气体交换受损　　B．有感染的危险　　C．清理呼吸道无效
D．体温过高　　E．体液过多

346．护士对该病人应采取的护理措施**不包括**（　　）。
A．指导病人有效咳嗽　　B．咳嗽时可配合进行胸部叩击
C．用超声雾化吸入湿化气道　　D．进行体位引流
E．督促病人每日饮水 1500ml 以上

347．病人咳嗽时，护士应予以纠正的动作是（　　）。
A．病人取坐位，两腿上置一枕顶住腹部　　B．咳嗽前先深呼吸数次
C．连续咳嗽数次使痰到咽部附近，再用力咳出　D．病人为省力每次连续轻咳数次
E．排痰后用清水充分漱口

（348～350 题共用题干）

患者男性，62 岁。反复咳嗽、咳痰 30 年，5 年前出现逐渐加重的呼吸困难，诊断为慢性阻塞性肺疾病。

348．针对此缓解期患者，最佳的护理措施是（　　）。
A．用祛痰剂　　B．超声雾化　　C．插管吸痰
D．用呼吸器　　E．缩唇腹式呼吸

349．当患者氧分压小于 55mmHg，氧饱和度小于 85%时，用氧护理措施正确的是（　　）。
A．高压氧舱　　B．高浓度间断吸氧　　C．低浓度持续吸氧
D．高浓度持续吸氧　　E．低浓度间断吸氧

350．为防止发生 II 型呼衰，应指导患者（　　）。
A．少盐饮食　　B．避免肺部感染　　C．低脂饮食
D．戒酒　　E．劳逸结合

（351～352 题共用题干）

金先生，67 岁。慢支肺气肿病史 30 多年，2 周前感冒后出现发热，咳嗽，咳大量黏液脓痰，近 3 日来咳嗽无力，痰不易咳出，气急、发绀。

351．最主要的护理诊断是（　　）。
A．气体交换受损　　B．清理呼吸道无效　　C．有窒息的危险
D．呼吸形态紊乱　　E．恐惧

352．**不可**采取的护理措施是（　　）。
A．湿化呼吸道　　B．胸部叩击　　C．体位引流
D．指导有效咳嗽　　E．按医嘱用祛痰剂

（353～355 题共用题干）

胡先生，30 岁，儿童时曾患麻疹、肺炎，被诊断为支气管扩张症 10 余年，近周来咳嗽、

咳痰加重，痰呈脓性，每日约500ml，伴低热。

353. 胡先生所患支气管扩张症的发病基本因素是（　　）。

A. 全身免疫功能低下　B. 支气管防御功能退化　C. 支气管平滑肌痉挛
D. 支气管感染和阻塞　E. 支气管变态反应性炎症

354. 由支气管扩张症基本发病因素而引起的最重要的护理问题是（　　）。

A. 体温过高　B. 清理呼吸道无效　C. 气体交换障碍
D. 潜在咯血　E. 潜在窒息

355. 针对支气管扩张症的最重要的护理问题，对胡先生采取哪种护理措施最有效（　　）。

A. 指导有效咳嗽　B. 拍背　C. 湿化呼吸道
D. 体位引流　E. 导管吸

（356～357 题共用题干）

患者女性，65 岁。因支气管扩张入院。夜班护士发现该患者咯血约 200ml 后突然中断，呼吸极度困难，喉部有痰鸣音，表情恐怖，两手乱抓。

356. 护士应首先采取的措施是（　　）。

A. 立即通知医生　B. 立即气管插管　C. 清除呼吸道积血
D. 给予高流量氧气吸入　E. 应用呼吸兴奋剂

357. 此患者最有可能发生的并发症是（　　）。

A. 出血性休克　B. 窒息　C. 肺不张
D. 肺部感染　E. 贫血

（358～360 题共用题干）

黄女士，26 岁，妊娠 5 个月。支气管扩张 5 年。今晨突然鲜血从口鼻涌出，随即烦躁不安，极度呼吸困难，唇指发绀，大汗淋漓，双手乱抓，两眼上翻。

358. 应首先考虑的合作性问题是（　　）。

A. 潜在并发症：肺性脑病　B. 潜在并发症：肺栓塞
C. 潜在并发症：窒息　D. 潜在并发症：自发性气胸
E. 潜在并发症：呼吸衰竭

359. 最关键的抢救措施是（　　）。

A. 胸腔穿刺抽气　B. 立即鼻导管给氧　C. 进行人工呼吸
D. 立即体位引流，清除血块　E. 注射呼吸兴奋剂

360. 不宜选用的止血药为（　　）。

A. 参三七　B. 卡巴克洛　C. 神经垂体素
D. 6－氨基已酸　E. 抗血纤溶芳酸

（361～363 题共用题干）

患者女性，67 岁。有肺心病病史 20 年，此次因两周前受凉后，出现咳嗽、咳黄脓痰，今晨出现痰不易咳出且呼吸困难加重，烦躁不安，神志恍惚。查体：体温 37.4℃，脉搏 110 次/min，呼吸 36 次/min，节律不齐，口唇发绀，两肺底闻及细湿啰音，心（-），腹（-），血压正常。

361. 患者最可能出现了下述哪个并发症（　　）。

A. 呼吸衰竭　B. 上消化道出血　C. 急性脑出血
D. 肾衰竭　E. 急性心力衰竭

362．何种卧位可减轻病人的呼吸困难（　）。

A．平卧位　B．右侧卧位　C．左侧卧位

D．半卧位　E．头低脚高位

363．此时对患者的治疗哪项**不宜**（　）。

A．静脉滴注氯化钾　B．给予镇静剂　C．低流量吸氧

D．给呼吸兴奋剂　E．使用人工呼吸器

（364～366 题共用题干）

患者男性，25 岁，突然畏寒、发热伴右胸疼痛 1 天，胸透见右中肺有大片淡淡炎性阴影。入院后给予青霉素治疗，体温逐渐下降，病人一般情况也明显好转。

364．该病人可能的诊断是（　）。

A．肺结核　B．肺炎球菌感染　C．肺炎支原体肺炎

D．金黄色葡萄球菌肺炎　E．军团菌肺炎

365．对该病人护理中，下列哪项**不妥**（　）。

A．胸痛取患侧卧位　B．呼吸困难取半卧位

C．高热者常规用退热剂　D．腹胀者可局部热敷或肛管排气

E．密切观察生命体征、神志、尿量等变化，警惕感染中毒性休克

366．该病人 2 天后体温又开始升高，血象白细胞总数升高，应考虑（　）。

A．抗生素剂量不足　B．机体抵抗力低下　C．病原菌产生耐药性

D．出现并发症　E．休克先兆

（367～369 题共用题干）

朱先生，35 岁。突发寒战、高热、咳嗽、右下胸痛 1 天，随后热退，出现恶心、呕吐、意识模糊。体检：体温 37℃，脉搏 110 次/min，呼吸 28 次/min，血压 80/50mmHg，病人面色苍白，口唇发绀，右下肺叩诊音稍浊，听到少量湿啰音。

367．应首先考虑的诊断是（　）。

A．肺炎球菌肺炎　B．休克性肺炎　C．右侧胸膜炎

D．右侧气胸　E．肺脓肿

368．目前病人最主要的护理诊断或合作性问题（　）。

A．体温过高　B．气体交换受损

C．潜在并发症：感染性休克　D．疼痛：胸痛

E．清理呼吸道无效

369．除给予抗菌药物治疗外，首要的护理措施是（　）。

A．预防并发症的发生

B．遵医嘱给予止咳祛痰药物

C．鼻饲高热量富含维生素的流质饮食

D．按休克原则处理好体位、保暖、吸氧、静脉输液等问题

E．注意观察生命征、神志、瞳孔、尿量等变化

（370～372 题共用题干）

患者，男性，70 岁。有慢性阻塞性肺气肿病史。咳脓痰伴气急加重 2 周。今晨起神志恍惚。体检：嗜睡，口唇青紫，两肺湿啰音，心率 116 次/分钟，血压 25/14kPa（185/105mmHg）。

370．最可能的诊断是（ ）。

A．急性左心衰竭　B．急性心肌梗死　C．急性右心衰竭

D．呼吸衰竭　E．高血压危象

371．为明确诊断还需要做哪项检查（ ）。

A．CT　B．心电图　C．心肌酶谱

D．脑电图　E．动脉血气分析

372．此时最主要的治疗在于（ ）。

A．用降压药　B．纠正缺氧及二氧化碳潴留

C．使用抗生素　D．纠正心衰　E．用利尿剂

（373～375 题共用题干）

男性患者，65 岁，因慢性支气管炎、肺部感染、呼吸衰竭入院。护理体查：气促，不能平卧，黏痰呈黄色，不易咳出。测血气分析 PaO_2 40mmHg，$PaCO_2$ 80mmHg。

373．给其氧疗时氧流量应为（ ）。

A．2L/min　B．4L/min　C．6L/min

D．8L/min　E．10L/min

374．帮助患者排痰哪种措施较好（ ）。

A．加大氧流量　B．定时翻身拍背　C．鼓励用力咳嗽

D．鼻导管吸痰　E．体位引流

375．护士巡视时，发现患者烦躁不安，呼吸频率及心率加快，球结膜充血，应该（ ）。

A．使用镇静剂　B．加大氧流量　C．使用呼吸兴奋剂

D．降低氧浓度　E．作气管切开准备

（376～378 题共用题干）

患者，女性，78 岁，慢性咳嗽、咳痰 20 余年，近 5 年来活动后气急，1 周前感冒后痰多，气急加剧，近 2 天嗜睡。化验：WBC8.6×10^9/L，中性 0.9，动脉血 pH7.29，PaO_2 48mmHg，$PaCO_2$ 70mmHg。

376．该病人最可能的诊断为（ ）。

A．Ⅰ型呼衰　B．Ⅱ型呼衰　C．呼吸窘迫综合征

D．支气管哮喘急性发作　E．脑血管意外

377．如病人出现表情淡漠、肌肉震颤、间歇抽搐、嗜睡，应考虑（ ）。

A．呼吸性酸中毒　B．肺性脑病　C．窒息先兆

D．休克早期　E．脑疝出现

378．若经药物治疗无效，患者自主呼吸停止，应立即给予（ ）。

A．体外心脏按压　B．清理呼吸道　C．高浓度吸氧

D．气管切开＋人工气道　E．气管插管＋人工气道

（379～380 题共用题干）

梁先生，65 岁。有肺气肿病史多年。昨夜用力排便后出现右侧胸痛，出现进行性加重的呼吸困难，发绀，冒冷汗。护理体检：气管向左侧移位，右侧胸廓饱满，叩诊呈鼓音，呼吸音消失，胸部有皮下气肿。诊断为自发性气胸。立即采用胸腔闭式引流治疗。

379．造成病人呼吸困难、发绀的主要原因是（ ）。

A．静脉血回流受阻　B．左侧肺受压迫　C．广泛皮下气肿
D．纵隔向健侧移位　E．右侧胸腔压力不断升高导致肺不张

380．行胸腔闭式引流时，导管安放的位置应是患侧的（　）。
A．第 2 肋间锁骨中线处　B．第 7～8 肋间腋中线处　C. 第 5～6 肋间腋中线处
D．第 6～7 肋间腋前线处　E．第 9～10 肋间腋后线处

B 型题

（381～383 题共用备选答案）
A．隐痛　B．在剧咳或劳动时突然发生，且较剧烈
C．沿肋间神经呈带状分布　D．压榨性疼痛
E．胸痛以腋下显著，且可因咳嗽和深呼吸而加剧

381．胸膜炎所致的胸痛特点（　）。
382．肋间神经痛所致的胸痛特点（　）。
383．自发性气胸所致的胸痛特点（　）。

（384～385 题共用备选答案）
A．吸气性呼吸困难　B．呼气性呼吸困难　C．混合性呼吸困难
D．夜间阵发性呼吸困难　E．潮式呼吸

384．支气管哮喘发作时病人呈（　）。
385．气管异物存在时病人呈（　）。

（386～387 题共用备选答案）
A．氨茶碱　B．地塞米松　C．色甘酸钠
D．氯苯那敏　E．少丁胺醇

386．控制轻度哮喘的首选药是（　）。
387．用于预防运动和过敏原诱发的哮喘最有效的药物为（　）。

（388～390 题共用备选答案）
A．自发性气胸　B．中耳炎　C．慢性阻塞性肺气肿
D．支气管扩张　E．肺脓肿

388．急性上呼吸道感染易并发（　）。
389．慢性支气管炎易并发（　）。
390．慢支肺气肿易并发（　）。

（391～393 题共用备选答案）
A．葡萄球菌　B．肺炎球菌　C．绿脓杆菌
D．支原体　E．真菌

391．细菌性肺炎最常见的病原菌是（　）。
392．社区获得性肺炎的主要病原菌是（　）。
393．医院获得性肺炎的主要病原菌是（　）。

（394～397 题共用备选答案）
A．脓臭痰　B．草绿色痰　C．红棕色胶冻状痰
D．灰黑色痰　E．黄色脓痰

394．肺炎杆菌感染时病人的痰液常为（　）。
395．金黄色葡萄球菌病人的痰液常为（　）。
396．铜绿假单胞菌感染时病人的痰液常为（　）。
397．肺脓肿病人的痰液常为（　）。

（398～404 题共用备选答案）

A．无色透明痰　B．黄色脓痰　C．翠绿色痰
D．铁锈色痰　E．血痰　F．灰黑色痰
G．恶臭痰

398．绿脓杆菌感染常出现（　）。
399．病毒感染常出现（　）。
400．肺炎球菌感染可出现（　）。
401．化脓菌感染常出现（　）。
402．厌氧菌感染常出现（　）。
403．肺癌患者常出现（　）。
404．尘肺患者常出现（　）。

（405～407 题共用备选答案）

A．原发型肺结核　B．浸润型肺结核　C．血行播散型肺结核
D．慢性纤维空洞型肺结核　E．结核性胸膜炎

405．最常见的成人继发性肺结核类型是（　）。
406．伴有胸痛和胸膜摩擦音的结核类型是（　）。
407．急性起病，常伴有全身中毒症状的结核类型是（　）。

（408～410 题共用备选答案）

A．X 线检查　B．血培养　C．痰结核菌检查
D．PPD 试验　E．B 超

408．早期诊断肺结核的主要方法和观察治疗效果的方法是（　）。
409．确诊肺结核最特异的方法是（　）。
410．用以测定人体是否受过结核菌感染的方法是（　）。

（411～412 题共用备选答案）

A．小于 5mm　B．5～9mm　C．10～19mm
D．20mm 以上　E．不足 20mm，但出现水泡

411．判断结核菌素试验为阴性，则皮肤硬结直径为（　）。
412．判断结核菌素试验为阳性，则皮肤硬结直径为（　）。

（413～415 题共用备选答案）

A．弱阳性　B．阳性　C．强阳性
D．阴性　E．可疑阳性

413．结核菌素试验 72h 后测皮肤硬结的直径为 18mm，其结果为（　）。
414．结核菌素试验 72h 后测皮肤硬结的直径为 15mm，局部有水泡，其结果为（　）。
415．结核菌素试验 72h 后测皮肤硬结的直径为 8mm，其结果为（　）。

（416～418 题共用备选答案）

A．乙胺丁醇　　B．链霉素　　C．吡嗪酰胺
D．异烟肼　　E．利福平

416．肺结核化疗时可出现耳聋和肾功能损害的药物是（　　）。
417．肺结核化疗时可出现尿酸增高的药物是（　　）。
418．肺结核化疗时可出现视神经炎的药物是（　　）。

（419～420 题共用备选答案）

A．耳鸣、耳聋　　B．胃肠道刺激症状　　C．黄疸、转氨酶一过性升高
D．周围性神经炎　　E．球后视神经炎

419．链霉素常见副作用为（　　）。
420．利福平常见的副作用为（　　）。

（421～425 题共用备选答案）

A．声音嘶哑　　B．吸气性呼吸困难　　C．吞咽困难
D．Horner 综合征　　E．血性胸腔积液

421．肺癌压迫喉返神经可发生（　　）。
422．肺癌压迫颈交感神经可引起（　　）。
423．肺癌直接侵犯胸膜可引起（　　）。
424．肺癌压迫食管可引起（　　）。
425．肺癌压迫大气道引起（　　）。

（426～428 题共用备选答案）

A．高浓度、高流量持续吸氧　　B．高浓度、高流量间断吸氧
C．低浓度、低流量间断吸氧　　D．低浓度、低流量持续吸氧
E．高浓度、酒精湿化吸氧

426．Ⅰ型呼吸衰竭者应（　　）。
427．Ⅱ型呼吸衰竭者应（　　）。
428．急性肺水肿者应（　　）。

（429～430 题共用备选答案）

A．有效咳嗽　　B．拍背与胸壁震荡　　C．湿化呼吸道
D．体位引流　　E．机械吸痰

429．适用于长期卧床、久病体弱、排痰无力者的是（　　）。
430．适用于痰量较多而咳嗽反射弱的昏迷患者的是（　　）。

（431～434 题共用备选答案）

A．支气管哮喘　　B．支气管扩张　　C．喘息性慢性支气管
D．支气管肺癌　　E．浸润性肺结核

431．两肺散在湿啰音，伴哮鸣音及呼气延长（　　）。
432．固定湿啰音（　　）。
433．广泛性哮鸣音，呼气延长（　　）。
434．局限性哮鸣音（　　）。

（435～437 题共用备选答案）

A．头低足高位，头偏向一侧　　B．去枕平卧位

C．健侧卧位　　D．端坐位　　E．患侧卧位

435．结核大咯血病人取（　）。

436．支气管哮喘发作病人取（　）。

437．窒息的病人取（　）。

（438～440 题共用备选答案）

A．间歇正压通气　　B．呼吸末正压通气　　C．持续低流量吸氧

D．间歇指令通气　　E．呼吸兴奋剂

438．呼吸窘迫综合征给予（　）。

439．中枢性呼吸衰竭给予（　）。

440．撤离呼吸机前锻炼自主呼吸给予（　）。

X 型题

441．胸部物理治疗包括（　）。

A．深呼吸，有效咳嗽　　B．胸部叩击　　C．体位引流

D．机械吸引　　E．消炎、止咳、祛痰药

442．缩唇呼吸的作用是（　）。

A．加强呼吸运动　　B．减少呼吸困难　　C．提高支气管内压

D．延缓小气道的陷闭　　E．减少胸痛

443．进行腹式呼吸及缩唇训练时，正确的是（　）。

A．用鼻吸气　　B．用口呼气　　C．呼气时缩唇缓慢呼出

D．吸气时间长，呼气时间短　　E．为节省呼吸功，应快速呼气

444．腹式呼吸训练对于慢性阻塞性肺疾病患者具有（　）。

A．增加呼吸运动的力量和效率　　B．调动通气的潜力

C．防止小气道过早陷闭，利于肺泡气排出　　D．减轻患者呼吸困难

E．使患者活动耐力增加

445．关于机械吸引清除呼吸道中痰液的做法，正确的有（　）。

A．机械吸引使用于咳嗽反射减弱或消失者

B．重症病人在吸痰前后适当提高吸氧浓度

C．每次吸引时间不超过 15s

D．连续吸引操作直至痰液清除干净

E．吸痰可经鼻气管切开、气管插管处进行

446．“清理呼吸道无效”的护理措施可包括（　）。

A．环境清洁，室温 18～20℃，湿度 50%～60%

B．减少饮水以免痰液生成过多　　C．教病人进行有效咳嗽

D．咯血后病人做肺部叩击有利于气道通畅　　E．进行雾化吸入

447．下列哪些措施有助于排痰（　）。

A．胸部叩击　　B．体位引流

C．深呼吸数次后，吸气终末屏气片刻，进行咳嗽

D．采用广谱抗生素　　E．镇咳药

448. 呼吸困难的“三凹征”包括（　　）。
A. 吸气时胸骨上窝下陷　B. 呼气时胸骨上窝下陷　C. 吸气时锁骨上窝下陷
D. 呼气时锁骨上窝下陷及肋间隙下陷　E. 吸气时肋间隙下陷

449. 呼吸困难根据临床特点可以分为（　　）。
A. 肺源性呼吸困难　B. 吸气性呼吸困难　C. 混合性呼吸困难
D. 心源性呼吸困难　E. 呼气性呼吸困难

450. 关于呼吸困难，正确的有（　　）。
A. 上呼吸道梗阻常导致吸气性呼吸困难
B. 慢性阻塞性肺疾病常导致呼气性呼吸困难
C. 胸廓病变常致混合性呼吸困难
D. 呼吸中枢受损，常导致混合性呼吸困难
E. 呼吸困难的最终结果导致低氧血症

451. 护理诊断“有窒息的危险”见于以下哪些情况（　　）。
A. 大咯血　B. 咯血后高度紧张　C. 咳痰伴意识障碍
D. 高热　E. 体位引流时

452. 关于咯血，正确的是（　　）。
A. 咯血常见于肺结核、支扩及肺癌等疾病
B. 咯血前常伴有上腹部不适、恶心、呕吐
C. 血色鲜红，混有泡沫或痰液
D. 血常呈酸性
E. 咯血时嘱病人轻轻咯出，不屏气，也勿用力咳嗽

453. 易引起咯血窒息者（　　）。
A. 极度衰竭无力咳嗽者　B. 急性大咯血　C. 高度紧张的患者
D. 应用镇静、镇咳药使咳嗽反射受到严重抑制者　E. 剧烈咳嗽的清醒者

454. 咯血的主要并发症有（　　）。
A. 窒息　B. 休克　C. 肺不张
D. 肺部感染　E. 肺纤维化

455. 咯血病人的护理，**不正确**的有（　　）。
A. 大咯血者应有专人护理　B. 观察咯血量、咯血次数及意识状态
C. 咯血时鼓励病人用力咳嗽将血咳出　D. 咯血时极度紧张者，使用吗啡
E. 备好抢救物品、药品

456. 大咯血患者咯血停止后的护理措施是（　　）。
A. 积极治疗原发病　B. 继续加强观察　C. 保持大便通畅
D. 给温或凉的流质饮食　E. 适当活动，以利恢复

457. 胸痛的护理措施包括（　　）。
A. 使用吗啡或哌替啶（度冷丁）止痛　B. 患者取患侧卧位
C. 给予小剂量镇静剂　D. 用宽胶布于患者呼气末紧贴在患侧胸部
E. 病因护理

458. 关于急性上呼吸道感染，正确的是（　　）。

A．是局限于鼻腔和（或）咽喉部的急性炎症
B．70%～80%由病毒引起
C．病原体主要通过飞沫传播
D．病毒感染后可产生较强及持久的免疫力
E．冬春季多发，呈散发性，但常在气候突变时流行

459．下呼吸道指（　）。
A．鼻　B．咽　C．喉
D．气管　E．支气管

460．支气管哮喘发生气道阻塞的机制包括（　）。
A．感染　B．过敏　C．支气管平滑肌痉挛
D．气道黏膜水肿　E．腺体分泌增多

461．支气管哮喘的治疗原则为（　）。
A．消除病因　B．维持水、电解质稳定，预防酸碱失衡
C．控制发作　D．预防复发　E．控制并发症发生

462．支气管哮喘可以出现的并发症有（　）。
A．自发性气胸　B．肺不张　C．肺气肿
D．肺炎　E．肺纤维化

463．支气管哮喘的护理措施有（　）。
A．舒适的体位　B．高热量饮食　C．湿化气道吸氧
D．给祛痰药　E．补充液体

464．支气管哮喘病人健康教育内容包括（　）。
A．树立信心，使患者主动参与控制哮喘　B．帮助病人识别过敏因素
C．了解哮喘发作的先兆　D．指导病人正确使用定量吸入器
E．自我监测病情，提高生活质量

465．慢性支气管炎的临床特征是（　）。
A．长期反复为最突出的表现　B．咳嗽以清晨和夜间为甚
C．咳嗽剧烈时痰中可带血　D．一般无发热
E．病情迁延日久可并发阻塞性肺气肿

466．慢性阻塞性肺气肿的发病与下列哪几个因素有关（　）。
A．最常见的原因是慢支　B．吸烟是主要的致病因素
C．反复感染　D．肺气肿发生与人体 a1。抗胰蛋白酶增高有关
E．与大气污染和气候有关

467．阻塞性肺气肿的体征有（　）。
A．桶状胸　B．过清音　C．呼气延长
D．呼吸音增强　E．呼吸音减弱

468．下述支持慢性阻塞性肺气肿诊断的有（　）。
A．慢性咳嗽、咳痰病史，出现进行性呼吸困难
B．呼吸困难以吸气时间延长为主要特征
C．有肺气肿的体征

D．X 线胸片有肺气肿征象
E．肺功能检查呈阻塞性通气障碍

469．慢性阻塞性肺疾病治疗时，正确的有（　　）。
A．急性期首选广谱抗生素，以求得迅速控制感染，缓解症状
B．使用祛痰、平喘药物控制症状
C．急性发作伴低氧血症时给予低流量吸氧
D．采用胸部物理治疗及呼吸肌功能训练，改善和增加肺通气
E．使用敏感抗生素抗感染

470．慢性阻塞性肺气肿的并发症包括（　　）。
A．自发性气胸　B．慢性肺源性心脏病　C．肺部感染
D．呼吸衰竭　E．胸腔积液

471．下列哪几项可发展为肺心病（　　）。
A．支气管、肺疾病　B．胸廓运动障碍性疾病　C．肺血管疾病
D．睡眠呼吸暂停综合征　E．胸膜病变

472．对肺心病患者，使用强心药，正确的是（　　）。
A．对强心药的耐受性低，易中毒　B．使用时强心药应选用快速、小剂量为原则
C．使用剂量常用常规剂量的 1/2　D．使用前有积极纠正缺氧和低氧血症
E．使用过程宜严密观察药物疗效，毒性反应

473．慢性肺源性心脏病患者采取低流量持续给氧方法的基本原理是（　　）。
A．避免高压氧气流对病变呼吸道的损伤
B．保持 CO_2 对呼吸中枢的长久刺激作用
C．维持缺氧对呼吸中枢的兴奋作用
D．有利于 CO_2 及酸性代谢产物的持续释放
E．保持氧分压持续恒定地上升

474．慢性肺源性心脏病患者发生呼吸衰竭时，给予低浓度氧疗的依据是（　　）。
A．肺心病患者发生的是慢性呼吸衰竭
B．慢性呼吸衰竭时，呼吸中枢对 CO_2 的刺激敏感
C．慢性呼吸衰竭时，缺氧是呼吸中枢主要刺激因子
D．氧浓度高可解除机体缺氧，对刺激呼吸中枢不利
E．肺心病患者多发生急性呼吸衰竭

475．肺心病患者氧疗期间的护理包括（　　）。
A．保持气道通畅
B．维持吸氧浓度/流量的恒定
C．吸氧过程中监测呼吸频率、节律、发绀及意识状态的变化
D．及时采取血标本作血气分析，了解分析结果
E．病室内严禁明火

476．对支气管扩张症患者的护理目标是（　　）。
A．保持充沛的体力　B．保持呼吸道通畅　C．保持口腔清洁
D．防止继发感染　E．防止咯血窒息

477. 关于肺炎球菌肺炎，正确的有（　）。
A. 首先青霉素治疗　B. 寒战、高热、咳嗽、胸痛为常见症状
C. 患侧呼吸运动减弱　D. 可以并发感染性休克、心肌炎等
E. 抗生素使用至退热后即停药

478. 结核菌素试验结果为阴性，解释合理的有（　）。
A. 未接种过卡介苗　B. 结核变态反应初期　C. 结核菌素效价不足
D. 免疫受抑制　E. 未患结核病

479. 肺结核患者痰的处理方法有（　）。
A. 焚烧　B. 用土掩埋　C. 煮沸 5min
D. 用等量 1%消毒灵溶液混合加盖浸泡 1h
E. 加 1g/L 氯己定（洗必泰）溶液浸泡半小时

480. 抗结核药正确的使用原则是（　）。
A. 早期　B. 适量　C. 联合
D. 全程　E. 规律

481. 肺结核消毒隔离措施，正确的是（　）。
A. 痰涂片阳性患者收住院治疗，并进行呼吸道隔离
B. 护理未进行规则抗结核治疗或不足 2～3 周的病人应戴口罩
C. 患者的痰液咳入带盖的杯中，弃去
D. 督导与患者密切接触者去医院进行相关检查和治疗
E. 患者在咳嗽或打喷嚏时用二层餐巾纸遮住口鼻，将纸包裹后弃掉

482. 肺结核患者应采取下列哪些护理措施（　）。
A. 绝对卧床休息　B. 给予高热量、高蛋白、高维生素的食物
C. 观察病情变化及药物不良反应　D. 做好隔离消毒工作和对症护理
E. 加强心理护理，进行保健指导

483. 支气管肺癌的发病与下列哪些因素有关（　）。
A. 气候寒冷　B. 长期吸烟　C. 经常接触过敏物质
D. 大量电离辐射　E. 慢性肺疾患

484. 对肺癌晚期病人出现剧烈疼痛，护士给予药物止痛时应注意（　）。
A. 用药应个体化　B. 按阶梯给药
C. 鼓励病人忍耐至极限再给止痛药
D. 首选口服　E. 尽量肌内注射给药

485. 肺癌患者的健康教育内容包括（　）。
A. 提倡健康的生活方式，不吸烟或戒烟
B. 定期进行健康检查，做到早发现早治疗
C. 注意劳动环境和劳动条件的改善，减少发病率
D. 患病后，应遵循医嘱，进行综合治疗
E. 重视减轻患者痛苦，提高生活质量

486. 有关气胸的治疗，正确的是（　）。
A. 小量气胸，无明显症状暂不抽气　B. 一般一次抽气量不超过 1L

C．吸氧有利于胸腔内气体的吸收 D．张力性气胸应该尽快把胸腔内气体抽尽
E．交通性气胸应做胸腔闭式引流排气

487．对于自发性气胸，正确的是（　）。
A．特发性气胸常发生于男性青壮年
B．继发性气胸最常发生于 COPD 患者
C．气胸的发生常有一定的诱因
D．气胸的患者病情轻重仅决定于是否有并发症发生
E．吸氧可以加速胸腔内气体的吸收

488．对自发性气胸患者应进行下列哪些健康教育（　）。
A．避免气胸诱因，防止复发 B．积极治疗基础肺疾病
C．建立良好的生活方式，应戒烟 D．复发后及时自行先行排气治疗
E．教给患者紧急排气方法，以便自行就地治疗

489．呼吸衰竭的病因主要有（　）。
A．呼吸道病变 B．肺组织病变 C．胸廓病变
D．神经肌肉病变 E．肺水肿、肺栓塞等

490．呼吸衰竭的诱因有（　）。
A．呼吸系统的急性感染 B．镇静药使用不当 C．不恰当的氧疗
D．过度劳累 E．大手术刺激

491．呼吸衰竭时，氧疗方法中，正确的是（　）。
A．可采用多种给氧途径
B．均应采用持续低流量氧疗
C．氧疗应达到的水平是使氧分压维持正常范围
D．使用呼吸中枢兴奋剂时，可适当增加吸入氧浓度
E．氧疗开始后，氧浓度的调节应根据病人临床表现和血气测定结果

492．进行体位引流时，正确的有（　）。
A．体位选择是使病变部位处于高处，引流支气管开口向下
B．体位引流适合于任何病人 C．引流通常在餐前或睡前进行
D．引流前应给予超声雾化吸入 E．引流时应辅以胸部叩击

答　案

A_1 型题

1．B	2．B	3．A	4．D	5．A	6．C	7．A	8．D
9．C	10．A	11．E	12．E	13．E	14．E	15．A	16．C
17．A	18．C	19．C	20．B	21．B	22．A	23．B	24．A
25．E	26．E	27．D	28．A	29．D	30．C	31．C	32．B
33．B	34．A	35．E	36．A	37．B	38．B	39．E	40．C
41．B	42．C	43．C	44．C	45．D	46．E	47．E	48．D
49．A	50．B	51．E	52．D	53．E	54．B	55．C*	56．A

57. A* 58. A 59. B 60. D 61. B 62. A 63. C 64. D
65. E 66. A 67. C 68. C 69. E* 70. B* 71. B 72. B*
73. C* 74. B 75. A 76. C* 77. E 78. C 79. D 80. E
81. D 82. E 83. B 84. A 85. E 86. A 87. E 88. B
89. B 90. A* 91. A 92. A 93. C 94. A* 95. E 96. A
97. A 98. E 99. C* 100. A 101. C* 102. E 103. C 104. C
105. D 106. E 107. C 108. C 109. C 110. C 111. D 112. A
113. C* 114. C* 115. B 116. C 117. A 118. E 119. E 120. D
121. B 122. E 123. B 124. C 125. A 126. D 127. D 128. D
129. C 130. C 131. D 132. B* 133. A 134. C 135. D 136. D
137. D 138. D* 139. D 140. A 141. C* 142. C* 143. B 144. E
145. A 146. D* 147. C 148. D 149. A 150. C 151. B 152. B
153. D 154. C* 155. D* 156. D* 157. D 158. E 159. D 160. E
161. B 162. D 163. A 164. C 165. C 166. B 167. B 168. C*
169. E 170. E 171. E 172. D 173. C 174. E 175. D 176. E
177. A 178. C 179. A 180. B 181. A 182. D 183. A 184. D
185. C 186. C 187. D 188. E 189. A 190. D 191. B 192. B
193. A 194. D 195. C 196. B 197. E 198. A 199. E 200. B
201. E 202. D* 203. D 204. D 205. D 206. D 207. D 208. A
209. D 210. C 211. D 212. C 213. D 214. B 215. B* 216. E
217. B* 218. B 219. A 220. B 221. D 222. E 223. A 224. A
225. C 226. B 227. D 228. A 229. B 230. D 231. C 232. D
233. E* 234. E* 235. B 236. C 237. B 238. C* 239. B 240. A
241. A 242. B 243. B 244. E 245. D 246. D* 247. A 248. E
249. A 250. A 251. C 252. D 253. A 254. A 255. C 256. D
257. C 258. C 259. D 260. B 261. D 262. D 263. A 264. C
265. C 266. A

A_2型题

267. B 268. D 269. E 270. A 271. C* 272. C 273. A 274. C
275. B* 276. E 277. E 278. E 279. E 280. E 281. A* 282. B
283. B 284. C* 285. C 286. A 287. C 288. A 289. D 290. B
291. C 292. D 293. C 294. B 295. C 296. B 297. D 298. D*
299. E* 300. A 301. A 302. E 303. B 304. C 305. B 306. D
307. D 308. C 309. B 310. A 311. E 312. D 313. A 314. B
315. C 316. D 317. B 318. B 319. C* 320. B 321. E 322. B
323. C 324. C 325. D

A_3型题

326. D 327. D 328. D 329. D 330. E 331. C 332. C 333. D

334. C 335. C 336. E 337. C 338. B 339. E 340. C 341. A
342. C 343. E 344. E 345. C* 346. D* 347. D* 348. E 349. C
350. B 351. B 352. C 353. D* 354. B* 355. D* 356. C 357. B
358. C 359. D 360. C 361. A* 362. D* 363. B* 364. B 365. C
366. D 367. B 368. C 369. D 370. D 371. E 372. B 373. A*
374. B* 375. E* 376. B 377. B 378. E 379. E 380. A

B型题

381. E 382. C 383. B 384. B 385. A 386. E 387. C 388. B
389. C 390. A 391. B 392. B 393. C 394. C 395. E 396. B
397. A 398. C 399. A 400. D 401. B 402. G 403. E 404. F
405. B 406. E 407. C 408. A 409. C 410. D 411. A 412. C
413. B 414. C 415. A 416. B 417. C 418. A 419. A 420. C
421. A 422. D 423. E 424. C 425. B 426. A 427. D 428. E
429. B 430. E 431. C 432. B 433. A 434. D 435. E 436. D
437. A 438. B 439. E 440. D

X型题

441. ABCD 442. CD 443. ABC 444. ABCDE 445. ABCE
446. ACE 447. ABC 448. ACE 449. BCE 450. ABDE
451. ABCE 452. ACE 453. ABCD 454. ABCD 455. CD
456. ABCD 457. BCDE 458. ABCE 459. DE 460. CDE
461. ACD 462. ABCD 463. ADE 464. ABCDE 465. ABCDE
466. ABCE 467. ABCE 468. ACDE 469. BCDE 470. ABCD
471. ABCD 472. ABCDE 473. CE* 474. ACD 475. ABCDE
476. BCDE* 477. ABCD 478. ABCDE 479. ACD* 480. ABCDE
481. ABD 482. BCDE* 483. BDE 484. ABD* 485. ABCDE
486. ABCE 487. ABCE 488. ABC 489. ABCDE 490. ABCE
491. ADE 492. ACDE

部 分 题 解

55. 此题题干表明是考查病因，但实际上还涉及发病机制。导致慢性支气管炎发生的病因有吸烟、感染、大气污染、气候及遗传等因素，在这些因素的作用下，导致气道炎症，加重气道阻塞，易致感染，感染又进一步加重炎症，从而导致慢性支气管炎的发生和加重，因而慢性支气管炎发生和加重的最主要原因是感染。

57. 慢性支气管炎典型的症状是慢性咳嗽、咳痰，痰液多为白色黏液泡沫状。慢性支气管炎病人也可有脓性痰，偶可带血，但并非慢性支气管炎的突出的症状。若出现逐渐加重的呼吸困难，则标志该患者已发展为阻塞性肺气肿。活动后心悸、气急提示心肺功能不全，也非慢性支气管炎的典型表现。

69．此题考查咳痰病人的护理。此类患者应注意保持室内空气清新、温湿度适宜，多饮水并加强口腔护理。除此以外还可根据病人的情况，采取适当的措施进行胸部物理治疗(CPT)，护士应熟练掌握 CPT 各种措施的方法，适应证及注意事项，如长期卧床的患者应协助病人翻身；而体位引流则适用于痰量较多而呼吸功能尚好的患者，无力咳嗽的患者应慎用此方法，因其难以耐受，且大量痰液涌出易致窒息。

70．此题考查排痰的护理措施，除使用药物祛痰外，护士可通过胸部物理治疗如有效咳嗽、叩击等方法协助病人排痰，但这些方法应在气道湿化、痰液充分稀释的基础上进行，因而要指导患者多饮水，以利痰液的稀释，对于痰液黏稠者还应进行雾化吸入，以稀释痰液。此题 B 选项限制水分摄入不利于痰液稀释，是错误的。

72．此题考查促进排痰的措施。促进排痰的措施除可以使用祛痰药剂外，还可进行胸部物理治疗，如有效咳嗽、翻身拍背、体位引流等，护士在应考时应注意审题，题干明确给出是对于痰液黏稠不易咳出者的排痰措施，故先应给予雾化吸入，湿化呼吸道，稀释痰液，其他措施都应在痰液稀释的基础上进行，因而正确答案为 B。

73．肺气肿病人呼吸常呈浅速，呼吸效率低，让病人做深而慢的腹式呼吸，通过腹肌的主动舒张与收缩加强腹肌训练，可使呼吸阻力减低，肺泡通气量增加，提高呼吸效率，故最佳答案为 C。

76．此题考查 COPD 患者进行腹式呼吸的要点，也是考查的重点。训练方法如下：取立位，吸气时尽力挺腹，胸部不动，呼气时腹肌收缩，腹壁下陷，尽量将气呼出，吸与呼时间比例为 1:（2～3），即深吸慢呼，用鼻吸气，用口呼气，不可用力，每日进行 2～3 次，每次 10～20min，熟练后可增加训练次数和时间。归纳训练要点是鼻吸口呼、深吸慢呼。故 C 选项不正确。

90．此体考查肺心病的诱因，引起肺心病急性发作的诱因主要是急性呼吸道感染，常导致肺、心功能的衰竭，故 A 选项正常。

94．此题考查肺心病的治疗，而其本质上是要掌握肺心病的发病机制。肺心病的发病机制是各种原因导致的长期肺循环阻力增加，肺动脉高压，导致右心负担加重，右心室代偿性肥厚扩张，最后导致右心衰竭。由此看出，其发病机制是由肺而心，相应的治疗上也应遵循治肺为本，治心为辅的原则。在急性加重期最重要的治疗措施是积极控制感染，改善通气，经此处理，多数患者可以缓解，只有少数需加用利尿、强心等治疗。

99．该题考查Ⅱ型呼吸衰竭的氧疗原则。慢性肺源性心脏病患者应给予低浓度氧疗，因为病人的严重缺氧多伴有慢性二氧化碳潴留，使得呼吸中枢对 CO_2 浓度改变已不敏感，此时缺 O_2 就成为维持病人呼吸的重要刺激因子，若吸入氧浓度过高，随缺氧的短暂改善，解除了对中枢的兴奋作用，使呼吸受到抑制，故选项 C 正确。

101．此题考查慢性肺源性心脏病的护理。应注意休息和营养支持；对于抑制呼吸中枢的药物如镇静安眠剂应慎用，以免抑制呼吸中枢、诱发或加重呼吸衰竭，麻醉剂更应禁用；关于慢性肺心病病人的氧疗更是考查的重点，应给予持续低流量吸氧，1～3 L/min，以免抑制呼吸中枢。故不正确的措施是 C 选项。

113．重症哮喘病人由于张口呼吸、大汗等可致液体丢失过多，加之由于呼吸困难影响进食，导致入量不足。这两方面的原因可使患者痰液黏稠，不宜咳出，从而加重病情。因此对于重症哮喘病人应保证液体的入量，而不应限制水、钠摄入。

114．护士应试时应注意审题，该题的题干中明确提出要采取措施防止病人痰液黏稠，因此C选项正确，即让病人多饮水，每日进液量至少为1500ml，其他选项的措施均不能防止痰液黏稠。

132．此题考查咯血患者止血药的应用。咯血患者少量咯血时可用止血敏、安络血等药物止血；大咯血时需用神经垂体素止血，因其可收缩小动脉，使肺循环血量减少而达到较好的止血效果。因而大咯血患者首选的止血药为神经垂体素。

138．该题考查体位引流的护理要点，也是考察的重点之一，需熟练掌握。护士应根据病变部位处于高处，引流支气管开口向下；引流时间的选择通常在餐前，每日2～3次，每次持续5～15min（<30min），持续时间过长患者难以耐受；为加强引流效果，引流前可进行雾化吸入，以稀释痰液，指导患者深呼吸，使痰液松动，并在引流的同时辅以胸部叩击等措施。综上述，本题C选项错误。

141．为病人进行口腔护理可去除口臭，增进食欲，减少感染的机会，还可促进唾液的分泌，但不具有减少痰量的作用，E选项可排除。而对于支气管扩张症的病人来说，感染在疾病的发生和发展中起着至关重要的作用，采取措施减少感染的机会为病人护理的重点，因此，该题最佳的选项为C，减少感染机会。

142．此题考查咯血病人的护理，各种原因所致的咯血，致死的最主要原因是窒息，因而必须采取各种措施保持气道通畅。咯血病人应减少活动，保持安静，故A选项排除；关于体位，应让病人取易使血液排出的体位，大咯血者可取平卧位，头偏向一侧，肺结核咯血的患者应取患侧卧位，以防止血液流入健侧，故B、E选项可排除；饮食方面，大咯血者应暂禁食，多饮水及富含纤维素饮食，以保持大便通畅，故D选项也应排除。故按照排除法，应选择C选项，咯血不止时，不应让患者屏气，而应尽量轻轻咯出，以免发生窒息。

146．此题考查大咯血窒息的处理要点，是历年考试考查的重点。大咯血窒息的处理首要措施是保持气道通畅，给氧和人工呼吸都应在开放气道的基础上进行，输血和注射止血剂则更非大咯血窒息的急救措施，故此题正确答案为D，清除口腔内血块。

154．肺炎伴末梢循环衰竭，称中毒性肺炎或休克性肺炎，是肺炎的严重并发症，应密切观察。病人多在早期呈现休克状态，临床表现为血压突然下降、皮肤苍白、四肢厥冷、脉搏细速及精神症状等，其中最重要的是患者血压的变化情况，故C选项正确。

155．此题正确答案是D，即体温退后复升提示有并发症的发生，此考点有超纲之嫌，也不属于临床护士应掌握的内容，但其他选项的内容护士应熟练掌握，因此，此题可通过排除法进行选择。该题除D选项外均考查肺炎的临床表现，肺炎典型的临床表现为寒战、高热、咳嗽、咳铁锈色痰及胸痛，严重者可有呼吸困难，选项A、B、C均为肺炎的典型表现，E选项口唇疱疹为病毒感染的征象，是肺炎的诱因，据此A、B、C、E选项均可排除。

156．此题考查肺炎病人的护理，知识点较为集中，主要考查肺炎所致胸痛患者的体位问题。患者的胸痛是肺炎所致的胸膜炎导致的，此时患者应取患侧卧位，以减少局部胸廓的活动，从而缓解疼痛，故正确答案为D。

168．此题考查肺炎病人的症状护理，也是考查的重点。高热的肺炎病人降温原则首选物理降温，尽量不用退热药，原因有二：物理降温由于大量出汗，年老体弱的病人容易出现虚脱；另外药物降温易干扰热型而影响临床判断。故此题C选项错误。

202．此题考查肺结核病人的消毒隔离，护士应熟练掌握。痰菌阳性的病人是肺结核主要的传染源，患者的痰液干燥后结核菌随尘埃飞扬引起结核感染，而结核菌对外界的抵抗力较强，在阴湿环境中能生存5个月以上，故深埋难以杀灭结核菌，B选项不正确。在烈日暴晒下2h，与75%酒精接触2min或煮沸5min均能杀死结核菌，痰液较多时也可在痰杯内加入等量的1%消毒灵浸泡1h后再弃去，而将痰液吐在纸上直接焚烧相对以上方法而言最为简便，故D选项正确。

215．该题考察结核菌素试验结果的判断，皮肤硬结直径小于5mm为阴性，5～9mm为弱阳性，10～19mm为阳性，20mm以上或不足20mm但出现水泡、坏死为强阳性。

217．此题考查对结核菌素试验结果的判断，结核菌素试验阴性除提示没有结核菌感染外，还见于人体免疫力和变态反应暂时受到受抑制的情况，如应用糖皮质激素、严重结核病、各种危重病人和老年人；阳性仅表示结核感染，并不一定患病。

233．此体考查咯血的护理，无论什么原因引起的咯血，致死的最主要原因是窒息，因而保持气道通畅是首要的护理目标，各种措施的实施也是围绕这一目标，如关于体位、咯血方式、镇静剂的使用等，对于烦躁不安者，可予地西泮等镇静剂，但不宜大量应用，以免抑制呼吸，引起窒息。故答案为E选项。

234．选项A、B、C、D、E均是对肺结核病人进行健康指导的内容，而化疗是结核病治疗的关键，也是护士进行健康指导最重要的内容。为获得疾病的彻底治愈，应督促病人坚持规则，全程化疗，因为不规则用药或过早停药是治疗失败的主要原因。

238．血气分析全称应该是动脉血气分析，既应采集动脉血进行分析，据此可排除选项B、C、E；具体的要求是应肝素抗凝，隔绝空气并及时送检，一般样本量要求最少1ml，具体抽取多少不一而论，可根据各医院动脉血气针的型号而定，故答案A、C均可，此题未给出标准答案，但从答案的设计来看，如为单选题，则正确答案为C。

246．该题考查原发性支气管肺癌的临床表现。原发性支气管肺癌的临床表现主要包括呼吸系统症状、全身症状、癌肿压迫和转移的症状等，声音嘶哑是喉返神经受压的表现，而胸痛、气促和呛咳属呼吸系统的症状，其中咳嗽是最常见的早期症状，常以阵发性刺激性呛咳为首发症状。故D选项正常。

271．此题考查支气管哮喘的临床表现，根据题干所提供的信息，患者为青年男性，反复出现发作性呼气性呼吸困难，伴哮鸣音，并可自行缓解，符合支气管哮喘的临床特点，再结合其有春游等可能的诱因，可考虑为支气管哮喘；其他选项中，气管异物所致呼吸困难的特点是吸气性呼吸困难，与大气道的梗阻有关；支气管扩张症呼吸困难少见，若出现常表明并发呼吸衰竭；喘息性支气管炎及肺气肿的呼吸困难不是发作性的，未经治疗难以缓解，故正确答案为C。

275．对于哮喘发作的病人，应鼓励患者多饮水，以稀释痰液，促进痰液排除，必要时可静脉补充液体，该题题干部分已明确提出患者痰液黏稠，因而更需注意液体的补充。

281．此题对于护士层次的考试难度较大，辅导教材中亦未直接给出明确的答案，题中选项均为对哮喘病人的护理措施，但从题干可知该患者为严重的哮喘发作，临床护士应预见到患者发生呼吸衰竭及自发性气胸等并发症的可能性，因此，必须严密观察并准备好抢救物品。故A选项正确。

284．此题答案的选择应分两步来确定，首先根据病史（慢性支气管炎、阻塞性肺气肿）、诱因（可疑感染）及临床表现（皮肤潮红，球结膜水肿）考虑该患者出现了呼吸衰竭；而呼吸衰竭病人的氧疗原则应根据其分型来选择，该患者为慢性支气管炎、阻塞性肺气肿，常常表现为Ⅱ型呼吸衰竭，氧疗原则应为持续低流量吸氧，故正确答案为C。

298. 此题考查支气管扩张（支扩）的临床表现。支扩临床上以慢性咳嗽、咳大量脓痰和反复咯血为特征，并且其咯血多与体位变动有关，如晨起和晚上临睡时。当然，据此尚不足以判断为支扩，慢支、肺结核和肺癌也可出现咳嗽、咳痰，也可出现咯血，然而支扩患者痰液的特点可将其加以区分。支扩患者的痰液每日可达数百毫升，将痰液放置数小时后可分3层，上层为泡沫液、中层为黏液、下层为脓性物和坏死组织，根据这一特点可将A、B、C选项排除，E选项中肺气肿主要的临床特点是进行性呼吸困难，与题干所述差异较大，可排除，故正确答案为D，支气管扩张症。

299. 此题考查咯血病人的护理，该考点是历年考查的重点，关于咯血的并发症、咯血病人的护理措施以及窒息的临床表现和抢救措施护士都应熟练掌握。咯血窒息主要表现为大咯血突然中止，出现表情恐怖、张口瞪目、两手乱抓、抽搐、大汗淋漓或神志突然丧失等，应立即抢救，否则可因心跳、呼吸停止而死亡。

319. 该题考查肺癌诊断的相关的内容，护士应有所了解。选项所列在肺癌诊断过程中都常常会用到，其中红细胞沉降率和甲胎蛋白测定不具有特异性，而痰脱落细胞检查、淋巴结活检及纤维支气管镜检查都是确诊肺癌的有效手段，但只有痰脱落细胞检查是非侵入性的检查，显然是最简单有效的诊断方法，故正确答案为C。

345. 根据大纲要求，绝大多数呼吸系统疾病都要求护士能够熟练掌握护理诊断，应给予足够的重视。根据题干所示应提出清理呼吸道无效的护理诊断，依据是老年患者脓痰不易咳出，体检可闻及湿啰音。其他护理诊断依据不足。

346. 此题考查促进排痰的措施，各被选项均为维持气道通畅的措施，但不同措施适用条件不同，体位引流适用于痰量较多而呼吸功能尚好的支扩、肺脓肿等患者。

347. 有效咳嗽的要点是通过深呼吸屏气后蓄积的巨大压力帮助患者将痰咳出，而不是让患者每次连续轻咳，这样的咳嗽难以有效排痰，护士应予以纠正。

353. 此题考查继发性支气管扩张症的发病机制，该患者童年有麻疹等病史，应为继发性支气管扩张症最主要的病因是支气管－肺组织的炎症感染和支气管阻塞，两者相互影响，促进支气管扩张症的发生、发展。反复感染破坏支气管壁各层组织，破坏管壁的支撑作用，同时炎症使黏膜充血、水肿，分泌物阻塞管腔，导致引流不畅而加重感染。故此题正确答案为D，其他选项均非导致继发性支气管扩张症的基本病因。

354. 此题考查护士对支气管扩张症患者主要护理问题的判断。注意题干的要求是由基本发病因素引起的主要问题，即与支气管感染和阻塞相关的护理问题，显然是清理呼吸道无效。当然，对于本题而言，即使考生不太熟悉引起支气管扩张症的基本原因，也可根据题干所述找出正确的护理问题，根据咳痰太重、咳大量脓性痰等依据，提出清理呼吸道无效的护理问题也非难事，关键是临场要沉着冷静，每道题都应该充分利用题干条件进行分析判断，而不可轻易放弃。

355. 该题考查保持气道通畅的护理措施，如有效咳嗽、拍背、气道湿化、体位引流及吸痰等，护士应掌握各种方法的适应证、操作方法及注意事项。体位引流的适应证主要是支气管扩张症和肺脓肿的患者，其痰量多且身体状况能耐受体位引流。

361. 根据临床表现（呼吸困难、发绀、精神神经症状及心律不齐等心血管症状）、基础疾病（肺心病病史20年）和诱因（肺部感染）判断该患者可能出现了呼吸衰竭，其他选项均不符合前述的临床特征，故正确答案为A选项。

362．此患者为肺源性呼吸困难，选取体位的原则应尽可能扩大肺容量，以利呼吸，取半卧位时，膈肌下沉，使肺容量扩大，可减轻患者的呼吸困难。故正确答案为D，半卧位。

363．根据题干所示，该患者为慢性肺心病，已出现肺性脑病的表现，主要表现为烦躁，即处于兴奋期，而二氧化碳潴留所引起的中枢神经系统的症状表现为先兴奋、后抑制，该患者处于肺性脑病的早期，继而会进入抑制期，因此不宜使用镇静剂，以免加重肺心脑病。

373．此题考查呼吸衰竭患者氧疗的护理，根据血气分析结果判断该患者为Ⅱ型呼吸衰竭，此类患者氧疗原则是持续低流量（1～3L/min）给氧，以免缺氧纠正过快引起呼吸中枢抑制。故正确答案为A。

374．此题考查排痰措施的适应证，呼吸系统疾病患者特别是痰液黏稠不易咳出者，其气道管理非常重要，护士应积极采取措施促进患者排痰，常用的促进排痰的措施主要包括有效咳嗽、翻身拍背、体位引流及机械吸痰等，不同的方法其适应证也不同，护士应掌握各种方法的适应证，合理选取。A选项不具有促进痰液排出的作用，首先排除，C选项与有效咳嗽的主旨相悖，也可排除。再根据题干判断老年患者，神志清醒，有呼吸困难，难以耐受机械吸引和体位引流，据此可排除选项D、E。故正确答案为B。

375．根据题干判断，患者出现急性的缺氧和二氧化碳潴留加重，从发病机制来看主要是由于通气功能障碍导致的。具体到该患者的情况护士应考虑到黏稠痰液堵塞气道的可能性，因此最有效的措施就是开放气道，护士应做好气管插管或气管切开的准备，故E选项正确。此题对于护士水平的测试而言，难度较大，但应试时可采用排除法进行分析，使用镇静剂或加大氧流量均会抑制呼吸中枢，加重病情；而使用呼吸兴奋剂会加大氧耗量，同时加重二氧化碳潴留，也会导致病情加重；降低氧浓度对缓解病情没有意义，据此A、B、C、D均可排除。

473．此题考查慢性肺源性心脏病患者低浓度（＜30%～35%）持续给氧原则的依据。其原因为此类患者多为慢性Ⅱ型呼吸衰竭，病人呼吸中枢对二氧化碳刺激的敏感性降低，甚至已处于抑制状态，呼吸中枢兴奋主要依靠缺氧对外周化学感受器的刺激作用，当吸入氧浓度过高时，虽缺氧可短暂改善，但解除了对中枢的兴奋作用，结果使呼吸受到抑制，二氧化碳潴留加剧，甚至诱发肺性脑病。采取低浓度给氧既可防止严重缺氧引起的组织损伤，又可防止二氧化碳潴留加重；而间歇吸氧不仅不能防止二氧化碳潴留加重，还会加重缺氧。因此采取低浓度持续给氧的原则。

476．如果泛泛而言，选项所列均可作为支气管扩张症患者的护理目标。如患者可能会因营养不良、贫血致活动无耐力，所以须采取措施保持充沛的体力；再者，患者咳大量脓痰，应注意保持口腔清洁；感染作为支气管扩张症主要的发病原因，对于支气管扩张症的发生和发展起重要的作用；而对于大咯血的患者来说，防止咯血窒息则是最重要的护理目标，而保持呼吸道通畅则是防止咯血窒息的根本措施。似乎选项A、B、C、D、E均可，但将这些护理问题按照首优、次优的顺序进行排列就可发现，对于支扩患者而言，首要的问题在于保持呼吸道通畅和防治感染。故正确答案为BCDE。

479．此题考查肺结核病人的消毒隔离，护士应熟练掌握。痰菌阳性的病人是肺结核主要的传染源，患者的痰液干燥后结核菌随尘埃飞扬引起结核感染，而结核菌对外界的抵抗较强，在阴湿的环境中能生存5个月以上，故深埋难以杀灭结核菌，B选项不正确。洗必泰不能杀灭分枝杆菌，E选项也不正确。在烈日暴晒下2h，与75%酒精接触2min或煮沸5min均能杀死结核菌；痰液较多时也可在痰杯内加入等量的 1%的消毒灵浸泡 1h 后再弃去；也可将痰液吐在纸上直接焚烧，故 ACD 选项正确。

482．该题考查肺结核病人护理措施，是历年考试的重点，护士应该全面掌握。而重中之重主要在于四大方面：饮食与休息、药物护理、咯血护理及预防传染。关于咯血的护理可参见护士指导相关章节的讲述，不再赘述；饮食与休息较为简单，应加强营养支持，注意休息，避免劳累，有高热、中毒症状明显及咯血者应卧床休息，而轻症及恢复期患者，不必限制活动，这一点须注意，不可一概而论地均卧床休息；药物不良反应的观察非常重要，用药过程中应密切观察并询问不良反应的发生情况，应根据患者痰菌的情况采取适当的消毒隔离措施，如痰菌阳性的患者应进行呼吸道隔离等；当然，心理护理对肺结核患者也非常重要，应给予患者帮助与支持，使其坚持正规治疗。

484．肺癌止痛的原则是按照三阶梯用药方案给予患者个体化用药，一阶梯是指布洛芬等非阿片类药，二阶梯是指可待因等弱阿片类药，三阶梯是指吗啡等强阿片类药。按时给药，而不是在病人疼痛已发作或加重时才给药，其目的是使疼痛处于被控制状态；首选口服给药，必要时采用非胃肠道给药，尽量避免肌内注射。故正确答案为 ABD。

第三章　循环系统疾病病人的护理

A_1型题

1. 循环系统疾病的常见症状**不包括**（　　）。

A．发热　　B．心悸　　C．呼吸困难

D．水肿　　E．晕厥

2. 心源性呼吸困难是指（　　）。

A．自觉心跳加快、心慌或伴心前区不适的主观感受

B．各种理化因素刺激支配心脏神经的传入纤维

C．暂时性广泛脑组织缺血、缺氧引起的急性短暂可逆性意识丧失

D．心衰引起体循环系统静脉淤血，致组织间隙液体过多

E．各种心脏病发生左心功能不全时，由于肺淤血致呼吸费力，呼吸频率、节律异常

3. 心源性呼吸困难最先出现的是（　　）。

A．端坐呼吸　　B．阵发性夜间呼吸困难　　C．劳力性呼吸困难

D．心源性哮喘　　E．急性肺水肿

4. 心源性呼吸困难病人最重要的护理诊断是（　　）。

A．低效性呼吸型态　　B．体液过多　　C．清理呼吸道无效

D．活动无耐力　　E．气体交换受损

5. 心脏病患者出现心源性呼吸困难，其护理措施下列哪项**不正确**（　　）。

A．密切观察生命体征，呼吸困难，心功能变化情况

B．嘱病人侧卧位，以减轻心脏负担

C．加强生活护理，减少体力活动

D．持续低流量吸氧

E．保持情绪稳定，降低交感神经兴奋性

6. 预防阵发性夜间呼吸困难发作，最主要的护理措施是（　　）。

A．保持安静，减少声、光刺激　　B．夜间持续吸氧

C．夜间睡眠应保持半卧位　　D．睡前给小量镇静剂　　E．注意保暖

7. 关于端坐呼吸的描述，正确的是（　　）。

A．体力活动时发生，休息可缓解

B．多发生在夜间，睡眠中可突然憋醒

C．体力活动时发生，含服硝酸甘油可缓解

D．睡眠中憋醒，咳嗽、咳痰，坐起后缓解

E．休息时有呼吸困难，不能平卧，被迫取坐位或半卧位

8. 长期半卧位的心源性水肿患者，最易引起皮肤溃烂的部位是（　　）。

A．踝部　　B．背部　　C．足跟部

D. 骶尾部 E. 心前区

9. 心源性水肿的特点是（ ）。

A. 身体下垂部位及会阴部水肿 B. 颜面部水肿

C. 一定伴有胸腔积液 D. 一定伴有腹水 E. 渗出性水肿

10. 护理心源性水肿病人，**不正确**的方法（ ）。

A. 测体重、腹围每日一次 B. 给予低钠、高蛋白、少产气食物

C. 每日进液量控制在 500ml 左右 D. 下肢水肿时应抬高下肢

E. 输液时滴速一般不超过 20～30 滴/min

11. 对心源性水肿患者实施的护理措施要点中，哪项**不妥**（ ）。

A. 嘱患者要保持身心休息，以减轻心脏负荷

B. 限制钠盐的摄入

C. 保持皮肤清洁、干燥，防止破损感染

D. 使用排钾利尿剂后要特别观察心率的变化

E. 老年病人尤其注意控制输液速度，不可太快

12. 心源性水肿患者应限制的食物**不包括**（ ）。

A. 腌制品 B. 干海货 C. 发酵面点

D. 醋 E. 碳酸饮料

13. 严重心悸病人休息卧床时应**避免**取（ ）。

A. 高枕卧位 B. 仰卧位 C. 左侧卧位

D. 半卧位 E. 右侧卧位

14. 引起心前区疼痛最常见的原因是（ ）。

A. 心包炎 B. 胸膜炎 C. 肋软骨炎

D. 心血管神经官能症 E. 心绞痛、心肌梗死

15. 由于心排血量突然下降而出现的晕厥称为（ ）。

A. 心脏骤停 B. 病窦综合征 C. 阿-斯综合征

D. 倾倒综合征 E. 低血压性晕厥

16. 心源性晕厥最常见的病因是（ ）。

A. 疼痛 B. 体位性低血压 C. 低血糖

D. 心律失常 E. 急性心排血受阻

17. 心源性晕厥最具特征性的表现是（ ）。

A. 头晕 B. 眩晕 C. 休克

D. 黑朦 E. 短暂意识丧失

18. 心功能不全是指（ ）。

A. 在静脉回流正常的情况下，心脏排出的血液不足以维持组织代谢需要的一种病理状态

B. 心脏收缩功能下降，机体动脉系统供血不足

C. 心脏舒张功能不足，机体静脉系统淤血

D. 心脏收缩舒张功能障碍，体循环血压过低

E. 心脏收缩舒张功能障碍，肺循环淤血，肺水肿

19．最常见的诱发和加重心力衰竭的因素是（　）。
A．劳累　B．情绪激动　C．心律失常
D．呼吸道感染　E．输液过快过多

20．下列关于慢性心力衰竭发病机制的叙述哪项**不妥**（　）。
A．早期通过心率加快，心肌肥厚及心腔扩大可提高心排血量
B．早期神经内分泌系统激活，增加血管阻力，水钠潴留以维持血液灌注压
C．失代偿时心脏扩大，可加重心肌损伤
D．失代偿神经内分泌系统长期活性增加可维持血液灌注压
E．失代偿期心肌肥厚致心肌损伤和坏死

21．心脏前负荷过重见于（　）。
A．高血压　B．主动脉瓣狭窄　C．二尖瓣狭窄
D．肺动脉高压　E．二尖瓣关闭不全

22．可引起左心室后负荷（压力负荷）过重的疾病是（　）。
A．二尖瓣狭窄　B．二尖瓣关闭不全　C．主动脉瓣狭窄
D．主动脉瓣关闭不全　E．甲亢

23．以下疾病可引起左室前负荷（容量负荷）过重的是（　）。
A．高血压　B．肺动脉高压　C．主动脉瓣狭窄
D．主动脉瓣关闭不全　E．心肌梗死

24．引起右心室后负荷增高的主要因素是（　）。
A．周围小动脉收缩　B．输液过多过快　C．房间隔缺损
D．肺动脉高压　E．主动脉瓣狭窄

25．促使血管紧张素原转化为血管紧张素 I 的物质是（　）。
A．血管紧张素转换酶　B．血管紧张素转换酶抑制剂　C．内皮素
D．胰岛素　E．肾素

26．促使血管紧张素 I 转化为血管紧张素 II 的物质是（　）。
A．血管紧张素转换酶　B．醛固酮　C．内皮素
D．胰岛素　E．肾素

27．血管紧张素转换酶抑制剂能降低血压的机制是（　）。
A．直接扩张血管　B．促进水钠排出　C．减少心排血量
D．抑制血管紧张素 II 的生成　E．使交感神经兴奋性降低

28．心功能一级病人（　）。
A．可照常活动，但应避免体力劳动，增加午休时间
B．限制活动，多卧床休息　C．加强锻炼，提高耐力
D．绝对卧床休息，限制探望　E．逐步离床，在室内缓步走动

29．某女性患者因心力衰竭入院，诊断为心功能Ⅱ级，病人表现为（　）。
A．不能从事任何体力活动　B．体力活动明显受限，但休息时无症状
C．体力活动轻度受限　D．体力活动不受限制
E．以上都不是

30．风湿性心脏病二尖瓣狭窄病人，休息时感心悸、气促，双肺闻及湿啰音。应判断为

（　　）。

A．心功能Ⅰ级　　B．心功能Ⅱ级　　C．心功能Ⅲ级
D．心功能Ⅳ级　　E．以上都不是

31．心功能Ⅳ级的心脏病病人，最重要的护理措施是（　　）。
A．卧床休息　　B．维持体液平衡　　C．限制探视
D．低盐饮食　　E．保持大便通畅

32．有关左心衰竭病理生理及临床表现的描述，下列哪项**不正确**（　　）。
A．病理生理改变为体循环淤血
B．最早是劳力性呼吸困难
C．咳嗽、咳痰呈白色泡沫样
D．如发生急性肺水肿则咳大量粉红色泡沫痰
E．晚期出现端坐呼吸

33．左心功能不全的最早症状是（　　）。
A．夜间阵发性呼吸困难　　B．端坐呼吸　　C．劳力性呼吸困难
D．急性肺水肿　　E．心悸

34．符合左心衰竭表现的是（　　）。
A．咳嗽　　B．颈静脉怒张　　C．水肿
D．肝脏肿大　　E．肝颈静脉回流征阳性

35．左心衰竭最重要的临床表现是（　　）。
A．咳嗽、咳痰、咯血　　B．呼吸困难　　C．乏力、头晕、心悸
D．少尿及肾功能损害　　E．心脏增大

36．可提示左心衰竭早期表现的脉搏是（　　）。
A．水冲脉　　B．交替脉　　C．脉搏短绌
D．奇脉　　E．缓脉

37．某女性患者因左心衰竭加重入院，在体格检查时，最可能出现的阳性体征是（　　）。
A．两肺底湿啰音　　B．颈静脉怒张　　C．肝脏肋下 2cm
D．双下肢凹陷性水肿　　E．腹水

38．右心衰竭是指（　　）。
A．体循环静脉淤血　　B．上腔静脉淤血　　C．下腔静脉淤血
D．门静脉淤血　　E．肠系膜静脉淤血

39．以下属于右心衰竭表现的是（　　）。
A．咳嗽　　B．交替脉　　C．肺部湿啰音
D．肝大　　E．夜间阵发性呼吸困难

40．下列哪项**不是**右心衰竭临床表现（　　）。
A．食欲不振　　B．颈静脉怒张　　C．肝大、肝区胀痛
D．早期在身体疏松部位出现水肿，如眼睑　　E．口唇发绀

41．右心衰竭最常见的症状是（　　）。
A．食欲不振、恶心、呕吐　　B．水肿、尿少　　C．乏力、头晕、心悸
D．呼吸困难　　E．咳嗽、咯血

42．右心衰竭病人出现食欲不振、腹胀的原因是（　　）。
A．心排血量降低　　B．心肌收缩力减弱
C．腹腔脏器慢性、持续性淤血和水肿　　D．代偿性水钠潴留
E．以上都不是

43．肝颈静脉回流征阳性的定义正确的是（　　）。
A．心源性肝硬化伴黄疸和肝功能损害
B．长期右心衰时肝持续淤血，可形成肝硬化
C．急性肝淤血者可出现肝肿大、压痛
D．有颈静脉怒张者，压迫其右上腹部，回心血量增加使颈静脉怒张更明显
E．右心衰时，可见颈静脉怒张，与静脉压降低有关

44．肝颈静脉回流征阳性见于（　　）。
A．右心肥大　　B．肺气肿　　C．右心功能不全
D．肝硬化　　E．左心功能不全

45．急性心力衰竭的病因**不包括**（　　）。
A．急性广泛心肌梗死　　B．高血压急症　　C．严重心律失常
D．洋地黄中毒　　E．输液过快过多

46．急性心力衰竭的诱发因素**不包括**（　　）。
A．急性感染　　B．过度疲劳　　C．情绪激动
D．严重心律失常　　E．静脉输液过多过快

47．急性肺水肿的特征性表现是（　　）。
A．气促，发绀，烦躁不安　　B．咳粉红色泡沫痰，两肺满布哮鸣音及湿啰音
C．肺动脉瓣区第二心音分裂　　D．心尖区舒张期奔马律　　E．下肢浮肿

48．急性左心衰竭患者的首要护理问题是（　　）。
A．清理呼吸道无效　　B．气体交换受损
C．潜在并发症：心源性休克　　D．恐惧
E．生活自理缺陷

49．急性左心衰发生时，病人需采取的体位是（　　）。
A．平卧位　　B．头高脚低位　　C．坐位，两腿下垂
D．半卧位　　E．头低脚高位

50．抢救急性肺水肿病人加压吸氧时，湿化瓶内乙醇浓度是多少（　　）。
A．10%～20%　　B．20%～30%　　C．30%～40%
D．40%～50%　　E．50%～70%

51．急性左心衰竭肺水肿时，以下处置中**错误**的是（　　）。
A．酒精湿化氧气，高流量吸氧　　B．度冷丁肌内注射
C．西地兰缓慢静脉注射　　D．地塞米松静脉注射　　E．让患者平卧位

52．下列急性肺水肿的护理措施中，哪项**不妥**（　　）。
A．指导病人取坐位或半卧位，两腿下垂　　B．给予持续低流量吸氧
C．遵医嘱给予西地兰缓慢静脉注射　　D．皮下注射或静推吗啡
E．给予利尿剂、血管扩张剂及氨茶碱缓慢静脉滴注

53．下列心力衰竭治疗措施中，**不能**减轻心脏负担的是（　）。

A．身心休息　B．低盐饮食　C．利尿剂

D．洋地黄类药物　E．扩血管药物

54．慢性心力衰竭病人钠盐摄入量应控制在（　）。

A．＜1g/d　B．＜3g/d　C．＜5g/d

D．＜10g/d　E．＜15g/d

55．心力衰竭患者输液速度应控制在（　）。

A．10～20 滴/min　B．20～30 滴/min　C．30～40 滴/min

D．40～50 滴/min　E．50～60 滴/min

56．心功能不全患者，尿量少于多少应通知医生（　）。

A．20ml/h　B．30ml/h　C．40ml/h

D．50ml/h　E．60ml/h

57．慢性充血性心力衰竭的主要护理诊断是（　）。

A．心输出量减少　B．体液过多　C．活动无耐力

D．知识缺乏　E．气体交换受损

58．心力衰竭病人的饮食，下列哪项**不妥**（　）。

A．低盐　B．高热量　C．富含维生素

D．适量纤维素　E．少量多餐

59．鼓励长期卧床的心衰患者在床上作下肢活动，其目的主要是（　）。

A．减少回心血量　B．预防压疮　C．防止肌肉萎缩

D．防止下肢静脉血栓形成　E．及早恢复体力

60．长期卧床的心力衰竭患者，若发生下肢静脉血栓脱落，最易导致（　）。

A．上肢栓塞　B．脑栓塞　C．肺栓塞

D．肾栓塞　E．脾栓塞

61．为使心力衰竭病人保持大便通畅，**不宜**采用（　）。

A．给纤维素含量多的食物　B．训练排便习惯　C．开塞露纳入肛门

D．盐水灌肠　E．口服小剂量镁乳

62．心功能不全的患者，下列保健指导哪项是**错误**的（　）。

A．保持乐观情绪，避免情绪激动　B．注意保暖，预防感冒　C．低盐饮食

D．为减轻症状，不宜活动　E．加强病情监测

63．以下属于排钾利尿剂的是（　）。

A．氨苯蝶啶　B．美托洛尔　C．双氢克尿噻

D．尿激酶　E．螺内酯

64．以下属于保钾利尿剂的是（　）。

A．呋塞米　B．布美他尼　C．氢氯噻嗪

D．环戊噻嗪　E．螺内酯

65．除非紧急情况，利尿剂的应用时间一般**不选用**（　）。

A．早晨　B．上午　C．中午

D．下午　E．晚上

66．在心力衰竭治疗中可以同时减轻心脏前负荷和后负荷的药物是（ ）。
A．氨苯蝶啶 B．氢氯噻嗪 C．呋塞米
D．硝普钠 E．肼肽嗪

67．关于硝普钠治疗的护理措施**不正确**的一项是（ ）。
A．一般剂量为 12.5～25ug/min B．维持血压 140mmHg 左右
C．须现配现用 D．闭光输注
E．如出现心悸、头痛、烦躁、胸骨后疼痛等即停止静滴

68．下列哪一项**不是**常见的洋地黄中毒表现（ ）。
A．食欲不振、恶心呕吐 B．室性早搏二联律 C．头痛、头晕
D．黄视或绿视 E．水肿、蛋白尿

69．最常见的洋地黄中毒表现是（ ）。
A．头晕，头痛 B．黄视 C．恶心，呕吐
D．原来规则心率变为不规则 E．原来不规则心率变得规则

70．洋地黄中毒最严重的反应是（ ）。
A．胃肠道反应 B．心律失常 C．视力模糊
D．黄视绿视 E．头晕、头痛

71．关于洋地黄类药物易发生毒性反应的原因中，下列哪项**不妥**（ ）。
A．洋地黄类药物治疗剂量和中毒剂量接近是易发生洋地黄中毒的根本原因
B．低血钾、心肌缺血缺氧、肝肾功能受损易致洋地黄中毒
C．急性心肌梗死易致洋地黄中毒
D．更易发生在老年人
E．更易发生在青、中年人

72．洋地黄类药物的常见心血管系统毒性反应为各种心律失常，其中最常见的是（ ）。
A．窦性心动过缓 B．三度房室传导阻滞
C．室性期前收缩多呈二联律、三联律 D．长期房颤者心律变得规律
E．室上性心动过速伴房室传导阻滞

73．使用洋地黄类药物的绝对禁忌证是（ ）。
A．心房颤动或扑动 B．严重房室传导阻滞 C．洋地黄中毒或过量
D．肥厚型梗阻型心肌病 E．急性心肌梗死 24h 内

74．洋地黄类药物的禁忌证**不包括**（ ）。
A．急性心肌梗死 24h 内 B．严重房室传导阻滞 C．梗阻性肥厚型心肌病
D．急性肺水肿 E．严重心动过缓

75．观察使用洋地黄类药物的患者，那种情况可继续用药（ ）。
A．恶心、呕吐 B．视力模糊 C．心率 70 次/min
D．室性早搏呈二联律 E．原心房颤动转为规则心律

76．以下对洋地黄中毒患者的处理，**不恰当**的是（ ）。
A．停用排钾利尿剂 B．补充钾盐 C．纠正心律失常
D．电复律 E．缓慢性心律失常者，可用阿托品

77．使用洋地黄类药物时应重点监测（ ）。

A．体温　　B．脉搏　　C．呼吸
D．血压　　E．血氧饱和度

78．护士在发给心衰患者地高辛之前，应先数心率，若心率少于多少次则不能给药（　　）。
A．100 次/min　　B．90 次/min　　C．80 次/min
D．70 次/min　　E．60 次/min

79．地高辛中毒，心率 50 次/min，首选的治疗药物是（　　）。
A．苯妥英钠　　B．利多卡因　　C．氯化钾
D．阿托品　　E．其他药物

80．心脏的正常起搏点位于（　　）。
A．窦房结　　B．房室结　　C．希氏束
D．左心耳　　E．冠状窦

81．心律失常患者，首选的检查项目为（　　）。
A．心电图　　B．超声心动图　　C．心脏照片
D．CT 扫描　　E．生化检查

82．下述最常见的心律失常是（　　）。
A．窦性心动过缓　　B．期前收缩　　C．心房颤动
D．心室颤动　　E．房室传导阻滞

83．临床最常见的心律失常是（　　）。
A．房性早搏　　B．室性早搏　　C．心房颤动
D．窦性心动过速　　E．房室传导阻滞

84．正常窦性心律速率为（　　）。
A．45～60 次/min　　B．100～160 次/min　　C．60～100 次/min
D．>160 次/min　　E．<45 次/min

85．窦性心动过速**不发生**于哪种情况（　　）。
A．发热　　B．甲状腺功能亢进　　C．运动
D．贫血　　E．甲状腺功能减退

86．心脏听诊时闻及每两个正常心脏搏动后出现 1 次前期收缩，称为（　　）。
A．二联律　　B．三联律　　C．二音律
D．奔马律　　E．偶发期前收缩

87．频发性室性期前收缩是指室性期前收缩发作频率超过（　　）。
A．2 次/min　　B．5 次/min　　C．8 次/min
D．10 次/min　　E．15 次/min

88．在心电图上观察到 QRS 波群提前出现，形态宽大畸形，其前无相关的 P 波为（　　）。
A．室性期前收缩　　B．房性期前收缩　　C．交界区期前收缩
D．心房颤动　　E．阵发性心动过速

89．阵发性室性心动过速最常见于（　　）。
A．甲亢　　B．高血压　　C．急性心肌梗死
D．洋地黄中毒　　E．心肌病

90．阵发性室性心动过速发作时首选的药物是（　　）。

A．阿托品　B．利多卡因　C．苯妥英钠
D．维拉帕米　E．美西律

91．阵发性室上性心动过速的首选药物是（　）。
A．利多卡因　B．苯妥英钠　C．异搏定
D．奎尼丁　E．普萘洛尔

92．阵发性室上性心动过速的心室率一般为（　）。
A．100～150 次/min　B．150～250 次/min　C．200～250 次/min
D．250～350 次/min　E．300～350 次/min

93．阵发性室上性心动过速合并心力衰竭患者的首选药物是（　）。
A．维拉帕米　B．间羟胺　C．利多卡因
D．洋地黄　E．胺碘酮

94．可采取兴奋迷走神经的方法终止发作的心律失常是（　）。
A．阵发性室上性心动过速　B．阵发性室性心动过速　C．心房扑动
D．心房颤动　E．室性期前收缩

95．具有完全性代偿间歇的心律失常是（　）。
A．房性期前收缩　B．室性期前收缩　C．心房扑动
D．心房颤动　E．房室传导阻滞

96．心房颤动最常见的病因是（　）。
A．高血压心脏病　B．冠心病　C．心肌病
D．肺源性心脏病　E．风湿性心脏病二尖瓣狭窄

97．心房颤动的体征，下列哪项是**错误**的（　）。
A．心律绝对不齐　B．心音强弱不等　C．脉搏短绌
D．心室率多在 350～600 次/min
E．心室率多在 100～160 次/min

98．脉搏短绌的特点是（　）。
A．脉率大于心率　B．脉率小于心率　C．脉率等于心率
D．脉率少于 60 次/min　E．脉率大于 100 次/min

99．心室颤动的脉搏特征是（　）。
A．快而规则　B．慢而规则　C．快而不规则
D．慢而不规则　E．测不到

100．治疗心室颤动，下述措施中最有效的是（　）。
A．心内注射肾上腺素　B．心脏按压　C．非同步电击复律
D．静脉注射利多卡因　E．奎尼丁

101．持续性心房颤动用洋地黄治疗的主要目的是（　）。
A．增强心肌收缩力　B．恢复窦性心律　C．减慢心室率
D．减慢心房率　E．消除折返激动

102．心房扑动最有效的治疗是（　）。
A．普萘洛尔　B．奎尼丁　C．普罗帕酮
D．直流电复律　E．洋地黄

103. 下面的护理项目中哪项**不适于**电复律治疗术后的护理（ ）。
A. 持续24h心电监护 B. 常规低流量吸氧
C. 按时服用抗心律失常药 D. 禁食至清醒后2h
E. 术后即允许病人离床活动

104. 进行电复律治疗时，要注意哪些事项（ ）。
A. 绝对卧床、保暖 B. 电极放置位置正确
C. 放电时抢救人员离开床沿 D. 电极涂抹足够的电极糊
E. 以上都是

105. 采取电复律治疗后的护理措施，以下哪项**不正确**（ ）。
A. 绝对卧床休息2h B. 测心率、血压每小时1次
C. 注意面色神志 D. 清醒后2h应给予高热量、高维生素的饮食
E. 按医嘱给予抗心律失常药物

106. 心律听诊绝对规则的是（ ）。
A. 房性期前收缩 B. 室性期前收缩 C. 室上性心动过速
D. 心房扑动 E. 心房颤动

107. 第1度房室传导阻滞是指PR间期超过（ ）。
A. 0.10s B. 0.12s C. 0.16s
D. 0.18s E. 0.20s

108. 下列哪项**不是**三度房室传导阻滞的心电图特点（ ）。
A. P波与QRS波互不相关 B. P-P间距相等
C. 心室率快于心房率 D. 心室率常为30～50次/min
E. QRS波群形态正常或增宽畸形，节律规则

109. 易引起阿-斯综合征的心律失常是（ ）。
A. 房性期前收缩 B. 室性期前收缩 C. 心房扑动
D. 心房颤动 E. 第三度房室传导阻滞

110. 用于治疗缓慢性心律失常的药物是
A. 维拉帕米 B. 利多卡因 C. 胺碘酮
D. 阿托品 E. 普罗帕酮

111. 对缓慢性心律失常病人，**不可**使用的药物或方法是（ ）。
A. 硝苯地平 B. 普萘洛尔 C. 人工心脏起搏
D. 阿托品 E. 异丙肾上腺素

112. 胺碘酮常见不良反应为（ ）。
A. 支气管哮喘 B. 肺纤维化 C. 味觉障碍
D. 精神抑郁 E. 甲状腺功能失调

113. 安装永久性人工心脏起搏器的病人，下列哪项护理**不正确**（ ）。
A. 卧床3～5天 B. 咳嗽时用手轻按伤侧 C. 术侧卧位
D. 术侧上肢不宜过度活动 E. 48h后适当的床上活动

114. 最严重的心律失常是（ ）。
A. 心房扑动 B. 心房颤动 C. 室性心动过速

D．心室颤动　　E．房室传导阻滞

115．房颤病人主要应观察（　）。
A．P波的频率　　B．病人的主诉　　C．血压的变化
D．心室率的改变　　E．脉搏的改变

116．有可能导致危及生命的心律失常是（　）。
A．心房颤动　　B．阵发性室上性心动过速　　C．窦性心动过速
D．阵发性室性心动过速　　E．频发单源性室性期前收缩

117．应选择非同步电除颤的心律失常是（　）。
A．心房扑动　　B．心室扑动　　C．室上性心动过速
D．室性心动过速　　E．心房颤动

118．首选心脏直流电复律治疗的心律失常是（　）。
A．频发室早　　B．阵发性室性心动过速
C．阵发性室上性心动过速　D．心室扑动　　E．心室颤动

119．心电示波出现下列哪项表现为危急征兆（　）。
A．心率120次/min　　B．房颤时QRS波群规则出现
C．室性早搏次数明显增加　D．室性早搏出现R on T现象
E．3：2下传的二度房室传导阻滞

120．如独自巡视病房时，突然发现某病人心跳骤停，须首先采取的措施是（　）。
A．尽快请医生来抢救　　B．推抢救车进行电击除颤
C．立即吸氧　　D．人工胸外挤压与口对口呼吸
E．立即给予肾上腺素静脉推注

121．诊断心脏骤停最有价值的指标是（　）。
A．心音消失　　B．瞳孔散大　　C．呼吸停止
D．大动脉搏动消失　　E．心电图呈一直线

122．心脏骤停的诊断依据中**除外**（　）。
A．呼吸、心跳相继停止　B．瞳孔缩小　　C．血压测不出
D．大动脉搏动消失　　E．出现昏迷、抽搐

123．抢救心脏骤停最主要的措施是（　）。
A．立即输氧　　B．心肺脑复苏　　C．肾上腺素
D．西地兰　　E．建立静脉通路

124．对于心律失常病人，每次测量其脉搏和心率的时间应**不少于**（　）。
A．15s　　B．30s　　C．1min
D．2min　　E．3min

125．下列因素**未确定**与高血压发病有关的是（　）。
A．年龄　　B．钠盐　　C．体重
D．饮酒　　E．吸烟

126．下列与原发性高血压发病相关的因素中，**不包括**（　）。
A．遗传因素　　B．自身免疫缺陷　　C．精神长期过度紧张
D．年龄增大与体重超重　　E．高盐的饮食习惯

127．关于原发性高血压病因的叙述，最准确的是（　）。
A．进食食盐过多　B．周围血管阻力增加　C．动脉粥样硬化
D．长期精神紧张　E．在遗传背景下多种后天性因素作用

128．在原发性高血压发病中占主导地位的因素是（　）。
A．水钠潴留　B．肾素-血管紧张素-醛固酮系统
C．胰岛素抵抗　D．高级神经中枢功能紊乱　E．血管内皮功能异常

129．继发性高血压的病因**不包括**（　）。
A．肾小球肾炎　B．肾动脉狭窄　C．胰岛素抵抗
D．原发性醛固酮增多症　E．嗜铬细胞瘤

130．关于高血压的发病机制，**不正确**的是（　）。
A．高级神经中枢功能失调在高血压发病中占主导地位
B．肾素-血管紧张素系统激活
C．去甲肾上腺素分泌增多，引起外周小血管收缩
D．胰岛素抵抗
E．迷走神经兴奋性增加

131．成人高血压的诊断标准是（　）。
A．收缩压≥130mmHg 和（或）舒张压≥80mmHg
B．收缩压≥140mmHg 和（或）舒张压≥85mmHg
C．收缩压≥140mmHg 和（或）舒张压≥90mmHg
D．收缩压≥160mmHg 和（或）舒张压≥90mmHg
E．收缩压≥160mmHg 和（或）舒张压≥95mmHg

132．1999 年 WHO/ISH 对 1 级高血压的诊断标准是（　）。
A．收缩压＜120mmHg，舒张压＜80mmHg
B．收缩压＜130mmHg，舒张压＜85mmHg
C．收缩压 140～159mmHg，舒张压 90～99mmHg
D．收缩压 130～139mmHg，舒张压 85～89mmHg
E．收缩压 160～179mmHg，舒张压 100～109mmHg

133．对于儿茶酚胺增多的病人，下列**不是**诱发高血压因素的是（　）。
A．突然的体位变化　B．步行　C．咳嗽
D．情绪激动　E．取重物

134．在我国原发性高血压最常见的并发症是（　）。
A．心、脑血管并发症　B．肾功能不全　C．眼底病变
D．高血压危象　E．糖尿病

135．下列哪项**不属于**高血压并发症（　）。
A．肾衰竭　B．心绞痛　C．短暂性脑缺血发作
D．下肢动脉供血不足　E．视网膜动脉狭窄

136．在我国原发性高血压最常见的死亡原因是（　）。
A．心律失常　B．尿毒症　C．脑血管意外
D．心力衰竭　E．高血压危象

137. 高血压急症包括类型**不正确**的为（ ）。

A. 高血压脑病　B. 高血压危象　C. 老年人高血压

D. 恶性高血压　E. 妊娠高血压

138. 高血压脑病时的处理措施**不包括**（ ）。

A. 置病人于头低脚高位以增加脑部供氧

B. 吸氧　C. 快速降压

D. 抽搐时可给予镇静剂　E. 甘露醇脱水

139. 对高血压危象的叙述**不正确**的一项是（ ）。

A. 由于全身小动脉的暂时性强烈痉挛所致

B. 以舒张压升高为主

C. 常伴有交感神经功能亢进症状

D. 常有剧烈头痛、气急、胸闷

E. 可有心绞痛、肺水肿等

140. 高血压危象紧急处理的关键是（ ）。

A. 绝对卧床　B. 迅速降压　C. 氧气吸入

D. 限制钠盐摄入　E. 降低颅内压

141. 高血压的脑血管并发症**不包括**（ ）。

A. 脑动脉血栓形成　B. 短暂性脑缺血发作　C. 微小动脉瘤

D. 脑疝　E. 脑出血

142. 对于二期高血压病患者，下列哪一项**不宜**向其宣教（ ）。

A. 增加饮食中的镁　B. 戒烟　C. 长期卧床

D. 少饮酒　E. 低钠盐饮食

143. 高血压的治疗中，限制钠摄入是指（ ）。

A. 食盐摄入量为12g/天左右　B. 食盐摄入量为10g/天左右

C. 食盐摄入量为8g/天左右　D. 食盐摄入量为6g/天左右

E. 食盐摄入量为3g/天左右

144. 在高血压急症中，降压最迅速的药物是（ ）。

A. 硝普钠　B. 硝酸甘油　C. 硝苯地平

D. 普萘洛尔　E. 依那普利

145. 应用下列哪种药物时，最需密切观察血压变化（ ）。

A. 利多卡因　B. 硝普钠　C. 奎尼丁

D. 多巴酚丁胺　E. 维拉帕米

146. 应用下列哪种药物时，应注意避光??（ ）。

A. 静脉点滴硝酸甘油?　B. 静脉点滴青霉素　C. 静脉点滴苄胺唑啉

D. 静脉点滴硝普钠　E. 静脉点滴多巴胺

147. **无需**减慢静脉推注速度的药物是（ ）。

A. 氨茶碱　B. 毛花甙C　C. 呋塞米

D. 葡萄糖酸钙　E. 胺碘酮

148. 用药后**无需**积极观察血压变化的药物是（ ）。

A．维拉帕米　B．硝普钠　C．硝酸甘油
D．酚妥拉明　E．氨茶碱

149．首次应用下列哪种药物需防止病人出现体位性低血压（　）。
A．硝苯地平　B．氢氯噻嗪　C．派唑嗪
D．阿替洛尔　E．卡托普利

150．干咳是哪类降压药物的突出副作用（　）。
A．血管紧张素转换酶抑制剂　B．钙通道阻滞剂
C．β受体阻滞剂　D．利尿剂　E．α_1受体阻滞剂

151．下列**不属于**高血压病非药物治疗措施的是（　）。
A．每日服用钙剂　B．限制钠盐摄入　C．降血脂
D．情绪稳定　E．良好休息与适量运动结合

152．某高血压病病人，同时患有支气管哮喘，他**不能**使用哪种降压药物（　）。
A．呋塞米　B．阿替洛尔　C．硝苯地平
D．卡托普利　E．哌唑嗪

153．护理高血压病患者，下列哪项措施**不正确**（　）。
A．协助用药尽快将血压降至较低水平
B．改变体位时动作宜缓慢
C．沐浴时水温不宜过高
D．头晕、恶心时协助其平卧并抬高下肢
E．保持大便通畅

154．对原发性高血压病人作健康指导，**不正确**的是（　）。
A．宜低盐、低脂、低胆固醇、低热量饮食　B．1级高血压应注意休息，避免过劳
C．缓解期适当运动，控制体重　D．高血压时服药，不高时不用服药
E．每日定时测血压

155．高血压、动脉粥样硬化老年患者的饮食需（　）。
A．高胆固醇食物　B．高动物脂肪食物　C．高糖食物
D．高钠食物　E．高钙食物

156．下列哪项**不是**高血压患者的饮食（　）。
A．清淡、不限盐　B．清淡、低盐　C．低动物脂肪
D．低胆固醇　E．低热量

157．动脉粥样硬化的病因**不包括**（　）。
A．血脂异常　B．高血压　C．吸烟
D．饮酒　E．糖尿病

158．与动脉粥样硬化发生有关的血脂异常，**不包括**（　）。
A．总胆固醇增高　B．高密度脂蛋白增高　C．三酰甘油增高
D．低密度脂蛋白增高　E．极低密度脂蛋白增高

159．冠心病最常见的病因是（　）。
A．梅毒　B．先天畸形　C．结缔组织病
D．创伤　E．动脉粥样硬化

160．下列**不属于**冠心病的危险因素的是（ ）。
A．40 岁以上的人群 B．高密度脂蛋白增高 C．绝经后妇女
D．高血压 E．高血糖
161．对冠心病具有确诊价值的检查手段是（ ）。
A．心电图 B．超声心动图 C．心肌酶测定
D．动态心电图 E．冠状动脉造影
162．在冠心病分型中，哪项是**没有**的（ ）。
A．无症状型 B．心绞痛型 C．心肌梗死型
D．缺血性心肌病型 E．显性冠心病
163．一般情况下，下列哪项**不是**典型心绞痛的诱因（ ）。
A．体力劳动 B．饱餐 C．受寒
D．情绪激动 E．吸烟
164．典型心绞痛发作的疼痛部位常位于（ ）。
A．心前区且向左胸部放射 B．胸骨后且向左上肢内侧放射
C．胸骨下端且向左肩背部放射 D．心尖区且向左上肢放射
E．剑突附近向左上肢前外侧放射
165．一般心绞痛的疼痛性质是（ ）。
A．针扎样刺痛 B．尖锐样灼痛 C．闪电样抽痛
D．压榨样闷痛 E．刀割样疼痛
166．下列哪项**不符合**典型心绞痛的疼痛特点（ ）。
A．疼痛多位于心前区或胸骨中上段后 B．劳累或情绪激动时发作
C．经休息或含服硝酸甘油缓解 D．持续时间长，像针刺、刀扎样痛
E．持续数分钟
167．以下关于心绞痛描述**错误**的是（ ）。
A．胸骨中上段压榨性或窒息性疼痛 B．常伴发热、心肌酶增高
C．持续数分钟 D．休息可缓解
E．心电图可出现 ST 段压低或抬高
168．心绞痛发作时典型心电图表现是（ ）。
A．心肌缺血改变 ST 段抬高 B．ST 段压低＞0.1mV，可有 T 波低平或倒置
C．T 波高尖 D．出现宽大畸形的病理性 Q 波
E．P-R 间期延长
169．变异性心绞痛的心电图改变为（ ）。
A．出现病理性 Q 波 B．T 波倒置 C．T 波高尖
D．ST 段抬高 E．ST 段压低
170．最有效缓解心绞痛的药物是（ ）。
A．硝酸甘油 B．速效救心丸 C．复方丹参滴丸
D．安定 E．阿司匹林肠溶片
171．指导病人正确服用硝酸甘油以缓解心绞痛的方法是（ ）。
A．药物置于口中，立即用温开水送服

B．观察头晕、血压升高的表现

C．舌下含药时应平卧或坐稳，以防发生低血压

D．药物在舌下被唾液溶解以减少吸收

E．如果 30min 后不缓解，再服一片

172．下列哪一项是阿司匹林对冠心病心绞痛的治疗作用（　　）。

A．降低血脂　　B．消炎止痛　　C．降低心肌氧耗量

D．抑制血小板聚集　　E．抑制免疫反应

173．心绞痛的主要护理诊断是（　　）。

A．活动无耐力　　B．疼痛　　C．潜在并发症:心肌梗死

D．知识缺乏　　E．焦虑

174．急性心肌梗死最早、最突出的症状是（　　）。

A．恶心、呕吐　　B．发热　　C．疼痛

D．心律失常　　E．心源性休克

175．心肌梗死病人出现胃肠道症状是因为（　　）。

A．心肌缺血　　B．心肌缺氧　　C．交感神经张力增高

D．迷走神经张力增高　　E．以上均不是

176．急性心肌梗死早期最常见的死亡原因是（　　）。

A．心脏破裂　　B．室性心律失常　　C．急性心力衰竭

D．心源性休克　　E．室壁瘤

177．急性心肌梗死所致心律失常发生率最高的时间为急性心梗后（　　）。

A．24h 内　　B．1～3 天　　C．4～7 天

D．2 周以内　　E．一个月以内

178．急性心肌梗死最常见的心律失常是（　　）。

A．心动过速　　B．房室传导阻滞　　C．心房颤动

D．室性期前收缩　　E．心室颤动

179．室性心律失常易发生于（　　）。

A．前壁心肌梗死　　B．下壁心肌梗死　　C．侧壁心肌梗死

D．前间壁心肌梗死　　E．后壁心肌梗死

180．下壁心肌梗死易发生的心律失常为（　　）。

A．室性早搏　　B．心室颤动　　C．房性早搏

D．房室传导阻滞　　E．心房颤动

181．急性前壁心肌梗死易发生的心律失常类型为（　　）。

A．室上性心动过速　　B．房室传导阻滞　　C．房性期前收缩

D．心房颤动　　E．快速室性心律失常

182．急性心肌梗死发生各种心律失常的处理下列哪项**不妥**（　　）。

A．室性心律失常给予利多卡因静脉注射

B．发生房颤伴室率快可用快速洋地黄制剂

C．房室传导阻滞可用阿托品

D．严重房室传导阻滞可安装人工心脏起搏器

E．发生室颤应立即实施非同步直流电复律

183．急性心肌梗死出现下列哪项心律失常时最需要紧急处理（ ）。

A．窦性心动过缓 B．二度 I 型房室传导阻滞 C．房性期前收缩

D．心房颤动 E．多源性室性期前收缩

184．一急性前壁心肌梗死的病人心电示波器出现波形、振幅和频率均不规则的图形，QRS 波群、ST 段与 T 波无法区分，首先采取的措施是（ ）。

A．静脉推注利多卡因 B．进行心脏按压 C．进行同步电复律

D．进行非同步复律 E．立即通知医生

185．心肌梗死时发热一般出现在（ ）。

A．与胸痛同时出现 B．在胸痛发生后 12～24h

C．在胸痛发生后 24～48h D．在胸痛发生后 36～72h

E．在胸痛发生之前

186．心肌梗死的发热很少超过（ ）。

A．37.5℃ B．38℃ C．38.5℃

D．39℃ E．39.5℃

187．急性心肌梗死发病后，发热多在 1 周内恢复正常，发热原因是由于（ ）。

A．肺部感染 B．胃肠道脱水 C．体温调节中枢紊乱

D．心肌坏死组织吸收 E．体温中枢供血不足

188．急性心肌梗死 24h 内应**禁用**的药物是（ ）。

A．呋塞米 B．利多卡因 C．硝酸甘油

D．洋地黄 E．尿激酶

189．急性心肌梗死患者应绝对卧床休息**至少**达（ ）。

A．24h B．48h C．1 周

D．2 周 E．3～5 周

190．急性心肌梗死患者出现阵发性室性心动过速，预示即将发生（ ）。

A．心房颤动 B．心室颤动 C．心室停顿

D．不完全性房室传导阻滞 E．完全性房室传导阻滞

191．急性心肌梗死患者发生左心衰的主要原因是（ ）。

A．肺部感染 B．心脏负荷加重 C．房室传导阻滞

D．情绪激动 E．心肌收缩减弱和不协调

192．诊断急性心肌梗死最有意义的是（ ）。

A．心源性休克 B．谷草转氨酶增高 C．乳酸脱氢酶增高

D．心电图病理性 Q 波伴 ST 段抬高 E．持续胸骨后疼痛

193．诊断急性心肌梗死特异性最高的血清酶是（ ）。

A．丙氨酸氨基转移酶(ALT) B．乳酸脱氢酶(LDH)

C．肌酸磷酸激酶(CPK) D．CPK 同工酶(CPK-MB)

E．血清肌红蛋白升高

194．急性心肌梗死病人血清心肌酶测定中出现最早、恢复最早的酶是（ ）。

A．肌酸磷酸激酶 B．乳酸脱氢酶 C．缓激肽酶

D．细胞色素氧化酶　E．天门冬氨酸转移酶

195．能反映急性心肌梗死的心肌酶检查**不包括**（　）。
A．肌酸磷酸激酶　B．肌酸磷酸激酶同工酶　C．谷丙转氨酶
D．门冬氨酸氨基转移酶　E．乳酸脱氢酶

196．急性心肌梗死时缓解疼痛最有效的药物是（　）。
A．硝酸甘油　B．地西泮　C．吗啡
D．硝酸异山梨酯　E．硝苯地平

197．心肌梗死后心肌再灌注治疗的最佳时间为起病后（　）。
A．2h 内　B．4h 内　C．6h 内
D．10h 内　E．24h 内

198．急性心肌梗死患者使用尿激酶的目的在于（　）。
A．解除疼痛　B．预防心律失常　C．溶解血栓
D．控制休克　E．治疗心力衰竭

199．急性心肌梗死患者绝对卧床休息时容易忽视的一项重要的护理措施是（　）。
A．休息　B．饮食的种类　C．吸氧
D．便秘的预防　E．心律失常的监护

200．下列处于急性期的急性心肌梗死患者的护理中哪一项是**错误**的（　）。
A．绝对卧床休息　B．少食多餐，不宜过饱　C．限制探视
D．避免不良刺激　E．预防压疮，每 2h 翻身一次

201．急性心肌梗死患者止痛治疗，遇到下列哪种情况**不能**用吗啡（　）。
A．呼吸抑制　B．频发室性期前收缩　C．心力衰竭
D．神志欠清　E．高龄患者

202．关于冠心病病人保持大便通畅的叙述，**不正确**的是（　）。
A．卧床会使肠蠕动减慢　B．饮食中需要增加粗纤维食物
C．便秘时采用大量不保留灌肠以导泻　D．用力排便可诱发和加重心衰
E．用力排便可诱发严重心律失常

203．急性心肌梗死患者病后第 1 周护理，**错误**的是（　）。
A．日常生活均由护理人员帮助照料　B．清淡流质或半流质饮食
C．安抚患者紧张情绪　D．鼓励在床上做伸展四肢活动
E．避免不必要翻身

204．急性心肌梗死患者病人吸氧的目的是（　）。
A．改善心肌缺氧，减轻疼痛　B．预防心源性休克
C．减少心律失常　D．防止心力衰竭　E．促进坏死组织吸收

205．急性心肌梗死与心绞痛心电图的主要区别是（　）。
A．ST 段抬高　B．ST 段压低　C．T 波倒置
D．T 波低平　E．出现异常深而宽的 Q 波

206．冠心病心绞痛与心肌梗死的疼痛，其主要鉴别点是（　）。
A．疼痛的持续时间与强度不同　B．疼痛部位不同
C．疼痛性质不同　D．疼痛的放射部位不同　E．疼痛时伴发恶心

207．风湿性心瓣膜病与下列哪种细菌反复感染有关（　）。
A．甲族乙型溶血性链球菌　B．甲族丙型溶血性链球菌
C．乙族乙型溶血性链球菌　D．乙族丙型溶血性链球菌
E．葡萄球菌
208．风湿性心瓣膜病最常受累的瓣膜是（　）。
A．二尖瓣　B．主动脉瓣　C．肺动脉瓣
D．三尖瓣　E．二尖瓣联合主动脉瓣
209．慢性风湿性心瓣膜病最常见的瓣膜病变范围为（　）。
A．单纯二尖瓣　B．二尖瓣合并主动脉瓣　C．单纯主动脉瓣
D．主动脉瓣合并肺动脉瓣　E．肺动脉瓣合并三尖瓣
210．风湿性心瓣膜病二尖瓣狭窄最常出现的早期临床症状是（　）。
A．阵发性夜间呼吸困难　B．劳力性呼吸困难
C．急性肺水肿　D．双下肢水肿
E．胸腔积液
211．二尖瓣狭窄患者的面容特征为（　）。
A．两颊部蝶形红斑　B．两颊部紫红，口唇轻度发绀　C．两颊黄褐斑
D．午后两颊潮红　E．面部毛细血管扩张
212．风湿性心脏病二尖瓣狭窄最主要的体征为（　）。
A．周围血管征如水冲脉、毛细血管搏动、枪击音等
B．心房颤动　C．心尖区舒张期隆隆样杂音
D．肺动脉瓣区第二心音增强　E．心尖区第一心音增强
213．二尖瓣狭窄首先出现的血液动力学改变是（　）。
A．左心房肥大　B．左心室肥大　C．右心室肥大
D．肺动脉扩张　E．肺淤血
214．诊断二尖瓣狭窄最可靠的方法是（　）。
A．超声心动图　B．心电图　C．胸部 X 线
D．心导管检查　E．心音图
215．导致二尖瓣狭窄病人发生心衰的常见原因是（　）。
A．呼吸道感染　B．栓塞　C．心房颤动
D．左心室肥厚　E．使用激素类抗风湿药
216．下列哪项体检符合二尖瓣狭窄合并主动脉瓣关闭不全（　）。
A．心前区收缩期杂音，主动脉瓣区舒张期叹气样杂音
B．心尖区舒张期隆隆样杂音，主动脉瓣副区舒张期叹气样杂音
C．心尖区开瓣音，主动脉瓣区收缩期杂音
D．心尖区 Austin-Flint 杂音，主动脉瓣区舒张期叹气样杂音
E．心尖区收缩期喀喇音，主动脉瓣区舒张期叹气样杂音
217．风心病主动脉瓣关闭不全患者的早期症状是（　）。
A．劳力性呼吸困难　B．乏力、心悸　C．全心衰竭表现
D．心悸、头部动脉搏动感　E．身体下垂部位凹陷性水肿

218．以下关于二尖瓣关闭不全描述**错误**的是（　　）。
A．病变轻、心功能代偿良好者可无症状
B．常见症状为劳累后疲倦、乏力和呼吸困难
C．咯血较二尖瓣狭窄少见
D．可出现右心衰竭症状
E．急性肺水肿较二尖瓣狭窄多见

219．二尖瓣关闭不全最重要的体征是（　　）。
A．二尖瓣开放拍击音　B．心尖区第一心音亢进
C．二尖瓣面容　D．心尖部舒张期隆隆样杂音
E．心尖部收缩期粗糙吹风样杂音

220．主动脉瓣关闭不全最重要的体征是（　　）。
A．周围血管征
B．主动脉瓣区响亮、粗糙的收缩期吹风样杂音
C．主动脉瓣第二听诊区响亮、粗糙的收缩期吹风样杂音
D．主动脉瓣区舒张早期叹气样杂音
E．主动脉瓣第二听诊区舒张早期叹气样杂音

221．主动脉瓣关闭不全引起的周围血管征**错误**的是（　　）。
A．动脉舒张压升高　B．脉压增大　C．水冲脉
D．毛细血管搏动征阳性　E．股动脉枪击音

222．易发生心绞痛、晕厥的瓣膜病是（　　）。
A．二尖瓣狭窄　B．二尖瓣关闭不全　C．主动脉瓣狭窄
D．主动脉瓣关闭不全　E．肺动脉瓣狭窄

223．颈动脉明显搏动主要见于（　　）。
A．主动脉瓣关闭不全　B．二尖瓣关闭不全　C．三尖瓣关闭不全
D．主动脉瓣狭窄　E．二尖瓣狭窄

224．可引起脉压增大的疾病是（　　）。
A．二尖瓣狭窄　B．二尖瓣关闭不全　C．主动脉瓣狭窄
D．主动脉瓣关闭不全　E．肺动脉瓣狭窄

225．脉压增大时可出现（　　）。
A．奇脉　B．交替脉　C．细迟脉
D．水冲脉　E．短绌脉

226．吸气时脉搏显著减弱或消失常见于（　　）。
A．主动脉瓣关闭不全　B．二尖瓣关闭不全　C．心包积液
D．左心功能不全　E．右心功能不全

227．周围血管征多见于（　　）。
A．二尖瓣狭窄　B．二尖瓣关闭不全　C．主动脉瓣狭窄
D．主动脉瓣关闭不全　E．三尖瓣关闭不全

228．最常引起急性肺水肿的风湿性心瓣膜病类型是（　　）。
A．二尖瓣狭窄　B．二尖瓣关闭不全　C．主动脉瓣狭窄

D．主动脉瓣关闭不全　　E．三尖瓣狭窄

229．风湿性心瓣膜病的首要潜在并发症，也是本病就诊及致死的主要原因是（　）。

A．肺部感染　　B．充血性心力衰竭　　C．亚急性感染性心内膜炎

D．心律失常　　E．栓塞

230．风湿性心瓣膜病并发的心律失常最多见的是（　）。

A．房性期前收缩　　B．室性期前收缩　　C．心房颤动

D．室上性心动过速　　E．房室传导阻滞

231．风湿性心脏病合并哪项心律失常最易出现栓塞（　）。

A．前期收缩　　B．阵发性心动过速　　C．心房颤动

D．房室传导阻滞　　E．预激综合征

232．风湿性心脏病二尖瓣狭窄并发栓塞最常见的栓塞部位在（　）。

A．肺动脉　　B．脾动脉　　C．肾动脉

D．脑动脉　　E．四肢动脉

233．风湿性心脏病心房颤动病人突然抽搐、偏瘫首先考虑（　）。

A．心力衰竭加重　　B．洋地黄中毒　　C．低钾血症

D．脑栓塞　　E．蛛网膜下腔出血

234．风心病长期卧床的心力衰竭患者，当下肢静脉血栓形成时，如血栓脱落可导致的栓塞是（　）。

A．肾栓塞　　B．脑栓塞　　C．肺栓塞

D．脾动脉栓塞　　E．上肢动脉栓塞

235．关于风湿性心脏病主动脉瓣狭窄引起心绞痛的发病机制，正确的是（　）。

A．病变累积冠状动脉造成冠脉狭窄　　B．风湿性炎症累及心包

C．左心室排血量显著降低使冠脉血流量减少　　D．冠脉易激惹发生痉挛

E．主动脉瓣狭窄时，冠脉不易形成侧支循环

236．治疗风心病的根本方法是（　）。

A．预防上呼吸道感染　　B．改善心功能，防止心室重构

C．按医嘱服药，控制风湿活动　　D．积极预防风湿活动

E．手术如二尖瓣交界分离术

237．关于风心病心衰，**不妥**的饮食护理措施是（　）。

A．给低热量饮食　　B．给清淡易消化食物　　C．给低盐饮食

D．增加粗纤维食物　　E．给高热量、富含营养食品

238．引起风心病病人活动无耐力，最主要的相关因素是（　）。

A．肺淤血致呼吸困难　　B．体循环淤血致机体水肿

C．心排血量减少致组织缺血　　D．冠状动脉灌注不足致心肌收缩无力

E．胃肠道缺血致营养不良

239．预防风湿性心瓣膜病的根本措施是（　）。

A．长期服用抗风湿药物　　B．积极防治链球菌感染　　C．防止复发，卧床休息

D．增加营养，避免过劳　　E．居室要防寒避湿

240．对风湿性心脏瓣膜病患者出院指导中最重要的是（　）。

A．避免过度劳累 B．避免饮食过咸 C．预防呼吸道感染
D．保持心情愉快 E．定期门诊复查

241．关于亚急性感染性心内膜炎**不正确**的是（ ）。
A．致病菌以金葡菌最常见 B．风心病易并发
C．血培养具有重要的确诊价值 D．治疗常使用青霉素
E．发热是早期常见症状

242．引起亚急性感染性心内膜炎最常见的致病菌为（ ）。
A．金黄色葡萄球菌 B．肠球菌 C．肺炎球菌
D．草绿色链球菌 E．厌氧菌

243．下列哪项对亚急性感染性心内膜炎有确诊价值（ ）。
A．持续发热 B．心脏杂音 C．脑栓塞
D．血培养阳性 E．皮肤黏膜淤点

244．亚急性感染性心内膜炎的特征性表现是（ ）。
A．发热 B．栓塞 C．贫血
D．脾大 E．短期内心脏杂音性质改变

245．原发性心肌病临床最常见的类型是（ ）。
A．限制型 B．扩张型 C．肥厚型
D．肥厚与限制型 E．未定型

246．除遗传因素外，导致扩张型心肌病可能的原因是（ ）。
A．病毒感染 B．细菌感染 C．中毒
D．代谢异常 E．药物作用

247．扩张型心肌病最主要的临床表现（ ）。
A．充血性心力衰竭 B．心律失常 C．栓塞
D．晕厥 E．猝死

248．扩张型心肌病临床特征**不包括**（ ）。
A．心脏呈球形扩大 B．左心室流出道狭窄 C．充血性心力衰竭
D．心律失常 E．阿-斯综合征

249．肥厚型心肌病的病因是（ ）。
A．病毒感染 B．遗传 C．高强度运动
D．代谢异常 E．中毒

250．下列哪项**不是**肥厚性心肌病常见的临床表现（ ）。
A．心悸 B．起立或走动时晕厥 C．心前区疼痛
D．劳力性呼吸困难 E．自发性心绞痛

251．对肥厚型心肌病最有诊断价值的辅助检查是（ ）。
A．心电图 B．Holter（24h 动态心电图监测）
C．运动负荷试验 D．超声心动图 E．胸部 X 线检查

252．与肥厚型心肌病**不相符合**的一项是（ ）。
A．可出现各类心律失常 B．梗阻部位在左室流出道 C．宜使用普萘洛尔治疗
D．病因不明 E．宜使用硝酸酯类药物

253. 肥厚型心肌病病人，应避免剧烈活动，其原因是以免（ ）。
A．引起心衰　B．诱发心绞痛　C．发生猝死
D．引起心律失常　E．引起脑缺血

254. 肥厚性梗阻型心肌病引起心绞痛发作时，护士应首先（ ）。
A．肌内注射止痛剂　B．指导病人立即保持安静，坐下或卧位
C．给病人吸氧　D．通知医生
E．遵医嘱使用血管扩张剂

255. 急性心肌炎最常见的病因是（ ）。
A．病毒　B．中毒　C．细菌
D．风湿　E．真菌

256. 引起心肌炎最常见的病毒是（ ）。
A．轮状病毒　B．脊髓灰质炎病毒　C．疱疹病毒
D．柯萨奇病毒 A　E．柯萨奇病毒 B

257. 急性病毒性心肌炎患者，不主张使用糖皮质激素的原因是糖皮质激素可（ ）。
A．抑制干扰素生成，加重心肌损害　B．影响心肌代谢
C．加速病毒复制　D．诱发心律失常　E．导致炎症扩散

258. 病毒性心肌炎有关检查中下列哪项对诊断本病有帮助（ ）。
A．血肌酐下降　B．白细胞总数降低　C．红细胞沉降率减慢
D．尿素氮升高　E．血清心肌酶增高

259. 病毒性心肌炎的护理重点在于（ ）。
A．充分休息，保证丰富的营养　B．绝对卧床 3 个月，低盐饮食
C．接种流感疫苗，预防感冒　D．加强锻炼，增强机体抵抗力
E．坚持小剂量服用糖皮质激素

260. 治疗病毒性心肌炎至症状消失后，最少应休息（ ）。
A．1 个月　B．2 个月　C．3 个月
D．4～6 个月　E．6 个月以上

261. 急性病毒性心肌炎患者的最主要的护理措施是（ ）。
A．保证病人绝对卧床休息　B．保证蛋白质的供给　C．给予易消化的饮食
D．给予多种维生素　E．严格记录每日出入液量

262. 某病人心前区饱满，体检：有奇脉，颈静脉怒张，肝颈回流征阳性，应考虑为（ ）。
A．先天性心脏病　B．右心功能不全　C．左心功能不全
D．心包积液　E．纵隔肿瘤

263. 下列情况适用洋地黄治疗的是（ ）。
A．急性心脏压塞　B．梗阻性肥厚型心肌病
C．风心病、心力衰竭、快速房颤　D．急性心肌梗死
E．高血压危象

264. 引起心室舒张充盈受限的疾病是（ ）。
A．二尖瓣狭窄　B．主动脉瓣狭窄　C．贫血
D．甲亢　E．缩窄性心包炎

A_2型题

265．男性，80岁，因慢性心衰（全心衰），心功能Ⅳ级入院，经治疗、护理，心功能已恢复至Ⅱ级，责任护士嘱患者适当增加活动量，并说明长期卧床的危害，下列危害中哪项**不妥**（　）。

A．活动减少使消化功能减退　B．易发生压疮
C．易形成下肢静脉血栓　D．易发生扩张型心肌病
E．长期卧床，致肌肉萎缩

266．男性，56岁，突然心悸，气促，咳粉红色泡沫样痰，血压195/90mmHg，心率136次/min，你应首先备好下列哪组药物（　）。

A．西地兰，硝酸甘油，异丙肾上腺素　B．硝普钠，西地兰，呋塞米
C．毒毛花苷K，硝普钠，普萘洛尔　D．胍乙啶，酚妥拉明，西地兰
E．硝酸甘油，西地兰，多巴胺

267．李某，女，67岁，患慢性充血性心力衰竭，在治疗期间出现恶心、头痛、头晕、黄视。检查：心率46次/min，二联律，应考虑为（　）。

A．硝普钠中毒　B．洋地黄中毒　C．氨茶碱中毒
D．酚妥拉明中毒　E．多巴酚丁胺中毒

268．某女，60岁，心衰卧床已3周，有尾骶部皮肤溃破，两下肢水肿，体质虚弱消瘦，你对患者进行饮食指导应（　）。

A．低脂肪、高蛋白、高维生素　B．低盐、高蛋白、高维生素
C．高热量、低蛋白、低盐　D．高脂肪、低蛋白、高维生素
E．高热量、高蛋白、高维生素

269．患者女性，23岁。突发心悸1h。过去有类似发作史，可自行终止。查体：甲状腺不大，心脏不大，心率160次/min，律齐，未闻及杂音。为明确诊断应立即做（　）。

A．胸片　B．心电图　C．超声心动图
D．动态心电图　E．T_3、T_4检查

270．患者男性，56岁，自诉心慌。心电图：提前出现P′波，其形态与窦性P波不同，QRS形态正常，其后有不完全代偿间歇。该患者的心电图诊断为（　）。

A．房性期前收缩　B．室性期前收缩　C．心房扑动
D．心房颤动　E．房室传导阻滞

271．患者男性，72岁，发作性晕厥3次住院。心电图：三度房室传导阻滞，心室率40次/min。首选治疗是（　）。

A．临时心脏起搏　B．肾上腺素　C．利多卡因
D．胺碘酮　E．心脏按摩

272．患者男性，31岁。阵发性心慌3年，每次发作突然，持续数分钟至1h不等。本次发作时心率190次/min，律齐，QRS波形态正常，P波不易辨认。该患者诊断为（　）。

A．心房颤动　B．心房扑动　C．室上性心动过速
D．室性心动过速　E．窦性心动过速

273．刘先生，有原发性高血压病史。反复发作胸闷、心悸，就诊时自觉症状尚可。心电图结果为：P波消失呈锯齿状，频率300次/min，心室率75次/min。根据目前病情，最可能的

诊断是（　）。

A．原发性高血压　B．心房颤动　C．心房扑动（4∶1 传导）

D．阵发性房性心动过速　E．完全性房室传导阻滞

274．王某，男，62 岁。因心房颤动住院治疗，心率 114 次/min，心音强弱不等，心律不规则，脉搏细弱，且极不规则。此时护士应如何准确观察脉搏与心率（　）。

A．先测心率，后测脉搏　B．先测脉搏，后测心率

C．两人分别测脉搏和心率，但应同时起止　D．两人分别测脉搏和心率

E．一人测心率，一人测脉率

275．患者女性，67 岁。测血压：145/90mmHg。该患者的血压分级是（　）。

A．理想血压　B．正常血压　C．正常高限

D．1 级高血压　E．2 级高血压

276．患者，男性，69 岁，高血压心脏病 10 年，近 1 年来病人明显感觉体力活动受限，洗脸、刷牙即可引起呼吸困难、心悸，此病人目前心功能处于（　）。

A．代偿期　B．Ⅰ级　C．Ⅱ级

D．Ⅲ级　E．Ⅳ级

277．患者女性，60 岁，高血压。突然出现呼吸困难，不能平卧，双肺满布湿啰音，测血压为 200/120mmHg，首选的血管扩张剂是（　）。

A．卡托普利　B．硝酸甘油　C．硝酸异山梨酯

D．硝普钠　E．酚妥拉明

278．男，66 岁，高血压心脏病，心功能不全，ECG 示二度房室传导阻滞，两肺底闻及湿啰音，此时**不宜**选择下列哪一种降压药物（　）。

A．卡托普利　B．硝苯地平　C．β 受体阻滞剂

D．噻嗪类利尿剂　E．哌唑嗪

279．某心脏病病人出现心悸，心率 30～40 次/min，律齐，首选的措施是（　）。

A．加强巡视　B．心电监护　C．安慰病人

D．立即报告医生　E．做好生活护理

280．患者女性，69 岁。高血压，间断服用降压药物，血压控制在 120～150/70～90mmHg。今晨测血压：120/80mmHg。其健康教育的说法**不正确**的是（　）。

A．适当运动　B．血压控制理想，可暂时停药

C．服药后卧床片刻，防止直立性低血压　D．低盐、低脂、低胆固醇饮食

E．避免情绪激动

281．患者，男性，50 岁，近 8 周反复发作剧烈头痛、心悸，未予治疗，近 3 次不同时间测血压分别为 220/126mmHg、180/120mmHg、140/95mmHg。对其诊断与处理最重要的考虑为（　）。

A．继续在不同时间内测血压，以确定是否为高血压病

B．寻找其血压升高的病因，以确定有无继发性高血压

C．试用卡托普利治疗，观察其用药反应

D．作头部 CT、心脏超声与肾功能检查，迅速确定靶器官的损害情况

E．暂不处理，3 个月后复查血压

282．患者女性，61 岁，高血压病史 12 年，未规律服降压药治疗，血压时高时低，多在 160/105mmHg，近 3h 心前区持续疼痛，出冷汗来院急诊。入院后经检查确诊为急性心肌梗死，入 CCU 病房，半小时后患者出现呼吸困难伴喘息，两肺布满湿啰音和哮鸣音，心率 108 次/min，律齐，护士首先考虑病人病情变化是（ ）。

A．肺部感染 B．肺栓塞 C．急性左心衰竭

D．严重心肌缺血缺氧 E．再次心肌梗死

283．高血压患者睡眠时突感极度胸闷、气急、大汗淋漓，咳嗽、咯大量粉红色泡沫痰，端坐呼吸，血压 200/110mmHg，心率 110 次/min。下列哪项护理是**错误**的（ ）。

A．安慰患者，稳定情绪 B．置患者于两腿下垂坐位

C．酒精湿化吸氧 4～6L/min D．建立静脉通路

E．静脉滴注给药宜快速

284．患者，女性，66 岁，患高血压病 8 年，近半年来夜间间断胸骨后或心前区疼痛，持续 3～5min，经入院检查确诊为冠心病心绞痛，医生嘱用硝酸甘油，责任护士讲解用药知识其中哪项**不妥**（ ）。

A．应卧位或坐位服药，以防发生体位性低血压

B．该药应舌下含服，不可吞服或嚼服

C．该药可扩张外周血管，减轻心脏负担

D．该药不良反应有头面部皮肤潮红，搏动性头痛等

E．出现不良反应需立即停药，不可再服用

285．病人，男，55 岁，因头痛、心悸和心前区不适到门诊就诊，经查血压 160/95 mmHg。家族中无人患高血压和其他心血管疾病，既往无糖尿病、冠心病和高胆固醇血症。据此可以推断该病人高血压危险分层属于（ ）。

A．1 级（低度危险组） B．2 级（中度危险组） C．3 级（高度危险组）

D．3 级（中度危险组） E．以上都不是

286．患者男性，51 岁。有“糖尿病”病史 6 年，吸烟，1 包/天。随单位体检，心电图：窦性心律，ST 段压低，T 波倒置。初步拟诊：冠心病。其临床分型属于（ ）。

A．隐匿型冠心病 B．心绞痛型冠心病 C．心肌梗死型冠心病

D．心力衰竭和心律失常型冠心病 E．混合型冠心病

287．患者，男性，48 岁，工人，近 1 个月发现过度劳累时心前区疼痛，确诊为心绞痛，病人吸烟多年，进食不规律，喜饮浓茶，检查发现三酰甘油增高，责任护士向病人进行健康教育的内容中，下列哪项**不妥**（ ）。

A．戒烟、限酒、不饮浓茶

B．含服硝酸甘油 1 片后心绞痛仍不缓解，可间隔 1h 后再服 1 片

C．低盐、低脂饮食，不宜过饱

D．平日随身携带硝酸甘油按医嘱服药，定期复查

E．保持情绪稳定，不可过度劳累

288．患者，女性，68 岁。冠心病心绞痛 2 年，胸痛发作时经休息或含服硝酸甘油 5min 内可以缓解，护士指导患者平日预防用药中，下列哪项**不正确**（ ）。

A．倍他乐克 B．消心痛 C．硝苯地平缓释片

D．小剂量阿司匹林　　E．氨苯蝶啶

289．患者男性，55岁。胸痛发作时用地尔硫卓有效，冠脉造影未见主要分支有病变，最可能解释其胸痛的机制是（　）。

A．冠脉微血管病变　　B．主动脉瓣狭窄所致　　C．心血管神经症
D．冠脉痉挛　　E．交感神经活性过强

290．男性，60岁。因心前区压榨样疼痛4h余伴冷汗、恐惧来院急诊，护士采取的措施中哪项**不妥**（　）。

A．拍X胸片　　B．抽血送检　　C．简单护理体检
D．心电监护　　E．监测血压

291．牛先生，患冠心病10年，半个月来频发心前区不适，含服硝酸甘油无效，疑为急性心肌梗死，最具诊断意义的检查是（　）。

A．血常规　　B．尿常规　　C．红细胞沉降率
D．超声波　　E．心电图

292．患者女性，57岁。诊断为急性心肌梗死，经治疗后疼痛缓解。现突然出现烦躁不安，大汗，皮肤湿冷，测血压80/50mmHg，心率110次/min，尿量20ml/h。应考虑为（　）。

A．急性心力衰竭　　B．心律失常　　C．心源性休克
D．心脏破裂　　E．乳头肌断裂

293．某高血压病人，70岁，发生广泛前壁急性心肌梗死3h入院。如有下列哪种情况提示该病人**不能**应用溶栓治疗（　）。

A．频发室性早博二联律　　B．血压180/115 mmHg
C．3年前因脑梗死致左侧肢体偏瘫　　D．伴发急性左心衰竭
E．年龄过大

294．男，64岁，急性广泛前壁心肌梗死8h，端坐呼吸，两肺底有细湿啰音，心率120次/min，有奔马律，下列哪项药物是**不适宜**的（　）。

A．硝酸甘油静滴　　B．硝酸异山梨酯静滴　　C．毛花甙C静注
D．尿激酶静注　　E．多巴酚丁胺静滴

295．患者，男性，72岁，因冠心病慢性全心衰竭入院，入院后3天未解大便，患者感到腹胀难受，责任护士利用润肠剂使患者顺利排便。下列对发生便秘的原因的解释，**不正确**的是（　）。

A．住院后环境变化，使排便习惯发生改变　　B．疾病使患者规律排便受抑制
C．长时间卧床，缺少活动，使肠蠕动减慢　　D．胃肠道淤血，食欲减退，进食少
E．大肠排便反射障碍

296．患者，男性，86岁，因冠心病全心衰竭入院。神清，呼吸频率24次/min，半卧位，心界向两侧扩大，心率108次/min，两肺可闻湿啰音，肝肋下3指，双下肢凹陷性水肿。患者在家中已2天未解大便，责任护士在解决患者排便问题时采取的措施，**不妥**的是（　）。

A．可多在室内活动，以促进排便
B．建议患者在饮食中增加粗纤维
C．嘱排便时不可过度用力，必要时可用润肠剂
D．帮助患者在住院期间养成按时排便习惯

E．训练床上排便习惯

297．患者，男性，72 岁，冠心病心绞痛 7 年，平时心绞痛发作时口含硝酸甘油 2～5min 缓解，2h 内心绞痛发作服用上述药物无效，急送医院，心电图检查发现 ST 段弓背上抬，T 波倒置，血压 85/55mmHg，心率 108 次/min，律齐。入监护室观察治疗，经用药后疼痛缓解。2h 后心电监测示 BP70/50mmHg，心率 118 次/min，患者烦躁不安，皮肤湿冷，此时护士认为病人病情变化是（　）。

A．心力衰竭　　B．心脏破裂　　C．心律失常

D．心源性休克　　E．脑供血不足

298．患者，男性，49 岁，突感胸骨后闷胀窒息感，伴恶心、呕吐及冷汗，含服硝酸甘油不能缓解。最大可能是（　）。

A．急性胰腺炎　　B．急性胆囊炎　　C．急性胃炎

D．急性心肌梗死　　E．心肌炎

299．急性广泛前壁心肌梗死病人，血压正常，呼吸平稳，窦性心律 70 次/min，目前未发现并发症，该病人第一周的护理措施中正确的是（　）。

A．在床上作四肢伸展运动　　B．进食、漱洗由护理人员协助

C．酒精湿化给氧　　D．大小便由护理人员扶至厕所

E．高热量、高蛋白饮食

300．某急性广泛前壁心肌梗死患者，入院后 4h，宜首选的治疗是（　）。

A．尿激酶溶栓治疗　　B．口服开博通和消心痛

C．静脉注射毛花苷 C（西地兰）　　D．口服美多洛尔

E．静脉滴注低分子右旋糖酐

301．患者，男性，32 岁，主诉心悸及颈部明显搏动感，查血压 142/45mmHg，X 线示左心室扩大，主动脉弓突出并有明显搏动。最可能的诊断为（　）。

A．病毒性心肌炎　　B．冠状动脉样硬化性心脏病

C．高血压性心脏病　　D．风湿性心脏病主动脉瓣关闭不全

E．风湿性心脏病主动脉瓣狭窄

302．患者女性，30 岁。风心病，心功能Ⅲ级。长期服用地高辛，0.25mg，1 次/天，自觉尚好，复诊时查心电图示窦性心律，心率 80 次/min，PR 间期 0.20s，ST 段呈鱼钩形下移。对此患者的处理应为（　）。

A．停用地高辛，观察　　B．继续用原剂量维持　　C．加服氯化钾

D．加大地高辛用量　　E．改用利多卡因

303．患者女性，25 岁。风心病，心功能Ⅲ级。长期服用地高辛，0.25mg，1 次/天，自觉尚好，今来复查，测心率 54 次/min，血压 90/60mmHg。对此患者的处理应为（　）。

A．停用地高辛，观察　　B．继续用地高辛，原量维持

C．继续用地高辛，剂量减半　　D．继续用地高辛，剂量加倍

E．改用苯妥英钠

304．患者，男性，56 岁，患风湿性心脏病近 30 年，近半年活动后易发生心悸、气短，医生诊断为心功能Ⅱ级，责任护士指导病人正确的活动和休息原则是（　）。

A．需严格卧床休息　　B．以卧床休息为主

C．以卧床休息，限制活动量为宜　D．可起床轻微活动，需增加活动间歇时间
E．可不限制活动，适当增加午休时间

305．患者，女性，29 岁，风湿性心脏病伴心衰，用地高辛及氢氯噻嗪治疗 5 天，气促加重。心电图示室早二联律。下列治疗哪项**错误**（　）。

A．加用血管扩张剂　B．补钾　C．加用利多卡因
D．加用速尿　E．停用地高辛

306．某风湿性心脏病人，卧床 4 个月余，每天需作下肢被动活动和按摩，其目的是（　）。

A．促进末梢循环，减少回心血量　B．防止肌肉萎缩
C．防止下肢静脉血栓形成　D．防止足部发生压疮
E．使病人舒适，促进睡眠

307．患者女性，46 岁。主诉呼吸困难、胸痛伴晕厥 1 次，拟诊“风湿性心脏病”入院。心脏听诊：心率 86 次/min，律齐，胸骨右缘第 2 肋间可闻及粗糙而响亮的吹风样收缩期杂音。考虑该患者的病理解剖诊断是（　）。

A．二尖瓣狭窄　B．二尖瓣关闭不全　C．主动脉瓣狭窄
D．主动脉瓣关闭不全　E．肺动脉瓣狭窄

308．女，24 岁，常于劳动后心悸、气促、咳嗽、痰中带血。胸透检查无肺结核，心脏呈梨形，超声心动图检查示二尖瓣前叶呈城墙样改变，前后叶舒张期呈同向运动，诊断可能为（　）。

A．支气管扩张咯血　B．扩张型心肌病多发性肺梗死　C．梗阻型心肌病
D．风心病二尖瓣狭窄　E．左房黏液瘤

309．病人，女性，20 岁。心悸，气促，反复咯血。心尖区闻及低调舒张期隆隆样杂音，肺底可闻及湿啰音，现又大量咯血，血压 150/90mmHg，诊断应是（　）。

A．风心病二尖瓣狭窄并肺水肿　B．风心病二尖瓣关闭不全并肺水肿
C．风心病主动脉瓣关闭不全并肺水肿　D．慢性肾炎并肺水肿
E．高血压病肺水肿

310．女，38 岁，劳累后心悸，心前区不适 2 年，查体：心尖部抬举性搏动，胸骨左缘第 3 肋间闻及叹息样舒张期杂音，向心尖部传导，股动脉闻及枪击音，X 线检查示：左心房和左心室增大，升主动脉和弓部增宽。考虑为（　）。

A．冠心病　B．二尖瓣狭窄　C．主动脉瓣狭窄
D．二尖瓣关闭不全　E．主动脉瓣关闭不全

311．患者女性，30 岁。诊断为风心病二尖瓣狭窄。检查发现左房、右室扩大，肺淤血，肺静脉压升高。该患者处于（　）。

A．左房代偿期　B．左房失代偿期　C．右心受累期
D．左室代偿期　E．右室代偿期

312．患者女性，36 岁。风心病二尖瓣狭窄，心房颤动 6 年。无明显原因突然出现意识障碍，最可能的直接原因是（　）。

A．房颤　B．室颤
C．心排血量减少，脑供血不足　D．高凝状态，脑血栓形成
E．左心耳附壁血栓脱落致脑栓塞

313．患者女性，48 岁。有“风湿性心脏病”病史。入院时主诉气急、咳嗽、咳白色泡沫痰、乏力、出汗较多。查体：口唇发绀，两侧肺底部可闻及湿性啰音。该患者出现乏力的原因是（　）。

A．肺循环淤血　B．体循环淤血　C．心排血量减少
D．容量负荷过重　E．压力负荷过重

314．患者男性，60 岁。有“扩张型心肌病”病史，用洋地黄和利尿剂治疗。现患者诉心悸，心电图出现室性期前收缩二联律。其原因是（　）。

A．低钾血症　B．高钾血症　C．心衰加重
D．洋地黄用量不足　E．洋地黄中毒

315．患者，男性，46 岁。因心悸、气短、夜间不能平卧、少尿、下肢浮肿就诊。体检发现：心脏扩大，心尖部闻 S_3 心音低钝；颈静脉怒张，肝大，下肢浮肿(++)；超声心动图示：左室扩大，弥漫性运动减弱；尿液检查：蛋白(++)。最可能诊断是（　）。

A．缩窄性心包炎　B．缩窄型心肌病　C．扩张型心肌病
D．慢性肾炎　E．肝硬化

316．雷先生，28 岁。劳累后心慌气短 5 年余，休息后能缓解。近 1 年来活动中晕厥发作 3 次。体检：胸骨左缘第 3 肋间闻及 3/6 级收缩期杂音。心电图：II、III、aVF 导联出现病理性 Q 波；X 线：心影轻度增大；超声心动图：室间隔 18mm。应考虑的临床诊断是（　）。

A．克山病　B．病毒性心肌炎　C．扩张型心肌病
D．肥厚型心肌病　E．限制型心肌病

317．患者，男性，33 岁。诊断为肥厚型心肌病。下列哪项**不符合**其诊断（　）。

A．胸痛　B．心电图示 ST-T 改变
C．大多数病人 X 线示心影明显增大
D．胸骨左缘第 3、4 肋间听到较粗糙的喷射性收缩期杂音
E．超声心动图显示室间隔非对称性肥厚

318．患者，女性，28 岁，2 周前发热，体温 38℃，伴咽痛，流涕，治疗后好转。2 天来感胸闷，气促。心电图示普遍导联波改变，三度房室传导阻滞；化验红细胞沉降率增快，CPK 增高。其原因最可能是（　）。

A．缩窄性心包炎　B．心肌炎　C．心肌梗死
D．扩张型心肌病　E．心脏神经官能症

A_3/A_4 型题

（319～320 题共用题干）

沈女士，55 岁。因左心衰竭，卧床休息近 2 月。1 周来逐渐出现左下肢浮肿、发绀、静脉曲张。

319．该病人发生了（　）。

A．左心衰加重　B．右心衰　C．下肢动脉栓塞
D．下肢静脉血栓形成　E．药物不良反应

320．最重要的护理措施是（　）。

A．端坐位，两腿下垂　B．立即停用相关药物　C．左下肢抬高，制动

D．限制钠盐摄入　E．加强运动，每日用热水泡脚

（321～323 题共用题干）

男性，28 岁，自诉突然心慌、胸闷，听诊心率 200 次/min，心律齐，血压正常。

321．你考虑病人是（　）。

A．窦性心动过速　B．室上性心动过速　C．室性心动过速
D．心房颤动　E．心室颤动

322．若该患者病情发作持续时间较久，病史尚不清楚，你应该采取何种较简便有效的措施（　）。

A．刺激呕吐发生或嘱屏气　B．静脉推注西地兰　C．静脉推注新福林
D．静脉推注利多卡因　E．口服阿托品

323．若心电图示监护该病人时，荧光上突然出现完全不规则的大波浪曲线，且 QRS 波与 T 波消失。你考虑下列哪项处理措施**不妥**（　）。

A．严密观察病情变化　B．可于心内注射利多卡因　C．可施行同步电除颤
D．可施行非同步电除颤　E．立即做胸外心脏按压和口对口人工呼吸

（324～326 题共用题干）

邢先生，50 岁，突发意识不清，心电图示各导联 P-QRS-T 波群消失，代之形态、频率、振幅完全不规则的“波浪”状曲线，频率 300 次/min。

324．病人的脉搏特征为（　）。

A．快而规则　B．快而不规则　C．慢而规则
D．慢而不规则　E．测不到

325．首要的处理措施是（　）。

A．人工呼吸　B．心脏按压　C．非同步直流电除颤
D．肾上腺素静脉注射　E．利多卡因静脉注射

326．以下护理措施**不妥**的一项是（　）。

A．立即建立静脉通道　B．准备好抢救药品及除颤器
C．按复苏处理病人　D．报告医生后立即行除颤术
E．做好术前、术中和术后的护理

（327～329 题共用题干）

秦先生，41 岁。高血压病史 5 年，血压波动于 140～159/90～99mmHg 之间，不伴有危险因素。

327．高血压危险度分层属于（　）。

A．低度危险组　B．中度危险组　C．高度危险组
D．极高危险组　E．无危险组

328．当前应采取的处理方法是（　）。

A．以改善生活方式为主　B．以药物治疗为主
C．除改善生活方式外，给予药物治疗　D．尽早给予强化治疗
E．经改善生活方式后 6 个月无效，再给药物治疗

329．**不正确**的护理措施是（　）。

A．保证充足的睡眠　B．充分休息，避免运动　C．避免精神刺激

D．指导病人进行心理调节　E．改善饮食结构，限盐

（330～331 题共用题干）

患者，男性，62 岁，患高血压病 5 年，间断服降压药，血压波动在 140～160/90～100mmHg，病人未予重视，头晕头痛明显就服药，症状消失就减量或停药，20 年吸烟史，身体肥胖。近 3 天工作过度劳累，1 天来剧烈头痛、头晕、恶心，测血压 200/120mmHg。急诊检查医生仍确诊为高血压病，住院治疗 5 天后症状消失，血压恢复至 140/90mmHg。

330．病房责任护士经上述护理评估后，认为目前病人存在主要护理诊断是（　）。

A．有受伤的危险　B．活动无耐力　C．疼痛

D．知识缺乏　E．潜在并发症：脑血管意外

331．责任护士向病人讲述服用降压药注意事项，下列哪项**不妥**（　）。

A．联合用药可增强疗效，减少副作用

B．应遵医嘱用药，不可自行增减或停药

C．服药期间可以不采用非药物治疗

D．卧位服药，以防止发生体位性低血压

E．降压药需长期服用，不可停药

（332～334 题共用题干）

男性，59 岁，发现高血压 10 余年，间歇发作心前区疼痛 3 年。经诊断为高血压病、冠心病。常规用倍他乐克治疗。昨日夜间，上厕所后，突感胸闷、气急、咳泡沫痰。查体：端坐体位，心率 110 次/min，双肺可闻及水泡音，双下肢无水肿。

332．该病人目前的诊断为（　）。

A．急性支气管炎　B．急性左心衰　C．全心衰竭

D．急性心肌梗死　E．劳累性心绞痛

333．目前疾病的诱发因素可能为（　）。

A．急性呼吸道感染　B．心动过缓　C．体力过劳

D．电解质紊乱　E．应用抑制心肌收缩药物

334．对该患者的护理，下列**不宜**的是（　）。

A．注意保暖，避免受凉　B．给予鼻导管吸氧　C．平卧位，头偏向一侧

D．记录 24h 尿量　E．心电监护

（335～338 题共用题干）

患者，女性，64 岁，高血压病 18 年，高血脂 3 年，冠心病心绞痛 2 年，近 2 个月胸痛发作频繁，休息或含服硝酸甘油效果欠佳，轻微咳嗽吐少量白痰，1 天来与家人争吵后，胸痛 20min 不缓解，伴大汗送急诊。

335．急诊护士对患者评估后，认为主要护理诊断是（　）。

A．活动无耐力　B．低效性呼吸型态　C．潜发并发症：感染

D．焦虑　E．疼痛

336．急诊护士给予病人的护理，下列哪项**不妥**（　）。

A．卧床休息　B．建立静脉通道　C．心电监测

D．准备气管插管物品　E．鼻导管吸氧

337．责任护士通过病史评估后，应考虑患者可能的重要病情变化是（　）。

A．恶化性心绞痛　B．急性心肌梗死　C．肺栓塞
D．支气管哮喘　E．长期用硝酸甘油可能产生耐受性

338．该患者经静滴硝酸甘油，吸氧，胸痛已缓解，责任护士指导病人避免心绞痛发作诱因中，下列哪项**不妥**（　）。

A．避免过度劳累及情绪激动　B．避免饱餐，受凉
C．需戒烟，可多饮酒以达活血目的　D．遵医嘱用药降低血脂
E．积极控制高血压

（339～341 题共用题干）

患者，女性，71 岁，高血压病 20 年，平日血压控制在 140/90mmHg，糖尿病 10 年，应用降糖药物控制血糖。近半月来偶发心前区疼痛，闷痛多持续 1～2min，经休息可缓解，几天来心前区疼痛持续 6h 不缓解，精神烦躁，恶心呕吐 1 次，故急送医院。测血压 130/90mmHg，心电图示 V_1～V_5 导联 ST 段呈弓背向上抬高，出现宽大畸形 Q 波，心肌酶升高，医生确诊为急性心肌梗死，即刻给予吗啡止痛，胸痛逐渐减轻。心电监护可见室性早搏，每分钟 5～6 个，血压 130/90mmHg。

339．急诊护士经评估后，找出目前危害病人生命的护理诊断是（　）。

A．疼痛　B．恐惧　C．活动无耐力
D．潜在并发症：室颤　E．感染的危险

340．责任护士给予护理措施下列哪项**不妥**（　）。

A．绝对卧床休息　B．嘱病人减少饮水量，以减轻心脏负担
C．观察心前区疼痛变化　D．鼻导管吸氧 4～6L/min
E．继续心电监护并遵医嘱静注利卡多因

341．患者入院 5h 后突然出现呼吸困难，咳嗽，咳粉红色泡沫痰，两肺满布干湿啰音，心率 120 次/min，律齐，护士即刻通知医生，护士遵医嘱处理中下列**不正确**的是（　）。

A．静滴硝普钠　B．肌内注射度冷丁
C．吸氧改为经酒精湿化后给氧：6～8L/min
D．静脉推注速尿　E．静脉推注西地兰

（342～344 题共用题干）

王先生，65 岁。近 2 日劳累，1 个多小时前因情绪激动，突然剧烈头痛、烦躁、气急、胸闷、视力模糊。体检：血压 228/135mmHg，心率 116 次/min。

342．病人的病情属于（　）。

A．原发性高血压　B．恶性高血压　C．急进性高血压
D．高血压危象　E．高血压脑病

343．应首选的治疗药物是（　）。

A．硝苯地平　B．卡托普利　C．硝普钠
D．美托洛尔　E．呋塞米

344．**不妥**的护理措施是（　）。

A．绝对卧床休息，避免不良刺激　B．保持呼吸道通畅
C．迅速建立静脉通道　D．迅速将血压降至理想水平
E．避免用力呼吸或用力排便

（345～347 题共用题干）

周女士，65 岁，肥胖。有高血脂史及高血压，血压 180/100mmHg，近日心前区发生疼痛。如考虑为心绞痛。

345．胸痛性质应是（　）。

A．隐痛持续整天　B．锻炼后可减轻　C．阵发性针刺样痛

D．刀割样痛　E．压迫、发闷或紧缩感

346．疼痛部位应是（　）。

A．胸骨体上段或中段之后　B．胸骨体下段　C．整个左胸

D．心尖区　E．剑突下区

347．疼痛持续时间应是（　）。

A．1～2min　B．3～5min　C．5～10min

D．10～20min　E．超过 30min

（348～350 题共用题干）

男性病人，72 岁，突发剧烈压榨样胸痛、呕吐伴窒息感 2h 入院。查心率 110 次/min，血压 85/60mmHg，心电图示 V_1～V_4 导联 ST 段呈弓背向上抬高，律不齐。

348．本病例最可能的诊断为（　）。

A．肺梗死　B．高血压危象　C．急性心肌梗死

D．心脏神经官能症　E．高血压脑病

349．该病人的处理原则，下列哪项**不对**（　）。

A．心电监护　B．消除恶性心律失常　C．减轻疼痛

D．抗凝治疗　E．扩容升压

350．该病人出现哪项心律失常，需立即消除（　）。

A．心房颤动　B．室性心动过速　C．室上性心动过速

D．窦性心动过速　E．一度房室传导阻滞

（351～354 题共用题干）

患者女性，60 岁。因急性心肌梗死入院。患者夜间突发心悸、气短、不能平卧，咳粉红色泡沫痰。查体：呼吸 28 次/min，血压 90/60mmHg，神清，口唇发绀，心率 130 次/min，两肺布满湿啰音。

351．该患者最可能发生的情况是（　）。

A．心源性休克　B．急性肺水肿　C．心脏破裂

D．梗死面积扩大　E．心源性哮喘

352．目前最主要的护理问题是（　）。

A．焦虑　B．恐惧　C．气体交换受损

D．活动无耐力　E．体液过多

353．护士应给予患者的吸氧方式是（　）。

A．持续低流量给氧　B．间断低流量给氧　C．高流量给氧

D．低流量乙醇湿化给氧　E．高流量乙醇湿化给氧

354．给予患者洋地黄药物治疗，责任护士进行病情观察，下列哪项**不能**反映洋地黄治疗有效（　）。

A．心率减慢　　B．呼吸困难减轻或消失　　C．血压下降
D．伴右心衰竭时水肿消退，尿量增多　　E．情绪稳定

（355～357 题共用题干）

秦女士，60 岁，3h 前胸骨后压榨样疼痛发作，伴呕吐、冷汗及濒死感而入院。护理体检：神清，合作，心率 112 次/min，律齐，交替脉，心电图检查显示有急性广泛性前壁心肌梗死。

355．秦女士存在的最主要护理问题是（　）。
A．活动无耐力　　B．心输出量减少　　C．体液过多
D．潜在心律失常　　E．潜在感染

356．对秦女士第 1 周的护理措施正确的是（　）。
A．高热量、高蛋白饮食　　B．协助病人翻身、进食　　C．协助病人入厕
D．低流量持续吸氧　　E．指导病人床上活动

357．在监护过程中护士发现秦女士烦躁不安，面色苍白，皮肤湿冷，脉细速，尿量减少，应警惕发生（　）。
A．严重心律失常　　B．急性左心衰竭　　C．心源性休克
D．并发感染　　E．紧张，恐惧

（358～359 题共用题干）

李女士，47 岁，患风湿性心脏病二尖瓣狭窄 5 年余，近日上呼吸道感染后出现心力衰竭表现，感乏力，稍事活动就心慌、憋气，伴有食欲不振、肝区胀痛，双下肢轻度水肿，双肺底湿啰音，心率 128 次/min。

358．护士应如何指导病人休息（　）。
A．活动不受限制　　B．从事轻体力活动
C．增加睡眠时间，可起床做轻微活动　　D．卧床休息，限制活动量
E．严格卧床休息，采取半卧位

359．经地高辛治疗后，病人出现食欲明显减退、恶心、呕吐、视物模糊，心率为 50 次/min，律不齐。应考虑病人出现了下列哪种情况（　）。
A．心力衰竭加重　　B．颅压增高　　C．洋地黄中毒
D．心源性休克　　E．低钾血症

（360～362 题共用题干）

唐先生，53 岁，“风心病”病史 20 年，近 2 年常感心慌、胸闷。1 周前症状加重并下肢水肿入院。体检：脉搏 120 次/min，心率 138 次/min。X 线示心影增大；心电图示心房颤动。

360．首要的治疗是（　）。
A．治疗风心病　　B．恢复窦性心律　　C．控制心室率
D．减轻下肢水肿　　E．扩张冠状动脉

361．控制心室率首选的药物是（　）。
A．普鲁卡因胺　　B．普萘洛尔　　C．胺碘酮
D．维拉帕米　　E．洋地黄

362．护士协助病人进行肢体活动的主要目的是（　）。
A．防止肌肉萎缩　　B．防止肌肉强直　　C．防止关节僵直
D．防止静脉血栓形成　　E．增强心功能

（363～365 题共用题干）

患者，女性，42 岁，风心病二尖瓣狭窄并关闭不全，全心衰 6 年。每年冬季好发心衰，平日坚持服用地高辛及利尿剂。近 10 天来咳嗽吐黄痰，发热，2 天来心跳加速，气短加重入院。体检：体温 38℃，血压 100/70mmHg，呼吸 28 次/min，神清，半卧位，口唇、面颊、甲床发绀，可见颈静脉怒张，心界扩大，心率 120 次/min，律齐，两肺满布干湿啰音，肝肋下 2 指，无腹水，双下肢凹陷性水肿。

363．责任护士考虑患者此次心衰发生主要诱因是（　）。

A．心身过劳　B．肺部感染　C．地高辛用量不当

D．心律失常　E．利尿剂用量不当

364．责任护士遵医嘱发给患者地高辛时，应作好发药前的护理评估，下列哪项**不必要**（　）。

A．询问有无头痛，头晕，黄视，绿视

B．询问患者有无食欲不振，恶心，呕吐

C．询问有无四肢麻木，针刺样疼痛

D．听心律是否存在由原来规则变为不规则，或不规则变为规则

E．听心率有无低于 60 次/min

365．心衰控制后责任护士向病人及家属进行健康教育，其内容哪项**不妥**（　）。

A．适量运动，以不出现心悸气短为度　B．低盐，少量多餐，以减轻心脏负荷

C．食谱选择不受限制，以促进食欲　D．遵医嘱按时服药，定期门诊复查

E．积极防治风湿热，避免心衰诱因特别是肺部感染，做好防寒保暖

（366～367 题共用题干）

患者男性，63 岁。因“扩张型心肌病，心力衰竭”住院。自诉稍事活动即可出现呼吸困难、乏力、心悸等症状。

366．该患者的心功能状态是（　）。

A．心功能一级　B．心功能二级　C．心功能三级

D．心功能四级　E．心功能五级

367．该患者的活动原则是（　）。

A．限制重体力活动

B．不限制活动，但应增加午休时间

C．可起床活动，但需要增加活动中的间歇时间跟休息时间

D．以卧床休息，限制活动为宜

E．严格卧床休息

（368～369 题共用题干）

某女，22 岁，1 周前发热，体温 38℃，伴有恶心、呕吐、腹泻，按肠炎治疗好转。近 3 天来感胸闷、憋气、头晕、乏力。查体：血压 120/60mmHg，心率 100 次/min，律齐，体温 36℃，双肺（—）。心电图示：I 度房室传导阻滞，普遍导联 T 波倒置。

368．导致该患者上述症状可能的原因是（　）。

A．非 ST 段抬高型心肌梗死　B．扩张型心肌病

C．病毒性心肌炎　D．自主神经功能紊乱　E．缩窄性心包炎

369．有助于该病诊断的检查结果是（　　）。

A．CK、AST、LDH 增高，C 反应蛋白增加，血清病毒中和抗体、补体结合反应阳性

B．类风湿因子滴度增高　　C．抗核抗休荧光试验阳性

D．抗“O”测定阳性　　E．白细胞增多，红细胞沉降率减慢

B 型题

（370～373 题共用备选答案）

A．乏力、食欲减退、恶心、表情淡漠、嗜睡

B．乏力、腹胀、心悸、心电图出现 U 波增高

C．劳力性呼吸困难

D．食欲不振、颈静脉怒张、肝大、双下肢凹陷性水肿

E．暂时广泛脑组织缺血、缺氧引起急性短暂可逆性意识丧失

370．心衰患者经大量利尿剂治疗后，出现低钾血症的表现为（　　）。

371．心源性呼吸困难最早出现的临床表现是（　　）。

372．右心衰竭引起体循环淤血的临床表现为（　　）。

373．晕厥的定义是（　　）。

（374～377 题共用备选答案）

A．心源性呼吸困难　　B．心前区疼痛　　C．心悸

D．心源性水肿　　E．心源性晕厥

374．左心功能不全常见的症状为（　　）。

375．右心功能不全常见的症状为（　　）。

376．阵发性室上速常见的症状为（　　）。

377．第三度房室传导阻滞常见的症状为（　　）。

（378～380 题共用备选答案）

A．交替脉　　B．水冲脉　　C．短绌脉

D．奇脉　　E．洪脉

378．左心室衰竭（　　）。

379．心房颤动（　　）。

380．主动脉瓣关闭不全（　　）。

（381～384 题共用备选答案）

A．交替脉　　B．水冲脉　　C．短绌脉

D．奇脉　　E．洪脉

381．脉搏骤起骤落，急促有力（　　）。

382．平静吸气时脉搏明显减弱或消失（　　）。

383．脉率少于心率（　　）。

384．脉搏强弱交替出现，但节律正常（　　）。

（385～390 题共用备选答案）

A．左室后负荷增加　　B．左室前负荷增加　　C．右室后负荷增加

D．右室前负荷增加　　E．左、右室前负荷增加

385．原发性肺动脉高压时（ ）。

386．原发性高血压（ ）。

387．二尖瓣关闭不全时（ ）。

388．主动脉瓣关闭不全（ ）。

389．慢性贫血时（ ）。

390．输液过多过快（ ）。

（391～394 题共用备选答案）

A．扩张小动脉和小静脉

B．具有正性肌力作用及减慢心率

C．阻碍钠、钾、氯化物的重吸收

D．减慢心率、降低心肌收缩力、减少心肌耗氧

E．抑制血管紧张素Ⅱ的生成，扩张小动脉

391．氢氯噻嗪作用机制是（ ）。

392．地高辛的作用机制是（ ）。

393．硝普钠的作用机制是（ ）。

394．卡托普利的作用机制是（ ）。

（395～396 题共用备选答案）

A．氢氯噻嗪 B．尿激酶 C．利多卡因

D．美托洛尔 E．洋地黄

395．患者男性，54 岁。急性心肌梗死疼痛发作持续 4h，无其他相关病史，应选用（ ）。

396．患者男性，54 岁。急性前壁心肌梗死并发室性期前收缩，首选（ ）。

（397～401 题共用备选答案）

A．心率 100～140 次/min，律齐 B．心率 160～220 次/min，律齐，突发突止

C．心率 30～40 次/min，常有晕厥 D．心率 50～60 次/min，自觉无不适

E．心律不齐，有心音脱漏现象

397．窦性心动过缓（ ）。

398．窦性心动过速（ ）。

399．第二度房室传导阻滞（ ）。

400．第三度房室传导阻滞（ ）。

401．阵发性室上性心动过速（ ）。

（402～404 题共用备选答案）

A．窦性心律失常 B．房性期前收缩 C．室性期前收缩

D．心房扑动 E．心房颤动

402．QRS 波群提前出现，宽大畸形；其前无相关 P 波；有完全代偿间歇，属于（ ）。

403．窦性 P 波消失，出现规律的锯齿状 F 波，心房率 250～350 次/min；QRS 波群形态正常，心率规则或不规则，取决于房室传导比例，属于（ ）。

404．窦性 P 波消失，代之以大小形态及规律不一的 f 波，频率在 350～600 次/min；QRS 波群形态正常，R-R 间其完全不规则，属于（ ）。

（405～407 题共用备选答案）

A．PP 间期逐渐缩短，直至 P 波受阻，QRS 波群脱落
B．PP 间期逐渐延长，直至 P 波受阻，QRS 波群脱落
C．PR 间期固定（正常或延长），间歇性 QRS 波群脱落
D．P 波与 QRS 波群完全无关，PP 间距和 RR 间距各自相等，心室率慢于心房率
E．PR 间期逐渐缩短，直至 P 波受阻，QRS 波群脱落

405．诊断为二度Ⅰ型房室传导阻滞的是（　）。
406．诊断为二度Ⅱ型房室传导阻滞的是（　）。
407．诊断为三度房室传导阻滞的是（　）。

（408～412 题共用备选答案）

A．连续 3 次或以上快而规则的房性或交界区性期前收缩
B．心房内产生极快的冲动，心房内心肌纤维极不协调乱颤，心房丧失有效的收缩
C．各种原因引起心脏冲动起源或冲动传导的异常，可引起心脏活动规律发生紊乱
D．异位起搏点兴奋性增高，过早发出冲动引起的心脏搏动
E．冲动从心房传到心室的过程中发生障碍，冲动传导延迟或不能传导

408．心律失常的概念是（　）。
409．期前收缩是指（　）。
410．阵发性室上性心动过速是指（　）。
411．心房扑动和心房颤动的含义是指（　）。
412．房室传导阻滞是指（　）。

（413～417 题共用备选答案）

A．抑制血管紧张素Ⅱ生长
B．选择性阻滞 α_1 受体而扩张外周血管
C．阻止钙离子进入心肌细胞及血管壁平滑肌细胞，使心肌收缩力降低，外周血管扩张
D．抑制钠水重吸收，减少血容量，降低心排血量
E．减慢心率，降低心排血量，抑制肾素释放

413．呋塞米作为降压药，其作用原理是（　）。
414．阿替洛尔降压的作用原理是（　）。
415．硝苯地平降压的作用原理是（　）。
416．卡托普利降压的作用原理是（　）。
417．哌唑嗪其降压原理是（　）。

（418～421 题共用备选答案）

A．收缩压 130～139mmHg，舒张压 85～89 mmHg
B．收缩压 140～159mmHg，舒张压 90～99mmHg
C．收缩压 160～179mmHg，舒张压 100～109mmHg
D．收缩压 140～149mmHg，舒张压 90～94mmHg
E．收缩压＞140mmHg，舒张压＜90mmHg

418．1 级高血压是（　）。
419．单纯收缩期高血压是（　）。
420．正常高限是（　）。

421．临界高血压是（　）。

（422～425 题共用备选答案）

A．血压突然或短期内明显升高的同时，出现中枢神经系统功能障碍

B．血压升高，且超声和 X 线提示大动脉有粥样硬化斑块

C．血压升高，且有视网膜出血和渗出

D．血压升高是某些疾病的表现之一

E．绝大多数患者高血压病病因不明

422．原发性高血压是指（　）。

423．继发性高血压是指（　）。

424．高血压脑病是指（　）。

425．高血压危险分层属于四层的是（　）。

（426～429 题共用备选答案）

A．减慢心率，降低心肌收缩力，减少心肌耗氧量

B．通过抑制钙离子进入冠脉、周围血管壁平滑肌细胞内而扩张冠脉及周围血管

C．抑制血小板聚集

D．改善心肌营养与代谢

E．扩张冠脉及外周血管，减轻心脏负担

426．消心痛治疗心绞痛作用原理是（　）。

427．倍他乐克治疗心绞痛作用原理是（　）。

428．硝苯地平治疗心绞痛作用原理是（　）。

429．阿司匹林用于心绞痛缓解期治疗的作用原理是（　）。

（430～432 题共用备选答案）

A．二尖瓣狭窄　　B．二尖瓣关闭不全

C．主动脉瓣狭窄伴关闭不全　　D．主动脉瓣关闭不全

E．主动脉瓣狭窄

430．患者，男性，23 岁，乏力，心悸，气促两周。查体：心尖搏动向左下移动，胸骨左缘第 3、4 肋间闻及舒张期哈气样杂音，坐位时明显。最可能的诊断是（　）。

431．患者，女性，20 岁，反复关节红肿疼痛 4 年，活动后心悸气促 3 天，心尖部闻及舒张期隆隆样杂音，应诊断为（　）。

432．患者，女性，62 岁，劳累后乏力，心悸两周。查体：心率 82 次/min，律齐，心尖部闻及全收缩期吹风样杂音且向左腋下传导，应首先考虑（　）。

（433～435 题共用备选答案）

A．左锁骨中线内侧第 5 肋间隙处　　B．胸骨右缘第 2 肋间处

C．胸骨左缘第 3、4 肋间处　　D．胸骨左缘第 2 肋间处

E．胸骨下缘近剑突处

433．二尖瓣听诊区位于（　）。

434．主动脉瓣第二听诊区位于（　）。

435．主动脉瓣第一听诊区位于（　）。

（436～439 题共用备选答案）

A．心尖部舒张期隆隆样杂音
B．心尖部全收缩期粗糙吹风样杂音
C．胸骨右缘第 2 肋间响亮、精糙的收缩期吹风样杂音
D．胸骨左缘第 3、4 肋间舒张早期叹气样杂音
E．胸骨左缘第 2 肋间连续性机器样杂音

436．主动脉瓣狭窄听诊可有（　）。
437．主动脉瓣关闭不全听诊可有（　）。
438．二尖瓣狭窄听诊可有（　）。
439．二尖瓣关闭不全听诊可有（　）。

（440～441 题共用备选答案）

A．利尿剂　B．β 受体阻滞剂　C．钙通道阻滞剂
D．血管紧张素转换酶抑制剂　E．α_1 受体阻滞剂

440．主要副作用是电解质紊乱的药物是（　）。
441．主要副作用是干咳、味觉异常、皮疹的药物是（　）。

X 型题

442．下列哪些临床表现符合心源性水肿的特点（　）。
A．长期卧床者以腰背、骶尾部明显　B．下地活动者以足背、内踝和胫前明显
C．水肿早期出现在身体的下垂部位　D．水肿早期出现在身体疏松部位
E．严重者可出现全身水肿，并发胸腔积水、腹水

443．心血管神经症引起的心前区疼痛特点有（　）。
A．多在活动或情绪激动时发作　B．部位常不固定
C．持续时间为短暂几秒钟或几小时　D．疼痛呈针刺样隐痛
E．变换体位或吞咽时加剧

444．慢性心力衰竭的病因包括（　）。
A．长期心脏压力负荷过重
B．长期心脏容量负荷过重
C．心脏舒张充盈受限
D．各种原发的心血管疾病导致心肌收缩力减弱
E．循环血量不足

445．导致慢性心力衰竭的诱因有（　）。
A．呼吸道感染　B．心律失常　C．身心过劳
D．血容量过多　E．不恰当停用洋地黄或降压药等

446．右心衰竭的主要体征有（　）。
A．黄疸　B．颈静脉怒张　C．肝大
D．肝颈静脉回流征阳性　E．水肿

447．治疗慢性心力衰竭常用的药物有（　）。
A．利尿剂　B．血管扩张剂　C．洋地黄类
D．β 受体激动剂　E．血管紧张素转换酶抑制剂

448. 下列哪些治疗措施可减轻慢性心力衰竭患者的心脏负担（ ）。
A. 身心休息 B. 低盐饮食，水肿明显者限制水的入量
C. 使用利尿剂 D. 使用β受体兴奋剂 E. 使用洋地黄药物

449. 对于洋地黄类药物中毒病人应采取的措施包括（ ）。
A. 停用洋地黄类药物 B. 停用排钾利尿剂 C. 停用血管扩张药
D. 纠正心律失常 E. 静脉补充钾盐

450. 预防长期卧床的慢性心力衰竭者形成下肢静脉血栓的有效护理措施有（ ）。
A. 协助患者做下肢肌肉按摩 B. 鼓励患者床上活动下肢，做下肢肌肉收缩
C. 鼓励患者翻身，协助拍背 D. 每天温水浸泡下肢，加速血液循环
E. 注意观察患者肢体远端，如发现出现局部的肿胀时，应立即通知医生

451. 慢性心力衰竭患者应用扩血管药物的护理注意事项包括（ ）。
A. 用药过程中监测血压变化，根据血压调节滴速
B. 监测血地高辛浓度，预防诱发洋地黄中毒
C. 嘱患者起床和改变体位时，动作要慢，以防发生体位性低血压
D. 监测血电解质情况，预防低钾血症发生
E. 用药后血压下降超过原有血压的20%或心率增加20次/min应停药

452. 对急性肺水肿病人，为降低肺泡表面张力，改善通气，可在氧气湿化瓶内加入（ ）。
A. 1%二甲硅油 B. 热水 C. 冷水
D. 30%～50%乙醇 E. 75%乙醇

453. 阵发性心动过速的临床特点有（ ）。
A. 连续发生的一系列期前收缩 B. 突然发作和突然终止
C. 心率快而节律规则或比较规则 D. 阵发性
E. 采用刺激迷走神经的方法，部分病人可终止发作

454. 监护室护士心电监护时发现阵发性室性心动过速者时应（ ）。
A. 立即通知医师 B. 嘱患者卧床，吸氧 C. 开放静脉通道
D. 准备抗心律失常药物 E. 备好除颤器，临时起搏器

455. 潜在引起猝死危险的心律失常包括（ ）。
A. RonT室性期前收缩 B. 阵发性室上性心动过速 C. 心房颤动
D. 频发性多源性室性早搏 E. 二度Ⅱ型房室传导阻滞

456. 随时有猝死危险的心律失常包括（ ）。
A. 阵发性室性心动过速 B. 心房扑动 C. 窦性心动过缓
D. 三度房室传导阻滞 E. 心室颤动

457. 安装人工心脏起搏器的病人，下面的健康教育内容哪项是正确的（ ）。
A. 教会病人自我数脉搏 B. 随身携带起搏器植入卡 C. 定期回院复查
D. 多参加排球、网球等体育运动
E. 远离磁场、微波的干扰

458. 临床上采取非同步电复律的治疗措施时，下面哪项情况较合适（ ）。
A. 室上速 B. 心室颤动 C. 心房扑动
D. 心室扑动 E. 窦性心动过速

459. 护理有器质性心脏病的心律失常病人要做到（ ）。
A. 积极地进行病因治疗 B. 避免各种诱因
C. 遵医嘱正确地服用抗心律失常药物 D. 注意药物的副作用
E. 出现头晕、黑朦时应立即平卧

460. 可引起继发性高血压的疾病有（ ）。
A. 单侧肾动脉狭窄 B. 肾盂肾炎 C. 嗜铬细胞瘤
D. 长期服避孕药 E. 库欣综合征

461. 决定高血压病人病情严重程度和预后的因素有（ ）。
A. 血压的高低 B. 年龄 C. 生活方式
D. 有无靶器官损害 E. 有无糖尿病等基础疾病

462. 目前治疗原发性高血压推荐使用的药物有（ ）。
A. 利尿剂 B. β受体阻滞剂 C. 钙通道阻滞剂
D. 血管紧张素转化酶抑制剂 E. 血管紧张素II受体阻滞剂

463. 治疗原发性高血压除使用药物外，还应注意（ ）。
A. 改善饮食结构 B. 坚持适当的体育运动 C. 心理平衡
D. 体重要控制 E. 戒除烟酒

464. 高血压危象和高血压脑病紧急处理中最关键的是（ ）。
A. 绝对卧床休息 B. 降低颅内压，制止抽搐 C. 吸氧
D. 限制钠的摄入 E. 迅速降低血压

465. 冠状动脉粥样硬化性心脏病危险因素有（ ）。
A. 吸烟 B. 肥胖 C. 糖尿病
D. B型性格 E. 高血压

466. 心绞痛发作时首要的处理措施是（ ）。
A. 立即吸氧 B. 立即休息 C. 立即含服硝酸甘油
D. 立即给镇静剂 E. 立即静脉输液

467. 急性心肌梗死重要的先兆症状包括（ ）。
A. 胸部不适 B. 乏力、活动后心悸 C. 新发心绞痛
D. 心绞痛加重 E. 上腹部疼痛、恶心呕吐

468. 下列属于急性心肌梗死并发症的是（ ）。
A. 心力衰竭 B. 心脏破裂 C. 乳头肌断裂
D. 心肌梗死后综合征 E. 心源性休克

469. 下列临床表现支持心肌梗死诊断的是（ ）。
A. 胸痛持续小于15min B. 胸痛持续长于数小时
C. 血清肌酸磷酸激酶升高 D. 心电图ST段弓背向下抬高 E. 发热

470. 心肌梗死病人的心电图可表现为（ ）。
A. ST段弓背向下抬高 B. ST段弓背向上抬高 C. T波倒置
D. 病理性Q波 E. 发热与胸痛同时出现

471. 对急性心肌梗死诊断特异性高的血清心肌酶有（ ）。
A. CK B. CK-MB C. AST

D．LDH E．LDH_1

472．心肌梗死的护理原则（ ）。

A．绝对卧床休息 B．给予氧气吸入 C．保持大便通畅

D．心电监护 E．低脂、低胆固醇、易消化饮食

473．急性心肌梗死病人活动无耐力的原因有（ ）。

A．心排出量减少 B．缺氧 C．卧床过久

D．心前区疼痛 E．心律失常

474．急性心肌梗死患者疼痛缓解后出现哪些表现时，应考虑发生心源性休克（ ）。

A．四肢厥冷 B．脉快细弱 C．血压仍然下降

D．尿少或无尿 E．大汗淋漓

475．急性心肌梗死恢复期病人健康教育包括（ ）。

A．生活规律，保持稳定情绪

B．坚持长跑及耐寒锻炼

C．低热量，低脂，维持正常体重，少量多餐

D．防治危险因素，治疗高血压、高血脂、糖尿病，戒烟，限酒

E．按时服药，定期门诊复查

476．有关风心病的正确叙述是（ ）。

A．风心病是最常见的心瓣膜病 B．风心病是风湿性心瓣膜炎反复发作的结果

C．主要累及 60 岁以上的老年群体 D．女性病人发病率较男性为高

E．二尖瓣关闭不全是临床最常见类型

477．二尖瓣狭窄的体征有（ ）。

A．颈静脉怒张 B．靴形心 C．第 1 心音亢进

D．开瓣音 E．心尖部舒张期隆隆样杂音

478．二尖瓣关闭不全的体征有（ ）。

A．左心室扩大 B．心尖部收缩期吹风样杂音

C．第 1 心音亢进 D．可闻及 Austin-Flint 杂音 E．开瓣音

479．主动脉瓣关闭不全常见的临床表现有（ ）。

A．心绞痛 B．体位性头晕 C．晕厥

D．左心衰竭 E．周围血管征

480．下列各项属于风湿性心瓣膜病常见并发症的有（ ）。

A．心房颤动 B．脑动脉栓塞

C．亚急性感染性心内膜炎 D．充血性心力衰竭 E．缩窄性心包炎

481．风心病合并风湿性关节炎护理措施有（ ）。

A．遵医嘱使用消炎止痛药 B．病变关节用软垫固定，避免受压、碰撞

C．急性炎症后关节局部热敷或按摩 D．病变关节应制动，保暖

E．病变关节保持适当活动以防肌肉萎缩

482．对风湿性心瓣膜患者进行健康教育内容包括下列哪些项（ ）。

A．注意休息，适量活动 B．合理饮食，保持大便通畅

C．规律进行无氧锻炼，以保持心功能 D．做好自我保健如防寒保暖

E．坚持治疗，预防风湿热复发

483．对风心病病人**不正确**的健康指导内容有（　）。

A．预防上呼吸道感染　B．房颤者应用小量阿司匹林

C．育龄妇女应绝育　D．卧床休息减轻心脏负荷

E．进高热量、高维生素易消化食物

484．病毒性心肌炎的临床表现是（　）。

A．与发热程度不成比例的心动过速　B．心律失常

C．剧烈胸痛　D．呼吸困难

E．ST 段抬高呈弓背向上

485．关于病毒性心肌炎的正确描述是（　）。

A．柯萨奇病毒是主要病因　B．临床表现轻重差别很大　C．可致猝死

D．心肌酶增高具特异性　E．急性期应绝对卧床休息

486．扩张型心肌病的临床表现包括（　）。

A．充血性心力衰竭　B．心律失常　C．劳力性呼吸困难

D．心绞痛　E．栓塞

487．肥厚型心肌病的临床表现是（　）。

A．劳力性呼吸困难　B．胸痛　C．起立或走动时晕厥

D．可发生各种心律失常、脑栓塞、肺栓塞等　E．卧位心绞痛

488．对肥厚型心肌病患者的健康宣教包括（　）。

A．可参加体育竞赛　B．可参与搬运工作　C．避免屏气

D．长期随访　E．对直系亲属进行必要的检查

答　案

A_1 型题

1. A	2. E	3. C*	4. E	5. B	6. C	7. E*	8. D
9. A	10. C*	11. D	12. D	13. C	14. E	15. C	16. D*
17. E	18. A	19. D*	20. D	21. E*	22. C	23. D*	24. D
25. E	26. A*	27. D*	28. A	29. C	30. D*	31. A	32. A
33. C	34. A*	35. B	36. B*	37. A	38. A*	39. D	40. D
41. A	42. C	43. D	44. C	45. D	46. C	47. B	48. B
49. C	50. B*	51. E*	52. B*	53. D	54. B	55. B	56. A
57. A	58. B*	59. D*	60. C	61. D	62. D	63. C*	64. E
65. E	66. D	67. B	68. E*	69. C*	70. B	71. E	72. C
73. C	74. D	75. C	76. D	77. B	78. E	79. D*	80. A
81. A	82. B	83. B	84. C	85. E*	86. B	87. B	88. A*
89. C	90. B	91. C	92. B	93. D	94. A	95. B	96. E
97. D	98. B	99. E*	100. C	101. C	102. D	103. E	104. E

105. B 106. C 107. E 108. C 109. E 110. D 111. B 112. B
113. C 114. D 115. D* 116. D* 117. B 118. B 119. D 120. D
121. D 122. B 123. B 124. C 125. D 126. B 127. E* 128. D
129. C 130. E* 131. C 132. C* 133. B 134. A 135. D 136. C*
137. C 138. A 139. B 140. B 141. D* 142. C* 143. D 144. A
145. B 146. D 147. C 148. A 149. C* 150. A 151. A 152. B*
153. A* 154. D* 155. E* 156. A 157. D 158. B* 159. E 160. B
161. E 162. E 163. E 164. B* 165. D 166. D 167. B 168. B
169. D 170. A* 171. C* 172. D 173. B 174. C 175. D 176. B*
177. A 178. D 179. A 180. D 181. E 182. B 183. E 184. D
185. C 186. D 187. D 188. D* 189. C* 190. B* 191. E* 192. D
193. D 194. A 195. C 196. C* 197. C 198. C 199. D 200. E
201. A 202. C* 203. D* 204. A* 205. E* 206. A 207. A 208. A
209. A* 210. B 211. B* 212. C 213. A 214. A 215. A 216. B
217. D 218. E 219. E* 220. E* 221. A 222. C 223. A 224. D
225. D* 226. C 227. D 228. A* 229. B 230. C 231. C 232. D
233. D* 234. C 235. C* 236. E 237. E 238. C 239. B* 240. C
241. A 242. D 243. D 244. E 245. B 246. A 247. A 248. B
249. B 250. E 251. D 252. E 253. C 254. B 255. A* 256. E*
257. A* 258. E 259. A* 260. C 261. A 262. D* 263. C* 264. E

A_2型题

265. D 266. B* 267. B* 268. B 269. B 270. A 271. A* 272. C*
273. C 274. C* 275. D 276. D 277. D* 278. C 279. D* 280. B*
281. B 282. C 283. E 284. E 285. B* 286. A 287. B 288. E
289. D* 290. A* 291. E* 292. C* 293. B 294. C 295. E 296. A
297. D 298. D 299. B 300. A 301. D 302. B* 303. A 304. D
305. D 306. C* 307. C 308. D 309. A* 310. E 311. C* 312. E*
313. C* 314. E 315. C 316. D 317. C 318. B

A_3/A_4型题

319. D 320. C 321. B* 322. A* 323. C* 324. E 325. C 326. D
327. A 328. E 329. B 330. D 331. C 332. B 333. B 334. C
335. E 336. D 337. B 338. C 339. D 340. B 341. E 342. D
343. C 344. D 345. E* 346. A* 347. B* 348. C* 349. E 350. B*
351. B* 352. C* 353. E* 354. C 355. B* 356. B* 357. C* 358. D*
359. C* 360. C 361. E 362. D 363. B 364. C 365. C 366. C
367. D 368. C 369. A

B 型题

370. B 371. C 372. D 373. E 374. A 375. D 376. C 377. E
378. A* 379. C* 380. B* 381. B 382. D 383. C 384. A 385. C*
386. A* 387. B* 388. B* 389. E* 390. E* 391. C 392. B 393. A
394. E 395. B* 396. C* 397. D* 398. A* 399. E* 400. C* 401. B*
402. C 403. D 404. E 405. B* 406. C* 407. D* 408. C 409. D
410. A 411. B 412. E 413. D 414. E 415. C 416. A 417. B
418. B 419. E 420. A 421. D 422. E 423. D 424. A 425. C
426. E 427. A 428. B 429. C 430. D 431. A 432. B 433. A
434. C 435. B 436. C 437. D 438. A 439. B 440. A 441. D

X 型题

442. ABCE 443. BCD 444. ABCD 445. ABCDE 446. BCDE
447. ABCDE 448. ABC 449. ABCDE 450. ABDE 451. ACE
452. AD 453. ABCD 454. ABCDE 455. ABCDE 456. ADE*
457. ABCE 458. BD 459. ABCDE 460. ABCDE 461. ABCDE
462. ABCDE 463. ABCDE 464. BE 465. ABCE 466. BC
467. CD 468. BCD 469. BCE* 470. BCD 471. BE
472. ABCDE 473. AC 474. ABCDE 475. ACDE 476. ABD
477. CDE 478. AB 479. BDE 480. ABCD 481. ABCD
482. ABDE 483. BE 484. ABD 485. ABCE 486. ABE
487. ABC 488. CDE

部分题解

A_1 型题

3. 心源性呼吸困难常有 3 种表现形式。劳力性呼吸困难是最早出现也是病情最轻的一种呼吸困难，随着病情加重，可出现阵发性夜间呼吸困难及端坐呼吸。阵发性夜间呼吸困难重者可有哮鸣音，称为“心源性哮喘”，重症者可发展成急性肺水肿。

7. A 为劳力性呼吸困难，B、D 描述的属于阵发性夜间呼吸困难，C 用来模糊劳力性呼吸困难和劳力性心绞痛两个概念，E 属于端坐呼吸，坐位时膈肌下降，回心血量减少，有利于减轻心脏负荷，有利于肺部气体交换。

10. 此题考查了心源性水肿的护理措施。心源性水肿的病人发生了心功能衰竭者，在病情急性期需要给予病人强心、利尿等措施。因此对于病人的治疗要求将病人的体重降至“干”体重，但在病人没有明显肾功能不全的前提下，每日进液量应是在前一日尿量加上 500ml 的入量，使病人每日入量在 1500ml 左右为宜，以保持出入量一定的负平衡。其他几个选项是心源性水肿患者每日护理的主要措施，尤其是对病人体重监测和输液速度的控制非常重要。

16. 晕厥是一过性、广泛的脑组织缺血、缺氧导致的暂时、可逆的意识丧失。可由多种原因导致，如心源性晕厥、脑源性晕厥等。本题题干存在一定的不足，本题意在考查心源性晕厥的主要原因。心源性晕厥是由于心排血量突然下降造成的晕厥。造成心源性晕厥较为常见的原因是心律失常尤其是缓慢性心律失常如病窦综合征，此外快速性心律失常也可造成晕厥。心源性晕厥还可由于急性心肌梗死等原因造成。而急性心排血受阻是造成心源性晕厥的机制之一，不能成为病因。体位性低血压是血管神经反射性晕厥的病因之一。低血糖目前已经不在晕厥的病因分类中了。

19．关于心衰的诱因主要有：①感染特别是呼吸道感染；②身心过劳如体力活动过重、精神压力过大、情绪过于激动等；③循环血量增加或锐减如输液过多过快、摄入高盐食物、妊娠及大量失血、严重脱水等；④严重心律失常特别是快速性心律失常；⑤治疗不当如洋地黄过量或用量不足、利尿剂使用不当等；⑥其他如水电解质、酸碱平衡紊乱，合并甲状腺功能亢进、贫血等。上述选项均为心衰的诱因，但是最常见的诱因是感染，尤其是呼吸道的感染。

21．本题在于考查心衰的基本病因，其中长期心脏负荷过重是心衰的主要病因之一。心脏负荷包括了前负荷（指容量负荷，是心室舒张期充盈的程度）和后负荷（压力负荷，是心室收缩期所面临的阻力）。①前负荷（容量负荷）过重：见于二尖瓣关闭不全、主动脉瓣关闭不全，全身性血容量增多（甲状腺功能亢进、慢性贫血、妊娠）引起；②后负荷（压力负荷）过重见于高血压、肺动脉高压、主动脉瓣狭窄等，二尖瓣关闭不全时使左心室在收缩期部分血液返流回左心房，导致左心室在舒张期容量负荷加重。故本题正确的选项为E。

23．高血压和主动脉瓣狭窄可引起左心室后负荷增加，肺动脉高压引起右心室后负荷增加，心肌梗死引起心肌收缩力下降，主动脉瓣关闭不全时由于血液在舒张期向左心室反流，使左室容量负荷过重。

26．肾素作用于血管紧张素原使之转变为血管紧张素I，血管紧张素I在血管紧张素转换酶的作用下生成血管紧张素II。醛固酮的作用是导致水钠潴留，内皮素是一种缩血管物质，胰岛素具有降血糖作用。

27．高血压的发病机制之一是肾素-血管紧张素系统激活，血管紧张素原在肾素作用下生成血管紧张素I，又在血管紧张素转换酶的作用下转为血管紧张素II，血管紧张素II与小动脉管壁上的血管紧张素受体结合，促使平滑肌收缩而血压上升。血管紧张素转化酶抑制剂使血管紧张素I不能转为血管紧张素II，从而产生降压作用。

30．心功能分为四级：1级，体力活动不受限制；2级，体力活动轻度受限，日常活动可引起气急、心悸；3级，体力活动明显受限，稍事活动即引起气急、心悸，有轻度脏器淤血体征；4级，体力活动重度受限，休息时亦气急、心悸，有重度脏器淤血体征。根据该病人的临床表现和活动能力，应判断为心功能4级。

34．左心衰竭时肺循环淤血，肺泡液体积聚，支气管黏膜充血，可引起咳嗽。其他选项均为右心衰竭体循环淤血，静脉压力增高所致。

36．本题考查了慢性心功能不全患者的体征，此题难度偏大，有超纲之嫌。交替脉为节律规则而强弱交替的脉搏。必要时嘱患者在呼气中期屏气，以排除呼吸变化所影响的可能性。一般认为为左室收缩力强弱交替所致，为左心衰的重要体征之一，患者表现出脉搏强弱交替，轻度者仅在测血压时能够发现。常见于高血压性心脏病、急性心肌梗死和主动脉关闭不全等。

38．本题考查的是右心衰的主要表现，即体循环静脉淤血。在右心衰发生时，由于右心房/室舒缩功能的减退，导致右心房压升高，继而出现肺动脉高压，影响了上、下腔静脉的回流，导致体循环淤血的发生。

50．本题考查了急性肺水肿的吸氧方式。对于急性肺水肿患者应给予高流量（6～8L/min）吸氧，并经乙醇湿化，降低肺泡及气管内泡沫的表面张力，使泡沫破裂，改善肺通气。但是关于酒精的浓度目前并不统一，在护士和护师资格考试参考教材上给出的浓度是 30%～50%，而主管护师资格考试参考教材给出的浓度是 20%～30%，在《内科学》（第五版，人民卫生出版社）给出的酒精浓度是 50%，因此此题很难得出最佳答案。从可查的资料上看，选项 B～D 均不排除，所以本题从考试的角度主要掌握的是急性肺水肿吸氧应是高流量经酒精湿化。

51．本题考查了急性左心衰患者的护理要点。急性左心衰患者由于急性肺水肿导致患者突然发生严重的呼吸困难，故应置病人于两腿下垂坐位或半卧位，以减轻静脉血流，故选项 E 让患者平卧是错误的，将加重患者的呼吸困难。

52．急性肺水肿的病人应给予高流量（6～8 L /min）酒精（30%～50%）湿化的氧气吸入，以降低肺泡及气管内泡沫的表面张力，使泡沫破裂，改善肺通气。

58．本题考查了心衰患者的饮食要点：心力衰竭病人应摄取高蛋白、高维生素、易消化的清淡饮食。低热量饮食可降低基础代谢率，减轻心脏负荷；限制钠摄入可控制饮食中钠盐的摄入量，控制在<3g/天为宜；水肿明显时应限制水的摄入量；选择富有维生素、钾、镁和含适量纤维素的食品；避免进食产气食物，以免加重呼吸困难；避免刺激性食物；宜少量多餐，根据血钾水平决定食物中含钾量，因此给予高热量的饮食是不正确的。

59．本题主要考查了对长期卧床所致心血管系统的并发症深静脉血栓的预防。机体不动的时间愈长，发生深静脉血栓的危险性愈高。这是因为长期卧床的病人，由于姿势不良或关节的长期屈曲，可出现静脉血液循环不畅，如果循环不良的时间超过人体组织受损的代偿时间，就会发生血管内膜的受损。同时，长期不动的病人还会出现血容量不足，而血液中血浆部分的减少比血细胞部分的减少要多，导致血液黏滞度增加，血流速度减慢；又因腿部肌肉收缩不够，以致静脉内血流速度下降。这些情况同时发生时，就会形成血栓。血栓形成的危险在于可致肺栓塞。如果血栓脱落栓塞于肺内较小的血管处，则肺部的损伤较小，若栓塞于较大的血管处，则可导致严重的肺部损伤。因此应鼓励长期卧床患者在床上作下肢活动以防止下肢静脉血栓形成。

63．氨苯蝶啶、螺内酯属于保钾利尿剂，美托洛尔属于 β 受体阻断剂，尿激酶是溶栓药。

68．洋地黄常见的毒性反应有：①胃肠道反应：食欲下降，恶心，呕吐等；②心血管系统反应：是洋地黄类药物较严重的毒性反应，常出现各种心律失常，以室性期前收缩二联律最常见，尚有室上性心动过速伴房室传导阻滞，窦性心动过缓等，长期心房颤动病人使用洋地黄后心律变得规则，心电图 ST 段出现鱼钩样改变，应注意有发生洋地黄中毒的危险；③神经系统反应：头痛、头晕、视力模糊、黄绿视等。

69．临床常见洋地黄中毒的临床表现有胃肠道反应和各种心律失常及神经系统表现和视觉改变。胃肠道症状中厌食是最早的表现，继而恶心、呕吐，属于中枢性，常为中毒的先兆，也是中毒较为常见的表现之一。也有文献指出心律失常是洋地黄中毒最常见的表现，尤其是室性心律失常，因此该题设计同样存在一定问题，仅从上述选项中我们可以判断为恶心、呕吐等胃肠道症状，因为 D、E 选项均提示了心律的改变，但不能表达室性心律失常这一特点，最佳的选项为 C。

79．此题考查了洋地黄中毒的解救，主要是心律失常的治疗。对于洋地黄中毒导致的缓慢性心律失常应该给予阿托品治疗，快速性心律失常首选应用利多卡因治疗，故选项 D 正确。

85．窦性心动过速是指成人心率 100～140 次/min（一般不超过 160 次/min）。窦性心动过速大多属生理现象，常见原因为：吸烟、饮用含咖啡因的饮料、剧烈运动、情绪激动，在某些疾病时也可发生（发热、贫血、甲亢等）。而甲状腺功能减退症是导致心动过缓的病理性因素之一，故选项 E 不是发生窦性心动过速的原因。

88．本题考查了常见心律失常的心电图特点。QRS 波代表心室的电活动，故 QRS 波群提前应为室性期前收缩；其特点为 QRS 波群提前出现，形态宽大畸形，QRS 时限＞0.12s，其前无相关的 P 波；T 波常与 QRS 波群的主波方向相反；期前收缩后有完全代偿间歇。

99．心室内肌纤维发生快而微弱的、不协调的乱颤，心室完全丧失射血能力，是最严重的心律失常。心房颤动一旦发生，表现为意识丧失、发绀、抽搐，体检心音消失，脉搏测不到，血压测不到，继而呼吸停止，瞳孔散大，甚至死亡。因此选项 E 正确。

115．房颤是心房内多处异位起搏点发出极快而不规则的冲动，使心房肌纤维失去规律性的收缩而乱颤。房颤多发生于有器质性心脏病病人。心室律不快者，病人仅有心悸、气促、心前区不适等；心室律极快者（＞150 次/min），可因排血量降低而发生晕厥、急性肺水肿、心绞痛或休克。因此对于房颤的治疗其中之一就是控制心室率，在护理观察方面就是要了解心室率的情况，尤其是每日测量病人心率、脉率，了解脉搏短绌的情况。故选项 D 正确。

116．本题考查的知识点是：引起猝死的心律失常：①潜在的引起猝死危险的心律失常有频发、多源、成对 RonT 室性期前收缩，室上性阵发性心动过速，心房扑动与心室颤动，较重的第二度Ⅱ型房室传导阻滞等；②随时有猝死危险的严重心律失常是阵发性室性心动过速、心室扑动、心室颤动与第三度房室传导阻滞等。阵发性室性心动过速由于快速心率及心房、心室收缩不协调而致心排血量降低，血流动力学明显障碍，心肌缺血，可出现呼吸困难、心绞痛，血压下降和晕厥，且不及时处理有可能演变为心室颤动。因此可致危及生命的心律失常为阵发性室性心动过速。

127．原发性高血压是一种病因未明的临床综合征，现认为其血压升高是在遗传背景下多种后天性因素作用所致。

130．高血压的发病机制复杂，其中与交感神经兴奋性增加有关，而不是迷走神经兴奋性增加。

132．根据 1999 年 WHO 和国际高血压学会所提出的新的高血压分类标准，收缩压在 140～159 mmHg 和舒张压在 90～99 mmHg 为 1 级高血压；收缩压在 160～179 mmHg 和（或）舒张压在 100～109 mmHg 为 2 级高血压；收缩压≥180 mmHg 和(或)舒张压≥110 mmHg 为 3 级高血压。

136．高血压病人的死亡原因取决于其并发症，即心、脑血管意外，肾功能衰竭及充血性心力衰竭等。在我国以脑血管意外为最多，其次是心肌梗死、心力衰竭和尿毒症，与日本情况相似。而欧美是以心肌梗死、心力衰竭占首位，其次是脑血管以外和尿毒症。

141．长期高血压引起脑血管硬化，轻者表现为短暂性脑缺血发作、微小动脉瘤形成，重者可有脑血栓形成、脑出血，而脑疝是颅内压极度增高的结果。

142．本题考查了高血压的分期和非药物治疗，高血压的分期目前已经为高血压的危险分层所取代，因此建议大家在复习中要着重掌握高血压的危险分层，对于高血压二期的患者，由于没有临床上的靶器官的损害的表现，仅是客观检查所见靶器官的损伤，故不应限制患者的活动，且应当鼓励患者适量进行活动。

149．派唑嗪是 α_1 受体阻滞剂，可造成体位性低血压，应指导病人在改变体位时要动作缓慢。

152．本题考查了高血压患者的药物治疗，实际上是几个常用的一线降压药的不良反应。阿替洛尔属于 β 受体阻滞剂，主要副作用有心动过缓和诱发支气管平滑肌收缩，阻塞性支气管疾病病人禁用，故不能用于同时患有支气管哮喘的高血压病人。

153．本题考查了高血压降压治疗的原则，血压的升高非一日而成，因此降压宜缓，不宜降血压降得过快、过低，因可减少组织血液供应，尤其是老年人，可因血压过低而影响脑部供血。

154．本题考查了高血压的药物治疗，对于原发性高血压需要用药物治疗的患者来说，一般需要长期甚至终身服药，治疗的目的是：使血压下降，接近或达到正常范围；预防或延缓并发症的发生。不能在血压控制正常范围内后随意停药，一旦停药，血压还会再次升高。

155．本题考查了高血压患者的饮食护理要点。高血压患者应注意饮食调节，以低盐、低动物脂肪饮食为宜，避免高胆固醇饮食，多食含维生素、蛋白质、高钙和富含钾的食物，对体重超标准者饮食宜清淡、适当控制食量和总热量。故选项中仅高钙食物适宜。

158．总胆固醇、三酰甘油、低密度脂蛋白、极低密度脂蛋白增高，高密度脂蛋白降低，是动脉粥样硬化的危险因素。

164．典型心绞痛发作的疼痛部位常位于胸骨体上段或中段之后方，其次为心前区，常放射至左肩、左臂内侧达示指和小指，或到咽、颈、背、上腹部等。

170．硝酸酯类药物是最有效、作用最快终止心绞痛发作的药物。

171．本题考查了硝酸甘油的用药护理。本药宜舌下含服，不要吞服。因为舌下毛细血管很丰富，药物迅速吸收入血，1～2min 即发挥作用，且避免了肝的首关效应。而吞服吸收慢，效果差。此外，因硝酸甘油对脑血管的扩张作用很明显，服药后往往会出现面色潮红、头痛，站立时易发生“体位性低血压”而导致晕厥，故宜坐位或卧位服药。

176．心律失常发生于 75%～95%的急性心肌梗死患者，多发生在病后 1～2 周内，以 24h 内发生率最高，也最危险，是急性心肌梗死早期最常见的死亡原因。

188．本题实际考查了洋地黄的用药护理知识，即应用洋地黄类药物的禁忌证。由于洋地黄治疗量与中毒量接近，易发生中毒。易发生洋地黄中毒的情况有：缺氧、心肌严重受损、低钾、肾功能不全、老年人用药等情况下，因此急性心肌梗死 24h 内不宜使用洋地黄类药物。选项中其他几项均是在急性心肌梗死患者治疗过程中可以使用，且有可能会应用的药物。

189．本题考查了急性心肌梗死患者急性期绝对卧床时间的问题，但是这个题目估计是较早之前的一个题目，因此存在观念的落后问题。在五六年前心脏康复还未开展时保守地认为急性心肌梗死患者应绝对卧床休息至少达 1 周时间，但是随着心脏康复的开展这一观念已经发生了变化，目前较为积极的看法是：急性期卧床休息 12～24h，若无并发症，24h 内应鼓励病人床上活动肢体，第 3 天可床边活动，1 周内达到每日 3 次步行 100～150m。查阅护士资格考试参考教材给出的时间是：急性心肌梗死病人第 1 周前 3 天绝对卧床休息；第 4 天可进行关节主动运动，坐位洗漱、进餐；第 2 周，坐椅子上进餐、洗漱；第 3 周逐步离床在室内缓步走动。故请考生主要依据目前的考试指定复习教材来准备。

190．本题实际考查的是急性心肌梗死病人发生的危险性心律失常。75%～95%急性心肌梗死患者在起病1～2天内会发生心律失常，尤其是24h内最多见。各种心律失常中以室性心律失常最多见，而室性心动过速，频发性、多源性室性期前收缩（RonT），常为心室颤动的先兆，故阵发性室性心动过速可能有发生心室颤动的危险。

191．此题应该和前面所学的心功能不全的病因联系起来，心功能不全的基本病因之一就是原发的心肌损害，对于急性心肌梗死患者发生心力衰竭的主要原因就是心肌缺血性损伤和坏死，主要发生的是急性左心衰竭，可在起病初几天内或在梗死演变期出现，为梗死后心肌收缩力显著减弱或不协调所致。

196．疼痛是急性心肌梗死最突出的症状，含服硝酸甘油无效，可用吗啡镇痛。

202．冠心病病人应保持大便通畅，为防止便秘可嘱病人进食清淡、易消化、富含纤维素的食物，必要时给予缓泻剂。

203．本题仍然存在前面关于绝对卧床时间这一题目中的问题，因此给出的答案已经与目前的实际情况明显不符了。考生主要参考考试教材中所提出的关于急性心肌梗死休息与活动部分的护理措施来回答这类题目即可，护士资格考试参考教材给出的休息活动指导为：急性心肌梗死病人第1周前3天绝对卧床休息；第4天可进行关节主动运动，坐位洗漱、进餐；第2周，坐椅子上进餐、洗漱；第3周逐步离床在室内缓步走动。

204．急性心肌梗死伴呼吸困难和发绀的患者，在最初几天可间歇或持续通过鼻导管面罩吸氧，合理的吸氧能提高动脉血氧分压，有助于梗死周围缺血心肌的供氧，缩小梗死范围，减轻疼痛。

205．心绞痛的心电图可表现为ST段压低、T波低平或倒置，少数情况下为ST段抬高（变异性心绞痛）；异常深而宽的Q波又称病理性Q波，反映心肌坏死，是心肌梗死的特征性表现之一。

209．慢性风湿性心瓣膜病最常受累者为二尖瓣，单纯二尖瓣狭窄的占风湿性心瓣膜病25%，其次为主动脉瓣。故本题正确选项为A。

211．本题考查了二尖瓣狭窄患者的特异性体征，即二尖瓣面容。二尖瓣面容表现为两颊部紫红，口唇轻度发绀。它是由于低心排血量，有肺淤血及血管收缩，导致面颊及口唇发绀。同时，颧部的浅表静脉较正常情况下反应明显。

219．二尖瓣开放拍击音和心尖区第一心音亢进、二尖瓣面容、心尖部舒张期隆隆样杂音均为二尖瓣狭窄的体征。由瓣膜病产生的杂音与血流方向有关，二尖瓣关闭不全产生的杂音应为收缩期杂音。

220．可引起脉压增大的疾病均可能出现周围血管征，并非主动脉瓣关闭不全所特有；只有主动脉瓣第二听诊区舒张早期叹气样杂音是其典型体征。

225．奇脉常见于心包积液时，交替脉是左心衰竭的早期表现，脉压减少时可出现细迟脉，房颤时有脉搏短绌，水冲脉是脉压增大的表现。

228．本题实际上是考查了各型风湿性心瓣膜病的临床特点。本题可以这样考虑：急性肺水肿的发生与急性肺淤血有关，也即主要是肺循环的淤血，而与肺循环关系密切的瓣膜应该是二尖瓣的狭窄，因其可以造成左心房向左心室射血阻力增加，随着左房压力增高，肺静脉及肺毛细血管压力增加，随着左房压力增高，肺静脉及肺毛细血管压力亦升高，引起肺淤血，严重时可致肺水肿。

233．本题考查了风湿性心脏病心房颤动患者常见的并发征，即栓塞。多见于二尖瓣狭窄伴有心房颤动的病人，血栓脱落引起周围动脉栓塞，以脑动脉栓塞最为常见。此外，长期卧床的心力衰竭病人有下肢静脉栓塞形成时，如血栓脱落可导致肺栓塞。脑动脉栓塞引起的局部神经缺失症状多取决于栓塞的动脉，多为偏瘫或单瘫、偏身感觉缺失、偏盲及抽搐等；四肢动脉栓塞引起剧烈疼痛；肾静脉栓塞引起剧烈腰痛；肺动脉栓塞引起剧烈胸痛和呼吸困难。

235．主动脉瓣狭窄时，左心室后负荷增加，心排血量显著降低使冠脉血流量减少，可出现心绞痛。一般不累及冠状动脉本身，不引起冠脉狭窄或痉挛，其疼痛亦与风湿性炎症无关。

239．本题考查了风湿性心瓣膜病的病因与预防。风湿性心瓣膜病与A群乙型溶血型链球菌感染有关，感染后病人对链球菌产生免疫反应，使心脏结缔组织发生炎症病变。积极预防链球菌感染可以有效预防风湿性心瓣膜病的反复发作。

255．本题考查了急性心肌炎的病因。急性心肌炎有多种病因，但多数是因感染所致，包括病毒感染、细菌感染、寄生虫感染等。病毒感染是主要原因。近年来的临床研究发现，急性心肌炎主要的病理基础一方面是病毒感染；另一方面是病毒感染后免疫系统对心肌细胞的破坏。

256．心肌炎的病因以引起肠道和呼吸道感染的各种病毒最常见，如柯萨奇病毒A和B、埃可病毒、脊椎灰质炎病毒、流感和疱疹病毒，尤其是柯萨奇病毒B。

257．急性病毒性心肌炎一般不主张使用糖皮质激素，因可抑制干扰素生成，加重心肌损害；仅当并发休克、心力衰竭等严重情况时短期应用，以减轻心肌水肿。

259．病毒性心肌炎的护理重点是充分休息，保证丰富的营养，急性期应完全卧床休息，待症状缓解、各项检查指标恢复正常、无并发症后可逐步增加活动量，而不一定绝对卧床3个月。不主张应用糖皮质激素。

262．该病人出现了亚急性或慢性心脏压塞的表现，如体循环静脉淤血、奇脉等。

263．洋地黄尤其适用于风心病、心力衰竭、快速房颤患者，可减慢心室率，控制症状。而因洋地黄可加强心肌收缩力，加重流出道梗阻，故梗阻性肥厚型心肌病是禁用的；急性心肌梗死24h内也禁止使用，以免增加死亡率；急性心脏压塞时应行心包穿刺，尽快解除压迫；高血压危象时应尽快控制血压。

A_2型题

266．本题考查的是两个方面。一个考点是急性左心衰的诊断，诊断要点为突发重度呼吸困难，咳嗽，咳大量粉红色泡沫痰，病人常极度烦躁不安、大汗淋漓、口唇青紫、面色苍白，被迫采取坐位，两腿下垂双臂支撑以助呼吸。查体可见心率和脉率增快，两肺满布湿啰音和哮鸣音，心尖区可闻及舒张期奔马律。此题题干中“心悸、气促、咳粉红色泡沫痰”具有很好的提示性，且看到选项中的药物，主要是治疗心衰的药物，也可以明确诊断。另一个考点就是急性左心衰的治疗，即急性肺水肿的处理，此时最重要的是强心、利尿和扩血管。强心药应选用静脉给予的的西地兰，扩血管药物应给予可同时扩张动、静脉血管的药物硝普钠，利尿剂应选用强效的袢利尿剂即呋塞米。故只有选项B是最适合的。

267．本题考查了心衰患者治疗及洋地黄类药物护理。心衰患者在急性期需要应用强心药即洋地黄类药物，因此在用药期间需要密切监测是否发生了洋地黄类药物的中毒。洋地黄类药物中毒的常见不良反应有：①胃肠道反应：食欲下降、恶心、呕吐等；②心血管系统反应：洋地黄药物较严重的毒性反应，常出现各种心律失常，以室性期前收缩二联律最常见，亦有室上性心动过速伴房室传导阻滞、房室传导阻滞、窦性心动过缓等。长期心房颤动病人使用洋地黄后心率变得规则，心电图ST段出现鱼钩样改变，应注意有发生洋地黄中毒的危险；③神经系统反应：头痛、头晕、视物模糊、黄绿色视等。本题中题干提示患者治疗期间出现了“恶心、头痛、头晕、黄视。检查心率46次/min，二联律”，故应该考虑的是洋地黄类药物中毒。

271．该患者为三度房室传导阻滞，心室率缓慢，且晕厥反复发作，宜安装临时心脏起搏。肾上腺素、利多卡因、胺碘酮主要用于快速性心律失常；心脏骤停时应立即心脏按摩。

272．阵发性室上性心动过速的特点是突发突止，心率快而规则。窦性心动过速的频率一般不超过160次/min；心房颤动的心室律绝对不规则；心房扑动可见锯齿状扑动波。

274．本题考查了心房颤动病人心率、脉率的记数。心房颤动病人由于存在脉搏短绌，即心率与脉率不一致，心率大于脉率。因此应由两人分别同时记数心率和脉率。这样才能准确反映心室率与心房率。

277．该患者为高血压并发急性左心衰竭，首选药物是硝普钠，可扩张小动脉和小静脉，降低血压，减轻心脏前后负荷。

279．本题题干中给出患者心率30～40次/min，低于窦性心动过缓（一般为每分钟40～60次）患者的心律，此时应该考虑病人是否存在严重的传导阻滞或病态窦房结综合征的问题，且病人此时已经有明显的自觉症状即心悸，对病人来说属于危险的心律失常，以便采取有效的治疗措施，从所给的被选答案中看选项D是首选的措施。

280．该高血压患者应坚持在非药物治疗的基础上，长期服用降压药物，将血压控制平稳，而不应该在血压降至正常后就停药。

285．根据1999年WHO和国际高血压学会提出的新的高血压分类标准，收缩压在140～159mmHg和（或）舒张压在90～99mmHg为1级高血压；收缩压在160～179mmHg和（或）舒张压在100～109mmHg为2级高血压；收缩压≥180mmHg和（或）舒张压≥110mmHg为3级高血压。根据血压水平结合危险因素及合并的器官受损情况将病人分为低、中、高和极高危险组。高血压1级不伴有危险因素者为低度危险组；高血压1级伴有1～2个危险因素或高血压2级不伴有或伴有不超过2个危险因素者为中度危险组；高血压1～2级伴至少3个危险因素者为高度危险组；高血压3级或高血压1～2级伴靶器官损害及相关的临床疾病都为极高度危险组。该病人血压160/95mmHg且不伴有危险因素，故为高血压2级中度危险组。

289．冠状动脉粥样硬化所致的冠脉管腔狭窄和痉挛是心绞痛发生的最重要原因。该患者冠脉造影未见主要分支有病变，而钙离子拮抗剂如地尔硫䓬对冠脉痉挛引起的心绞痛疗效确定。

290．本题考查了心肌梗死的诊断和处理。该患者主要症状是心前区压榨性疼痛，且时间超过1h，疼痛程度剧烈伴大汗和恐惧，因此从症状上看可以考虑为冠心病，急性心肌梗死。护理人员在接诊该患者要从这一诊断入手给予处理，包括简单的询问患者既往的情况，分析患者除性别和年龄这两个危险因素外尚具有的其他发生冠心病的危险因素，此外应该立即为患者作心电图检查，查看有无心肌缺血和损伤的心电图表现。此外，为进一步帮助明确诊断是否为急性心肌梗死还需要抽血急查心肌损伤的标记物：TNT/TNI，心肌酶如CK-MB等指标，简单的护理体检可注意与消化道疾病、肺栓塞、肋间神经痛及神经官能症相鉴别，选项中只有拍X胸片对冠心病的确诊无益。

291．心肌梗死的诊断主要依据典型的心电图动态演变；明确的心肌酶学/心肌损伤标记物变化；病史典型或不典型。因此心电图有典型的动态演变，或心电图出现心肌缺血损伤改变具有诊断意义。

292. 急性心力衰竭、心律失常、心源性休克均为急性心肌梗死病程中的常见临床表现。该患者血压下降、烦躁不安、皮肤湿冷、脉搏细速均为休克的表现，原发病为急性心肌梗死，故为心源性休克。

302. 该病例用地高辛治疗，心衰症状控制，疗效满意。心电图 ST 段呈鱼钩样下移是洋地黄作用的结果，心率不慢，无药物中毒或过量表现，故可以原剂量维持。

306. 机体不动的时间愈长，发生深静脉血栓的危险性愈高。按摩最主要的目的是促进下肢血液循环，减少下肢深静脉血栓的发生率。

309. 该病人出现了心悸、气促、咯血、肺底可闻及湿啰音等肺水肿的临床表现，需要根据杂音性质来区分原发疾病。风心病二尖瓣狭窄体检时在心尖部可闻及舒张期隆隆样杂音；而风心病二尖瓣关闭不全是心尖区闻及响亮粗糙的吹风样收缩期杂音；风心病主动脉瓣关闭不全在第二主动脉瓣区听到舒张期叹气样杂音是最重要的体征。

311. 二尖瓣狭窄的病理生理过程是先发生左心衰竭，引起肺动脉高压，再累及右心。该患者已有右室扩大，故属于右心受累期。

312. 风心病二尖瓣狭窄伴心房颤动者易形成左心耳附壁血栓，若脱落可引起动脉血栓，最常见的部位是脑动脉栓塞。

313. 左心衰竭时心排血量减少，机体供血不足，组织缺氧，代谢废物堆积，故患者容易疲倦乏力。肺循环淤血可引起气急、咳嗽、咳痰等症状，体循环淤血可引起食欲下降、恶心、呕吐及下肢水肿等表现。

A_3/A_4型题

321. 本题考查了室上性心动过速的判断，患者心率 200 次/min，心律齐，需要与窦性心动过速鉴别，窦性心动过速心律一般不超过 160 次/min，故此时的情况应为阵发性心动过速。阵发性室上性心动过速特点是突发突止，持续数分钟至数小时或数天不等。发作时有心悸、胸闷、乏力、头痛等。心脏听诊心率快而规则，常达 150～250 次/min。而阵发性室性心动过速对患者的影响要更大，可导致心排血量降低，血流动力学明显障碍，心肌缺血，出现呼吸困难、心绞痛、血压下降和晕厥。心脏听诊心率增快，心律可有轻度不齐，第一心音强弱不一。因而从题干给出的要点分析患者为室上性心动过速。

322. 阵发性室上性心动过速发作时间短暂，可自行停止者，不需特殊治疗。如持续发作几分钟以上或原有心脏病病人应采取以下措施：①采取兴奋迷走神经的方法：刺激咽部引起呕吐反射、屏气法、按压颈动脉窦等；②如上述方法无效则可选用药物治疗，如升压药物（常用间羟胺、去甲肾上腺素）、三磷酸腺苷、维拉帕米、β 受体阻滞剂等，但对于合并心力衰竭的病人，洋地黄可作为首选。发作控制后，可继续控制发作的药物。故本题答案为 A。

323. 本题考查了心室颤动心电图的判断和心室颤动的处理两个知识点。心室颤动发生时心电图表现为 QRS 波群与 T 波消失，呈形状、频率、振幅高低各异、完全无规则的波浪形曲线。此时应该立即作非同步直流电除颤，同时配合胸外心脏按压和口对口人工呼吸，及经静脉注射复苏药物和抗心律失常药物等抢救措施。而同步电除颤适用于存在 R 波的快速性心律失常的复律，不是心室颤动时使用的除颤方式，本题正确答案很显然是从 C 和 D 中选择其一的，因此，命题上也有一些问题。

345．心绞痛以发作性胸痛为主要临床表现，疼痛的性质为压迫性不适、发闷、紧缩感或烧灼感。

346．心绞痛以发作性胸痛为主要临床表现，疼痛的部位位于胸骨体上段或中段之后方，其次为心前区，常放射至左肩、左臂内侧达无名指和小指，或至咽、颈、背、上腹部等。

347．心绞痛以发作性胸痛为主要临床表现，疼痛多于停止原来的活动后，或舌下含服硝酸甘油后1～5min内缓解。

348．该病人有典型急性心梗的临床表现和特征性心电图表现：V_1～V_4导联ST段呈弓背向上抬高，故最可能的诊断为急性心肌梗死。

350．心肌梗死后的室性心律失常常可引起猝死，必须立即及时消除。发生心室颤动时，应立即行非同步电复律。

351．根据患者突发严重呼吸困难，有粉红色泡沫痰、两肺满布湿啰音等特点均支持急性肺水肿。

352．呼吸困难、发绀、肺部湿啰音等均提示患者存在气体交换受损，A、B、E无相关诊断依据，D虽然存在但不是最紧急和主要的护理问题。

353．高流量给氧是为了减少肺泡毛细血管的渗出，乙醇湿化是为了降低泡沫的表面张力，使泡沫破裂，改善肺通气。

355．该病人为急性广泛性前壁心肌梗死，有疼痛、呕吐、冷汗的症状，心率112次/min，偏快，应警惕心源性休克的发生，故目前最主要护理问题是心输出量减少。

356．本题考查的内容涉及到急性心梗的护理。①保证身心休息，减少心肌耗氧：急性期绝对卧床休息，第1～3天绝对卧床休息；第4～7天卧床休息；但作深呼吸及伸屈腿几次，如无并发症，可坐起；第二周床边活动；第三周陪同离床活动。②饮食合理：进清淡、易消化、含纤维素的饮食，宜低热量、低脂、低胆固醇，总热量不宜过高，以维持正常体重为度。③防止便秘：摄水量为1500ml/天，多是富含纤维素的食物，必要时给予缓泻剂。强调预防便秘的必要性。④给氧。⑤遵医嘱给予溶栓、止痛等治疗。⑥观察病情变化：观察心率、心律和血压的变化，发现心律失常、猝死和休克的征兆，及时通知医师处理。

357．该病人的表现符合心源性休克的症状，应迅速采取措施控制休克。

358．本题考查了心功能不全的分级和其相应的休息活动原则。该患者稍活动即感心慌、憋气，休息时无症状，故可判断为心功能三级。应根据心功能情况决定活动和休息原则：心功能一级病人，可不限制活动，但应增加午休时间；轻度心力衰竭（心功能二级）病人，可起床稍事轻微活动，但需增加活动的间歇时间和睡眠时间；中度心力衰竭（心功能三级）病人，以卧床休息，给予半卧位或坐位。

359．本题考查了洋地黄类药物的中毒表现。该患者出现的食欲明显减退、恶心、呕吐、视物模糊、心律不齐均符合洋地黄中毒的表现。应立即停用洋地黄，治疗心律失常，补钾。

B型题

378～380．本题考查的内容涉及到异常脉搏。常见的异常脉有：速脉（脉率超过100次/min，见于发热、贫血、甲状腺功能亢进、心力衰竭，心肌炎等）；缓脉（脉率低于60次/min，见于颅压升高、黄疸、甲状腺功能减退、病态窦房结综合征等）；水冲脉（脉搏如潮水般骤起骤落，见于主动脉瓣关闭不全、甲状腺功能亢进等）；交替脉（脉搏强弱交替但节律正常，由心室收缩力不均所致，见于各钟原因引起的左心衰竭）；奇脉（又称吸停脉，指吸气时脉搏逐渐减弱或消失的脉搏，见于心包积液或缩窄性心包炎）；不整脉（指脉搏节律不规则，见于心律失常，如脉率少于心率，称脉搏短绌，常见于期前收缩、心房颤动）。

385～390．后负荷是指心肌收缩之后所遇到的阻力或负荷，又称压力负荷。主动脉压和肺动脉压就是左、右心室的后负荷。原发性高血压时由于动脉血管压力过高，阻碍心脏泵出血液，可造成左心室向主动脉射血时，面临的阻力升高，即左心室后负荷加重；肺动脉高压时右心室的压力负荷过重；前负荷是指心肌收缩之前所遇到的阻力或负荷，即在舒张末期，心室所承受的容量负荷或压力就是前负荷。在一定范围内，静脉回流量增加，则前负荷增加。二尖瓣关闭不全时，部分血液反流到左心房，心室舒张时，由左心房流入左心室的血量较正常增多，左室容量负荷增加；主动脉瓣关闭不全时左心室在舒张期不仅接受左心房流入的血液，还要接受由主动脉反流回来的血液，使左心室前负荷增加；短期内输入大量液体，可使容量负荷增加，因而导致两心室前负荷增加。

395～396．急性心肌梗死疼痛发作 6h 内的患者，若没有出血性疾病，脑血管意外等溶栓禁忌证，应进行溶栓治疗，可选用尿激酶。急性心肌梗死并发室性心律失常时可给予利多卡因，但 24h 内禁止使用洋地黄。

397～401．成年窦性心率＜60 次/min（一般为 40～60 次/min）称窦性心动过缓，多为迷走神经张力增高所致，一般无症状也不需治疗；成年窦性心率 100～150 次/min(一般不超过 160 次/min)称窦性心动过速，心律齐，大多属生理现象。常见原因为：吸烟、饮用含咖啡因的饮料、剧烈运动、情绪激动，大多不需特殊治疗；第二度房室传导阻滞包括两种类型，第二度Ⅰ型（文氏型房室传导阻滞）特征为 PR 间期逐渐延长，直至 P 波后 QRS 波群脱落，之后 PR 间期又恢复以前时限，如此周而复始，病人常有心悸和心搏脱落感；第二度Ⅱ型（又称莫氏Ⅱ型）特征为 PR 间期固定（正常或延长），每隔 1、2 个或 3 个 P 波后有 QRS 波群脱落。病人心室率较慢时，可有心悸、头晕、气急、乏力等症状，脉搏可不规则或慢而规则；第二度房室传导阻滞（完全性房室传导阻滞）：心房和心室独立活动，P 波与 QRS 波群完全脱离关系，P—P 距离和 R—R 距离各自相等，心室率慢于心房率。如心室率 30～40 次/min，常会发生心源性晕厥；阵发性室上性心动过速特点为突发突止，持续数分钟至数小时或数天不等。发作时有心悸、胸闷、乏力、头痛等。心脏听诊心率快而规则，常达 150～250 次/min。

405～407．二度Ⅰ型房室传导阻滞又称为文氏型阻滞，其特征为 PR 间期逐渐延长，直至 P 波受阻，QRS 波群脱落；二度Ⅱ型房室传导阻滞又称为莫氏Ⅱ型阻滞，其特征为 PR 间期固定，间歇性 QRS 波群脱落；三度房室传导阻滞又称为完全性阻滞，心房与心室独立活动，表现为 P 波与 QRS 波群完全无关。

X 型题

456．阵发性室性心动过速、三度房室传导阻滞、心室颤动等心律失常引起严重的血流动力学改变，故有猝死危险，需紧急处理。

469．急性心肌梗死的诊断依靠典型临床表现（胸骨后剧烈疼痛，可持续数小时或数天）、特征性心电图改变（病理性的 Q 波，ST 段呈弓背向上明显抬高及 T 波倒置）及血清心肌酶检查。心肌梗死除疼痛外，可出现全身症状（发热）、胃肠道症状等。

第四章　消化系统疾病病人的护理

A_1型题

1．急性腹泻最常见的病因是（　）。

A．肠道肿瘤　B．肝硬化　C．结肠过敏

D．慢性肝炎　E．急性传染病

2．腹泻患者最适宜的饮食为（　）。

A．高脂肪饮食　B．高糖饮食　C．低胆固醇饮食

D．少渣饮食　E．高膳食纤维饮食

3．判断上消化道出血严重性最关键的项目是（　）。

A．出血原因　B．出血部位　C．出血量

D．出血速度　E．出血持续时间

4．上消化道出血患者粪便隐血试验阳性提示 24h 失血量约（　）。

A．5ml 以上　B．10ml 以上　C．30ml 以上

D．50ml 以上　E．70ml 以上

5．上消化道出血患者出现呕血，提示胃内积血量达（　）。

A．5～50ml　B．50～150ml　C．150～250ml

D．250～300ml　E．300～350ml

6．能反映急性上消化道大出血患者血容量变化的观察项目是（　）。

A．神志　B．呼吸　C．瞳孔

D．面色　E．脉搏

7．下列引起上消化道出血的胃肠道疾病中，最为常见的是（　）。

A．食管胃底静脉曲张破裂　B．急性胃炎　C．消化性溃疡

D．胃癌　E．食管癌

8．上消化道出血病因诊断的首选检查为（　）。

A．X 线钡餐造影　B．选择性动脉造影　C．内镜检查

D．大便隐血试验　E．吞线试验

9．有关呕血与黑粪的叙述，下列哪项是正确的（　）。

A．呕血一般不伴黑粪　B．黑粪一定伴呕血

C．上消化道出血只有呕血　D．下消化道出血仅有黑粪

E．出血量至少在 5ml 以上才会有黑粪

10．上消化道出血患者的饮食护理，下列哪项**不妥**（　）。

A．溃疡伴小量出血可给予牛奶等流质　B．严重呕血者要暂时禁食 8～12h

C．消化性溃疡患者应常规禁食　D．胃底静脉曲张破裂者要常规禁食

E．大便隐血试验阳性者可不禁食

11．上消化道出血伴休克时，病人去枕平卧的意义是（ ）。
A．有利于止血 B．升高血压 C．防止误吸
D．增加回心血量 E．改善脑供血
12．病人上消化道出血量达 800ml 时，护士应采取及时有效的处理是（ ）。
A．卧床吸氧 B．建立静脉通路 C．准备纤维胃镜检查
D．准备双气囊三腔管待用 E．禁食、胃肠减压
13．严重呕血病人饮食护理正确的是（ ）。
A．暂禁食 B．温热的流食 C．温凉的流食
D．软食 E．普食
14．对频繁呕吐患者的护理措施**错误**的是（ ）。
A．取头低足高位，防止吸入性肺炎 B．呕吐停止助其漱口
C．及时清理被污染的衣服，被褥 D．观察电解质变化
E．止吐剂应用后需卧床休息
15．黄疸早期最常出现的部位为（ ）。
A．皮肤 B．黏膜 C．巩膜
D．手掌 E．足底
16．对腹泻病人**不恰当**的护理措施是（ ）。
A．严格进行隔离消毒
B．卧床休息
C．营养丰富、低脂肪、易消化、少纤维饮食
D．排便次数较多者便后温水坐浴
E．补充水分和食盐
17．中枢性呕吐常见于（ ）。
A．洋地黄中毒 B．幽门梗阻 C．急性胃炎
D．肠梗阻 E．梅尼埃综合征
18．止吐剂可能有的副反应是（ ）。
A．白细胞减少 B．腹泻 C．中枢神经抑制
D．肝功能损害 E．肾功能损害
19．患者呕吐隔夜宿食并有腐臭味应考虑（ ）。
A．急性胃炎 B．慢性胃炎 C．急性胆囊炎
D．幽门梗阻 E．十二指肠溃疡
20．引起慢性胃窦炎发病的主要细菌是（ ）。
A．链球菌 B．绿脓杆菌 C．大肠杆菌
D．幽门螺杆菌 E．金黄色葡萄球菌
21．符合 A 型胃炎表现的是（ ）。
A．病变以胃窦部为主 B．较 B 型胃炎常见
C．抗壁细胞抗体滴度较低 D．有胃酸缺乏
E．大多由幽门螺杆菌引起
22．确诊慢性胃炎的主要依据是（ ）。

A．消化道症状　　B．胃液分析　　C．胃镜检查
D．血清学检查　　E．胃肠钡餐 X 线检查

23．具有抗幽门螺杆菌作用的药物是（　　）。
A．硫糖铝　　B．枸橼酸铋钾　　C．前列腺素
D．雷尼替丁　　E．氢氧化铝

24．慢性胃炎的健康指导，说法**不妥**的是（　　）。
A．戒烟、戒酒　　B．养成细嚼慢咽的习惯　　C．避免过冷过热的食物
D．腹痛时口服阿司匹林　　E．定期门诊复查

25．下列哪项**不是**急性胃炎的病因（　　）。
A．药物　　B．暴饮暴食　　C．细菌毒素
D．急性应激　　E．自身免疫反应

26．下列哪一疾病**不宜**常规禁食（　　）。
A．急性腹膜炎　　B．急性胰腺炎　　C．急性胃炎
D．食管静脉曲张破裂出血　　E．急性胃肠穿孔

27．以下检测幽门螺杆菌的方法哪项最简便（　　）。
A．细菌培养　　B．病理组织学检查　　C．血清抗体检测
D．快速尿素酶试验　　E．PCR

28．最常引起胃炎的药物是（　　）。
A．阿司匹林　　B．乙醇　　C．铁剂
D．氯化钾口服液　　E．硫糖铝

29．胃镜检查病人的护理下列哪一项是**错误**的（　　）。
A．检查前禁食 12h　　B．检查前可皮下注射阿托品
C．检查完后即可进食进水　　D．检查后当日以流质或易消化半流质为主
E．腹胀者可进行腹部按摩，促进排气

30．洗胃时每次注入的洗胃液的量为（　　）。
A．100～150ml　　B．200～300ml　　C．300～500ml
D．500～600ml　　E．700～800ml

31．与消化性溃疡形成相关的因素是（　　）。
A．胃酸和胃蛋白酶　　B．唾液淀粉酶和溶菌酶　　C．胰蛋白酶和多肽酶
D．胰糜蛋白酶和脂肪酶　　E．RNA 酶和 DNA 酶

32．溃疡病患者上腹疼痛失去规律性，粪便隐血试验持续阳性，最可能发生的病情变化是（　　）。
A．溃疡出血　　B．溃疡穿孔　　C．溃疡癌变
D．溃疡活动　　E．溃疡愈合

33．幽门梗阻患者的突出表现是（　　）。
A．餐后腹痛　　B．频繁呕吐宿食　　C．失水失钠
D．呕血、黑粪　　E．胃酸缺乏

34．下面关于胃溃疡的叙述**不正确**的是（　　）。
A．可见于任何年龄，青少年居多　　B．慢性病程

C．周期性发作　　D．节律性上腹痛

E．春秋季节易发作，容易复发

35．消化性溃疡最常见的并发症是（　）。

A．穿孔　　B．出血　　C．幽门梗阻

D．癌变　　E．营养不良

36．消化性溃疡的主要症状是（　）。

A．上腹痛　　B．恶心　　C．营养不良

D．贫血　　E．便血

37．在溃疡病的护理中，下列哪一项是**错误**的（　）。

A．禁饮浓茶　　B．避免进食生冷刺激性食物

C．注意劳逸结合　　D．经常服用胃酶合剂　　E．保持心情舒畅

38．关于十二指肠溃疡，哪项是错误的（　）。

A．上腹痛多在饭后 3～4h 发作　　B．上腹痛进食后缓解

C．上腹压痛多偏右　　D．比胃溃疡易发生癌变

E．发病年龄比胃溃疡为年轻

39．下列哪种药**无**抗幽门螺杆菌作用（　）。

A．奥美拉唑（洛赛克）　　B．德诺　　C.阿莫仙

D．呋喃唑酮（痢特灵）　　E．西咪替丁(泰胃美)

40．溃疡病患者宜少吃多餐的意义是（　）。

A．中和胃酸　　B．加快胃排空　　C．减少胆汁反流

D．促进胃液分泌　　E．避免胃窦部过度扩张

41．粪便隐血试验检查前**避免**食用大量（　）。

A．蛋类　　B．绿叶蔬菜　　C．面食

D．甜食　　E．水果

42．X 线钡餐检查胃溃疡的主要诊断依据是（　）。

A．龛影　　B．变形　　C．僵硬

D．痉挛　　E．缺损

43．胃溃疡疼痛出现的时间多为（　）。

A．餐前 30min　　B．餐后 30min　　C．餐后 3～4h

D．睡前　　E．半夜

44．十二指肠溃疡疼痛的特点是（　）。

A．餐后即痛，持续 2h 后缓解　　B．餐后 1h 开始，持续 2h 后缓解

C．餐后 2h 开始，持续 2h 后缓解　　D．餐后 3～4h 开始，进餐后缓解

E．无规律性

45．溃疡病呕血时用去甲肾上腺素加冰盐水洗胃的目的是（　）。

A．升高血压　　B．收缩血管　　C．补充血容量

D．解除痉挛　　E．术前准备

46．某消化性溃疡病人，原有疼痛节律消失，变为持续性上腹痛，伴频繁呕吐，呕吐物含发酵性宿食。最可能的并发症为（　）。

A．幽门梗阻　　B．急性胰腺炎　　C．穿孔
D．胃癌　　E．上消化道出血

47．消化性溃疡患者应**避免**口服（　　）。
A．链霉素　　B．庆大霉素　　C．泼尼松
D．吗丁啉　　E．胃复安

48．消化性溃疡病人在何种条件下疼痛节律会改变或消失（　　）。
A．疲劳时　　B．饮酒时　　C．受凉时
D．焦虑时　　E．癌变时

49．消化性溃疡大出血病人护理措施**不包括**（　　）。
A．迅速建立静脉通道　　B．冰盐水洗胃　　C．应用三腔两囊管
D．暂禁食　　E．观察粪便颜色及量

50．我国肝硬化最常见的原因是（　　）。
A．酒精中毒　　B．胆汁淤积　　C．循环障碍
D．营养失调　　E．病毒性肝炎

51．与原发性肝癌的发生有关的疾病是（　　）。
A．甲型肝炎　　B．乙型肝炎　　C．肝脓肿
D．肝囊肿　　E．肝血管瘤

52．腹部出现移动性浊音，提示有（　　）。
A．门静脉高压　　B．腹膜炎　　C．幽门梗阻
D．腹水　　E．腹腔肿瘤

53．符合肝硬化诊断的辅助检查表现是（　　）。
A．γ-球蛋白降低　　B．全血细胞增多　　C．IgA 明显升高
D．血清白蛋白降低　　E．A/G 比例正常

54．肝硬化腹水患者每日进水量应限制在（　　）。
A．500ml 左右　　B．800ml 左右　　C．1000ml 左右
D．1200ml 左右　　E．1500ml 左右

55．肝硬化腹水患者每日钠盐应限制在（　　）。
A．1～2g　　B．2～3g　　C．3～4g
D．4～5g　　E．5～6g

56．下列**不属于**门静脉高压侧支循环的是（　　）。
A．食管下段静脉曲张　　B．下肢静脉曲张　　C．腹壁静脉曲张
D．痔静脉曲张　　E．脐周静脉曲张

57．肝硬化伴门静脉高压症的特征性临床表现是（　　）。
A．腹水、脾大、颈静脉怒张　　B．腹水、脾大、腹壁静脉曲张
C．腹水、脾大、下肢静脉血栓形成　　D．腹水、脾大、门静脉癌栓形成
E．腹水、脾大、肝静脉阻塞

58．肝硬化伴大量腹水取半卧位的原因是（　　）。
A．有利于腹水消退　　B．增加回心血量　　C．减轻心脏负荷
D．减轻呼吸困难　　E．降低腹内压力

59．肝硬化并发上消化道出血的诱因为（　）。
A．饮食过饱　B．食物粗糙　C．营养障碍
D．大量放腹水　E．电解质紊乱
60．晚期肝硬化最严重的并发症和最常见的死亡原因是（　）。
A．感染　B．上消化道出血　C．肝肾综合征
D．电解质紊乱　E．肝性脑病
61．肝硬化最常见的并发症是（　）。
A．肝性脑病　B．感染　C．原发性肝癌
D．上消化道出血　E．肝肾综合征
62．三腔气囊管压迫止血适用于（　）。
A．食管胃底静脉曲张破裂出血　B．急性出血性糜烂性胃炎
C．胃癌引起的上消化道出血　D．消化性溃疡并发出血
E．食管癌溃烂所致出血
63．下列对肝硬化腹水患者采取的治疗措施，正确的有（　）。
A．限制水、钠摄入　B．小剂量、间歇使用利尿剂
C．腹腔穿刺放液，一次不宜超过5000ml　D．输注白蛋白
E．补液以生理盐水为主
64．肝硬化食管静脉曲张破裂大出血后发生的变化，下述哪项**不正确**（　）。
A．BUN增高　B．脾脏缩小　C．腹水减少
D．诱发肝性昏迷　E．诱发肝肾综合征
65．肝硬化食管静脉曲张破裂出血，用三腔管压迫效果不佳时，宜采取什么措施（　）。
A．输血　B．奥曲肽（善得定）　C．奥美拉唑（洛赛克）
D．食管静脉硬化剂注射或套扎　E．剖腹探查
66．肝肾综合征的表现**不包括**（　）。
A．少尿　B．无尿　C．蛋白尿
D．低尿钠　E．氮质血症
67．肝硬化病人出现内分泌紊乱症状，下列哪项**不正确**（　）。
A．雌激素增多　B．男性乳房发育　C．肾上腺皮质激素增多
D．醛固酮增多　E．抗利尿激素增多
68．关于三腔气囊管的护理下列哪项**不正确**（　）。
A．胃囊保持压力约50mmHg　B．食管囊保持压力约40mmHg
C．气囊压迫以3～4天为限　D．拔管前口服液体石蜡
E．出血停止后可立即拔管
69．肝硬化腹水产生的机制为（　）。
A．脾功能亢进　B．血清白蛋白增多　C．门静脉压力增高
D．醛固酮分泌减少　E．肾小球滤过增加
70．肝硬化病人容易发生凝血障碍的主要原因是（　）。
A．血小板减少　B．维生素K缺乏　C．凝血因子Ⅲ缺乏
D．某些凝血因子缺乏　E．血液中抗凝物质增加

71. 肝硬化失代偿期最突出的临床表现是（　　）。
A. 腹水　　B. 肝掌　　C. 低热
D. 出血　　E. 蜘蛛痣

72. 为清除肝硬化病人肠内积血，灌肠时选用哪种液体（　　）。
A. 温开水　　B. 生理盐水　　C. 稀醋溶液
D. 碳酸氢钠溶液　　E. 肥皂水

73. 肝硬化患者出现血性腹水，应首先考虑可能合并（　　）。
A. 结核性腹膜炎　　B. 原发性腹膜炎　　C. 肝肾综合征
D. 门静脉血栓形成　　E. 肝硬化癌变

74. 在我国，引起门静脉高压症的主要病因是（　　）。
A. 肿瘤　　B. 门静脉血栓形成　　C. 肝硬化
D. 门静脉炎　　E. 门静脉主干先天畸形

75. 肝硬化病人进食时应细嚼慢咽，必要时药物应研成粉末服用，其目的是（　　）。
A. 利于消化　　B. 避免引起食管—胃底静脉曲张破裂出血
C. 以防耗氧增加，诱发肝性脑病　　D. 以免加重腹水
E. 便于下咽

76. 肝硬化病人，3 日未排便，出现嗜睡和幻觉，在给予灌肠时，**不宜**采用哪种灌肠溶液（　　）。
A. 生理盐水　　B. 生理盐水+醋　　C. 肥皂水
D. 定期输新鲜血　　E. 腹水浓缩回收

77. 肝硬化大出血诱发肝性脑病的主要机制是（　　）。
A. 失血量多导致休克　　B. 失血后引起脑卒中　　C. 失血造成脑组织缺氧
D. 失血量大干扰脑代谢　　E. 肠道积血产氨增多

78. 肝性脑病最常见的原发病是（　　）。
A. 重症肝炎　　B. 中毒性肝炎　　C. 肝炎后肝硬化
D. 原发性肝癌　　E. 心源性肝硬化

79. 氨中毒引起肝性脑病的主要机制是（　　）。
A. 氨使蛋白质代谢障碍　　B. 氨干扰大脑的供能代谢　　C. 氨取代正常神经递质
D. 氨引起神经传导异常　　E. 氨促使氨基酸代谢不平衡

80. 治疗肝性脑病，减少肠道有毒物质产生和吸收的措施为（　　）。
A. 禁蛋白质饮食　　B. 应用降氨药物　　C. 吸附性血液灌注
D. 静脉输注氨基酸　　E. 纠正低钾和碱中毒

81. 肝性脑病患者用精氨酸治疗的目的是（　　）。
A. 使肠内呈酸性，减少氨吸收　　B. 抑制脑内假神经递质合成
C. 为大脑提供能量　　D. 与游离氨结合，降低血氨
E. 纠正低钾和碱中毒

82. 肝昏迷的饮食护理应为（　　）。
A. 低蛋白、低盐、高脂肪　　B. 禁蛋白、低脂肪、高糖
C. 高蛋白、低脂肪、低糖、低盐　　D. 低蛋白、高脂肪、高糖、低盐

E．适量蛋白、低脂肪、低糖、低盐

83．有关肝性昏迷，下述哪项是**错误**的（ ）。

A．血中 NH3 易透过血脑屏障

B．低钾性碱中毒时 NH_3 易进入脑组织

C．肠道 pH 值在 6 以下时易使 NH_4^+ 变为 NH_3

D．肠道 pH 值为 5 时，NH_3 不易被吸收

E．便秘时不应用肥皂水洗肠

84．肝性脑病前驱期的主要表现为（ ）。

A．意识模糊 B．精神失常 C．性格行为改变

D．呼吸时有肝臭 E．腱反射亢进

85．原发性肝癌肝区疼痛常呈（ ）。

A．持续性胀痛 B．间歇性胀痛 C．间歇性隐痛

D．持续性灼痛 E．偶发性剧痛

86．原发性肝癌患者最突出的体征是（ ）。

A．黄疸 B．脾大 C．腹壁静脉曲张

D．肝脏进行性肿大 E．血性腹水

87．原发性肝癌最早常见于转移途径（ ）。

A．肝内血行转移 B．肝外淋巴结转移至肺

C．肝外淋巴结转移到锁骨上淋巴结 D．直接蔓延至胸腔

E．直接扩散到腹腔

88．原发性肝癌患者肝区疼痛的主要原因是（ ）。

A．肝纤维化 B．肝实质塌陷 C．肝包膜被牵拉

D．癌肿压迫胆道 E．门静脉癌栓阻塞

89．原发性肝癌普查常首选（ ）。

A．CT B．AFP C．MRI

D．AKP E．B 超

90．有关原发性肝癌疼痛护理的描述**不正确**的是（ ）。

A．护理人员要给予心理支持 B．创造舒适、安静的环境

C．听录音机转移患者的注意力 D．解除患者的心理压力

E．限制止痛药的应用

91．根治原发性肝癌最好的方法是（ ）。

A．手术治疗 B．化学治疗 C．放射治疗

D．免疫治疗 E．冷冻治疗

92．目前非手术治疗原发性肝癌的首选方法为（ ）。

A．局部放疗 B．激光治疗 C．肝动脉栓塞化疗

D．免疫治疗 E．中医治疗

93．急性胰腺炎治疗的主要原则是（ ）。

A．静脉快速补液 B．尽早应用糖皮质激素 C．抑制胰液分泌

D．抗生素应用 E．纠正水、电解质平衡失调

94．急性胰腺炎的主要症状是（　　）。
A．恶心　　B．呕吐　　C．腹痛
D．发热　　E．休克

95．水肿型胰腺炎与出血坏死型胰腺炎的主要鉴别点是有无（　　）。
A．休克　　B．电解质紊乱　　C．恶心、呕吐
D．剧烈腹痛　　E．发热

96．急性胰腺炎患者为减轻腹痛可采取（　　）。
A．仰卧位　　B．半卧位　　C．屈膝侧卧位
D．俯卧位　　E．坐位

97．急性胰腺炎患者应禁用的药物为（　　）。
A．西咪替丁　　B．曲马朵　　C．吗啡
D．阿托品　　E．度冷丁

98．诊断急性胰腺炎时，血清淀粉酶**至少**应超过（　　）。
A．200u　　B．300u　　C．400u
D．500u　　E．600u

99．出血坏死型胰腺炎的特点是（　　）。
A．恶心、呕吐　　B．腹上区疼痛　　C．发热、白细胞升高
D．血、尿淀粉酶升高　　E．血钙降低

100．与急性胰腺炎发病**无关**的是（　　）。
A．胆道疾病　　B．胰管梗阻　　C．酗酒
D．暴饮暴食　　E．上消化道出血

101．下列主要用于治疗重症胰腺炎的药物是（　　）。
A．吗啡　　B．阿托品　　C．654-2
D．施他宁　　E．哌替啶

102．溃疡型肠结核X线钡影呈（　　）。
A．肠管狭窄　　B．肠管收缩畸形　　C．肠管充盈缺损
D．跳跃现象　　E．黏膜皱襞紊乱

103．治疗溃疡性结肠炎的首选药物是（　　）。
A．肾上腺糖皮质激素　　B．柳氮磺胺吡啶　　C．前列腺素
D．甲硝唑　　E．阿莫西林

104．溃疡性结肠炎患者最常见的护理诊断是（　　）。
A．体液不足　　B．知识缺乏　　C．焦虑
D．腹泻　　E．有皮肤完整性受损的危险

105．结核性腹膜炎最常见的并发症是（　　）。
A．肠瘘　　B．下消化道出血　　C．急性胃穿孔
D．肠梗阻　　E．腹腔脓肿

106．肠结核的好发部位是（　　）。
A．直肠、乙状结肠　　B．降结肠　　C．回盲部
D．空肠　　E．十二指肠

107. 肠结核的预防重点应着重在哪个方面（ ）。

A. 有关结核病的卫生宣教　B. 加强卫生监督

C. 保持排便通畅　D. 提倡公筷进餐，牛奶须经灭菌消毒

E. 肠外结核特别是肺结核的早期诊治

108. 结核性腹膜炎抗结核治疗原则（ ）。

A. 早期、适量、规律、全程　B. 早期、适量、规律、短期

C. 早期、适量、规律、间歇　D. 早期、半量、规律、全程

E. 早期、半量、规律、间歇

A_2型题

109. 患者男性，55 岁。因“上消化道出血伴休克”入院，医嘱予以补液、止血治疗，下列表现中提示输血、输液速度可适当减慢的是（ ）。

A. 脉搏＞120 次/min　B. 收缩压＞100mmHg　C. 血红蛋白＜80g/L

D. 尿量＜20ml/h　E. 呕吐物为暗红色

110. 某消化性溃疡病人，饮酒后不久出现剧烈上腹部疼痛，面色苍白。护理体检腹肌紧张，全腹明显压痛及反跳痛。血压 11.3/10.0kPa。此时护理的首要措施应是（ ）。

A. 安慰病人、服用镇静剂　B. 吸氧　C. 立即禁食和胃肠减压

D. 立即输血　E. 继续观察

111. 患者，女性，24 岁，因腹痛、呕吐 1 天住院。体检有脱水征，脉搏稍增快，感乏力，血压在正常范围，尿量减少。根据上述情况，下列哪项护理诊断适用（ ）。

A. 营养失调　B. 心输出量下降　C. 排尿障碍

D. 体液不足　E. 尿潴留

112. 患者女性，40 岁，黑便 2 个月，近日突然出现剧烈腹痛，护士对其采取的措施<u>不应</u>包括（ ）。

A. 监测生命体征　B. 予以禁食　C. 给予强效镇痛剂

D. 给予心理安抚　E. 给予胃肠减压

113. 患者，男性，50 岁，反复上腹痛伴消瘦，X 线钡餐检查发现胃窦呈持续性向心性狭窄伴充盈缺损。进一步处理首选的是（ ）。

A. 手术探查　B. B 超　C. 胃镜及活检

D. 胃液分析　E. 治疗后复查

114. 女性，30 岁。清晨起床解黑便一次，量约 100g，遂来就诊。既往无慢性胃炎和消化性溃疡病史，但有关节肿痛 2 年。此时评估病人最重要的是询问（ ）。

A. 黑便的性状　B. 最近的饮食状况

C. 有无服药、服何种药物　D. 黑便时有无腹痛　E. 有无头晕、心悸

115. 女性，50 岁。胃溃疡病史 10 年。近 3 个月上腹痛变为无规律，恶心、腹胀、食欲减退钡餐造影检查胃窦部可见 3.5cm×3.8cm 龛影，边缘不齐。大便隐血多次阳性。本例可能是（ ）。

A. 胃溃疡出血　B. 胃溃疡合并胃息肉　C. 胃溃疡合并慢性胃炎

D. 胃溃疡恶变　E. 胃溃疡合并幽门梗阻

116. 患者，男性，50 岁，中午饱餐 1h 突然出现中上腹部剧烈的刀割样疼痛，且向腰背部放射，继而呕出胆汁，伴高热、面色苍白，急诊入院检查时全腹疼痛，腹肌强直。紧急治疗措施为（　）。

A. 解痉止痛　　B. 胃肠减压　　C. 静脉输液
D. 抗生素　　E. 手术治疗

117. 患者，男性，56 岁，有胃溃疡病史 5 年，突然呕血 2000ml，血压 60/30mmHg，心率 200 次/min，此时首先应采取的措施是（　）。

A. 准备给予止血药物　　B. 立即开放静脉补充血容量
C. 嘱病人禁食　　D. 准备急查 B 超
E. 嘱病人严格卧床休息，采取平卧位，头偏向一侧

118. 患者，男性，32 岁，胃镜检查示十二指肠壶腹部溃疡，下列关于该病人病史的叙述错误的是（　）。

A. 疼痛部位上腹偏右　　B. 其典型节律为进食-疼痛-缓解
C. 常有“午夜痛”　　D. 多为隐痛、胀痛或烧灼痛
E. 进食或口服抗酸药能迅速缓解

119. 某消化性溃疡病人，大量出血停止后，护士在对他进行饮食指导时应告诉他（　）。

A. 继续禁食 24h　　B. 可以吃馒头、软饭　　C. 可以吃煮鸡蛋
D. 可以喝肉汤　　E. 可以喝豆浆

120. 患者男性，47 岁。反复发作性上腹痛已 9 年。中午饱餐后，突然出现上腹剧烈疼痛，腹肌紧张，出冷汗，休克，首先应考虑合并（　）。

A. 大出血　　B. 急性穿孔　　C. 幽门梗阻
D. 急性胰腺炎　　E. 急性阑尾炎

121. 男性，65 岁，胃溃疡病史 20 年，常于餐后出现中上腹疼痛，服氢氧化铝可缓解。近一年来疼痛不似从前有规律，且服氢氧化铝也难缓解，伴消瘦，来诊。查：大便隐血阳性。最可能的诊断是（　）。

A. 胃溃疡伴溃疡出血　　B. 胃、十二指肠溃疡出血　　C. 胃癌出血
D. 慢性胃炎出血　　E. 食管静脉曲张破裂出血

122. 男性患者，患消化性溃疡 10 余年，饮酒 30min 后出现剧烈上腹部疼痛。诊断为急性胃穿孔，首要护理措施为（　）。

A. 立即应用镇痛剂　　B. 立即输血　　C. 禁食和胃肠减压
D. 安慰并陪伴病人　　E. 立即补液

123. 患者男性，65 岁。“肝硬化伴上消化道大出血”入院，出现性格改变、行为异常，有扑翼样震颤，该患者可能出现的并发症为（　）。

A. 原发性肝癌　　B. 中枢神经系统感染　　C. 肝性脑病
D. 肝肾综合征　　E. 肝肺综合征

124. 病人在行腹腔穿刺放液时，突然出现头晕、恶心、心慌、面色苍白。测血压 13.0/10.0kPa，脉搏 104 次/min，此时应（　）。

A. 放慢抽液速度　　B. 让病人平卧，继续抽液　　C. 安慰病人，放松情绪
D. 给病人静脉注射地西泮　　E. 拔出针头，停止放液

125．患者，男性，36岁，曾有乙型肝炎史，最近数月来常有牙龈、鼻出血，腹胀明显。为明确诊断，下列哪项检查方法既快又准（　）。

A．肝功能　　B．甲胎蛋白　　C．X线平片
D．B型超声波　　E．放射性核素

126．某肝硬化合并上消化道大出血病人，入院后一般状态欠佳，随时危及生命，医生、护士尽全力抢救，周围环境气氛紧张家属又不在身边。此时最主要的护理措施是（　）。

A．减少病痛　　B．密切观察病情　　C．预防感染
D．重视全身营养，防止脏器衰竭　　E．稳定情绪

127．患者，男性，12岁，4年前出现皮肤瘙痒和黄疸，诊断为原发性胆汁性肝硬化，近1周黄疸加深，出现大量腹水，在护理中**不正确**的是（　）。

A．按医嘱给予利尿剂
B．指导病人取半卧位以减轻呼吸困难
C．定期测量腹围
D．进水量限制在1000ml/天左右，准确记录每日出入量
E．限制每日食盐5g左右

128．一肝硬化病人，诉乏力、食欲不振。体检神志清，清瘦，轻度黄疸，肝脾轻度肿大，移动性浊音（+）。X线吞钡检查示食管胃底静脉曲张。试问该病人的饮食护理中**不恰当**的是（　）。

A．高蛋白饮食　　B．适量脂肪饮食　　C．高热量饮食
D．低盐、适当限水　　E．多食粗纤维和粗粮以保持大便通畅

129．患者男性，56岁。肝硬化病史7年，此次因腹水入院治疗，某日大量利尿放腹水后出现肝性脑病。导致该患者肝性脑病最主要的诱因是（　）。

A．上消化道出血　　B．高蛋白饮食　　C．缺钾性碱中毒
D．感染　　E．药物

130．患者男性，61岁。因“腹胀、尿少10天”收入院，因关节炎长期服用阿司匹林，实验室检查提示乙肝两对半阳性，B超示“肝硬化腹水”，考虑该患者肝硬化的主要病因（　）。

A．酒精中毒　　B．药物　　C．循环障碍
D．营养失调　　E．病毒性肝炎

131．王某，因肝癌晚期住院，入院后病人出现肝昏迷，烦躁不安，躁动，为了保证病人的安全，下列措施中正确的是（　）。

A．加床档，用约束带约束病人　　B．纱布包裹压舌板，放于上、下臼齿之间
C．室内取暗光线，避免刺激病人　　D．减少外界刺激
E．工作人员动作要轻，避免刺激病人

132．患者，男性，为原发性肝癌患者，某日突然出现腹部剧痛及腹膜刺激征，首先应考虑（　）。

A．上消化道出血　　B．肝性脑病　　C．肝癌结节破裂
D．肝癌合并胆囊炎　　E．肝癌腹膜转移

133．患者，女性，56岁，主因消瘦、腹胀、纳差入院，病前曾有慢性肝病史，查：皮肤、巩膜黄染，腹部膨隆，移动性浊音阳性，脾肋下可触及，该患者首先要考虑的诊断是（　）。

A．原发性肝癌　　B．肝硬化伴腹水　　C．活动性肝病

D．肝脓肿　　E．多囊肾

134．患者，男性，65岁，患肝硬化15年，昨日下午给予穿刺放腹水治疗，今晨言语不清，举止反常，昼睡夜醒，脑电图有特征性异常，医嘱给予醋酸灌肠，是为了（　）。

A．避免抓破皮肤　　B．避免羞辱性语言　　C．避免高蛋白饮食

D．避免摄入过多水量　　E．避免有毒物质吸收

135．患者女性，50岁。肝硬化十余年伴大量腹水，近日出现意识障碍，血氨增高，肝肾功能减退，下列治疗**不妥**的是（　）。

A．选用谷氨酸钠，降低血氨

B．精氨酸静脉滴注

C．口服乳果糖，降低肠腔pH，减少氨形成和吸收

D．静脉注射支链氨基酸补充能量，降低血氨

E．忌用一切损害肝、肾功能的药物

136．有一急性胰腺炎患者，目前病情已趋稳定，待出院。此时最重要的保健指导内容是（　）。

A．注意饮食卫生　　B．避免暴饮暴食　　C．戒除烟酒

D．适当休息　　E．教会患者如何采用减轻疼痛的方法

137．患者，男性，38岁，3h前饮酒后出现上腹部绞痛，向肩背部放射，送到医院急诊，怀疑为急性胰腺炎，此时最具诊断意义的实验室检查为（　）。

A．血清脂肪酶测定　　B．尿淀粉酶测定　　C．血钙测定

D．血清淀粉酶测定　　E．白细胞计数

138．患者，女性，56岁，有胆石症病史23年。今上腹剧痛6h，呕吐2次就诊，查血白细胞1.2×10^9/L，中性粒细胞85%。怀疑急性胰腺炎。医嘱下达禁食的目的是（　）。

A．控制饮食　　B．避免胃扩张　　C．减少胃液分泌

D．减少胰液分泌　　E．解除胰管痉挛

A_3/A_4型题

（139～141题共用题干）

李某，男性，40岁，晚饭饮少量酒并进食油腻食物，半夜突然上腹剧痛，以后蔓延到右下腹部，5h后急诊，查体，体温37.6℃，上腹及右上腹部均有压痛，腹式呼吸尚存，肝浊音界存在，肠鸣音消失，腹透膈下有游离气体。

139．该患者最可能的诊断为（　）。

A．十二指肠溃疡穿孔　　B．急性阑尾炎　　C．急性胰腺炎

D．急性胆囊炎　　E．输尿管结石

140．给予该患者输液、抗生素、胃肠减压处理，观察12h，这期间最主要的观察内容为（　）。

A．尿量变化　　B．体温变化　　C．血压变化

D．心率变化　　E．腹部体征

141．经保守治疗后，病情好转，继续采用非手术治疗，为了巩固疗效，应采用（　）。

A．抑肽酶　　B．西咪替丁　　C．抗生素
D．维生素　　E．胆酸钠片

（142～143 题共用题干）

患者，男，27 岁，自去年冬季以来，每日发生空腹痛，进食后疼痛缓解。平时伴有恶心、打嗝，反酸，查体在剑突右侧有局限压痛，无反跳痛。

142．该患者可能的诊断为（　）。
A．急性胃炎　　B．慢性胃窦炎　　C．胃溃疡
D．十二指肠溃疡　　E．食管憩室

143．做何种检查可以确诊（　）。
A．化验胃酸　　B．胃镜　　C．CT
D．B 超　　E．化验血常规

（144～145 题共用题干）

患者女性，65 岁。有肝硬化病史 5 年，因饮食不当出现呕血、黑便 1 天入院，呕吐红色液体 3 次，量约 800ml，解黑便 2 次，量约 500g。查体：体温 37.8℃，心率 120 次/min，呼吸 22 次/min，血压 85/60mmHg，神志萎靡，面色苍白，四肢湿冷，医嘱予以输血 800ml。

144．该患者出血最可能的原因（　）。
A．胃溃疡　　B．十二指肠球部溃疡
C．急性糜烂出血性胃炎　　D．食管胃底静脉曲张破裂出血　　E．胃癌

145．该患者目前最主要的护理问题是（　）。
A．体液不足　　B．营养失调：低于机体需要量　　C．体温过高
D．焦虑　　E．活动无耐力

(146～148 题共用题干)

患者男性，55 岁。有长期的酗酒史，因肝硬化多次住院。此次因腹水和黄疸再次入院，查体：体温 36.1℃，脉搏 92 次/min，呼吸 26 次/min，血压 140/80mmHg。

146．根据其病史，他的实验室检查结果可能有（　）。
A．血钾增高　　B．血氨降低　　C．凝血时间延长
D．SGPT 水平降低　　E．白细胞增高

147．为他提供适当的液体摄入时，**不宜**静脉输入的液体是（　）。
A．5%GS　　B．5%GNS　　C．10%GS
D．0.9%生理盐水　　E．白蛋白

148．目前该患者最主要的护理问题是（　）。
A．焦虑　　B．恐惧　　C．知识缺乏
D．活动无耐力　　E．体液过多

（149～150 题共用题干）

患者，男，45 岁，肝硬化病史 7 年，午后突然呕吐褐色胃内容物，量约为 500ml，来院急诊。

149．出血部位最可能在（　）。
A．食管中上段　　B．食管下段及胃底　　C．直肠
D．胃体　　E．十二指肠

150．常易出现的并发症是（　　）。

A．癌变　　B．肝肾综合征　　C．肝性脑病

D．窒息　　E．感染

（151～153 题共用题干）

赵先生，50 岁，因肝硬化食管静脉曲张、腹水入院治疗。放腹水后出现精神错乱、幻觉，伴有扑翼样震颤、脑电图异常等肝昏迷表现。

151．此时病人可能处于肝昏迷的哪期（　　）。

A．前驱期　　B．昏迷前期　　C．昏睡期

D．浅昏迷期　　E．深昏迷期

152．目前给病人安排哪种饮食为宜（　　）。

A．给予低蛋白饮食　　B．保证总热量和糖类摄入　　C．补充大量维生素 A

D．给予富含粗纤维饮食　　E．限制含钾食物的摄入

153．给肝性脑病的病人灌肠时应**避免**用（　　）。

A．生理盐水　　B．小苏打　　C．液状石蜡

D．弱酸溶液　　E．新霉素液

（154～156 题共用题干）

患者男性，48 岁。因大量饮酒后突然发生中上腹持续性胀痛，伴反复恶心、呕吐，呕吐物为胃内容物，来院急诊。查体：体温 37.8℃，心率 90 次/min，呼吸 18 次/min，血压 105/80mmHg，查血淀粉酶明显升高。

154．该患者最可能的诊断为（　　）。

A．急性胆囊炎、胆石症　　B．胃溃疡穿孔　　C．十二指肠球部溃疡

D．急性胰腺炎　　E．肝癌结节破裂

155．该患者现存的最主要的护理问题是（　　）。

A．体液不足　　B．疼痛　　C．体温过高

D．焦虑　　E．知识缺乏

156．首要的护理措施是（　　）。

A．监测生命体征　　B．遵医嘱补液输血　　C．禁食、胃肠减压

D．应用抗生素　　E．解痉镇痛

（157～159 题共用题干）

女性病人，56 岁，12h 前出现上腹部绞痛，后呈持续性疼痛，向腰背部放射伴恶心呕吐，1 年前 B 超检查胆总管结石，近半年出现上腹部绞痛 2 次，体格检查：体温 38℃，脉搏 120 次/min，血压 9/6kPa，巩膜黄染，全腹肌紧张，压痛，反跳痛，化验检查：WBC18×10^9/L，血清淀粉酶 120U/L，血糖 15mmol/L。

157．疾病首先诊断为（　　）。

A．急性胆管炎　　B．急性腹膜炎　　C．急性水肿型胰腺炎

D．急性重症胰腺炎　　E．腹腔引流术

158．在尚无继发感染征象情况下治疗首先考虑（　　）。

A．胆囊切除术　　B．胆囊切除，胆管探查术　　C．非手术治疗

D．胰腺病变组织切除术　　E．腹腔引流术

159．非手术治疗，饮食要求（ ）。

A．低脂饮食　B．低糖饮食　C．低钠饮食

D．禁食水　E．流质

（160～162 题共用题干）

患者，女性，36 岁，诊断为消化性溃疡 2 个月，近日感上腹饱胀不适，疼痛于餐后加重，并有恶心、呕吐，大量呕吐后症状可以缓解，呕吐物含有发酵酸性宿食。

160．该患者最可能发生的并发症是（ ）。

A．上消化道大量出血　B．幽门梗阻　C．溃疡穿孔

D．溃疡癌变　E．肝性脑病

161．在护理时措施**不正确**的是（ ）。

A．禁食　B．限制液体的入量

C．胃肠减压　D．观察呕吐物的量、性质和气味

E．准确记录出入量

162．病人在行纤维胃镜检查时，感恶心，难受，此时应该（ ）。

A．拔出纤维胃镜重做　B．让病人做深呼吸以减轻不适

C．告知病人不适合此项检查　D．让病人改变体位

E．让病人随口腔唾液做咽下动作

（163～165 题共用题干）

患者，男性，45 岁。3 年前中上腹间歇性隐痛，常于饭前或饭后 4～5h 发生，偶尔睡眠时发生，进食后疼痛可好转。当地医务室诊为“胃炎”，服药后缓解。4 天前上腹疼痛加剧，服阿托品无效，进食后不缓解，昨日解柏油样便 3 次，每次约 150g，故来院诊治。体检：口唇无发绀，两肺(-)；心律齐，无病理性杂音。腹软，中上腹有轻度压痛，肝脾未及，移动性浊音(-)。WBC5.0×10^9/L，Hb100g/L，尿常规(-)，大便隐血(+++)。

163．患者可能的医疗诊断（ ）。

A．上消化道出血　B．急性胃炎　C．急性胰腺炎

D．胃癌　E．溃疡性结肠炎

164．为明确诊断，可做何检查（ ）。

A．X 线钡餐检查　B．纤维胃镜检查　C．血尿淀粉酶检查

D．腹部平片　E．肝功能检查

165．该病人的责任护士采取的护理措施中**不妥**的是（ ）。

A．告知病人应禁食 24h

B．指导患者进食温凉、清淡流质

C．观察生命体征，注意皮肤颜色和肢端温度的变化

D．大便隐血阴性后可以进食营养丰富、易消化无刺激性半流质软食

E．告知患者应养成细嚼慢咽，定时进食习惯

（166～168 题共用题干）

患者，男性，35 岁，反复出现食欲不振、畏食、呕吐、腹泻等消化不良现象，时感上腹闷胀或疼痛，上腹有轻压痛，胃酸分泌稍低于正常范围，血清促胃液结果正常，诊断为“慢性胃窦胃炎”。

166．**不符合**该病的表现是（　　）。

A．血清壁细胞抗体阳性　　B．暖气、反酸　　C．周期性上腹痛

D．呕血及黑粪　　E．血清促胃液素降低

167．该病人最佳的治疗措施是（　　）。

A．少量多餐　　B．加强锻炼　　C．抑制胃酸分泌

D．促进胃肠蠕动　　E．抗菌及保护胃黏膜

168．给病人进行指导时，**不包括**下列哪项（　　）。

A．教育病人养成良好的饮食习惯　　B．禁食山楂等酸性食物

C．帮助病人戒烟、戒酒　　D．介绍常用药物的使用方法

E．嘱病人定期进行门诊复查

（169～171 题共用题干）

患者，男性，55 岁，意识不清 1 天入院。3 天前上呼吸道感染后出现躁动不安、淡漠少言，医务室处理后无效，用药不详，患者既往有乙肝病史 20 年。入院查体：体温 37℃，心率 110 次/min，呼吸 22 次/min，血压 90/60mmHg。患者神志不清，呼吸急促，面色晦暗，巩膜无黄染。瞳孔反应迟钝，面部及颈部可见 3 枚蜘蛛痣。颈软，无颈静脉怒张，两肺未闻及啰音，心率 110 次/min，律齐，未闻及杂音，腹部隆起，移动性浊音阳性。

169．该患者的初步诊断可能是（　　）。

A．肝性脑病前驱期　　B．肝性脑病昏迷前期　　C．肝性脑病昏睡期

D．肝性脑病昏迷期　　E．肝性脑病终末期

170．下列对该病人采取的治疗措施，**不妥**的是（　　）。

A．积极控制感染　　B．避免使用含氨药物、镇静剂及麻醉剂

C．使用降血氨药物　　D．口服新霉素及用等渗盐水灌肠

E．给予高蛋白饮食，辅以葡萄糖供给能量

171．对于该患者给予的护理措施中，**不妥**的是（　　）。

A．头偏向一侧，保持呼吸道通畅，必要时给予吸氧

B．密切观察病情，尤其是意识状态

C．严格记录 24h 出入量

D．快速静脉点滴精氨酸，并观察降血氨药的疗效及副作用

E．静脉补充葡萄糖供给能量

（172～174 题共用题干）

患者，男性，35 岁，于大量饮酒和饱餐后突然出现中上腹持续性绞痛，伴有频繁呕吐，吐出食物和胆汁，呕吐后腹痛并不减轻。查体：上腹压痛，腹肌紧张，反跳痛，肠鸣音减弱。测血清淀粉酶 1200U/L，诊断为急性胰腺炎。

172．对该患者首选的处理措施为（　　）。

A．解痉镇痛　　B．禁食、胃肠减压

C．应用生长抑素抑制胰液分泌　　D．应用抗生素

E．静脉输液，补足血容量，维持水电解质和酸碱平衡

173．该措施的目的是（　　）。

A．缓解疼痛　　B．预防感染

C. 减少胃酸与食物刺激胰腺分泌　　D. 减少呕吐
E. 减少对胃黏膜的刺激

174. 经治疗后，腹痛呕吐基本消失，患者的饮食宜给予（　）。
A. 可恢复正常饮食　B. 少量糖类流食　C. 高蛋白、高热量饮食
D. 高脂、高糖饮食　E. 高脂、低糖饮食

（175～179 题共用题干）

赵先生，40 岁，于饱餐、饮酒后突然发生中上腹持久剧烈疼痛，伴有发复恶心，呕吐出胆汁。体检：上腹部压痛，腹壁轻度紧张。测血清淀粉酶明显增高。

175. 若考虑为水肿型胰腺炎**不应有**的表现是（　）。
A. 腹痛　B. 腹胀　C. 休克
D. 呕吐　E. 发热

176. 经治疗后，腹痛、呕吐基本缓解，赵先生的饮食宜（　）。
A. 高脂、高糖　B. 高脂、低糖　C. 低脂、高糖
D. 低脂、低蛋白　E. 低脂、高纤维素

177. 最能提示急性出血型胰腺炎的化验结果是（　）。
A. 低血磷　B. 低血糖　C. 低血钙
D. 血清淀粉酶显著升高　E. 白细胞计数明显增高

178. 在我国，引起急性胰腺炎的最常见病因为（　）。
A. 大量饮酒和暴饮暴食　B. 手术创伤　C. 胆道疾病
D. 流行性腮腺炎　E. 高钙血症

179. 以下哪项提示急性胰腺炎预后不良（　）。
A. 代谢性酸中毒　B. 代谢性碱中毒　C. 低钾血症
D. 低钙血症　E. 低镁血症

B 型题

（180～182 题共用备选答案）
A. 胆道疾病　B. 病毒性肝炎　C. 幽门螺杆菌
D. 胃酸、胃蛋白酶　E. 上消化道

180. 慢性胃窦炎主要病因是（　）。
181. 肝性脑病的常见诱因是（　）。
182. 消化性溃疡的主要损害因素是（　）。

（183～185 题共用备选答案）
A. 枸橼酸铋钾　B. 西沙必利　C. 雷尼替丁
D. 吲哚美辛　E. 雷贝拉唑

183. 可破坏胃黏膜屏障的药物是（　）。
184. 促进胃肠动力药是（　）。
185. 可保护胃黏膜、杀灭幽门螺杆菌的药物是（　）。

（186～189 题共用备选答案）
A. 减少内脏血流，降低门静脉压　B. 减少有效循环血容量，降低门静脉压

C．抑制胃酸分泌　　D．增加胃黏膜抵抗力
E．中和胃酸

186．用生长抑素治疗上消化道出血，其作用是（　）。

187．用血管加压素治疗上消化道出血，其作用是（　）。

188．西咪替丁治疗上消化道出血，是由于其可以（　）。

189．奥美拉唑治疗上消化道出血，是由于其可以（　）。

（190～194 题共用备选答案）

A．多为上腹正中或偏右节律性疼痛　　B．多为剑突下正中或偏左节律性疼痛
C．上腹疼痛多在餐后发生，呕吐多见　　D．上腹持续性较剧烈疼痛，放射至背部
E．右上腹节律性疼痛，夜间痛和背部痛多见且突出

以下溃疡的疼痛一般是：

190．十二指肠壶腹（球部）溃疡（　）。

191．幽门管溃疡（　）。

192．胃溃疡（　）。

193．球后溃疡（　）。

194．穿透性溃疡（　）。

（195～198 题共用备选答案）

A．脑外伤患者突然出现黑粪
B．食管裂孔疝患者突然出现黑粪
C．中上腹节律性疼痛患者突然出现黑粪
D．风湿性关节炎患者服阿司匹林后出现黑粪
E．肝硬化患者全身情况良好，大量呕血

195．食管静脉曲张破裂出血（　）。

196．急性胃黏膜病变出血（　）。

197．反流性食管炎出血（　）。

198．应激性溃疡出血（　）。

（199～203 题共用备选答案）

A．急性胰腺炎　　B．急性胃穿孔　　C．急性胆囊炎
D．急性肠梗阻　　E．急性腹膜炎

下述临床表现符合以上哪种疾病

199．发热，全腹痛，腹肌板样强直，腹腔穿刺液为渗出性（　）。

200．全腹持续性疼痛、阵发性加剧，听诊有气过水声（　）。

201．饱餐后左上腹痛，血白细胞增多，血淀粉酶升高（　）。

202．突发上腹剧痛，腹部透视有游离气体（　）。

203．右上腹痛，发热，黄疸，ALT 升高（　）。

（204～208 题共用备选答案）

A．大便中含大量黏液　　B．大便糊状、灰色且带油彩
C．大便次数多量少、带黏液或脓血　　D．大便次数少量多、稀薄而臭
E．大便糊状、带泡沫、深褐色有恶臭

204．小肠性腹泻的特点是（　）。
205．结肠性腹泻的特点是（　）。
206．胰源性腹泻的特点是（　）。
207．肠易激综合征的特点是（　）。
208．胃源性腹泻的特点是（　）。

（209～212 题共用备选答案）

A．氢氧化铝－镁乳合剂　B．雷尼替丁　C．枸橼酸铋钾
D．奥美拉唑(洛赛克)　E．硫糖铝

209．餐前半小时服用（　）。
210．进餐时与食物同服（　）。
211．餐后 1～2h 服用（　）。
212．每日服一次（　）。

（213～215 题共用备选答案）

A．肝肿大　B．脾功能亢进　C．腹水
D．食管和胃底静脉曲张　E．痔核形成

213．肝硬化最突出的临床表现（　）。
214．肝硬化失代偿期患者常伴有贫血，原因为（　）。
215．以上选项中不属于门脉高压综合征的是（　）。

（216～218 题共用备选答案）

A．坐位　B．半卧位　C．仰卧位
D．俯卧位　E．头低足高位

216．放置三腔二囊管后病人宜取（　）。
217．体弱病人行腹腔穿刺时宜取（　）。
218．上消化道出血低血压休克病人宜取（　）。

（219～223 题共用备选答案）

A．休息，低盐饮食，限制入水量，补充蛋白质，给利尿剂
B．休息，高热量高蛋白饮食，保肝治疗
C．休息，高热量限蛋白饮食，输入支链氨基酸
D．休息，禁食，积极补足血容量并采取止血措施
E．休息，控制输液量，纠正电解质紊乱，限制蛋白

219．治疗肝硬化肝性脑病（　）。
220．治疗肝硬化腹水（　）。
221．治疗肝硬化合并消化道出血（　）。
222．治疗肝硬化代偿期（　）。
223．治疗肝硬化合并水钠潴留（　）。

(224～225 题共用备选答案)

A．氢氧化铝凝胶　B．硫糖铝　C．甲氧氯普胺
D．胶体枸橼酸铋钾　E．普鲁苯辛

224．高胃酸的病人应服用（　）。

225．有胆汁反流的病人应服用（　　）。

（226～228 题共用备选答案）

A．肝性脑病前驱期　　B．肝性脑病昏迷前期　　C．肝性脑病昏睡期

D．肝性脑病昏迷期　　E．亚临床肝性脑病

226．患者有轻度的性格改变和行为异常为（　　）。

227．患者以昏睡和精神错乱为主要表现时处于（　　）。

228．患者以意识混乱、睡眠障碍、行为失常为主要表现时处于（　　）。

X 型题

229．消化系统疾病中常见的护理诊断有（　　）。

A．焦虑　　B．排便异常　　C．体液不足

D．体温过高　　E．营养失调

230．呕血的颜色主要取决于（　　）。

A．呕血的方式　　B．呕血量的多少　　C．呕血的速度

D．呕血的先兆表现　　E．血液在胃内停留的时间

231．对某慢性胃炎病人进行护理评估，在收集到的下列资料中，与发病密切相关的因素是（　　）。

A．男性，40 岁　　B．从事脑力劳动

C．饮食不偏，但不太规律　　D．饮酒，量不多　　E．有慢性咽喉炎

232．慢性胃炎的预防原则是（　　）。

A．避免刺激性食物　　B．彻底治疗口咽部慢性病灶

C．控制胆道系统感染　　D．避免受凉　　E．避免精神紧张

233．消化性溃疡的并发症有（　　）。

A．出血　　B．穿孔　　C．幽门梗阻

D．癌变　　E．电解质紊乱

234．根除幽门螺杆菌时须联合用药，下列哪些药物可用于该方案（　　）。

A．雷尼替丁　　B．奥美拉唑　　C．硫糖铝

D．克拉霉素　　E．甲硝唑

235．消化性溃疡发生癌变的表现（　　）。

A．消化不良症状加重　　B．疼痛失去原有规律性

C．大便隐血试验持续阳性　　D．胃酸分泌增多　　E．进行性消瘦

236．溃疡病患者宜低脂饮食的目的是（　　）。

A．中和胃酸，减少对胃黏膜的刺激　　B．帮助消化吸收，减少胃窦部潴留

C．避免刺激缩胆囊素的分泌　　D．避免胃窦扩张，胃排空减慢

E．抑制胃蛋白酶活性，促进细胞再生

237．哪些病人应定期门诊随访，以便早期发现癌变（　　）。

A．慢性胃炎　　B．胃溃疡　　C．十二指肠溃疡

D．肝硬化　　E．慢性胆囊炎

238．溃疡病病人的保健指导包括（　　）。

A．按医嘱坚持正规服药　B．注意饮食卫生，戒烟酒　C．避免使用阿司匹林
D．避免情绪过度紧张　E．减少体力活动

239．一溃疡病病人，反复黑便，每天3或4次。护理体检：面色苍白，脉率100次/min，血压13.3/10.7kPa。此时应采取的护理措施有（　）。
A．卧床休息　B．暂禁食　C．建立静脉通路、补液
D．备好三腔管待用　E．注意判断继续出血的情况

240．溃疡病呕血病人的正确护理措施是（　）。
A．卧床休息　B．禁食3天
C．早期使用双气囊三腔管　D．禁用巴比妥类药物
E．定期测量生命体征

241．胃十二指肠溃疡发病最重要因素包括（　）。
A．遗传因素　B．药物作用　C．胃酸分泌过多
D．幽门螺杆菌感染　E．胃黏膜防御机制的破坏

242．肝硬化病人因食管胃底静脉曲张破裂引起出血时，下列哪些护理措施是正确的（　）。
A．去枕平卧，头偏向一侧　B．密切观察生命体征及神志变化　C．给予流质饮食
D．立即建立静脉通道　E．备好三腔气囊管备用

243．肝硬化的并发症包括（　）。
A．上消化道出血　B．感染　C．肝肾综合征
D．原发性肝癌　E．肝性脑病

244．下列属于肝硬化失代偿期患者肝功能减退的表现是（　）。
A．食欲减退、畏食　B．出血倾向　C．贫血
D．肝掌、蜘蛛痣　E．消瘦乏力、精神欠佳

245．原发性肝癌与肝硬化的鉴别，下列哪些有利于前者的诊断（　）。
A．脾功能亢进　B．肝区持续性胀痛　C．肝脏进行性肿大
D．腹壁静脉曲张　E．腹水转为血性

246．给肝性脑病的病人灌肠时**不可**使用（　）。
A．生理盐水　B．肥皂水　C．温水
D．弱酸溶液　E．5%$NaHCO_3$溶液

247．肝性脑病病人应**避免**使用（　）。
A．止痛药　B．安眠药　C．镇静药
D．含氨药　E．麻醉药

248．肝硬化患者出现表情欣快、言语不清、昼睡夜醒、精神错乱，应考虑是肝昏迷，此时您应采取下列哪些护理措施（　）。
A．立即给予吗啡镇静　B．暂停摄入蛋白质饮食　C．用生理盐水灌肠
D．保持呼吸道通畅　E．与医生联系并继续观察

249．肝性脑病昏迷期病人饮食要点为（　）。
A．应禁食蛋白质，待病情好转后，可逐渐增加其摄入量
B．显著腹水者，钠应限制在250mg/天

C. 清醒后可逐步增加蛋白饮食，应以植物蛋白为宜，如豆制品
D. 清醒后可逐步增加蛋白饮食，应以动物蛋白为宜，如牛奶、瘦肉
E. 提供足够的热量，减少蛋白分解产氨

250. 下列有关急性腹痛的处理**不正确**的是（　）。
A. 详细了解病人腹痛的特点，严密观察腹痛的变化情况
B. 剧烈腹痛患者明确诊断前应先禁食
C. 协助病人采取有利于减轻疼痛的体位
D. 急腹症患者可采用腹部热敷缓解疼痛
E. 病人疼痛剧烈时应立即给强效镇痛剂

251. 下列有关胰腺炎的治疗要点，正确的是（　）。
A. 有肠麻痹、严重腹胀的患者不宜给予阿托品
B. 有呕吐者可适当进食以补充营养
C. 为防止感染可酌情使用抗生素
D. 西咪替丁能减少胃酸分泌从而减少对胰腺分泌的刺激
E. 疼痛剧烈者可用吗啡止痛

252. 急性胰腺炎的治疗应包括（　）。
A. 解痉止痛　　B. 抑制胰液分泌　　C. 抗休克
D. 抗感染　　E. 防治并发症

答　案

A_1型题

1. E　2. D　3. D　4. A　5. D　6. E　7. C　8. C
9. D　10. C　11. E　12. B *　13. A*　14. A　15. C　16. A
17. A *　18. C*　19. D　20. D　21. D　22. C　23. B　24. D
25. E　26. C　27. D　28. A　29. C *　30. B　31. A　32. C
33. B　34. A　35. B　36. A　37. D　38. D　39. E　40. E *
41. B　42. A *　43. B *　44. D *　45. B *　46. A　47. C*　48. E *
49. C *　50. A　51. C　52. D　53. D　54. C　55. A　56. B
57. B　58. D　59. B　60. E　61. D　62. A　63. C　64. C
65. D　66. C　67. C　68. E　69. C　70. D *　71. A *　72. C
73. E　74. C　75. B　76. C　77. D　78. B　79. D　80. A
81. D　82. B　83. D *　84. C *　85. A　86. D　87. A　88. C
89. B *　90. B　91. A　92. C　93. C　94. C　95. A　96. C
97. C　98. D　99. E *　100. E *　101. D *　102. D　103. B　104. D
105. D　106. C　107. E　108. A

A_2型题

109. B　110. C　111. D　112. C　113. C　114. C　115. D　116. E

117. B　118. B　119. E　120. B *　121. C　122. C　123. C　124. E
125. D　126. E　127. E　128. E *　129. C *　130. E *　131. A　132. C
133. B　134. E　135. A *　136. E　137. D　138. D

A_3/A_4 型题

139. A　140. E　141. B　142. D　143. B　144. D　145. A　146. C *
147. D *　148. E *　149. B　150. C　151. C　152. B　153. B　154. D
155. B　156. C　157. D　158. C　159. D　160. B　161. B　162. B
163. A　164. B　165. A　166. A　167. E　168. B　169. D　170. E
171. D　172. B　173. C　174. B　175. C　176. D　177. C　178. C
179. D

B 型题

180. C　181. E　182. D　183. D　184. B　185. A　186. A　187. C
188. C　189. C　190. A　191. C　192. B　193. E　194. D　195. E
196. D　197. B　198. A　199. E　200. D　201. A　202. B　203. C
204. D　205. C　206. B　207. A　208. E　209. C　210. B　211. A
212. D　213. C　214. B　215. A　216. C　217. B　218. E　219. C
220. A　221. D　222. B　223. A　224. A　225. B　226. A *　227. C *
228. B *

X 型题

229. ABCE　230. BE　231. BCDE　232. ABCDE *　233. ABCD
234. BDE　235. ABCE　236. CD　237. ABD　238. ABCD
239. ACE　240. AE *　241. CDE　242. ABDE　243. ABCDE
244. ABCDE　245. BCE　246. BE　247. ABCDE　248. BCDE
249. ABCE *　250. DE　251. ACD　252. ABCDE

部 分 题 解

A_1 型题

12. 上消化道出血病人一次性出血量在 400ml 以下时，一般不引起全身症状；如出血量超过 400～500ml，可出现头晕，心悸，乏力等症状；如超过 1000ml，临床即出现急性周围循环衰竭的表现。该病人出血量达 800ml，应迅速建立静脉通路，配合医生迅速，准确地实施输血，输液，各种止血治疗及用药等抢救措施。

13. 严重呕血病人一般需禁食。如为消化性溃疡出血，可在止血后 24h 给予温流质饮食；消化性溃疡小量出血，一般不需禁食，可摄入少量流质饮食，以中和胃酸，减少饥饿性胃肠蠕动，有利止血；食管-胃底静脉曲张破裂出血者，需禁食时间较长，一般于出血停止 48～72h 后可先试给半量冷流质饮食。

17．呕吐可分为中枢性呕吐及周围性呕吐，由药物或化学毒物作用引起的呕吐属中枢性呕吐。

18．有些作用于呕吐中枢的止吐剂可引起中枢神经抑制，出现头晕、嗜睡等，故应用后需卧床休息。

29．胃镜检查术后咽部麻醉作用尚未消退前，嘱病人不要进食，以免呛咳或误吸。取活检者 2h 后可进温凉软食。

40．消化性溃疡患者宜定时进餐，少量多餐，溃疡活动期可每天进餐 5～6 次，不但可减轻胃肠道的负担，还可中和胃酸。

42．胃溃疡时，可见到溃疡凹陷部被钡剂充盈而呈现龛影。

43．胃溃疡患者多由胃排空减缓，故疼痛多在餐后 0.5～1h 出现，至下餐前缓解。

44．十二指肠溃疡患者多由胃酸缺乏，故疼痛多在空腹状态发生，夜间因迷走神经兴奋致胃酸分泌增加可出现“夜间痛”。

45．去甲肾上腺素可收缩小动脉、小静脉，故溃疡病呕血时可用于加冰盐水洗胃。

47．泼尼松为糖皮质激素，目前认为肾上腺皮质激素与溃疡的形成和再活动有关，因此应避免服用。

48．疲劳、饮酒、受凉和焦虑是消化道溃疡发作的常见诱因，消化道溃疡的疼痛节律常常不会改变，但癌变时可有疼痛节律的改变或消失。

49．三腔两囊管适用于肝硬化食管-胃底静脉曲张患者，一般不用于单纯消化性溃疡大出血患者。

70．肝硬化病人肝功能减退，肝脏合成凝血因子减少。

71．脾大、侧支循环建立和开放、腹水是门脉高压的三大表现，腹水是肝硬化最突出的临床表现。

83．血氨升高是肝性脑病的临床特征之一，在发病机制中十分重要。血氨主要来自肠道。氨主要在结肠部位以非离子型（NH_3）弥散入黏膜而被吸收，其吸收率比离子型氨（NH_4^+）高得多。游离的 NH_3 有毒性，且能透过血脑屏障；NH_4^+ 呈盐类形式存在，相对无毒，不能透过血脑屏障。游离氨 NH_3 与离子型氨的互相转化受肠腔 pH 值的影响，当结肠中 pH 值>6 时，NH_3 大量弥散入血；pH 值<6 时，则 NH_4^+ 从血液中转至肠腔，随粪便排出。肝性昏迷可用生理盐水或弱酸溶液(生理盐水+1/5 醋)灌肠，因肠内偏酸环境，有利于血中 NH_3 逸出肠黏膜，进入肠腔与 H^+合成 NH_4^+，随粪便排出。禁用肥皂水灌肠。

84．肝性脑病临床表现根据意识障碍程度、神经系统表现和脑电图改变可分为前驱期、昏迷前期、昏睡期和昏迷期。前驱期的主要特征是轻度性格改变和行为失常。

89．AFP 是原发性肝癌早期诊断的特异性指标之一，适宜普查筛选，B 超、CT 对原发性肝癌诊断也有帮助，但不适宜做普查。

99．急性胰腺炎临床表现为急性上腹痛、恶心、呕吐、发热及血、尿淀粉酶增高，重症者伴休克、腹膜炎等。出血坏死型者可有严重脱水和代谢性酸中毒，常伴有低血钾，若因低钙血症引起手足抽搐者则为重症，提示预后不佳。

100．胆道疾病时由于壶腹部出口阻塞引起 Oddi 括约肌痉挛，使胆汁反流进入胰管；胰管梗阻致胰液排泄障碍；酗酒和暴饮暴食均可使胰液分泌旺盛，导致急性胰腺炎。上消化道出血与胰腺炎无关。

101．施他宁为生长抑素类药物，可抑制胰液分泌，常用于重症胰腺炎的治疗。

A_2 型题

120．消化性溃疡穿透浆膜层可致急性穿孔，表现为腹部剧痛和急性腹膜炎的体征。

128．肝硬化食管胃底静脉曲张的病人应避免粗糙、坚硬、刺激性食物，且应细嚼慢咽，防止曲张静脉破裂出血。

129．大量利尿放腹水，可导致蛋白质，电解质的丢失，引起缺钾性碱中毒，促使氨透过血—脑脊液屏障，进入脑细胞产生氨中毒，导致肝性脑病。

130．该患者乙肝两对半阳性提示有乙肝病毒感染史，病毒性肝炎是肝硬化最常见的病因。病史中无饮酒、循环障碍、营养失调的证据，而药物方面阿司匹林是非甾体类抗炎药，主要对胃肠黏膜有损害作用，与肝硬化关系不大。

135．谷氨酸制剂可与游离氨结合形成谷氨酰胺，从而降低血氨，但是该患者有腹水，不宜使用含钠制剂，可改用精氨酸。

A_3/A_4 型题

146．肝硬化时肝脏合成凝血酶原Ⅱ、Ⅶ、Ⅸ、Ⅹ减少，凝血时间延长，出现出血倾向。

147．腹水未消退前给予 NaCl 容易加重液体潴留，故不宜输入生理盐水。

148．腹水是肝硬化失代偿期最突出的临床表现，因此该患者目前最主要的问题是体液过多：腹水，而其他选项无诊断依据。

B 型题

226～228．肝性脑病临床表现根据意识障碍程度、神经系统表现和脑电图改变可分为前驱期、昏迷前期、昏睡期和昏迷期。前驱期的主要特征是轻度性格改变和行为失常；昏迷前期以意识混乱、睡眠障碍、行为失常为主要表现；昏睡期以昏睡和精神错乱为主要表现；昏迷期表现为神志完全丧失。

X 型题

232．慢性胃炎的病因尚未完全阐明，与下列因素有关：幽门螺杆菌感染、药物、胆汁反流、饮酒、吸烟、刺激性食品，以及上呼吸道的慢性炎症等自身免疫反应等。故应从以上几方面预防。

240．溃疡病并消化道出血的病人，应卧床休息，建立静脉通路、补液；密切观察病情变化，注意判断继续出血的情况；急生大出血伴恶心、呕吐者应禁食。少量出血无呕吐者，可进温凉、清淡流质，这对消化性溃疡病人尤为重要，因进食可减少胃收缩运动并中和胃酸，促进溃疡愈合。

249．肝性脑病病人神志清醒后可逐步增加蛋白饮食，但需密切观察病人对蛋白质的耐受。植物蛋白含蛋氨酸、芳香氨基酸较少，含非吸收性纤维素较多，有利于氨的排除，故肝性脑病病人恢复蛋白质饮食以植物蛋白为好。

第五章　泌尿系统疾病病人的护理

A_1型题

1. 下面哪种物质不是肾脏分泌的（　　）。
   A．激肽释放酶　　B．1α羟化酶　　C．肾素
   D．肾上腺糖皮质激素　　E．红细胞生成激素
2. 做清洁中段尿培养时，以下哪项**不正确**（　　）。
   A．应收集清晨第一次尿标本　　B．收集标本前应严格消毒外阴
   C．严格无菌操作，保证标本不受污染　　D．标本收集后在1h内做培养
   E．使用抗菌药物期间不宜做尿培养
3. 为女性病人行尿液检查，下面哪项操作**错误**（　　）。
   A．宜收集晨起第一次小便
   B．尿蛋白定量实验应留取全部24h尿液送检
   C．避开月经期
   D．阴道分泌物多时，先清洗会阴部再留标本
   E．行细菌培养的尿标本需放防腐剂
4. 关于尿量的描述，**错误**的是（　　）。
   A．成人正常尿量约1500ml/天　　B．夜间持续＞450 ml/天
   C．尿量＜100 ml/天为无尿　　D．尿量＜400 ml/天为少尿
   E．尿量＞2500 ml/天为多尿
5. 一般留置导尿管3～4天后，细菌尿的发生率达（　　）。
   A．50%以上　　B．60%以上　　C．70%以上
   D．80%以上　　E．90%以上
6. 膀胱刺激征适用的护理诊断是（　　）。
   A．体液过多　　B．排尿异常　　C．组织灌注量改变
   D．心输出量减少　　E．以上都不对
7. 无尿的概念是指一昼夜尿量少于（　　）。
   A．500ml　　B．400ml　　C．300ml
   D．100ml　　E．1500ml
8. 少尿是指24h尿量少于（　　）。
   A．100ml　　B．200ml　　C．400ml
   D．500ml　　E．800ml
9. 多尿是指成人24h尿量大于（　　）。
   A．1000ml　　B．1500ml　　C．2000ml
   D．2500ml　　E．3000ml

10．有关泌尿系统疾病症状的描述，**不正确**的是（ ）。

A．肾性高血压多数为容量依赖性的

B．夜尿增多常是肾浓缩功能减退的早期表现

C．肾性水肿常发生在身体下垂部位

D．肾区疼痛多由于肾包膜受牵拉所致

E．尿路刺激征常为膀胱三角区及膀胱颈受刺激所致

11．下列哪项检查，主要反映肾小球滤过功能（ ）。

A．酚红排泄试验　　B．尿液常规检查　　C．尿浓缩稀释试验

D．内生肌酐清除率检查　　E．1h 尿细胞排泄率检查

12．肾脏疾病最常见的症状是（ ）。

A．肾性水肿　　B．肾性高血压　　C．蛋白尿

D．血尿　　E．尿路刺激征

13．肾性水肿早期常发生于（ ）。

A．眼睑与颜面　　B．背部　　C．髋部

D．骶尾部　　E．下肢

14．关于肾性水肿的饮食护理，错误的是（ ）。

A．轻度水肿尿量＞1000ml/天，不用过分限水，钠盐限制在 3g/天以内

B．严重水肿伴少尿每日摄水量应限制在 1000ml 以内

C．严重水肿伴低蛋白血症者每日每千克体重 0.6～0.8g 蛋白质

D．轻中度水肿每日每千克体重 0.5～0.6g 蛋白质

E．保证充足热量摄入，每日 30～35kcal/kg

15．引起急性肾炎水肿的机制是（ ）。

A．大量蛋白尿导致低蛋白血症　　B．血浆胶体渗透压降低

C．肾小球滤过率下降　　D．毛细血管通透性增高

E．血管升压素分泌过多

16．关于尿路刺激征患者的护理措施，正确的是（ ）。

A．因患者尿频，应限制饮水，减少小便次数

B．口服碳酸氢钠可碱化尿液，减轻症状

C．膀胱区禁止热敷或按摩，以防炎症扩散

D．若为慢性炎症引起，应使用中药，不能使用抗生素，防止菌群失调

E．急性期给予导尿，以减少对尿道口的刺激

17．哪项措施**不能**减轻尿路刺激征（ ）。

A．鼓励病人多饮水　　B．限制蛋白质摄入　　C．严重者卧床休息

D．保持外阴清洁　　E．酌情应用解痉剂

18．有关肾性高血压**不正确**的是（ ）。

A．各种因素使水钠潴留而引起的高血压是容量依赖性高血压

B．肾素分泌增多而引起的高血压是肾素依赖性高血压

C．肾性高血压绝大多数是肾素依赖性高血压

D．容量依赖性高血压多见于急、慢性肾炎，尿毒症早期

E．容量依赖性高血压与肾素依赖性高血压常混合存在

19．下列哪种疾病不会导致高血压（　　）。

A．急性肾小球肾炎　　B．慢性肾小球肾炎　　C．急性肾盂肾炎

D．慢性肾盂肾炎　　E．慢性肾衰竭

20．肾素依赖性高血压患者首选的降压药物是（　　）。

A．利尿剂　　B．血管紧张素转换酶抑制剂

C．β受体阻滞剂　　D．血管扩张剂　　E．钙离子拮抗剂

21．与急性肾炎发病有关的细菌是（　　）。

A．金黄色葡萄球菌　　B．大肠杆菌　　C．链球菌

D．肺炎双球菌　　E．流感嗜血杆菌

22．急性肾小球肾炎最主要的临床表现是（　　）。

A．水肿、少尿、高血压、蛋白尿　　B．水肿、少尿、血尿、高血压

C．水肿、少尿、蛋白尿、血尿　　D．蛋白尿、氮质血症、高血压

E．血尿、少尿、高血压、氮质血症

23．慢性肾小球肾炎的病因是（　　）。

A．急性肾小球肾炎迁延不愈所致　　B．遗传

C．大肠杆菌感染　　D．β溶血性链球菌感染　　E．免疫介导炎症

24．慢性肾炎必有的表现是（　　）。

A．蛋白尿　　B．血尿　　C．管型尿

D．高血压　　E．水肿

25．慢性肾小球肾炎的肾功能损害首先表现为（　　）。

A．血肌酐升高　　B．血尿素氮升高　　C．肾 CT 异常

D．酚红排泄率降低　　E．内生肌酐清除率降低

26．慢性肾炎患者 24h 尿蛋白通常是（　　）。

A．≥150mg　　B．＜1g　　C．1～3g

D．≥3.5g　　E．3～5g

27．慢性肾炎终末期的主要并发症是（　　）。

A．呼吸道感染　　B．尿路感染　　C．心力衰竭

D．高血压脑病　　E．慢性肾功能不全

28．可确定慢性肾小球肾炎病理类型的检查是（　　）。

A．尿常规　　B．免疫学检查　　C．肾活组织检查

D．肾功能检查　　E．病原学检查

29．慢性肾小球肾炎病理机制是（　　）。

A．链球菌感染引起的化脓性炎症　　B．病毒感染引起的非化脓性炎症

C．多种原因引起的免疫性炎症　　D．急性肾小球肾炎迁延不愈所致

E．先天遗传性疾病

30．慢性肾小球肾炎的诊断主要有（　　）。

A．水肿、高血压及实验室尿检查异常，病史达 1 年以上

B．以上变化 1 个月以上　　C．以上变化 3 个月以上

D．以上变化半年以上　E．以上变化 2 个月以上

31．慢性肾小球肾炎最具特征的尿异常（　）。

A．脓尿　B．血尿　C．蛋白尿

D．脂质尿　E．乳糜尿

32．为减轻肾小球的高压、高灌注及高滤过状态，慢性肾小球肾炎患者应选择的饮食治疗是（　）。

A．高蛋白饮食　B．高蛋白低磷饮食　C．低蛋白饮食

D．低蛋白低磷饮食　E．低盐饮食

33．对慢性肾炎患者的饮食指导，**错误**的是（　）。

A．蛋白质摄入量每日每千克体重 0.6～0.8g，其中 60%以上为高生物效价蛋白质

B．保证每日充足热量摄入

C．每日尿量小于 1000ml 者不必限制水的摄入

D．补充多种维生素

E．盐的摄入量为每日 1～3g

34．慢性肾小球肾炎的治疗原则为（　）。

A．以消除蛋白尿及血尿为目标　B．使用激素治疗为主

C．早期透析治疗　D．防止和延缓肾功能减退，改善症状

E．休息、饮食治疗为主

35．慢性肾小球肾炎的治疗中可改善微循环、延缓肾功能减退的措施是（　）。

A．卧床休息　B．低蛋白、低磷饮食　C．利尿药

D．血管紧张素转换酶抑制剂　E．抗血小板药物

36．慢性肾小球肾炎治疗的主要目的（　）。

A．延缓肾功能减退　B．降低血压　C．消除蛋白尿

D．消除血尿　E．防止肾淀粉样变

37．慢性肾小球肾炎保健指导**不包括**（　）。

A．避免劳累、感染

B．育龄女性病情稳定后 1 年内避免妊娠

C．如出现尿路刺激征时，及早用抗炎药控制

D．注意低优蛋白的摄入

E．要定期门诊随访

38．慢性肾炎患者卧床休息对于下列哪项**无意义**（　）。

A．增加肾血流、增加尿量　B．防止肾性骨病发生　C．改善肾功能

D．减少蛋白尿　E．以上都不对

39．原发性肾病综合征的病因及发病机制中，较肯定的因素是（　）。

A．感染引起的直接损害　B．免疫因素　C．变态反应

D．肾小动脉硬化　E．淀粉样变性

40．属于原发性肾病综合征的是（　）。

A．糖尿病肾病　B．过敏性紫癜肾炎　C．急进性肾炎

D．肾淀粉样变　E．狼疮性肾炎

41．肾病综合征的主要并发症是（　　）。
A．肾功能不全　　B．感染　　C．动脉粥样硬化
D．血栓及栓塞　　E．尿毒症

42．肾病综合征患者易自发形成血栓的主要原因是（　　）。
A．血管内皮易受损伤　　B．红细胞增多　　C．组织因子释放
D．血液高凝状态　　E．血小板增多

43．肾病综合征的主要表现有（　　）。
A．高血压、血尿、蛋白尿、水肿
B．水肿、蛋白尿、血浆蛋白减少、血脂增高
C．蛋白尿、血浆蛋白减少、血尿、血脂增高
D．血尿、水肿、蛋白尿、血脂增高
E．高血压、蛋白尿、水肿、氮质血症

44．肾病综合征最明显的体征是（　　）。
A．大量蛋白尿　　B．低蛋白血症　　C．恶性高血压
D．水肿　　E．血尿

45．下面哪项**不是**肾病综合征的并发症（　　）。
A．高脂血症　　B．感染　　C．下肢深静脉血栓
D．急性肾衰竭　　E．肾静脉血栓

46．肾病综合征**无**下列哪种症状（　　）。
A．尿钙排出多　　B．蛋白尿　　C．低蛋白血症
D．高脂血症　　E．凹陷性水肿

47．有助于肾病综合征临床诊断的检查结果是（　　）。
A．抗链球菌溶血素“O”增高　　B．尿常规检查镜下可见大量红细胞
C．血浆总蛋白明显降低　　D．白蛋白、球蛋白比例为1.5～2.5∶1
E．红细胞沉降率下降

48．目前治疗肾病综合征最常用的细胞毒药物是（　　）。
A．环孢素A　　B．环磷酰胺　　C．长春新碱
D．安西他滨　　E．阿霉素

49．肾病性水肿肾功能正常者**错误**的护理是（　　）。
A．低蛋白质饮食　　B．限制钠盐摄入
C．保持皮肤清洁　　D．静脉输液需控制滴速和总量
E．病室定期清洁、消毒

50．肾病综合征患者的饮食应该是（　　）。
A．给予高优质蛋白饮食，以补充身体的丢失
B．正常量的优质蛋白摄入
C．补充适量动物油脂
D．予以低盐饮食，食盐＜6g/天
E．给予正常量的蛋白质，注意动植物蛋白合理搭配

51．引起肾盂肾炎最多见的致病菌是（　　）。

A．葡萄球菌　B．绿脓杆菌　C．变形杆菌
D．大肠杆菌　E．厌氧菌

52．肾盂肾炎最常见的感染途径是（　）。
A．上行感染　B．血行感染　C．淋巴管感染
D．直接感染　E．体液感染

53．肾盂肾炎的易感因素**不包括**（　）。
A．尿路梗阻　B．机体抵抗力下降　C．男性
D．泌尿系统防御机制的破坏　E．盆腔炎症

54．尿沉渣检查中对肾盂肾炎的诊断最有价值的是（　）。
A．红细胞管型　B．白细胞管型　C．透明管型
D．蜡样管型　E．颗粒管型

55．减轻尿路刺激征的重要措施是（　）。
A．多饮水　B．卧床休息　C．听音乐
D．松弛术　E．膀胱区按摩

56．急性肾盂肾炎的临床表现哪项描述是**错误**的（　）。
A．发热、腰痛、腰酸　B．尿频、尿急、尿痛　C．高血压、氮质血症
D．血中白细胞增多　E．尿中有脓细胞

57．急性肾盂肾炎最恰当的治疗措施是（　）。
A．口服氟哌酸 3 天　B．口服复方磺胺甲基异噁唑 7 天
C．根据药物试验选择有效抗生素治疗 2 周　D．联合应用 2 种以上抗生素
E．长期口服碳酸氢钠碱化尿液，预防再发作

58．对急性肾盂肾炎患者的护理措施中正确的是（　）。
A．安置于光线较暗的病室　B．高生物效价低蛋白质饮食
C．肾区疼痛可适当散步以缓解疼痛　D．鼓励多饮水
E．导尿留取尿培养标本

59．急性肾盂肾炎的康复措施中**不妥**的是（　）。
A．多饮水，促进排尿　B．有尿痛者忌用高锰酸钾液坐浴
C．口服碳酸氢钠可减轻排尿不适　D．发热者卧床休息
E．禁止不洁性生活

60．急性肾盂肾炎病人**不可能**发生的护理问题是（　）。
A．紧张、焦虑　B．舒适的改变　C．潜在药物毒副作用
D．潜在肾功能损害　E．体液过多

61．对肾盂肾炎病人健康教育，**错误**的是（　）。
A．鼓励多饮水、勤排尿　B．防止劳累和便秘
C．按医嘱服药，定期检查尿液　D．急性期治愈后采用小剂量抑菌药物预防
E．加强营养，提高体质

62．急性肾衰竭少尿期的饮食原则是（　）。
A．高糖、高脂、高蛋白　B．高糖、高脂、高维生素
C．低脂、低蛋白、低维生素　D．高糖、低蛋白、高维生素

E．低糖、低蛋白、高维生素

63．急性肾衰竭少尿期患者需要紧急处理的电解质紊乱是（　　）。

A．低钠血症　　B．低氯血症　　C．低钙血症

D．高磷血症　　E．高钾血症

64．护理急性肾功能衰竭少尿期患者，下列叙述哪项正确（　　）。

A．大量补液　　B．摄入含钾食物　　C．禁用库存血

D．及时补充钾盐　　E．加强蛋白质摄入

65．急性肾衰竭少尿或无尿期饮食的处理**不正确**的是（　　）。

A．热量供应以蛋白为主　　B．热量供应以糖为主　　C．可给适量的脂肪乳剂

D．高维生素　　E．高热量

66．我国慢性肾功能衰竭的最常见病因为（　　）。

A．慢性肾小球肾炎　　B．慢性肾盂肾炎　　C．慢性尿路梗阻

D．肾结核　　E．肾畸形

67．慢性肾功能衰竭最常见的诱因是（　　）。

A．感染　　B．有效循环血量减少　　C．使用肾毒性药物

D．摄入过多蛋白质　　E．劳累

68．慢性肾衰竭时高血压的发生机制，叙述正确的是（　　）。

A．与交感神经兴奋性改变有关　　B．与激肽系统的作用有关

C．与缩血管物质分泌过多有关　　D．与胰岛素抵抗有关

E．与水钠潴留、肾素活性增高有关

69．慢性肾衰竭时发生继发性甲旁亢的机制是（　　）。

A．健存肾单位学说　　B．肾小球高滤过学说　　C．矫枉失衡学说

D．内分泌功能障碍　　E．代偿机制学说

70．引起尿毒症贫血最重要的原因是（　　）。

A．食欲差，铁摄入不足　　B．叶酸缺乏　　C．代谢产物抑制骨髓造血

D．血小板容易被破坏　　E．红细胞生成素减少

71．尿毒症最早出现的症状是（　　）。

A．厌食、恶心、呕吐　　B．嗜睡、定向力障碍　　C．咳嗽、胸痛

D．皮肤黏膜出血　　E．血压升高

72．尿毒症病人常见的水、电解质和酸碱失衡为（　　）。

A．高血钠　　B．低血镁　　C．高钙低磷

D．易脱水和水肿　　E．碱中毒

73．慢性肾功能衰竭尿毒症期**不易**出现（　　）。

A．低钠血症　　B．高钾血症　　C．高钙血症

D．高磷血症　　E．低钙血症

74．尿沉渣检查对慢性肾衰竭的诊断最有价值的是（　　）。

A．红细胞管型　　B．白细胞管型　　C．透明管型

D．蜡样管型　　E．颗粒管型

75．减轻尿毒症病人晨间恶心、呕吐最有效的护理措施是（　　）。

A．加强晨间口腔护理　B．优质低蛋白饮食　C．控制进水量
D．睡前饮水 1～2 次　E．加强营养，提高体质

76．慢性肾功能衰竭患者饮食（　）。
A．高热量　B．优质低蛋白　C．高钙
D．高磷　E．高蛋白

77．肾功能不全引起的慢性贫血采用哪种药物治疗疗效显著（　）。
A．血液透析　B．反复输血　C．口服铁剂
D．促红细胞生成素　E．维生素 B12 肌注

78．纠正尿毒症高血磷选用（　）。
A．静脉注射钙剂　B．口服氢氧化铝　C．口服维生素 C
D．静脉注射碳酸氢钠　E．口服活化维生素

A_2型题

79．患者女性，24 岁。输血后出现咖啡色尿，尿常规：蛋白++++，隐血++++，其蛋白尿的类型是（　）。
A．肾小球性蛋白尿　B．肾小管性蛋白尿　C．分泌性蛋白尿
D．溢出性蛋白尿　E．组织性蛋白尿

80．患者男性，18 岁。在体检时发现血压 148/90mmHg，眼底检查正常，尿蛋白++。该患者最可能是（　）。
A．肾血管性高血压　B．原发性高血压　C．白大衣性高血压
D．肾实质性高血压　E．体位性高血压

81．患者女性，28 岁。发现晨起眼睑水肿 3 年，腰酸，血压 165/90mmHg，血红蛋白 101g/L。尿常规：蛋白++，红细胞 10～15 个/HP，白细胞 0～3 个/HP，24h 尿蛋白定量 1.8g。血 BUN10.5mmol/L，Cr133.5μmol/L。针对该患者的健康教育**错误**的是（　）。
A．生活规律，避免过劳　B．应防止受凉，预防感染
C．遵医嘱坚持用药，不得自行停药或减量　D．避免应用对肾脏有害的药物
E．患者没有肾功能损害，可以怀孕

82．患者男性，68 岁。因“慢性肾小球肾炎”入院，其发病机制是（　）。
A．急性肾炎迁延　B．免疫介导炎症　C．高血压
D．矫枉失衡　E．肾小球高灌注、高滤过

83．某患者既往曾有肾小球肾炎史，因病情稳定而坚持上班工作。近日，在单位体检时发现血压升高，来医院复查，证实为慢性肾小球肾炎急性发作。为迅速而有效的缓解症状，你考虑下列哪项措施最佳（　）。
A．卧床休息　B．低盐饮食　C．利尿降压
D．激素疗法　E．中医疗法

84．患者女性，50 岁。患慢性肾小球肾炎 20 年，近来精神萎靡、食欲差，24h 尿量 80ml，下腹部空虚，无胀痛，请评估该病人的排尿的型态为（　）。
A．尿潴留　B．尿失禁　C．少尿
D．无尿　E．排尿正常

85．男，34岁。血压持续增高一年以上，中度浮肿，尿蛋白常“++～+++”，管型“+”，最大可能诊断为（　）。

A．急性肾炎　B．慢性肾小球肾炎　C．慢性肾盂肾炎
D．输尿管结石　E．肾结核

86．某慢性肾炎患者。血压20/13.3kPa，中度水肿，给降压利尿药治疗，应首选（　）。

A．氢氯噻嗪　B．利舍平　C．胍乙啶
D．硝普钠　E．螺内酯

87．某慢性肾炎女病人，经住院治疗病情缓解，当其咨询保健知识时，护士应指出其中**不妥**的是（　）。

A．注意个人卫生　B．长期禁盐　C．维持激素治疗
D．避孕　E．感染时选用青霉素类抗生素

88．患者男性，25岁。全身重度水肿，乏力，24h尿蛋白5.3g，血浆白蛋白20g/L，护理措施**错误**的是（　）。

A．供给优质蛋白　B．多输新鲜血浆
C．钠的摄入量不超过3g/天　D．适度活动，避免产生肢体血栓
E．用利尿剂时注意有无电解质紊乱

89．患者男性，15岁。全身重度水肿，24h尿蛋白6.2g，血浆白蛋白22g/L，血压85/60mmHg，BUN 9.1mmol/L，Cr100μmol/L，应首选的治疗措施是（　）。

A．输白蛋白　B．输新鲜血浆　C．应用呋塞米
D．糖皮质激素　E．环磷酰胺

90．患者女性，36岁。发热、头晕、乏力、晨起眼睑水肿3天。查体：体温38.8℃，血压140/95mmHg，24h尿蛋白定量3.9g，拟诊肾病综合征。下列护理措施中**不正确**的是（　）。

A．用高生物效价优质蛋白　B．限制水钠摄入
C．输注血浆制品不可过多过频　D．迅速利尿，以减轻症状
E．适度活动，避免产生肢体血栓等并发症

91．患者女性，48岁。因“急性肾盂肾炎”入院。其腰痛、肾区叩击痛的原因是（　）。

A．炎症累及肾包膜　B．肾盂炎症刺激神经末梢
C．肾实质坏死　D．肾盂内张力增高或肾包膜牵拉所致
E．炎症向输尿管扩散

92．急性肾盂肾炎的女青年，治愈出院时给予保健指导，其中**错误**的是（　）。

A．避免劳累　B．低盐饮食　C．多饮水，勤排尿
D．禁止盆浴　E．保持大便通畅

93．患者，女性，27岁，孕7个月余。突然畏冷、高热，腰痛伴尿路刺激征，肾区有叩痛，诊断为肾盂肾炎。该患者发生感染的原因是（　）。

A．可能为尿流不畅　B．可能是尿路畸形　C．机体抵抗力低下
D．可能为尿逆流　E．可能为阴道炎所致

94．患者女性，32岁。发热2天，伴尿频、尿急、尿痛，尿液检查示：真性菌尿。下列护理措施**错误**的是（　）。

A．第1周应卧床休息

B．每天饮水量在 2500ml 以上

C．指导患者减少排尿次数，以减轻对尿道口的刺激

D．肾区疼痛时宜采取屈曲位

E．使用氨基糖苷类抗生素时应注意听力

95．患者女性，38 岁。反复低热、夜尿增多 2 年，2 次血培养均为大肠杆菌生长。为确诊疾病，应做的检查是（　　）。

A．肾小球滤过率　B．肾脏 B 超　C．腹部平片

D．静脉肾盂造影　E．放射性肾图

96．患者男性，76 岁。确诊糖尿病肾病 3 年，夜间阵发性呼吸困难 1 周，血压 90/50 mmHg，两肺底湿啰音，心率 150 次/min，双下肢水肿，血尿素氮 35mmol/L，肌酐 1210μmol/L 此时最宜采取的治疗措施是（　　）。

A．积极补充血容量　B．5%碳酸氢钠 250ml 静脉滴注

C．血液透析　D．腹膜透析　E．利尿、扩血管治疗

97．患者女性，32 岁。有慢性肾炎病史。厌食、恶心、呕吐伴乏力 3 个月，内生肌酐清除率 20ml/min，血肌酐 510μmol/L，血尿素氮 30mmol/L。诊断应考虑为（　　）。

A．肾功能不全代偿期　B．肾功能不全失代偿期　C．氮质血症期

D．肾衰竭期　E．尿毒症期

98．患者男性，45 岁。发现尿毒症 2 年。其饮食护理正确的是（　　）。

A．低热量饮食　B．低生物效价低蛋白饮食　C．高磷饮食

D．低钙饮食　E．主食采用麦淀粉

99．患者女性，35 岁。患慢性肾盂肾炎 5 年余，现查内生肌酐清除率 50ml/min，血尿素氮 12mmol/L，血肌酐 200μmol/L，判断其肾功能状况为（　　）。

A．肾功能正常　B．肾功能代偿期　C．氮质血症期

D．尿毒症期　E．尿毒症晚期

100．女，49 岁。患慢性肾功能衰竭，头晕，嗜睡、定向力障碍，检查：内生肌酐清除率 25ml/min，血尿素氮 60mmol/L，且伴有消化道等各系统症状，给予哪种饮食为宜（　　）。

A．高蛋白、高热量、高维生素

B．高热量、高糖、高维生素

C．高热量、高糖、低蛋白

D．根据病情限制蛋白质摄入，要求蛋白质是高生物效价的

E．高磷食物，如动物脑、内脏

101．男性，42 岁。剧烈呕吐 3 天，少尿 1 天，尿比重 1.010，内生肌酐清除率 20ml/min。既往有慢性肾炎病史，应考虑为（　　）。

A．高血压病　B．慢性肾炎　C．肾结石

D．尿毒症　E．隐匿性肾炎

102．某尿毒症患者，自诉极度疲乏、胸闷、心慌、尿少，体检：心律不齐，期前收缩 8～10 次/min，测血钾 8.8mmol/L。若不紧急处理，会突然发生（　　）。

A．休克　B．昏迷　C．心脏停搏

D．呼吸衰竭　E．心力衰竭

103．某尿毒症患者在静脉滴注 5%碳酸氢钠溶液过程中，突发手足抽搐，下列治疗中应首选（　）。

A．静脉注射地西泮　B．静脉注射苯妥英钠

C．口服碳酸钙　D．肌内注射 1，25-二羟维生素 D

E．静脉注射葡萄糖酸钙

104．某慢性肾衰竭病人，有厌食、恶心、口臭、失眠、皮肤瘙痒，以下护理计划中正确的是（　）。

A．给予低热量饮食　B．每日口腔护理 1 次　C．勤用温水擦洗皮肤

D．病室光线充足　E．晚间睡前不宜饮水

A_3/A_4 型题

（105～106 题共用题干）

患者女性，49 岁。慢性肾炎 10 年，伴高血压 4 年。近 1 月来食欲下降，精神萎靡，失眠，疲乏，皮肤干燥、瘙痒，肾功能检查：尿素氮 27.8mmol/L，肌酐 780μmol/L。

105．该患者出现皮肤瘙痒的主要原因是（　）。

A．尿素霜刺激皮肤　B．继发真菌感染　C．体内毒素潴留

D．皮肤干燥　E．钙沉着于皮肤

106．该患者存在的护理问题**不包括**（　）。

A．活动无耐力　B．有感染的危险

C．有皮肤完整性受损的危险　D．体液不足

E．睡眠型态紊乱

（107～110 题共用题干）

女性，28 岁。近日来发热，腰痛伴尿急、尿频、尿痛，查尿 WBC25/HP。

107．你考虑可能是（　）。

A．急性肾炎　B．慢性肾炎　C．泌尿系感染

D．急进性肾炎　E．肾病综合征

108．本病的病因是（　）。

A．免疫缺陷　B．细菌感染　C．遗传因素

D．过敏　E．营养过剩

109．多饮水的用途是（　）。

A．降低体温　B．缓解尿频　C．营养需要

D．冲洗尿路　E．治疗腰痛

110．如何预防（　）。

A．保持会阴部卫生　B．长期锻炼　C．加强营养

D．常服抗生素　E．戒烟酒

（111～114 题共用题干）

李小姐，28 岁。因高热、腰痛、尿频、尿急来院门诊，诊断为急性肾盂肾炎。

111．门诊给李小姐做尿常规检查，其结果最可能是（　）。

A．蛋白尿　B．血尿　C．低比重尿

D. 脓尿　　E. 乳糜尿

112. 门诊同时给李小姐作中段尿细菌培养，下列标本收集的指导中，正确的是（　）。

A. 留取前用消毒剂清洗外阴　　B. 留取中段尿于清洁容器内

C. 为提高阳性率，宜留取睡前最后一次尿液　　D. 留取标本前应多饮水

E. 如已使用抗生素，宜停药2天后留取尿液

113. 中段尿培养的阳性标准是（　）。

A. 细菌数大于 10^4/ml　　B. 细菌数大于 10^5/ml　　C. 细菌数大于 10^2/ml

D. 细菌数小于 10^5/ml　　E. 细菌数介于 10^2～10^5/ml 之间

114. 有关李女士的健康教育哪项**不正确**（　）。

A. 劳逸结合，适当补充营养　　B. 多饮水，勤排尿

C. 保持外阴清洁，禁止盆浴　　D. 急性期治愈后3个月，才能怀孕

E. 保持大便通畅

B 型题

（115～117 题共用备选答案）

A. 肾素　　B. 血管紧张素　　C. 醛固酮

D. 内皮素　　E. 内皮依赖舒张因子

115. 直接导致水钠潴留的是（　）。

116. 促使血管舒张的是（　）。

117. 由肾小球入球小动脉的球旁细胞分泌的是（　）。

（118～119 题共用备选答案）

A. 肾小球毛细血管通透性增加　　B. 肾小球滤过率下降

C. 血浆胶体渗透压下降　　D. 醛固酮分泌增加

E. 抗利尿激素分泌增加

118. 急性肾炎水肿的发病机制是（　）。

119. 肾病综合征水肿的发病机制是（　）。

（120～121 题共用备选答案）

A. 卧床休息　　B. 绝对卧床休息　　C. 室内轻度活动

D. 可以正常活动　　E. 可以就近上学，免体育活动

120. 急性肾炎起病2周内应（　）。

121. 肾病综合征水肿，严重高血压者应（　）。

（122～123 题共用备选答案）

A. 病毒性炎症　　B. 过敏性炎症　　C. 细菌性炎症

D. 免疫性炎症　　E. 中毒性炎症

122. 急性肾盂肾炎属于（　）。

123. 慢性肾小球肾炎属于（　）。

（124～126 题共用备选答案）

A. 正常量优质蛋白饮食

B. 充足热量、高生物效价低蛋白、少盐饮食

C．充足热量、高生物效价低蛋白饮食

D．充足热量、高生物效价蛋白、无盐饮食

E．适量高生物效价蛋白饮食

124．大量蛋白尿、肾功能正常者（　）。

125．肾功能不全代偿期合并高血压者（　）。

126．肾功能衰竭期（尿毒症期）（　）。

（127～128 题共用备选答案）

A．一般无症状，内生肌酐清除率＞50%

B．乏力、多尿 、轻度贫血，内生肌酐清除率为 25%～50%

C．尿少，端坐呼吸，两肺底闻及湿啰音，内生肌酐清除率＜10%

D．皮肤瘙痒，出现心包摩擦音，内生肌酐清除率＜10%

E．厌食、恶心、呕吐，内生肌酐清除率在 10%～25%之间

127．肾功能代偿期（　）。

128．氮质血症期（　）。

（129～132 题共用备选答案）

A．血尿　　B．蛋白尿　　C．脓尿

D．乳糜尿　　E．脂质尿

129．急性肾小球肾炎最具特征性的尿异常为（　）。

130．肾病综合征最具特征性的尿异常为（　）。

131．慢性肾小球肾炎最具特征性的尿异常为（　）。

132．急性肾盂肾炎最具特征性的尿异常为（　）。

（133～135 题共用备选答案）

A．肾炎性水肿　　B．肾病性水肿　　C．心源性水肿

D．血管神经性水肿　　E．内分泌性水肿

133．由于体循环淤血，毛细血管静水压增高而出现的水肿，属于（　）。

134．由于“球-管失衡”，毛细血管静水压增高出现的水肿，属于（　）。

135．由于大量蛋白尿造成低蛋白血症，血浆胶体渗透压降低，导致液体从血管内渗入组织间隙，属于（　）。

（136～138 题共用备选答案）

A．氢氯噻嗪　　B．糖皮质激素　　C．抗生素

D．环孢素 A　　E．环磷酰胺

136．肾病综合征治疗首选（　）。

137．急性肾盂肾炎适用（　）。

138．慢性肾小球肾炎适用（　）。

（139～140 题共用备选答案）

A．急性肾小球肾炎　　B．急进性肾小球肾炎　　C．慢性肾小球肾炎

D．肾病综合征　　E．肾盂肾炎

139．表现为水肿、高血压、大量蛋白尿、低蛋白血症，易并发感染的是（　）。

140．起病隐袭，表现为轻度蛋白尿、血尿，轻度水肿，持续高血压，肾功能进行性损害

的是（　）。

X 型题

141．肾单位包括（　）。

A．集合管　B．肾小球　C．肾皮质

D．肾小囊　E．肾小管

142．尿路刺激征包括（　）。

A．尿频、尿急、尿痛　B．下腹坠痛　C．疼痛向股内侧放射

D．排尿不尽感　E．尿液混浊

143．肾源性水肿的特点是（　）。

A．轻者仅见眼睑与颜面水肿　B．重度水肿时可见体腔积液

C．指压可有凹陷　D．常伴血压升高

E．身体低位明显

144．急性肾炎综合征的特点有（　）。

A．少尿　B．血尿　C．高脂血症

D．水肿　E．高血压

145．肾小球疾病在慢性进展中存在非免疫非炎症性损伤，其主要损伤因素是（　）。

A．健存肾单位肾小球毛细血管内高压、高灌注、高滤过

B．补体激活物质　C．高脂血症

D．循环免疫复合物沉积　E．大量蛋白尿

146．肾素依赖型高血压患者，宜选用的降压药是（　）。

A．血管紧张素转换酶抑制剂　B．β 受体兴奋剂

C．α 受体兴奋剂　D．利尿剂　E．β 受体阻滞剂

147．慢性肾炎常见的护理诊断有（　）。

A．营养失调　B．体液过多　C．焦虑不安

D．潜在感染　E．潜在肾功能不全

148．慢性肾小球肾炎患者，正确的自我保健措施是（　）。

A．避免劳累　B．防止感染

C．防止妊娠，禁夫妻生活　D．注意个人卫生，预防泌尿道感染

E．多食豆腐、鸡蛋

149．确诊肾病综合征必备的诊断标准（　）。

A．血脂高　B．水肿　C．血浆蛋白<3.5g/d

D．尿蛋白>3.5g/d　E．血浆蛋白<30g/L

150．符合原发性肾病综合征尿液检查结果的有（　）。

A．血浆总蛋白降低　B．血胆固醇降低　C．血白细胞增多

D．血白蛋白、球蛋白比例倒置　E．尿蛋白+++～++++

151．肾病综合征用糖皮质激素治疗原则（　）。

A．起始量足，口服 4 周若症状无改善，换用细胞毒性药

B．起始量足，至少口服 8 周，必要时延长至 12 周

C．减药缓慢，足量治疗后每 1～2 周减量 10%

D．最小剂量维持 3 个月可停药

E．最小维持剂量为 20mg/天

152．肾病综合征饮食教育正确的是（　　）。

A．无氮质血症时，提供正常量的富含芳香氨基酸的食物

B．给予高蛋白饮食　　C．多食富含饱和脂肪酸的食物

D．多进食植物油及鱼油　　E．供给足够热量

153．肾病综合征患者，全身高度水肿。如下教育正确的是（　　）。

A．绝对卧床休息，督促床上主动活动四肢

B．用激素治疗者，要坚持服药，不可随意更改或停药

C．加强个人卫生，防止皮肤及泌尿系感染

D．为防止加重水肿，病人须穿紧身衣裤

E．气温低时，慎用热水袋

154．急性肾盂肾炎的处理措施有（　　）。

A．口服有效抗生素 14 天　　B．碱化尿液

C．局部热敷　　D．禁用氨基糖苷类药

E．多饮水，督促排尿，若饮水后几小时无尿，给予利尿剂利尿

155．急性肾盂肾炎尿液检查中常见（　　）。

A．大量白细胞　　B．大量蛋白　　C．红细胞

D．白细胞管型　　E．颗粒管型

156．防止泌尿系感染的措施有（　　）。

A．多饮水，及时排尿　　B．女性注意经期卫生

C．每天常规口服抗杆菌药　　D．避免不必要的导尿

E．女童注意早穿封裆裤

157．为减轻泌尿系感染患者尿痛时的痛苦，可采用（　　）。

A．多饮水，督促病人排尿　　B．指导口服碳酸氢钠片　　C．小便前温开水坐浴

D．将尿憋住　　E．内裤垫干爽卫生巾，防止尿液污染衣服

158．女性最容易发生泌尿系感染的时期是（　　）。

A．婴儿期　　B．学龄期　　C．青春月经期

D．妊娠期　　E．产褥期

159．尿毒症病人不宜多食富含低生物效价蛋白的食物，如（　　）。

A．鸡蛋　　B．牛奶　　C．豆浆

D．豆腐　　E．瘦肉

160．应用利尿剂期间的观察内容包括（　　）。

A．尿量，尿比重　　B．体重变化　　C．高钠血症

D．低血钾　　E．低血压

161．慢性肾功能衰竭导致贫血的原因有（　　）。

A．红细胞生成素减少　　B．出血及失血过多　　C．骨髓受到抑制

D．电解质代谢紊乱　　E．代谢性酸中毒

162. 急性肾衰透析的病人，应注意（　　）。
A. 病人采取半卧位　　B. 预防肺部并发症　　C. 严格遵守无菌原则
D. 透析液的预热加温至37～38℃
E. 记录每次排出量和24h排出总量

163. 尿毒症患者血钾高时，饮食教育正确的是（　　）。
A. 多饮茶
B. 蔬菜去皮切成小片，在水中浸泡约4h，能有效去掉蔬菜中的钾含量
C. 将蔬菜预煮，去掉汤汁
D. 肉类食品煮后，少食肉多饮汤
E. 肉类食品煮后去汤汁

164. 当肾功能不全发生高钾血症时，其处理措施有（　　）。
A. 5%$NaHCO_3$100～200ml静滴　　B. 10%葡萄糖酸钙稀释后缓慢静注
C. 输入生理盐水　　D. 输注加入胰岛素的葡萄糖液
E. 静脉注射硫酸镁

165. 减轻尿毒症皮肤瘙痒，正确的措施有（　　）。
A. 穿棉质内衣，勤更换　　B. 勤用肥皂、毛巾搓洗　　C. 被褥平整、柔软
D. 不吃辛辣等刺激性食物　　E. 局部瘙痒厉害时用酒精擦拭

答　　案

A_1型题

1. D　2. B*　3. E　4. B*　5. E　6. B　7. D　8. C
9. D　10. C*　11. D*　12. A　13. A　14. C*　15. C*　16. B*
17. B*　18. C　19. C　20. B　21. C*　22. B*　23. E　24. A
25. E*　26. C　27. E　28. C　29. C　30. A　31. C　32. D
33. C　34. D　35. E　36. A　37. B　38. B　39. B　40. C
41. B　42. D　43. B　44. D*　45. A　46. A　47. C　48. B
49. A　50. B　51. D　52. A　53. C　54. B　55. A　56. C
57. B　58. D*　59. B　60. E　61. D　62. D*　63. E*　64. C*
65. A*　66. A*　67. A　68. E*　69. C*　70. E　71. A*　72. D*
73. C　74. D　75. D　76. B　77. D　78. A

A_2型题

79. D*　80. D*　81. E*　82. B　83. C*　84. D*　85. B*　86. A*
87. B*　88. B*　89. D*　90. D　91. D　92. D*　93. A　94. C
95. D*　96. C　97. D　98. E　99. C*　100. D*　101. D*　102. C*
103. E*　104. C*

A_3/A_4型题

105. A　106. D　107. C*　108. B*　109. D*　110. A　111. D*　112. B*
113. B*　114. D*

B型题

115. C　116. E　117. A　118. B　119. C　120. A*　121. B*　122. C*
123. D*　124. A*　125. B*　126. C*　127. A　128. B　129. A　130. E
131. B　132. C　133. C　134. A　135. B　136. B　137. C　138. A
139. D　140. C

X型题

141. BDE　142. ABD　143. ABCD　144. ABDE　145. ACE
146. AE　147. ABCDE　148. ABD　149. DE　150. ADE
151. BC　152. DE　153. ABCE　154. ABCE*　155. ACD
156. ABDE　157. BC　158. ACDE　159. CD　160. ABDE
161. ABC　162. ABCDE　163. BCE　164. ABD　165. ACD

部分题解

A_1型题

2. 做清洁中段尿培养时需注意：留取尿液时要严格无菌操作，先充分清洁外阴、包皮，消毒尿道口，再留取中段尿液。

4. 正常尿量 1000～2500ml/天。尿量＜400ml/天为少尿；尿量＞2500ml/天为多尿；尿量＜100ml/天为无尿；夜间尿量持续超过 750ml 为夜尿增多。

10. 肾性水肿好发于组织疏松部位，如眼睑、颜面部；心源性水肿好发于身体下垂部位，如站立者好发于下肢，长期平卧者好发于骶尾部。

11. 内生肌酐清除率是指肾在单位时间内将若干毫升血浆中的内生肌酐全部清除的能力。它是目前简便而可靠的反映肾小球滤过功能的一项指标，是早期反映肾小球功能下降的指标，酚红排泄试验反映近端肾小管曲部的功能。尿常规为即时尿检查，与肾小球的滤过功能无关。尿浓缩稀释试验反应肾小管的功能。所以选 D。

14. 严重水肿伴低蛋白血症者应每日每千克体重 1g 蛋白质，其中 60%以上为优质蛋白。

15. 大量蛋白尿导致低蛋白血症、血浆胶体渗透压降低是肾病性水肿的发生机制；急性肾炎水肿是由于肾小球滤过率下降，而肾小管重吸收功能基本正常，“球—管失衡”引起。

16. 尿路刺激征多见于尿路感染，应鼓励多饮水使尿量增多以冲刷尿路，减少炎症对膀胱的刺激；热敷或按摩可减轻患者疼痛；尿路感染的主要治疗仍为合理应用抗生素，但应尽量减少侵入性操作，故只有 B 是正确的。

17. 蛋白质摄入与尿路刺激征无关。

21. 急性肾炎常发生于溶血性链球菌 A 群 12 型等“致肾炎菌株”所致的上呼吸道感染或

皮肤感染后。

22. 急性肾小球肾炎的主要临床表现就是水肿、少尿、高血压和血尿，几乎所有的患者都会表现出血尿，且其中约半数为肉眼血尿。蛋白尿在慢性肾炎中为多见。

25. 肾功能的指标包括血肌酐、血尿素氮、内生肌酐清除率，其中内生肌酐清除率为最敏感的指标，可以早期反映肾功能的恶化。尿素氮的影响因素较多，血肌酐在肾功能受损较严重时才表现出升高。二者都不是肾功能的敏感指标。酚红排泄试验主要观察的是肾小管的功能，且在肾功能受损严重时才降低。

44. 水肿是肾病综合征最明显的体征。血浆胶体渗透压下降，水分从血管腔进入组织间隙是水肿的主要原因。

58. 急性肾盂肾炎的患者应注意休息，进食清淡而有营养的食物，多饮水；对肾区疼痛者应卧床休息，采用屈曲位，尽量不要站立，以免加重疼痛。留取尿液标本应在使用抗生素前取清洁中段尿做培养。

62. 急性肾衰竭少尿期患者机体分解代谢亢进，蛋白质代谢产物使患者肾脏负担增加，故应限制蛋白质摄入，热量供应以糖为主，脂肪不宜过多，同时补充多种维生素。

63. 急性肾衰竭少尿期患者主要的死亡原因是高钾血症、水中毒和酸中毒，尤以高钾血症可引起心脏骤停最危险，需紧急处理。

64. 急性肾功能衰竭少尿期的护理措施。急性功能衰竭少尿期，应控制入液量 500ml 加前一天的出量；保证热量；防治高血钾，包括避免使用含钾高的食物和药物，禁用库存血。

65. 急性肾衰少尿期饮食应注意：保证热量大于 35kcal/（kg• 天）；给予必需氨基酸、10%～20%脂肪乳、高糖多种维生素等。蛋白质在体内会代谢出含氮的有毒废物，加重肾负担，且热量应主要由糖和脂肪供应。

66. 原发性的肾小球疾病如慢性肾炎、急进性肾炎、慢性肾盂肾炎等。继发性的肾脏疾病如糖尿病肾病、系统性红斑狼疮性肾病等最终均可发展为慢性肾衰。在我国慢性肾衰的首位病因是慢性肾小球肾炎。

68. 慢性肾衰竭时高血压的发生机制与原发性高血压的发生机制不完全相同，主要与水钠潴留、肾素活性增高有关。

69. 当慢性肾衰竭出现血磷增高时，机体为了矫正磷的潴留，甲状旁腺功能发生亢进，以促进肾排磷，这时血磷有所下降，但甲状旁腺功能亢进却引起新的损害，如纤维性骨炎。

71. 慢性肾衰竭尿毒症患者，早期症状不明显，多以消化道的症状为主要表现，如纳差、恶心、呕吐等。

72. 慢性肾衰出现水、电解质、酸碱失衡，主要表现为：①钠失衡：以稀释性低钠多见；②钾失衡：因肾小球的滤过率下降故高钾多见，当患者出现恶心、呕吐或使用排钾的利尿剂是也可以出现低钾血症；③低钙高磷；④肾对水的调节能力降低，既容易出现水肿又容易出现脱水；⑤代谢性酸中毒。

79. 输血后出现咖啡色尿、蛋白尿，应考虑由于血管内溶血致血中过多的血红蛋白从尿中排出，故 D 为正确答案。

80. 患者为青年男性，高血压同时有蛋白尿，可排除 C、E；肾血管性高血压及原发性高血压早期常无蛋白尿，故 D 的可能性最大。

81. 该患者女性，28 岁，病史 3 年，有水肿、蛋白尿、血尿、高血压、肾功能轻度损害，符合慢性肾炎诊断，不宜妊娠。

83．慢性小球肾炎的主要目的是防止或延缓肾功能的恶化，高血压是慢性肾炎进展、肾功能恶化的重要诱因，因此控制高血压是最佳措施。

84．排尿形态包括排尿正常、多尿、少尿、无尿、夜尿多、尿失禁、尿潴留等。本病例中患者 24h 尿量少于 100ml 符合无尿的定义，结合起病史和身体评估的信息考虑患者尿量减少并非尿潴留引起，而是肾功能衰竭造成肾小球滤过率下降导致尿量减少。

85．慢性肾小球肾炎多见青中年男性，病程迁延 1 年以上，主要临床表现为血尿、轻中度蛋白尿、水肿和高血压，实验室检查尿蛋白（+～+++）可以见到管型，且以蛋白尿为特征表现。

86．慢性肾炎的临床表现主要有轻中度的蛋白尿、血尿、水肿和高血压。其高血压产生的原因有容量型和肾素型。因水钠储留所致容量型高血压应首选利尿剂治疗。常用的药物如氢氯噻嗪、呋塞米。肾素依赖型则首选 ACEI 类药物治疗。

87．慢性肾炎病人一般给予低盐、适量蛋白质、高维生素饮食。

88．该患者有大量蛋白尿、低蛋白血症、全身水肿，符合肾病综合征诊断，输注血浆制品不可过频，因长时间的肾小球高滤过及肾小管高回吸收，有可能造成肾小球及肾小管上皮细胞的损伤，损害肾功能，也影响激素的疗效。

89．该患者有大量蛋白尿、低蛋白血症、全身水肿，符合肾病综合征诊断，故首选糖皮质激素治疗。

92．急性肾盂肾炎痊愈后，应注意休息、避免劳累、清淡饮食，多饮水、勤排尿、不憋尿、保持会阴部清洁。盆浴不是肾盂肾炎的危险因素，可以盆浴。

95．患者女性，病史 2 年，为慢性病程，尿培养大肠杆菌为尿路感染的最常见细菌，初步考虑为慢性肾盂肾炎，若静脉肾盂造影显示肾盂、肾盏变形或缩窄等，即可确诊。

99．美国国家肾脏基金会制定的“肾脏病生存质量指南”根据肾小球的滤过率按肾功能的损害程度分为5期：1期正常肾功能GFR≥90ml/min；2期肾功能轻度下降GFR60～89ml/min；3 期肾功能中度下降 GFR30～59ml/min；4 期肾功能中度下降 GFR15～29ml/min；5 期：肾衰竭期 GFR＜15ml/min。肾功能的代偿期相当于第 1、2 期，一般没有肾衰竭的症状；氮质血症期相当于第 3 期，第 4 期为肾衰竭期，第 3、4 期即表现出明显的临床症状；第 5 期为尿毒症期。临床上常用内生肌酐清除率来代替 GFR。

100．慢性肾衰竭患者的饮食应根据其肾功能的情况（主要看 GFR，临床上也用内生肌酐清除率代替），来给予相应的优质低蛋白质的饮食，并适量补充必需氨基酸或 α-酮酸，保证热量。慢性肾衰竭患者不必给予高热量、高纤维饮食，只要保证热量，适当补充维生素和微量元素即可。慢性肾衰竭应限制磷的摄入。

101．我国慢性肾炎是慢性肾衰的常见病因。病例患者为中年男性，有慢性肾炎的病史，明显的消化道症状，少尿，等比重尿，肌酐清除率显著下降，已经达到肾功能分期的第 4 期。属于肾功能重度下降。

102．高钾血症的主要临床表现为四肢乏力、淡漠、感觉异常、心律失常，严重者可出现呼吸肌麻痹和心搏骤停。

103．尿毒症患者本就存在低钙高磷的紊乱，在纠正酸中毒的过程中很容易出现钙的继续下降。病例中，尿毒症患者因代谢性酸中毒而滴注 5%碳酸氢钠治疗，治疗中出现手足抽搐，提示出现了低钙抽搐，应立即予静脉注射葡萄糖酸钙，以提高血液中钙的浓度。题目中地西泮为镇静催眠药物，苯妥英钠为抗心律失常药物，口服碳酸钙和注射 1，25-二羟维生素 D 虽然可以促进钙质的吸收，但是作用缓慢。只有静脉给予葡萄糖酸钙可以迅速提高血液中钙的浓度，缓解手足抽搐的症状。

104．慢性肾衰竭病人应供给充足的热量，以减少体内蛋白质的消耗。应加强口腔护理，以增进食欲。应给病人提供安静舒适的环境，以保证休息。应控制入液量，以量出为入的原则，适量饮水。皮肤瘙痒与贫血、尿素霜的沉积等有关，应避免刺激性肥皂，避免用力搔抓，勤用温水擦洗。

107．患者年轻女性，主要表现为尿急、尿频、尿痛等尿路刺激征的表现，伴有腰痛和发热，尿常规检查可见到 WBC 增多，符合泌尿系感染的诊断。急性肾炎主要以血尿、水肿和高血压为主要表现，与病史不符，慢性肾炎多见于青中年男性，以血尿、轻中度蛋白尿、水肿和高血压为主要表现，一般没有尿路刺激征的表现，急进性肾炎以血尿、蛋白尿和高血压为主要表现，并伴有肾功能的急剧恶化，与病史不符。肾病综合征以大量蛋白尿、低白蛋白血症为特征。

108．泌尿系统感染的病因是细菌感染，致病菌以大肠杆菌多见。

109．大量饮水可使尿量增多，以增加对尿路上细菌和炎症物质的冲刷。

111．急性肾盂肾炎的典型尿液改变为脓尿，镜检可以见到大量白细胞，白细胞管型是急性肾盂肾炎的特征性改变，另外还可以见到红细胞。

112．做中段尿培养应注意：①尿样标本留取时间：使用抗生素前或停用后 5 天；②尿标本：在膀胱内停留 6～8h，不可多饮水，以免稀释尿液；③标本留取前：肥皂水清洁外阴，不必使用消毒剂；④标本留取中：留取中段尿于清洁容器内，避免污染；⑤标本留取后：1h 内送检。

113．在使用抗生素或停用抗生素 3 天以上，做清洁中段尿培养，菌落计数≥1×10^5/ml 称为真性菌尿。菌落计数在 1×10^4～1×10^5/ml 之间的为可疑阳性，需要复查。菌落计数小于 1×10^4/ml 为污染。

114．该病人急性期治愈后，经检查无复发即可怀孕。

120．急性肾炎在起病的前两周应卧床休息，以增加肾血流，减轻肾的负担，有利于患者的恢复。

121．肾病综合征出现重度水肿，如体腔积液、充血性心衰等情况时，患者活动耐量下降，心功能差，应绝对卧床休息。严重高血压出现高血压脑病等时应绝对卧床休息。本题题干不严谨，未说明水肿和高血压的严重程度。肾病综合征的患者约不到一半会出现高血压，且一般为中度高血压。

122．急性肾盂肾炎属于尿路感染的一种，因细菌感染所致，多为革兰阴性杆菌，最常见的致病菌为大肠杆菌。

123．慢性肾炎的起始因素为免疫介导的炎症反应，由循环免疫复合物和原位免疫复合物在肾小球基底膜上沉积，导致一系列的炎症反应。所以选 D。

124．肾病综合征大量蛋白尿，但肾功能正常时，予正常蛋白饮食。所以选 A。

125．本题考查慢性肾衰的饮食治疗。慢性肾功能衰竭的患者，其蛋白质的摄入应根据 GFR 来确定，GFR 越低其每日摄入的蛋白质应越少，且保证其中 60%以上为高生物效价的优质蛋白。此外，还应该低盐，补充足够的热量（主要由糖类和脂肪供应）适量维生素和微量元素。所以选 B。

126．慢性肾衰尿毒症期 GFR＜10ml/min，必须进行饮食干预，给予优质低蛋白质饮食，并补充足够的热量。所以选 C。

154．急性肾盂肾炎治疗一般选用对 G-杆菌有效的抗生素，如磺胺类、喹诺酮类、氨基糖苷类、头孢类等。

第六章 血液及造血系统疾病病人的护理

A_1型题

1. 血液的组成是（　）。
   A. 血清和红细胞　B. 血浆和血细胞　C. 血浆和红细胞
   D. 血清和血细胞　E. 血清和血浆
2. 调节红细胞生成的主要体液因素是（　）。
   A. 雄激素　B. 雌激素　C. 红细胞提取物
   D. 集落刺激因子　E. 促红细胞生成素
3. 成熟白细胞的主要功能是（　）。
   A. 参与人体对入侵异物的反应过程
   B. 输送氧和二氧化碳　C. 止血、凝血
   D. 分化增殖　E. 参与物质代谢
4. 血液系统中最常见的症状是（　）。
   A. 贫血　B. 出血　C. 感染
   D. 肝、脾、淋巴结肿大　E. 胸骨压痛
5. 重度贫血时血红蛋白低于（　）。
   A. 120g/L　B. 90g/L　C. 60g/L
   D. 30g/L　E. 10g/L
6. 常见的贫血类型是（　）。
   A. 再生障碍性贫血　B. 失血性贫血　C. 缺铁性贫血
   D. 溶血性贫血　E. 巨幼细胞贫血
7. 小细胞低色素性贫血见于（　）。
   A. 再生障碍性贫血　B. 溶血性贫血　C. 缺铁性贫血
   D. 急性白血病　E. 巨幼细胞贫血
8. 正常细胞性贫血常见于（　）。
   A. 巨幼细胞贫血　B. 缺铁性贫血　C. 地中海贫血
   D. 铁幼粒细胞性贫血　E. 再生障碍性贫血
9. 大细胞性贫血常见于（　）。
   A. 巨幼细胞贫血　B. 缺铁性贫血　C. 溶血性贫血
   D. 失血性贫血　E. 再生障碍性贫血
10. 贫血患者最早和最常见的症状是（　）。
    A. 疲乏　B. 头晕　C. 气促
    D. 失眠　E. 心悸
11. 最能反映贫血的实验室检查指标为（　）。

A．红细胞计数　　B．红细胞沉降率　　C．网织红细胞计数
D．血红蛋白定量　　E．血清蛋白总量

12．关于贫血病人的护理措施**错误**的是（　　）。
A．重度贫血应绝对卧床休息　　B．饮食注意补充造血原料
C．注意皮肤黏膜清洁卫生　　D．贫血病人均应输血治疗
E．严重贫血者可予氧气吸入

13．出血时间延长与哪种血细胞减少有关（　　）。
A．单核细胞　　B．淋巴细胞　　C．红细胞
D．粒细胞　　E．血小板

14．血液病病人最应警惕发生的情况是（　　）。
A．皮肤黏膜水肿　　B．呼吸道出血　　C．消化道出血
D．泌尿生殖道出血　　E．颅内出血

15．血液病病人的白细胞低于下列哪项时需进行保护性隔离（　　）。
A．1.0×10^9/L　　B．1.5×10^9/L　　C．2.0×10^9/L
D．2.5×10^9/L　　E．3.0×10^9/L

16．缺铁性贫血最主要的是缺（　　）。
A．贮存铁　　B．血清铁　　C．蛋白质
D．甲状腺素　　E．钴

17．转铁蛋白增多说明什么（　　）。
A．缺铜　　B．缺蛋白　　C．缺铁
D．缺锌　　E．缺甲状腺素

18．缺铁性贫血主要病因是（　　）。
A．需要量增加　　B．胃空肠吻合术后　　C．慢性失血
D．胃酸缺乏　　E．摄入不足

19．体内铁吸收的主要部位是（　　）。
A．胃　　B．十二指肠及空肠上端　　C．空肠下端
D．结肠　　E．直肠

20．体检时病人的贫血体征，检查较为可靠的部位是（　　）。
A．手掌皮肤及眼睑结膜　　B．面颊皮肤及上腭黏膜　　C．眼睑结膜及甲床
D．颈部皮肤及舌面　　E．耳廓皮肤及口腔牙龈

21．成人女性血红蛋白正常参考值范围是（　　）。
A．100～140g/L　　B．110～150g/L　　C．120～160g/L
D．140～170g/L　　E．170～200g/L

22．下列哪项检查结果对缺铁性贫血诊断最有意义（　　）。
A．血清总铁结合力增加　　B．骨髓铁染色检查见细胞外铁减少
C．血清铁减少　　D．血清铁蛋白减低
E．血涂片见红细胞大小不等

23．在缺铁性贫血的相应化验中唯一数值增高的指标是（　　）。
A．胆红素　　B．总铁结合力　　C．血红蛋白

D．铁　E．蛋白质

24．缺铁性贫血的病人**不可能**出现的护理问题是（　）。

A．缺乏防病保健知识　B．潜在药物副作用　C．营养失调

D．潜在出血及感染　E．活动耐力降低

25．缺铁性贫血患者应选择含铁丰富的食物是（　）。

A．低蛋白质　B．低维生素　C．动物内脏

D．牛奶　E．谷类

26．缺铁性贫血根本治愈的措施是（　）。

A．铁剂治疗　B．增加营养　C．少量输血

D．病因治疗　E．对症治疗

27．补充铁剂治疗贫血的最佳给药途径是（　）。

A．静脉注射　B．肌内注射　C．皮下注射

D．皮内注射　E．口服

28．硫酸亚铁的口服方法是（　）。

A．每 8h1 次　B．每 6h1 次　C．3 餐饭后

D．3 餐饭前　E．睡前 1 次

29．铁剂在饭后服用的理由是（　）。

A．减少对胃肠道的刺激　B．防止变态反应　C．防止肝脏损害

D．有利于铁的吸收　E．有利于铁的利用

30．口服硫酸亚铁必有的副作用是（　）。

A．黑便　B．便秘　C．腹泻

D．恶心　E．腹痛

31．口服铁剂的护理，健康教育错误的是（　）。

A．若为水剂或冲剂，用吸管吸　B．空腹时服用

C．口服剂使大便呈黑色　D．禁饮浓茶

E．与维生素 C 同服

32．引起继发性再生障碍性贫血最多见的药物是（　）。

A．阿司匹林　B．保泰松　C．氯霉素

D．磺胺药　E．异烟肼

33．除哪种职业外，再障发生的危险性高（　）。

A．汽车司机　B．放射科医生　C．装修工人

D．玩具厂工人　E．开矿人员

34．慢性再障首发和主要的表现是（　）。

A．贫血　B．出血　C．感染

D．肝、脾、淋巴结肿大　E．胸骨压痛

35．再生障碍性贫血病人一般**不出现**（　）。

A．面色苍白　B．皮肤紫癜　C．肛周感染

D．肝、脾肿大　E．全血细胞减少

36．当再生障碍性贫血患者血小板低于 20×10^9/L，患者出现剧烈头痛、呕吐，应警惕的

并发症是（　）。

A．眼底出血　B．鼻出血　C．脑出血
D．关节出血　E．消化道大出血

37．网织红细胞的正常值是（　）。

A．成人5%～15%　B．成人2%～6%　C．成人0.5%～1.5%
D．成人6%～8%　E．成人3%～4%

38．网织红细胞减少主要见于（　）。

A．缺铁性贫血　B．出血性贫血　C．再生障碍性贫血
D．溶血性贫血　E．巨幼细胞贫血

39．能反映骨髓造血功能的是（　）。

A．红细胞数　B．网织红细胞数　C．血红蛋白量
D．血氧饱和度　E．铁蛋白量

40．再生障碍性贫血病人血小板低于多少时，应卧床休息（　）。

A．$10\times10^9/L$　B．$30\times10^9/L$　C．$40\times10^9/L$
D．$20\times10^9/L$　E．$50\times10^9/L$

41．再生障碍性贫血患者高热伴抽搐，适宜的降温措施是（　）。

A．温水擦浴　B．冰水灌肠　C．酒精擦浴
D．口服退热药　E．头部放冰袋

42．治疗慢性再障的首选药是（　）。

A．糖皮质激素　B．雄激素　C．雌激素
D．白消安　E．环磷酰胺

43．目前认为对再生障碍性贫血治疗较有前途的方法是（　）。

A．中西医结合　B．新型雄性激素的应用　C．骨髓移植
D．糖皮质激素　E．少量多次输新鲜血

44．丙酸睾丸酮**不可能**引起（　）。

A．肝功能损害　B．毛发增多　C．体重增加
D．骨髓造血功能抑制　E．痤疮

45．关于雄激素的描述，**不正确**的是（　）。

A．可刺激肾脏产生促红细胞生成素　B．对骨髓有直接刺激红细胞生成作用
C．治疗慢性再生障碍性贫血的首选药　D．需治疗3～6个月才能判断疗效
E．该药吸收快，需要深部肌内注射

46．目前认为白血病的主要致病因素是（　）。

A．电离辐射　B．化学毒物或药物　C．遗传因素
D．染色体异常　E．病毒感染

47．再生障碍性贫血与白血病临床表现**不同**的是（　）。

A．贫血　B．出血　C．感染
D．肝、脾、淋巴结肿大　E．脑出血

48．白血病患者胸骨下端常有压痛，提示（　）。

A．合并冠心病　B．合并气胸　C．合并肺栓塞

D．胸骨下端骨髓内白细胞过度增生　E．合并心绞痛

49．在白血病的诊断中，下列哪一种方法最有价值（　）。
A．全面体格检查　B．放射线检查　C．腰椎穿刺
D．骨髓检查　E．免疫学检查

50．白血病患者易发生脑出血的血小板观测值是低于（　）。
A．10×10^9/L　B．20×10^9/L　C．30×10^9/L
D．40×10^9/L　E．50×10^9/L

51．白血病最重要的护理措施是预防和观察（　）。
A．口腔溃疡　B．脑出血　C．药物不良反应
D．尿道出血　E．尿酸性肾病

52．对白血病病人口腔护理的主要目的是（　）。
A．去除氨味　B．擦除血痂　C．增进食欲
D．预防感染　E．使病人舒适

53．白血病病人的首选治疗是（　）。
A．输血　B．抗生素治疗　C．化学治疗
D．皮质类固醇治疗　E．支持疗法

54．化疗的护理中，静脉给药哪项是**错误**的（　）。
A．药物应现配现用　B．注意保护静脉
C．药液外漏，应立即热敷　D．防止漏溢
E．静脉推药过程中要反复试抽回血

55．化疗药物最常见的毒性作用是（　）。
A．骨髓抑制　B．局部刺激　C．胃肠道反应
D．肝功能损害　E．脱发

56．有关化疗药物毒副作用哪项**不妥**（　）。
A．易引起静脉炎　B．骨髓受抑制
C．恶心、呕吐、消化道反应　D．长春新碱损害心肌及心脏传导
E．柔红霉素具心脏毒性

57．白血病化疗药物中易引起心肌及心脏传导损害的药物是（　）。
A．长春新碱　B．波尼松　C．柔红霉素
D．甲氨蝶呤　E．环磷酰胺

58．环磷酰胺易引起（　）。
A．心脏损害　B．继发感染　C．上消化道出血
D．出血性膀胱炎　E．末梢神经炎

59．下列哪种药用于鞘内注射，预防脑膜白血病的发生（　）。
A．长春新碱　B．柔红霉素　C．甲氨蝶呤
D．环磷酰胺　E．三尖杉酯碱

60．某白血病病人需要进行化疗，为预防其不良反应，下列哪项护理措施**不妥**（　）。
A．防恶心、呕吐可服多潘立酮　B．防末梢神经炎服用维生素B
C．防尿酸性肾病服碳酸氢钠　D．防出血性膀胱炎应补充水分

E．防鞘内注药后头痛应给予止痛剂

61．为减少化疗引起的呕吐，**不可**采取（　）。

A．进餐前后静卧休息　B．饮食少量多餐　C．予以止吐剂

D．餐后立即给化疗药　E．给予无刺激性食物

62．当病人输注化疗药物过程中，发生化疗药物外渗，下面哪项处理措施不妥（　）。

A．穿刺远端细静脉　B．先注入生理盐水，再用化疗药

C．减慢注射速度并不断回抽　D．外渗局部立即冷敷

E．更换注射部位

63．对白血病病人进行健康教育的内容中，哪项错误（　）。

A．注意保暖，预防感染　B．坚持服药，了解不良反应

C．化疗前后 2h 内避免进食　D．少量多餐

E．化疗期间每天尿量至少达 1500ml

64．区别急性与慢性白血病的主要依据是（　）。

A．病程长短　B．发病年龄、性别　C．贫血程度

D．骨髓幼稚白细胞的成熟程度　E．血白细胞剧增的程度

65．急性淋巴细胞白血病的分型有（　）。

A．3 种　B．4 种　C．5 种

D．6 种　E．7 种

66．急性非淋巴细胞白血病分（　）。

A．4 型　B．5 型　C．6 型

D．7 型　E．8 型

67．引起急性白血病贫血的最主要原因是（　）。

A．肝、脾、淋巴结肿大，致免疫力低下　B．白血病细胞代谢率增高

C．正常红细胞生成减少和出血　D．成熟粒细胞缺乏

E．血小板减少

68．急性白血病的临床特征是（　）。

A．感染、贫血、出血　B．全血细胞减少　C．肝、脾、淋巴结肿大

D．恶病质　E．发热、贫血、出血、白血病细胞浸润

69．急性白血病患者易发生感染，主要的原因是（　）。

A．长期贫血　B．广泛出血　C．成熟粒细胞减少

D．白血病细胞广泛浸润　E．坏死组织吸收

70．急性白血病引起贫血最主要的原因是（　）。

A．红细胞寿命缩短　B．红细胞成熟受干扰　C．造血原料缺乏

D．出血　E．无效红细胞生成

71．急性白血病最常见的感染是（　）。

A．肺部感染　B．肛周炎　C．口腔炎

D．败血症　E．尿路感染

72．急性白血病病人突然出现头痛、呕吐、视力模糊，常提示（　）。

A．失血性休克　B．脑炎　C．脑膜炎

D．颅内出血　E．败血症

73．诊断急性白血病最可靠的依据是（　）。

A．骨髓象见原始白细胞超过30%　B．有肝、脾、淋巴结肿大

C．血白细胞数剧增或剧减　D．骨髓象见较多中幼及晚幼白细胞

E．有出血、贫血、感染三大症状

74．急性白血病病人的远期护理目标是（　）。

A．精神负担减轻　B．出血和感染减少或不发生

C．舒适感增加　D．达到长期缓解　E．活动耐力增强

75．急性淋巴细胞白血病首选的化疗方案是（　）。

A．VP　B．CDP　C．VAP

D．DA　E．HOAP

76．急性非淋巴细胞白血病首选的化疗方案是（　）。

A．VP　B．CDP　C．VAP

D．DA　E．HOAP

77．急性白血病患者化疗期间要保护静脉，其原因主要是（　）。

A．避免败血症　B．避免出血　C．防止血管充盈不佳

D．利于长期静脉注射　E．避免静脉炎

78．慢性粒细胞白血病病人最突出的临床体征是（　）。

A．脾肿大　B．淋巴结肿大　C．紫癜

D．肝脏肿大　E．进行性贫血

79．90%慢性粒细胞白血病患者血液中会出现（　）。

A．大量原始粒细胞　B．大量早幼粒细胞　C．嗜酸性粒细胞

D．巨核细胞　E．pH染色体

80．治疗慢性粒细胞白血病首选的化疗药物是（　）。

A．白消安　B．羟基脲　C．靛玉红

D．α干扰素　E．骨髓移植

81．下列关于治疗慢粒白血病药物羟基脲的主要不良反应中，**不正确**的是（　）。

A．皮肤色素沉着　B．骨髓抑制　C．胃肠道反应

D．口腔溃疡　E．皮疹

82．特发性血小板减少性紫癜属于（　）。

A．抗凝及纤维蛋白溶解异常　B．血小板功能异常

C．血管壁异常　D．凝血因子减少或缺乏

E．自身免疫性出血综合征

83．特发性血小板减少性紫癜（ITP）最主要的发病机制是（　）。

A．骨髓生成巨核细胞数目减少　B．免疫反应

C．毛细血管脆性增加　D．脾破坏血小板增多　E．血小板功能异常

84．特发性血小板减少性紫癜最常见的出血部位为（　）。

A．皮肤黏膜　B．消化道　C．泌尿道

D．颅内　E．生殖道

85．特发性血小板减少性紫癜最常见的死亡原因是（ ）。
A．血小板消耗性出血 B．骨髓中产板巨核细胞极度减少 C．消化道出血
D．颅内出血 E．心源性休克

86．急性特发性血小板减少性紫癜实验室检查结果正常的项目是（ ）。
A．出血时间 B．凝血时间 C．血小板计数
D．血块收缩时间 E．毛细血管脆性试验

87．有关特发性血小板减少性紫癜的护理，哪项**不妥**（ ）。
A．眼底出血者警惕颅内出血 B．避免粗硬食物，以免黏膜损伤
C．女性病人应避孕 D．告知病人本病预后较差
E．血小板在 50×10^9/L 以下，不要进行强体力活动

88．治疗特发性血小板减少性紫癜急性型的首选方案是（ ）。
A．输血及输入血小板 B．使用免疫抑制剂 C．使用糖皮质激素
D．X 线脾区照射 E．作脾切除

89．糖皮质激素治疗特发性血小板减少性紫癜的作用机制是（ ）。
A．增加血小板生成 B．抑制细胞免疫反应
C．抑制单核-巨噬系统对血小板的破坏 D．调节雌激素水平
E．调节 T 细胞的免疫功能

90．特发性血小板减少性紫癜采用脾切除治疗的作用机制是（ ）。
A．减少血小板破坏及抗体产生 B．刺激骨髓使血小板增生
C．抑制血小板与抗体结合 D．降低血管壁通透性
E．阻止单核-吞噬细胞系统吞噬、破坏血小板

91．ITP 患者下列哪种药**除外**要慎用（ ）。
A．阿司匹林 B．潘生丁 C．保泰松
D．消炎痛 E．长春新碱

92．对特发性血小板紫癜病人进行健康教育的内容中，哪项**错误**（ ）。
A．尽量避免手术 B．不要服用阿司匹林
C．坚持服药，了解不良反应 D．注意保暖，预防感染
E．血小板低于 20×10^9/L 时，忌强体力劳动

93．过敏性紫癜的原因是（ ）。
A．血小板数量减少 B．血小板功能异常 C．血管壁异常
D．凝血因子减少 E．凝血因子缺乏

94．过敏性紫癜最常见的类型是（ ）。
A．紫癜型 B．腹型 C．关节型
D．肾型 E．混合型

95．血友病发生的原因是（ ）。
A．血小板数量减少 B．血小板功能异常 C．血管壁异常
D．凝血因子缺乏 E．免疫反应

96．与血友病的诊断**不符**的检查结果是（ ）。
A．PT 正常 B．APTT 正常 C．BT 延长

D．CT 延长　　E．TT 正常

97．关于血友病的治疗和护理，**错误**的是（　）。

A．出现深部组织血肿和关节腔出血时，应避免活动，早期可加压冷敷或压迫止血，并固定患肢

B．可以输新鲜血、血浆、抗血友病球蛋白浓缩剂补充缺乏的凝血因子

C．颈部或喉部软组织出血时，应注意呼吸道是否通畅

D．平时活动要适量，行走、慢跑、持重物时间不宜过长

E．头痛、发热时可以服用阿司匹林

98．弥散性血管内凝血最常见的原因是（　）。

A．羊水栓塞　　B．严重感染　　C．急性白血病

D．系统性红斑狼疮　　E．毒蛇咬伤

99．弥散性血管内凝血各型有共同表现，其中最突出的症状是（　）。

A．突然发生广泛自发性出血　B．低血压或休克

C．微血管性溶血　　D．栓塞　　E．微循环衰竭

100．DIC 患者在用肝素抗凝治疗时，如出现出血时间延长、出血倾向，可用下列哪种药物对抗（　）。

A．鱼精蛋白　　B．双香豆素　　C．止血芳酸

D．氨基己酸　　E．丙种球蛋白

101．霍奇金病多见于（　）。

A．青年　　B．少年　　C．幼儿

D．老年　　E．婴儿

102．淋巴瘤的临床典型表现是（　）。

A．肝脾肿大　　B．无痛性淋巴结肿大　　C．结外组织受累

D．发热　　E．恶病质

103．对淋巴瘤具有确诊价值的实验检查项目是（　）。

A．血象　　B．骨髓检查　　C．超声检查

D．淋巴结活检　　E．CT 检查

104．骨髓穿刺时，护士术前所做的哪项准备**不妥**（　）。

A．做普鲁卡因皮试　　B．嘱病人侧卧位，选髂前上棘为穿刺点

C．术后平卧休息 4h　　D．穿刺当日嘱病人不要沐浴

E．观察穿刺部位有无出血

105．输入血型不和时，输入的红细胞会发生（　）。

A．溶解破裂　　B．萎缩　　C．增大

D．凝集　　E．变性

106．最多见的输血反应是（　）。

A．变态反应　　B．细菌污染反应　　C．发热反应

D．溶血反应　　E．循环负荷过重

107．最严重的输血反应是（　）。

A．发热反应　　B．变态反应　　C．溶血反应

D．循环负荷过重　　E．细菌污染反应

108．有关输血发热反应的表现，叙述**错误**的一项是（　）。

A．多在输血后 15～20min 发生　　B．先有寒战继之发热，体温可达 38～41℃

C．常伴有头痛、心悸、皮肤潮红　　D．血压多降低，甚至发生休克

E．一般于 1～2h 后发热反应逐渐消退

109．有关输血前的准备**错误**的一项是（　）。

A．抽取血标本做血型鉴定　　B．采血时禁止同时采集两位病人的血标本

C．从血库取血时应认真核对　　D．若血的温度太低，可稍加温

E．输血前 30min 给异丙嗪 25mg 肌内注射

110．输注血小板的护理措施**不妥**的一项是（　）。

A．采集的血小板在 20℃的室温下于 6h 内输完

B．一般输注速率越快越好，以达到止血高峰

C．避免长期使用

D．选用塑料输血器

E．输血过程中应经常观察采集袋中有无发生凝集现象

111．发现溶血反应时应立即采取的护理措施是（　）。

A．改用库血　　B．减量输入　　C．减慢滴速

D．停止输血　　E．皮下注射肾上腺素

A_2型题

112．一血小板减少症患者出现牙龈出血，正确的护理措施有（　）。

A．去甲肾上腺素棉球贴敷牙龈　　B．5%过氧化氢液体漱口

C．用牙签清理牙齿　　D．用液体石蜡油涂抹口唇

E．用牙刷刷牙

113．女性患者，24 岁，贫血 1 年，血红蛋白 80g/L，红细胞 3×10^{12}/L，网织红细胞 0.007，白细胞、血小板正常，经口服铁剂治疗 7 天后，血红蛋白不升，网织红细胞为 0.0143，最可能的诊断是（　）。

A．溶血性贫血　　B．再生障碍性贫血　　C．巨幼红细胞性贫血

D．缺铁性贫血　　E．脾功能亢进

114．患者，女性，32 岁。月经量多 2 年，近 2 个月来感乏力、头晕、心悸，查 Hb55g/L，WBC6.0×10^9/L，PLTl40×109/L。骨髓涂片染色示铁粒幼细胞极少。治疗首选（　）。

A．口服腺苷辅酶 B　　B．口服铁剂　　C．输血

D．肌注丙酸睾丸酮　　E．口服叶酸

115．某男性青年，突然发热，体检除显著贫血貌外，无特殊阳性体征，实验室检查：外周血象全血细胞减少，网织红细胞明显减少，骨髓象提示骨髓增生低下，该病例最可能的诊断是（　）。

A．白血病　　B．缺铁性贫血　　C．再生障碍性贫血

D．巨幼红细胞性贫血　　E．脾功能亢进

116．刘女士，44 岁，患慢性再障 2 年，2 周来乏力、牙龈出血加重，伴发热、咳嗽、食

欲下降。其护理诊断或合作性问题应**除外**（ ）。

A．组织完整性受损　　B．营养失调：低于机体需要量　　C．体液过多

D．活动无耐力　　E．潜在并发症：感染

117．某急性再生障碍性贫血病人，突然出现头疼、头晕、视物模糊、呕吐，疑为颅内出血。护士首先应给予病人（ ）。

A．头部置冰袋　　B．低流量吸氧　　C．头低足高位

D．保持口腔清洁　　E．鼻饲流质饮食

118．女性，32岁，已婚，确诊为慢性再障，用雄激素治疗2个月，现脸部痤疮，体毛增多增长，尤其不能正视胡须与胸毛的出现，情绪低落，请根据患者情况，予以的健康教育哪项**不妥**（ ）。

A．经常用碱性皂洗脸，不挤压痤疮

B．当病情缓解逐步停药后，女性男性化表现会消失

C．指导其丈夫理解患者，多关心多鼓励多欣赏

D．指导患者及家属一定积极治疗，坚持用药

E．劳逸结合，避免外伤与受凉

119．对于既有发热和出血征象，又伴有肝、脾肿大的患者，为明确血液病诊断，最有鉴别价值的实验室检查方法是（ ）。

A．肝功能　　B．B型超声　　C．CT

D．骨髓检查　　E．X线胸片摄片

120．陈女士，20岁，感冒后持续高热、咳嗽、胸痛、鼻出血、面色苍白，抗生素治疗无效。体检：胸骨压痛，右中肺叩诊浊音，闻及湿啰音，肝脾肋下触及。化验：全血细胞减少。胸片显示右中肺片状渗出性改变。应高度怀疑患有（ ）。

A．急性白血病　　B．肺炎　　C．败血症

D．再生障碍性贫血　　E．淋巴瘤

121．某急性白血病病人，化疗后1周出现高热，已用舒普深行抗菌治疗5天，今检查病人口腔，发现舌面及上腭有白色膜状物，用棉签拭去附着物，可见创面有轻微出血，该病人口腔改变可能是（ ）。

A．细菌感染　　B．凝血功能障碍　　C．真菌感染

D．维生素缺乏　　E．脾虚

122．一急性淋巴细胞白血病病人接受VLDP方案化疗，在此期间采取的下列对症护理措施中，**不正确**的是（ ）。

A．皮疹者避免使用肥皂水擦洗　　B．消化道反应呕吐者暂禁食

C．对脱发者应说明化疗结束后可再生　　D．多饮水并碱化尿液

E．给予别嘌呤醇口服

123．李先生，48岁，患白血病3年，近日来出现不明原因的高热、胸骨疼痛难忍、脾迅速增大此情况需考虑（ ）。

A．类白血病反应　　B．脾功能亢进　　C．急性白血病

D．慢粒急性变　　E．白血病细胞浸润

124．张先生，48岁，自己摸到左上腹包块已6个月，近2周来面色苍白，牙龈出血。查

及脾脐下三指。血红蛋白 30g/L，血小板 60×10^9/L。骨髓呈弥漫性增生。应考虑的诊断是（　）。

A．血吸虫病　B．肝硬化　C．再生障碍性贫血
D．慢粒白血病　E．淋巴瘤

125．女性，30 岁，四肢皮肤反复出现紫癜 1 年余，血小板明显减少，红、白细胞基本正常，应考虑为（　）。

A．白血病　B．DIC　C．贫血
D．特发性血小板减少性紫癜　E．再生障碍性贫血

126．李女士，27 岁，下肢有紫癜，无其他部位出血。血常规检查：血小板减少。应首选的检查项目是（　）。

A．抗核抗体　B．出血时间　C．骨髓穿刺
D．凝血时间　E．血清免疫球蛋白

127．患者男性，55 岁。因特发性血小板减少性紫癜长期应用糖皮质激素治疗，此药的常见副作用**不包括**（　）。

A．感染　B．糖尿病　C．高血压
D．多毛症　E．末梢神经炎

128．一女青年患慢性特发性血小板减少性紫癜，经常出血不止，经泼尼松治疗 6 个月后症状无好转，最近出血更为严重，应选择下列哪项治疗措施为妥（　）。

A．改为地塞米松治疗　B．大量血浆置换术　C．输血小板悬液
D．应用免疫抑制剂　E．作脾切除

129．杨先生，20 岁，阵发性腹痛、黑便 2 日。体检：双下肢可见散在皮肤瘀点，双膝关节肿胀，活动受限，腹软，右下腹压痛。血象：血小板计数 142×10^9/L，尿常规：蛋白（+），细胞++/HP，透明管型 0～3 个/HP。最可能患的疾病为（　）。

A．胃炎　B．上消化道出血　C．急性肾炎
D．过敏性紫癜　E．急性阑尾炎

130．林先生，30 岁，因严重挤压伤住院，入院后病情进行性恶化，第 2 天神志不清，血压 80/60mmHg，尿量 24h 约 500ml。护士抽血标本时，发现血液黏稠易凝固，该病人可能并发（　）。

A．败血症　B．感染性休克　C．急性肾衰竭
D．心功能不全　E．弥散性血管内凝血

131．李女士，23 岁，右侧颈部无痛性淋巴结进行性肿大约 2 个月，肝脾不大，血象正常，为进一步明确诊断，最需要做的检查项目是（　）。

A．骨髓检查　B．颈部 X 线检查　C．肝脾超声检查
D．颈部 CT 检查　E．右侧颈部淋巴结活检

132．陈先生，37 岁，左侧颈部肿块进行性肿大 2 个月，病理诊断提示滤泡性大细胞性淋巴瘤，骨髓检查可见淋巴细胞，应采取的治疗方案为（　）。

A．局部照射　B．扩大照射　C．全身化疗及局部照射
D．全身淋巴结照射　E．全身化疗及全身淋巴结照射

133．李先生，32 岁，在输血过程中，主诉头痛、心慌、胸闷、四肢麻木、腰背剧痛。应首先考虑（　）。

A．发热反应　B．溶血反应　C．变态反应
D．血受污染　E．肺栓塞

134．男性患者，急性高热、皮肤苍白和出血。最能提示病人为急性白血病的是（　）。
A．肝、脾肿大　B．四肢关节痛　C．皮肤结节
D．胸骨疼痛　E．黏膜损害

135．某女性青年反复出现皮肤瘀点，并有鼻衄、月经过多，近年来出现贫血、脾大，**错误**的护理措施是（　）。
A．适当限制活动　B．预防各种创伤　C．尽量减少肌内注射
D．保持鼻黏膜湿润，剥去鼻腔内血痂
E．摄入高蛋白、高维生素、低渣、易消化饮食

A_3/A_4 型题

（136～138 共用题干）

李女士，32 岁，消化性溃疡病史 4 年，未正规治疗，6 个月来乏力、头昏、心悸，2 月来出现咽下时有梗阻感。体检：睑结膜苍白，心尖部闻及 2/6 级收缩期吹风样杂音。

136．目前该病人最主要的护理诊断是（　）。
A．知识缺乏　B．活动无耐力
C．营养失调：低于机体需要量　D．有受伤的危险
E．有感染的危险

137．彻底治愈本病的关键是（　）。
A．去除病因　B．饮食疗法　C．口服铁剂
D．给予叶酸和维生素 B_{12}　E．输血

138．最重要的护理措施是（　）。
A．合理安排病人休息及活动　B．补充营养，纠正缺铁
C．给予心理支持　D．观察病情变化　E．健康指导

（139～140 共用题干）

患者男性，45 岁。患溃疡病 5 年，经常胃出血，经医院检验 Hb90g/L，RBC3.8×10^{12}/L，确诊为缺铁性贫血。

139．遵医嘱选用硫酸亚铁治疗，正确的是（　）。
A．餐前服用　B．与浓茶同服　C．与牛奶同服
D．与橙汁同服　E．与磷酸盐同服，不需要用吸管

140．此病的原因是（　）。
A．慢性失血　B．缺乏白蛋白　C．缺乏维生素 B12
D．缺乏胃蛋白酶　E．缺乏叶酸

（141～144 共用题干）

某男，17 岁，急淋白血病，化疗后 1 周出现发热、咽痛、咳嗽。血象 Hb 96g/L，WBC 1.3×10^9/L（N65% L30%），PLT 54×10^9/L。

141．试分析患者发热的原因是（　）。
A．感冒　B．中性粒细胞减少　C．免疫抑制

D．代谢亢进　　E．以上均不对

142．患者体温达 40.1℃，下列哪种措施**不宜**采用（　　）。

A．先选广谱强效抗生素治疗　　B．冰枕冰敷

C．酒精擦浴　　D．双氯芬酸钠塞肛　　E．督促多饮水

143．为控制感染，有效的治疗方案是（　　）。

A．输浓缩红细胞　　B．皮下注射粒细胞集落刺激因子　　C．输注白细胞

D．输注血小板　　E．皮下注射粒-单核细胞集落刺激因子

144．对该患者实施护理措施中下列哪项**不妥**（　　）。

A．病室通风 3～4 次/天，保持空气新鲜

B．病室每天用消毒液擦拭，每周紫外线照射 2～3 次

C．与其他病房病人交流自我保健经验

D．工作人员需严格执行无菌操作

E．督促病人戴口罩

（145～148 共用题干）

李小姐，20 岁，因发热，咽痛 1 周入院，诊断为急性淋巴细胞性白血病。

145．医生用 VAP 方案作诱导缓解治疗及 MTX 缓解后治疗。有关这些药物主要不良反应的叙述，错误的是（　　）。

A．长春新碱——末梢神经炎　　B．门冬酰胺酶——变态反应

C．泼尼松——类库欣综合征　　D．甲氨喋呤——出血性膀胱炎

E．柔红霉素——心脏毒性

146．护士发现静脉注射长春新碱时，药液漏出血管外，立即作如下处理，其中哪项**错误**（　　）。

A．尽量回抽局部渗液　　B．外渗局部以 0.5%普鲁卡因局部封闭

C．外渗局部热敷　　D．抬高患肢

E．局部涂解毒剂或氢化可的松

147．在化疗期间，护士鼓励她多饮水及口服碳酸氢钠，其目的是（　　）。

A．预防酸中毒　　B．减轻药物的胃肠道反应　　C．预防尿酸性肾病

D．促进药物排泄　　E．骨髓抑制

（148～149 共用题干）

张女士，35 岁，1 年多来反复发生双下肢瘀斑，月经量增多，血红蛋白 90g/L，红细胞 3.0×10^{12}/L，血小板 50×10^{9}/L。既往身体健康，初步诊断“慢性特发性血小板减少性紫癜”。

148．治疗时应首选（　　）。

A．糖皮质激素　　B．脾切除　　C．血浆置换

D．大剂量丙种球蛋白　　E．静脉输注血小板悬液

149．与目前病情**不符**的护理诊断或合作性问题是（　　）。

A．组织完整性受损　　B．有受伤的危险　　C．有感染的危险

D．知识缺乏　　E．潜在并发症：颅内出血

（150～152 共用题干）

刘女士，43 岁，因大面积烧伤 2 周，伴发感染性休克，护士在观察病情时发现其皮肤上有

瘀点，瘀斑，该病人神志不清，脉搏细速，呼吸浅促，血压70/50mmHg，无尿，立即抽血进行实验室检查，结果血小板$40×10^9$/L，纤维蛋白原1.0g/L，凝血酶原时间延长，3P试验阳性。

150．该病人出血的主要原因是（　）。

A．血小板减少　B．血管损伤　C．纤维蛋白合成障碍

D．血小板减少性紫癜　E．发生了弥散性血管内凝血

151．该病人最主要的护理诊断是（　）。

A．组织完整性受损　B．排尿异常　C．组织灌注量改变

D．有窒息的危险　E．营养失调：低于机体需要量

152．为了控制病情，应立即使用（　）。

A．肝素　B．维生素K　C．糖皮质激素

D．止血芳酸　E．肝素加氨基已酸

B型题

（153～154共用备选答案）

A．以血红蛋白减少为主，红细胞以大细胞多见

B．以血红蛋白减少为主，红细胞以小细胞多见

C．以红细胞数减少为主，红细胞以小细胞多见

D．以红细胞数减少为主，红细胞以大细胞多见

E．以白细胞数减少为主，红细胞以大细胞多见

153．巨幼细胞性贫血的血液检查特点是（　）。

154．缺铁性贫血的血液检查特点是（　）。

（155～156共用备选答案）

A．贫血重而出血轻　B．贫血与出血程度一致　C．贫血轻而出血重

D．有贫血而无出血　E．无贫血而有皮下出血

155．慢性再生障碍性贫血的特点是（　）。

156．缺铁性贫血的特点是（　）。

（157～158共用备选答案）

A．红细胞及血红蛋白均增加　B．红细胞及血小板正常

C．红细胞及血红蛋白均减少　D．血小板减少并有形态异常

E．周围血大量原始和幼稚白细胞

157．缺铁性贫血可有（　）。

158．急性白血病可有（　）。

（159～161公用备选题答案）

A．硫酸亚铁　B．糖皮质激素　C．雄激素

D．白消安（马利兰）　E．羟基脲

159．治疗慢性再生障碍性贫血宜首选（　）。

160．治疗特发性血小板减少性紫癜宜首选（　）。

161．治疗慢性粒细胞白血病宜首选（　）。

（162～164共用备选答案）

A．肝、脾、淋巴结肿大，致免疫力低下 B．白血病细胞代谢率增高
C．正常红细胞代谢率增高 D．成熟粒细胞缺乏
E．血小板减少

162．引起急性白血病贫血的最主要原因是（　）。
163．引起急性白血病出血的最主要原因是（　）。
164．引起急性白血病感染的最主要原因是（　）。

(165～167 共用备选答案)

A．贫血 B．出血 C．发热
D．肝、脾、淋巴结无肿大 E．骨骼关节疼痛

165．慢性再障的首发和主要表现是（　）。
166．急性白血病临床症状**不包括**（　）。
167．特发性血小板减少性紫癜的典型表现是（　）。

（168～170 共用备选答案）

A．长春新碱 B．波尼松 C．柔红霉素
D．甲氨蝶呤 E．环磷酰胺

168．治疗白血病的药物会产生心脏毒性的是（　）。
169．治疗白血病的药物会产生出血性膀胱炎的是（　）。
170．治疗白血病的药物会产生口腔黏膜溃疡的是（　）。

X 型题

171．哪些因素影响铁的吸收（　）。
A．胃空肠吻合术后 B．小肠黏膜病变 C．消化性溃疡
D．月经过多 E．偏食

172．应用注射铁剂治疗时，下列哪些说法是正确的（　）。
A．铁剂要作深部肌内注射 B．铁剂可能引起变态反应
C．严重肝、肾疾病时忌用铁剂 D．使用时剂量计算要准确
E．静脉注射铁剂时应避免药液外渗

173．当 WBC＞200×10^9/L 时，临床会出现（　）。
A．呼吸窘迫 B．头晕 C．语言不清
D．颅内出血 E．消化道出血

174．血液病患者出现颅内出血，下列哪些护理措施是正确的（　）。
A．平卧位，高流量吸氧 B．保持呼吸道通畅 C．迅速建立静脉通路
D．禁用脱水剂 E．头部置冰袋或冰帽

175．重型再障的血象诊断标准是（　）。
A．网织红细胞＜1% B．白细胞＜1×10^9/L C．血小板＜20×10^9/L
D．红细胞＜2×10^{12}/L E．中性粒细胞＜0.5×10^9/L

176．白血病的分类原则是（　）。
A．根据白血病细胞的分化程度和自然病程
B．根据患者年龄 C．根据患者性别

D．根据白血病细胞类型　E．根据病因和发病机制

177．白血病患者体温达 39℃，可采用下列哪些措施（　）。

A．肌内注射氨基比林　B．冰枕冰敷　C．酒精擦浴

D．双氯酚酸钠塞肛　E．冰水灌肠

178．对心脏有毒害作用的抗白血病药物是（　）。

A．阿糖胞苷　B．环磷酰胺　C．三尖杉酯碱

D．柔红霉素　E．阿霉素

179．急性白血病诱导缓解的目的是（　）。

A．迅速将白血病细胞尽量减少　B．控制感染

C．使骨髓造血功能恢复正常　D．纠正贫血

E．纠正出血

180．有关静脉注射化疗药物的护理，方法是（　）。

A．先用生理盐水建立静脉通道　B．确认输液无渗漏后，再输注化疗药

C．化疗药输注完毕，再用生理盐水冲滴　D．化疗药一旦外漏，立即拔针并热敷

E．化疗药物一律避光输注

181．下列哪些化疗药可导致心肌损害（　）。

A．阿糖胞苷　B．三尖杉酯碱　C．阿霉素

D．柔红霉素　E．左旋门冬酰胺酶

182．慢性粒细胞白血病的临床特点是（　）。

A．肝、脾、淋巴结轻度肿大

B．皮疹多见

C．以脾显著肿大为主，并有腹胀、低热等

D．后期有贫血和出血倾向

E．以淋巴结肿大为主，伴有肝、脾肿大

183．慢粒患者，腹部饱满，脾脐下 6 指，肝肋下 2 指，腹水征(-)。诉腹部胀痛，正确的护理措施有（　）。

A．尽量左侧位卧床休息　B．饮食上少量多餐　C．少活动，防止摔跤

D．尽量避免弯腰和碰撞腹部

E．观察脾大小的变化，有无脾栓塞或破裂表现

184．特发性血小板减少性紫癜与下列因素有关的是（　）。

A．感染　B．免疫异常　C．女性青春期后

D．女性青春期前　E．女性绝经期后

185．急性特发性血小板减少紫癜的临床特点是（　）。

A．儿童多见　B．多有病毒感染史　C．血小板明显减少

D．不能自行缓解　E．不可能出现内脏出血

186．骨髓移植可用于（　）。

A．40 岁以下的重型再障　B．急性原发性血小板减少性紫癜

C．溶血性贫血　D．急性白血病　E．血友病

187．下列哪些药物对血小板有损伤，ITP 患者避免使用（　）。

A．环磷酰胺　　B．长春新碱　　C．阿司匹林
D．潘生丁　　E．消炎痛

188．输血时出现溶血，下列哪些处理正确（　）。
A．双侧腰部封闭或热敷　　B．立即停止输血，拔掉针头
C．尿少者遵医嘱注射呋塞米　　D．碱化尿液
E．严密观察血压、尿色、尿量的变化

答　案

A_1 型题

1．B	2．E	3．A	4．A	5．C	6．C*	7．C*	8．E
9．A	10．A	11．D	12．D	13．E	14．E	15．A	16．A
17．C	18．C	19．B	20．C*	21．B	22．B	23．B	24．D
25．C	26．D*	27．E*	28．C	29．A	30．A	31．B	32．C
33．A	34．A	35．D	36．C	37．C	38．C*	39．B	40．D
41．B	42．B	43．C	44．D	45．E	46．E	47．D*	48．D*
49．D	50．B	51．B	52．D*	53．C	54．C	55．A	56．D
57．C	58．D	59．C	60．E	61．D	62．A	63．C	64．D
65．A*	66．E	67．C	68．E	69．C	70．B	71．C	72．D
73．A	74．D	75．A	76．D	77．D	78．A	79．E*	80．B
81．A	82．E	83．B*	84．A	85．D*	86．B	87．D	88．C*
89．B	90．E	91．E	92．E	93．C*	94．A	95．D	96．C
97．E	98．B	99．A	100．A	101．A	102．B	103．D	104．B
105．A	106．C	107．C	108．D	109．D	110．E	111．D	

A_2 型题

112．D*	113．D	114．B	115．C	116．C	117．A*	118．A*	119．D
120．A	121．C*	122．B	123．D	124．D	125．D	126．C	127．E
128．C	129．D	130．E	131．E	132．C	133．B	134．D	135．D

A_3/A_4 型题

136．C	137．A	138．B	139．D	140．A	141．B	142．C	143．B
144．C	145．D	146．C	147．C	148．A	149．E	150．E	151．C
152．A							

B 型题

153．D*	154．B*	155．A	156．D	157．C*	158．E*	159．C	160．B
161．E	162．C	163．E	164．D	165．A	166．D	167．B	168．C

169．E　170．D

X 型题

171．AB　172．ABCDE　173．ABCD　174．ABCE　175．ACE
176．AD　177．ABD　178．CDE　179．AC　180．ABC
181．BCD　182．CD　183．ABCDE　184．ABC　185．ABC
186．AD　187．CDE　188．ACDE

部分题解

6．缺铁性贫血是最常见的一种贫血，各年龄组均可发生，以育龄妇女和婴幼儿更多见。

7．巨幼细胞性贫血属于大细胞性贫血；缺铁性贫血属于小细胞低色素性贫血；溶血性贫血、失血性贫血和再生障碍性贫血属于正常细胞性贫血。

20．成人女性血红蛋白正常参考值范围是 110～150g/L；成人男性血红蛋白正常参考值范围是 120～160g/L。

26．口服铁剂可引起恶心、呕吐等胃肠道刺激症状，故应在饭后服用；茶叶中含有鞣酸，易使铁剂沉淀，影响肠道吸收；可与维生素 C、稀盐酸、橙汁同服，以帮助铁的吸收；避免与牛奶、蛋类和磷酸盐同服，防止高磷影响铁的吸收；液体铁剂应经稀释后用吸管服用，以防破坏牙釉。

27．补充铁剂包括含铁丰富的食物及药物，药物首选口服铁剂；口服铁剂不能耐受，或病情要求迅速纠正贫血等情况可使用注射铁。

38．网织红细胞是晚幼红细胞脱核后到完全成熟的红细胞之间的过渡性细胞，网织红细胞的增减反映骨髓造血功能，再生障碍性贫血时骨髓造血功能低下，故表现为网织红细胞减少。

47．再生障碍性贫血与白血病的临床表现是贫血、出血和易发生感染，严重出血时可发生脑出血；再生障碍性贫血多无肝、脾、淋巴结肿大，而白血病多有。

48．白血病患者胸骨下端常有压痛，提示骨髓内白细胞过度增生。

52．化疗病人唾液腺分泌减少，常出现口干、口腔 pH 下降，易致牙周病和口腔真菌感染，故应做好口腔护理。

65．急性淋巴细胞白血病分成 3 种：①L1 型：原始淋巴细胞体积较小；②L2 型：原始淋巴细胞体积较大，形态不很一致；③L3 型：原始淋巴细胞体积较大，形态较一致。

79．90%慢性粒细胞白血病患者血液中会出现 pH 染色体。

83．特发性血小板减少性紫癜是一种自身免疫性出血综合征，由于外周血的血小板免疫破坏过多及其寿命缩短，造成血小板减少的出血性疾病。

85．特发性血小板减少性紫癜是一种自身免疫性出血综合征，是血小板免疫性破坏，外周血中血小板减少的出血性疾病。当出血量过大或范围过广者可出现不同程度的贫血、血压降低或失血性休克。颅内出血是主要的致死原因。

88．特发性血小板减少性紫癜首选的治疗是肾上腺皮质激素；脾切除适应证是糖皮质激素治疗无效或维持量过大者；免疫抑制剂用于糖皮质激素治疗无效、疗效差和不能切除脾者；输血适用危重出血、血小板低于 20×10^9/L，脾切除前准备或其他手术及严重并发症者；丙酸睾酮是干扰项。

93．过敏性紫癜由于血管壁异常引起；血小板数量减少或功能异常引起的疾病有原发性血小板紫癜、再生障碍性贫血、先天性血小板无力症；凝血因子减少或缺乏引起的疾病有血友病、维生素 K 缺乏症。

112．血小板减少症患者出现牙龈出血时，可用肾上腺素棉球或明胶海绵贴敷牙龈；牙龈出血时易引起口臭，可用 1%过氧化氢液体漱口；不用牙签、牙刷清理牙齿，可用棉签蘸漱口液擦洗牙齿；用液体石蜡油涂抹口唇，以防干裂。

117．头部置冰袋可减轻水肿，降低颅内压，防止脑疝发生。

118．对于雄激素治疗出现的面部痤疮，应指导病人经常用温热水洗脸，不用碱性皂以避免刺激，不要用手抓痤疮。

121．口腔黏膜改变与白血病细胞浸润，化疗反应继发真菌感染有关。

153～154．大细胞性贫血 MCV＞100fl、MCH＞32Pg、MCHC 为 32%～35%，常见巨幼细胞性贫血；小细胞低色素性贫血 MCV＜100fl、MCH＜26Pg、MCHC＜32%，常见缺铁性贫血。

157～158．血象检查：缺铁性贫血患者外周血的红细胞及血红蛋白低于正常值；白血病患者原始细胞及早幼细胞占 30%～90%。

第七章　内分泌及代谢性系统疾病病人的护理

A_1型题

1. 人体最重要的神经内分泌器官是（　）。
   A．腺垂体　B．神经垂体　C．下丘脑
   D．肾上腺皮质　E．肾上腺髓质
2. 属于功能亢进的内分泌疾病是（　）。
   A．尿崩症　B．糖尿病　C．肢端肥大症
   D．呆小症　E．黏液性水肿
3. 下列内分泌疾病中，属于功能亢进的是（　）。
   A．尿崩　B．糖尿病　C．库欣综合征
   D．呆小症　E．黏液性水肿
4. 属于功能减退的内分泌疾病是（　）。
   A．抗利尿激素分泌失调综合征　B．糖尿病
   C．肢端肥大症　D．库欣综合征　E．嗜铬细胞瘤
5. 对病因未明的内分泌疾病病人，治疗应侧重于（　）。
   A．手术治疗　B．支持疗法　C．药物治疗
   D．替代治疗　E．纠正功能紊乱
6. 功能减退的内分泌疾病首选的治疗是（　）。
   A．手术切除　B．放射治疗　C．替代治疗
   D．病因治疗　E．支持治疗
7. 呆小症的主要原因是（　）。
   A．肾上腺皮质功能减退　B．甲状腺激素分泌不足　C．甲状腺激素分泌过多
   D．生长激素缺乏　E．生长激素释放激素缺乏
8. 呆小症与侏儒症不同的特点是（　）。
   A．身材矮小　B．骨龄落后　C．性发育迟缓
   D．面容幼稚　E．智力低下
9. 甲状腺素的生理功能是（　）。
   A．促进物质与能量代谢及生长、发育过程　B．刺激骨髓红细胞生成
   C．扩张动脉、调节血压　D．调节体内钙磷代谢
   E．促进肾脏对水的重吸收
10. 下列可用于鉴别甲亢与单纯性甲状腺肿的检查是（　）。
    A．甲状腺摄^{131}I率　B．血清总T_3、总T_4　C．血清游离T_4
    D．T_3抑制试验　E．促甲状腺激素释放激素兴奋试验
11. 有关Graves病的病因，叙述正确的是（　）。

A．与遗传、免疫均有关　B．与遗传有关，与免疫无关
C．与免疫有关，与遗传无关　D．由病毒引起
E．由手术引起

12．甲状腺功能亢进症（甲亢）的常见典型表现**除外**（　）。
A．黏液性水肿　B．甲状腺弥漫性肿大　C．眼球突出
D．怕热、多汗　E．心动过速

13．甲亢病人甲状腺激素过多的表现**不包括**（　）。
A．低热　B．心悸　C．便秘
D．手抖　E．易激动

14．甲亢患者消化系统表现中，**不常**出现的是（　）。
A．易饥多食　B．肝脏肿大　C．大便秘结
D．营养不良　E．体重减轻

15．Graves 病患者高代谢综合征的表现是（　）。
A．怕热、多汗、低热、消瘦　B．阳痿、月经量减少或闭经
C．突眼、胫前黏液性水肿　D．脉压增大、期前收缩
E．肌萎缩、骨质疏松

16．下列哪项不是甲状腺危象的诱因（　）。
A．精神刺激　B．急性感染
C．重症病人用硫脲类药物治疗　D．重症病人用 ^{131}I 治疗
E．重症病人手术治疗

17．下列哪项不属于早期甲状腺危象的表现（　）。
A．高热出汗　B．谵妄昏迷　C．呕吐腹泻
D．心律失常　E．血压上升

18．甲状腺危象患者心动过速心率常大于（　）。
A．100 次/min　B．110 次/min　C．120 次/min
D．130 次/min　E．140 次/min

19．甲状腺危象的先兆表现是（　）。
A．T_3、T_4升高　B．体温 37.5℃　C．严重呕吐、腹泻
D．脉率 110 次/min　E．烦躁或嗜睡

20．甲状腺功能亢进症高代谢综合征的表现是（　）。
A．神经兴奋性增高　B．心动过速　C．突眼
D．甲状腺肿大　E．怕热多汗、食欲亢进

21．下列哪项**不属于**甲状腺功能亢进症的表现（　）。
A．易激动、失眠　B．怕热、多汗、乏力　C．基础代谢率为+10%
D．食欲亢进、腹泻　E．月经失调、闭经

22．甲状腺功能亢进症病人一般**不会**出现（　）。
A．神经过敏　B．寡言少语　C．紧张多虑
D．焦躁易怒　E．不安失眠

23．下列哪项**不符合**甲状腺功能亢进心脏病的重要体征（　）。

A．心动过速　B．心房颤动　C．心脏扩大
D．收缩期杂音　E．心尖区第一心音减弱

24．下列哪项**不是**甲状腺功能亢进症的体征（　）。
A．食欲亢进　B．眼球突出　C．心动过速
D．脉压增宽　E．甲状腺肿大

25．关于非浸润性突眼特点，下列哪项是**错误**的（　）。
A．常与甲亢同时出现
B．突眼度一般小于 18mm
C．眼征发生可能与交感神经兴奋眼肌，使其张力增高有关
D．多随病情控制自行恢复　E．眼征发生可能与自身免疫有关

26．甲状腺功能亢进症病人精神、神经系统的特征性表现是（　）。
A．神经过敏　B．多言多虑　C．激动易怒
D．手指细颤　E．注意力不集中

27．下列疾病中不会出现皮肤瘙痒的是（　）。
A．糖尿病　B．尿毒症　C．梗阻性黄疸
D．甲亢　E．系统性红斑狼疮

28．甲亢最具有诊断意义的体征是（　）。
A．心率增快，第一心音亢进　B．弥漫性甲状腺肿伴血管杂音
C．皮肤苍白　D．胫前黏液性水肿
E．脉压增大

29．诊断甲状腺功能亢进症最敏感的指标是（　）。
A．基础代谢率测定　B．T_3 抑制试验　C．甲状腺吸 ^{131}I 率测定
D．血清总三碘原氨酸（T_3）测定　E．血清促甲状腺素（TSH）测定

30．诊断甲状腺功能亢进症病人最可靠的指标是（　）。
A．基础代谢率测定　B．甲状腺素抑制试验　C．甲状腺摄 ^{131}I 率测定
D．血清总三碘原氨酸（T_3）测定　E．血清甲状腺素（T_4）测定

31．甲状腺功能亢进症病人，休息的环境要求是（　）。
A．安静　B．光线充足　C．空调房间
D．室温宜高　E．双人房间

32．甲状腺功能亢进症患者的饮食宜给予（　）。
A．高热量、高蛋白、高维生素　B．高热量、高蛋白、高盐
C．高热量、低蛋白、低盐　D．低热量、低蛋白、低维生素
E．低热量、低蛋白、低盐

33．对甲亢恶性突眼患者的护理，**错误**的是（　）。
A．戴深色眼镜　B．做眼球运动　C．低盐饮食，限水分
D．睡眠时头较低　E．涂抗生素眼膏

34．甲亢患者服 ^{131}I 治疗期间**错误**的护理指导是（　）。
A．禁服含碘食物　B．避免精神刺激　C．预防感染
D．服药后第一周内常用手按压甲状腺

E．注意预防甲状腺功能减退

35．放射性 ^{131}I 治疗甲状腺功能亢进症最主要的并发症是（　　）。

A．甲状腺功能减退　B．粒细胞减少　C．突眼恶化

D．诱发危象　E．癌变

36．碘化物治疗甲状腺危象的主要作用机制是（　　）。

A．使有机碘形成减少　B．使增生的甲状腺缩小

C．抑制甲状腺激素的合成与释放　D．促进甲状腺激素的合成与释放

E．反馈性抑制垂体释放促甲状腺素

37．抗甲状腺药物的作用机制是（　　）。

A．抑制甲状腺素释放　B．降低甲状腺素效价

C．抑制无机碘氧化为活性碘　D．抑制甲状腺对碘的吸聚作用

E．增加肝脏对甲状腺激素的降解代谢

38．抗甲状腺药物治疗甲亢的总疗程通常为（　　）。

A．3～4 周　B．4～6 个月　C．0.5～1 年

D．1～1.5 年　E．1.5～2 年

39．停用抗甲状腺药物的指征是（　　）。

A．甲状腺肿大加重　B．突眼加剧　C．牙龈肿胀

D．血粒细胞缺乏　E．出现胃肠道症状

40．抗甲状腺药物硫脲类、咪唑类的主要作用机制是（　　）。

A．抑制甲状腺激素的合成　B．抑制抗原抗体反应

C．抑制甲状腺激素释放　D．降低外周组织对甲状腺激素反应

E．促使甲状腺激素分泌降低

41．抗甲状腺药物硫脲类、咪唑类的主要不良反应是（　　）。

A．粒细胞减少　B．血小板减少　C．血红蛋白降低

D．肝功能受损　E．变态反应

42．主要表现为色素沉着的内分泌紊乱是（　　）。

A．慢性肾上腺皮质功能减退症　B．糖尿病

C．甲状腺功能亢进症　D．黏液性水肿　E．呆小症

43．肾上腺皮质功能低下患者的饮食原则是（　　）。

A．高蛋白、高热量、高维生素　B．低蛋白、高热量、高维生素

C．低糖、低脂、高蛋白、高纤维　D．低糖、低脂、低蛋白、高纤维

E．高蛋白、高糖、高维生素、高钠

44．皮质醇增多症最常见的病因是（　　）。

A．垂体腺瘤　B．肾上腺皮质腺癌

C．长期大剂量使用糖皮质激素　D．肾上腺皮质腺瘤

E．支气管肿瘤引起的异位内分泌综合征

45．皮质醇增多症表现皮肤紫纹、肌肉萎缩、骨质疏松，其病理改变与下列哪项有关（　　）。

A．糖代谢紊乱　B．水钠潴留

C. 蛋白质分解增加呈负氮平衡　　D. 面部、躯干脂肪堆积
E. 性功能紊乱

46. 皮质醇增多症的骨质疏松、骨痛原因是（　）。
A. 蛋白质代谢紊乱　　B. 脂肪分解加速　　C. 糖代谢异常
D. 电解质紊乱　　E. 情绪不稳定

47. 护理皮质醇增多症病人，防止骨折的主要措施是（　）。
A. 严防摔伤　　B. 避免活动　　C. 避免碰伤
D. 避免过累　　E. 护理操作时动作轻稳

48. 皮质醇增多症病人出现向心性肥胖，其病理生理基础与下列哪项有关（　）。
A. 脂肪代谢障碍　　B. 水电解质障碍　　C. 性功能障碍
D. 糖代谢障碍　　E. 蛋白质代谢障碍

49. 皮质醇增多症最有价值的辅助检查结果是（　）。
A. 白细胞增多　　B. 血钾降低　　C. 糖耐量减低
D. 血、尿皮质醇增高　　E. 皮质醇分泌昼夜节律消失

50. 皮质醇增多症病人免疫功能降低引起的护理问题为（　）。
A. 潜在感染　　B. 潜在皮下出血　　C. 潜在心血管疾病
D. 潜在骨折　　E. 自我照顾能力下降

51. 皮质醇增多症病人如出现腹胀、四肢无力应首先考虑（　）。
A. 低血钾　　B. 低血钙　　C. 低血压
D. 低血糖　　E. 低血钠

52. 对于皮质醇增多症患者体液过多的护理，**不宜**（　）。
A. 高蛋白、高糖、高盐、高钾饮食　　B. 计出入水量
C. 按时测血压　　D. 观察心率、心律的变化
E. 告知病人各项实验室检查的意义，使之配合

53. 腺垂体功能不足时，下列哪项**不符**（　）。
A. 毛发脱落、稀疏　　B. 月经过多　　C. 肤色苍白
D. 畏寒怕冷　　E. 食欲减退

54. 原发性醛固酮增多症出现的代谢紊乱为（　）。
A. 高血钾　　B. 高血浆肾素　　C. 醛固酮分泌减少
D. 尿钾排出增多　　E. 尿钾排出减少

55. 下列**不是**原发性醛固酮增多症的临床表现是（　）。
A. 高血压　　B. 低血压　　C. 肌无力
D. 夜尿、多尿　　E. 烦渴

56. 对于儿茶酚胺增多的病人，下列**不是**诱发高血压因素的是（　）。
A. 突然的体位变化　　B. 步行　　C. 咳嗽
D. 情绪激动　　E. 取重物

57. 下列**不属于**儿茶酚胺症术后护理要点的有（　）。
A. 严密观察血压　　B. 准确记录 24h 出入量
C. 密切观察切口渗出情况　　D. 应观察有无高血压危象的发生

E．病人只能采取平卧位

58．消瘦是指体重低于标准体重的（　　）。

A．5%　　B．10%　　C．15%

D．20%　　E．25%

59．肥胖是指体重超过标准体重的（　　）。

A．5%　　B．10%　　C．15%

D．20%　　E．25%

60．胰岛素的生理功能是（　　）。

A．使血糖降低

B．促葡萄糖利用和转化，使血糖降低，促蛋白质合成

C．维持男性第二性征

D．调节胃肠平滑肌运动

E．刺激骨髓红细胞生成

61．关于Ⅰ型糖尿病，叙述正确的是（　　）。

A．主要与免疫、环境因素有关　　B．多见于40岁以上的成人

C．常对胰岛素发生抵抗　　D．易发生酮症酸中毒

E．口服降糖药治疗为主

62．关于Ⅱ型糖尿病，叙述正确的是（　　）。

A．主要与免疫、环境因素有关　　B．主要见于年轻人

C．胰岛素绝对缺乏　　D．有家族性发病倾向　　E．依赖胰岛素治疗

63．关于Ⅰ型糖尿病的描述，下列哪项是正确的（　　）。

A．起病缓慢　　B．“三多一少”症状明显　　C．多见于成年与老年

D．血糖波动小而稳定　　E．对胰岛素不敏感

64．糖尿病的基本病理生理变化是（　　）。

A．生长激素分泌过多　　B．甲状腺素分泌过多　　C．胰高血糖素分泌过多

D．糖皮质激素分泌过多　　E．胰岛素绝对或相对不足

65．下列**不属于**甲亢与糖尿病共同的临床表现的是（　　）。

A．体重减轻　　B．食欲亢进　　C．多饮多尿

D．心脏病变　　E．肌无力

66．糖尿病性微血管病变，以下列哪项最为重要（　　）。

A．急性肾小球肾炎　　B．慢性肾小球肾炎　　C．肾小球硬化症

D．肾病综合征　　E．慢性肾功能不全

67．糖尿病最易并发的感染是（　　）。

A．肺结核　　B．肾盂肾炎　　C．真菌性阴道炎

D．皮肤化脓性感染　　E．败血症

68．糖尿病病人失明的主要原因是（　　）。

A．白内障　　B．角膜感染　　C．视网膜病变

D．视神经炎症　　E．视盘水肿

69．糖尿病病人餐后低血糖的发生机制是（　　）。

A．胰岛功能减低　B．胰岛细胞抗体突然下降
C．反应性胰岛素分泌增多　D．胰岛素治疗突然中断
E．胰岛素注射剂量不足

70．糖尿病多发性周围神经病变的临床表现特点是（　）。
A．视物模糊　B．体位性低血压　C．尿潴留
D．胃功能失调　E．四肢麻木

71．糖尿病神经病变的主要表现是（　）。
A．植物神经功能失调　B．偏瘫　C．周围神经炎
D．尿潴留　E．截瘫

72．糖尿病酮症酸中毒的诱因**不包括**（　）。
A．感染　B．外伤及手术　C．饮食不当
D．胰岛素过量　E．胰岛素治疗突然中断

73．尿呈烂苹果气味的疾病是（　）。
A．膀胱直肠瘘　B．肝硬化　C．膀胱炎
D．糖尿病酮症　E．肝性脑病

74．糖尿病酮症酸中毒的特征性表现为（　）。
A．极度口渴　B．厌食恶心　C．呼吸加速
D．眼球下陷　E．呼气有烂苹果味

75．糖尿病患者最常见的急性并发症为（　）。
A．酮症酸中毒　B．乳酸酸中毒　C．低血糖昏迷
D．高渗性昏迷　E．感染

76．糖尿病病人体内葡萄糖不能充分利用，发生消瘦的原因是（　）。
A．口渴多饮　B．脂肪合成增多
C．无氧糖酵解增加　D．蛋白质和脂肪分解增多失水
E．促进肌肉组织摄取葡萄糖

77．目前糖尿病病人主要死亡原因为（　）。
A．下肢动脉血栓形成　B．酮症酸中毒　C．高渗性非酮症昏迷
D．冠心病、脑血管疾病　E．糖尿病性肾病变

78．基础代谢率的正常波动范围是（　）。
A．-10%～+10%　B．-10%～+15%　C．-5%～+10%
D．-5%～+15%　E．-5%～+20%

79．基础代谢率的计算公式为（　）。
A．BMR%=脉压+脉率-101　B．BMR%=脉压+脉率+105
C．BMR%=脉压+脉率-111　D．BMR%=脉率-脉压-101
E．BMR%＝脉率－脉压－111

80．对可疑糖尿病患者最有诊断价值的检查是（　）。
A．空腹血糖测定　B．餐后2h血糖测定　C．口服葡萄糖耐量试验
D．糖化血红蛋白测定　E．尿糖测定

81．糖尿病诊断标准是（　）。

A．空腹血糖≥6.0mmol/L
B．空腹血糖≥11.1mmol/L
C．餐后 2h 血糖≥6.0mmol/L
D．餐后 2h 血糖≥7.8mmol/L
E．餐后 2h 血糖≥11.1mmol/L

82．口服葡萄糖耐量试验的采血时间为服糖或静脉注射葡萄糖溶液后（　　）。

A．15min、30min、45min、60min
B．15min、45min、75min、105min
C．30min、60min、90min、120min
D．30min、60min、120min、180min
E．60min、120min、180min、240min

83．进行 OGTT 实验时，多长时间血糖≥11.1mmol/L 可确诊为糖尿病（　　）。

A．1h
B．2h
C．3h
D．4h
E．5h

84．有糖尿病症状，血糖值多少时可确诊为糖尿病（　　）。

A．血糖＜11.1 mmol/L
B．血糖＝12.1 mmol/L
C．血糖≥11.1 mmol/L
D．血糖≥12.1 mmol/L
E．血糖≥13.1 mmol/L

85．有糖尿病症状，空腹血糖值多少时可确诊为糖尿病（　　）。

A．≥5.0 mmol/L
B．≥6.0 mmol/L
C．≥7.0 mmol/L
D．≥10.0 mmol/L
E．≥11.1 mmol/L

86．糖尿病病人体育锻炼注意事项以下哪项**不妥**（　　）。

A．血糖＞13.3mmol/L，严重心、肾、视网膜病变者不宜运动
B．调整合适每日运动量及时间基本不变
C．运动时随身携带甜食及有姓名、住址病情卡
D．开始运动时间以餐后 2h 为宜
E．运动前胰岛素最好注射在腹部

87．糖尿病患者运动的适宜时间为（　　）。

A．晨起
B．餐前半小时
C．餐前 1h
D．餐后半小时
E．餐后 1h

88．糖尿病的饮食护理中**不包括**（　　）。

A．主食中糖供能应占 50%～60%
B．每日食脂肪宜限制
C．少食粗纤维食物
D．消瘦者总热量需增加
E．忌食葡萄糖、蔗糖等制品

89．对年长体胖而无并发症的轻症糖尿病病人，治疗应选择（　　）。

A．饮食控制
B．口服降糖药
C．注射胰岛素
D．运动疗法
E．胰岛移植

90．糖尿病患者饮食总热量的估计可**不考虑**病人的（　　）。

A．标准体重
B．临床类型
C．工作性质
D．营养状况
E．劳动强度

91．糖尿病患者最基本的治疗措施为（　　）。

A．体育锻炼
B．药物治疗
C．饮食治疗
D．并发症治疗
E．注射胰岛素

92．糖尿病病人控制饮食的目的是（　　）。

A．减轻体重，防止肥胖　B．减慢肠蠕动，防止腹泻　C．延缓消化吸收
D．减轻胰岛β细胞负担　E．减少胰液的分泌

93．磺脲类降糖药物的作用机制是（　　）。
A．加速葡萄糖无氧酵解　B．增强靶组织对胰岛素的敏感性
C．促进肌肉外周组织摄取葡萄糖　D．刺激胰岛β细胞释放胰岛素
E．加强机体对葡萄糖的利用

94．磺脲类降糖药物中最易引起严重低血糖的是（　　）。
A．甲苯磺丁脲　B．格列本脲　C．格列齐特
D．格列吡嗪　E．格列喹酮

95．主要通过增加外周组织对葡萄糖摄取和利用的降糖药物是（　　）。
A．磺脲类　B．双胍类　C．葡萄糖苷酶抑制剂
D．胰岛素增敏剂　E．硫脲类

96．直接刺激胰岛β细胞释放胰岛素的降糖药物是（　　）。
A．磺脲类　B．双胍类　C．葡萄糖苷酶抑制剂
D．胰岛素增敏剂　E．硫脲类

97．磺脲类降糖药主要适合于哪种病人（　　）。
A．饮食控制无效的2型糖尿病　B．1型糖尿病伴眼底病变
C．糖尿病酮症酸中毒　D．1型糖尿病
E．肥胖且饮食控制无效的糖尿病

98．注射胰岛素时应经常更换注射部位，目的是（　　）。
A．防止注射部位组织硬化　B．防止变态反应　C．防止胰岛素吸收过多
D．防止脂肪增生　E．防止血管闭塞

99．普通胰岛素的正确用法是（　　）。
A．不使用时宜冰冻保存　B．抽吸药液前震荡摇匀
C．混合注射时先抽长效胰岛素　D．使用期间应放在20℃以下保存
E．加强机体对葡萄糖的利用

100．使用胰岛素治疗过程中应告知患者警惕出现下列哪种情况（　　）。
A．低血糖反应　B．变态反应　C．酮症反应
D．肾功能损害　E．胃肠道反应

101．下列哪一部位<u>不可</u>注射胰岛素（　　）。
A．上臂外侧　B．股前及外侧　C．脐周及膀胱区
D．臀部和腰部　E．腹部两侧

102．配制混合胰岛素时，必须先抽吸短效胰岛素是为了防止（　　）。
A．发生中和反应　B．加速胰岛素降解
C．丧失短效胰岛素的速效特性　D．降低鱼精蛋白锌胰岛素药效
E．增加胰岛素的不良反应

103．正规胰岛素每支400U，稀释为10ml时，现需注射10U，应抽多少毫升（　　）。
A．0.1ml　B．0.2ml　C．0.25ml
D．0.45ml　E．0.5ml

104．有关糖尿病病人应用胰岛素治疗，那项**不正确**（　　）。

A．胰岛素应冷冻保藏　　B．采用 1 ml 注射器抽药　　C．经常更换注射部位

D．局部消毒应严密　　E．应注意胰岛素有效期

105．应用长效胰岛素发生低血糖反应的时间常在（　　）。

A．清晨注射后　　B．饭前　　C．午后

D．傍晚　　E．夜间

106．有关应用胰岛素的护理注意中，下列哪项**不妥**（　　）。

A．采用 1ml 注射器　　B．使用时保存在室温 20℃以下

C．剂量必须准确　　D．短效胰岛素在早饭前 1h 注射

E．注射部位应经常更换

107．酮症酸中毒的护理注意事项中，下列哪项**不妥**（　　）。

A．昏迷时设专人护理　　B．绝对卧床休息　　C．及时留取标本送检

D．快速推注碳酸氢钠　　E．快速补充生理盐水

108．抢救糖尿病酮症酸中毒首要的、极其关键的措施是（　　）。

A．输液　　B．胰岛素治疗

C．纠正电解质及酸碱失调　　D．处理诱因　　E．防止并发症

109．糖尿病酮症酸中毒患者注射胰岛素及静滴生理盐水后，血糖降低、失水纠正、尿量增多，此时最应注意防止（　　）。

A．低钠血症　　B．低钾血症　　C．低钙血症

D．低血糖　　E．低血压

110．糖尿病酮症酸中毒病人一般**不宜用**（　　）。

A．氯化钾　　B．生理氯化钠溶液　　C．正规胰岛素

D．鱼精蛋白锌胰岛素　　E．1.25%碳酸氢钠溶液

111．患有多发性神经炎的糖尿病病人进行足部护理不当的是（　　）。

A．鞋袜不宜过紧　　B．每晚用温水洗足　　C．检查有无外伤

D．趾间保持湿润　　E．趾甲不要修剪过短

A_2型题

112．女、28 岁，因疲乏无力、怕热多汗、爱发脾气，体重减轻，诊断为甲状腺功能亢进症，护士为其进行饮食指导时，应告诉病人避免食用（　　）。

A．高热量、高蛋白食物　　B．含碘丰富的食物　　C．低纤维素食物

D．富含钾、钙的食物　　E．豆腐、豆浆等豆制品

113．某病人因甲状腺功能亢进，预约甲状腺吸碘试验，护士应嘱咐病人忌食（　　）。

A．白菜　　B．鸡蛋　　C．土豆

D．紫菜　　E．河鱼

114．患者，女性，30 岁，甲状腺功能亢进病史半年，妊娠 3 个月后，甲状腺功能亢进症状加重，治疗宜选（　　）。

A．甲巯咪唑　　B．卡比马唑　　C．甲基硫氧嘧啶

D．丙基硫氧嘧啶　　E．普萘洛尔

115．某甲状腺功能亢进症病人，体温 39.5℃，脉搏 150 次/min，出现恶心、呕吐、大汗淋漓、嗜睡等症状。初步诊断为（　）。

A．抗甲状腺药物中毒　B．甲状腺功能低下　C．甲状腺危象

D．恶性突眼　E．^{131}I 治疗反应

116．某甲状腺功能亢进病人服用硫脲类药物 8 个月，复查时发现牙龈肿痛，甲状腺比以前肿大，白细胞 2×10^9/L，血 T_3、T_4 正常。该病人应停药的理由是（　）。

A．病情已控制　B．牙龈肿痛　C．甲状腺肿大加重

D．药物无效　E．白细胞过低

117．某甲状腺功能亢进病人，有易激动、低热、手足心多汗、消瘦、恶性突眼等表现，下列护理措施中**错误**的是（　）。

A．精神安慰，稳定情绪　B．环境安静，室温保持 20℃左右

C．高热量、高蛋白饮食　D．多饮含盐饮料　E．睡眠时抬高头部

118．患者男性，50 岁。患 2 型糖尿病，身高 165cm，体重 75Kg，从事轻体力劳动，其饮食总热量应为（　）。

A．25～30kcal/kg　B．30～35kcal/kg　C．35～40kcal/kg

D．40～45kcal/kg　E．45～50kcal/kg

119．某 2 型糖尿病患者，50 岁，实际体重超过标准体重 25%，其饮食总热量应（　）。

A．按实际体重计算再酌减　B．按实际体重计算再酌增

C．按标准体重计算再酌减　D．按标准体重计算再酌增

E．按标准体重计算不增不减

120．谢女士，患糖尿病，胰岛素治疗期间突然心悸、饥饿、出汗，随即意识不清，首要的措施为（　）。

A．加大胰岛素剂量　B．加用优降糖　C．静脉注射 50%葡萄糖

D．静脉滴注碳酸氢钠　E．应用呼吸兴奋剂

121．女性，38 岁，已确诊糖尿病。昨天下午突然昏睡，送医院经尿化验认为是糖尿病酮症酸中毒，问尿化验应有何显示（　）。

A．尿蛋白（+）　B．尿白细胞增加　C．尿糖（+）

D．尿酮体（+++）　E．尿红细胞增加

122．某糖尿病病人于某日餐前突然感到饥饿难忍、全身无力、心慌、出虚汗，继而神志恍惚，护士应立即采取哪项措施（　）。

A．静脉取血测血糖　B．协助病人饮糖水　C．进行血压监测

D．建立静脉通路　E．专人护理

123．糖尿病病人注射普通胰岛素后 1h 方进餐，此时病人出现头昏、心悸、多汗、饥饿感，护士应想到病人发生哪项病情变化（　）。

A．胰岛素过敏　B．冠心病心绞痛　C．低血糖反应

D．酮症酸中毒早期　E．高渗性昏迷先兆

124．女，73 岁，糖尿病病史 20 余年，近视物不清，胸闷憋气，两腿及足底刺痛，夜间难以入睡多年。近一周来足趾渐变黑，该病人可能的并发症，应除外（　）。

A．白内障或视网膜病变　B．冠心病　C．神经病变

D．肢端坏疽　　E．足部感染

125．某糖尿病病人平时所穿衣服的款式如下所述。护士应建议其**不再**穿（　）。

A．紧身衣　　B．紧身短裤　　C．短尼龙袜

D．长筒袜　　E．紧身背心

126．1型糖尿病病人，因感冒，体温39℃，食欲减退，恶心、呕吐及腹痛。护理体检：嗜睡状态，呼吸加深加快，皮肤干燥，考虑可能并发（　）。

A．酮症酸中毒　　B．急性胃炎　　C．低血糖

D．急性肠炎　　E．急性脑炎

127．患者，女性，50岁，身高158cm，体重80kg，糖尿病病史已有8年，查血糖11.1 mmol/L，血浆胰岛素水平高于正常，为提高胰岛素在周围组织中的敏感性，促进糖代谢，下列健康指导**错误**的是（　）。

A．餐后适量运动　　B．饮食控制

C．使用纤维素含量多的食品　　D．减轻体重

E．减少钠的摄入

A_3/A_4 型题

（128～129题共用题干）

患者，女性，35岁，患甲状腺功能亢进症3年，应用抗甲状腺药物控制良好。因子宫肌瘤入院准备手术切除。护士在做术前教育时发现病人紧张、焦虑，心率达110次/min，术前1天，病人烦躁不安，自觉四肢无力，心慌气短，多汗。护理体检：体温39℃，心率142次/min，心律不齐，心率大于脉率。

128．根据评估结果，病人目前存在的最严重的护理问题是（　）。

A．焦虑　　B．知识缺乏　　C．睡眠型态紊乱

D．体温过高　　E．合作性问题：甲状腺危象

129．根据病情进行护理时，以下哪项护理措施**不妥**（　）。

A．绝对卧床休息

B．持续低流量吸氧

C．迅速物理降温，避免使用异丙嗪等药物降温

D．监测生命体征变化

E．去除诱发因素

（130～131题共用题干）

患者女性，35岁。因“多饮多尿伴体重下降2月”，诊断为“糖尿病”，医嘱予以格列齐特80mg口服，3次/天。

130．护士应指导患者服用该药的适宜时间为（　）。

A．餐前半小时　　B．餐前1h　　C．进餐时

D．餐后半小时　　E．餐后1h

131．用药期间护士应重点观察的副作用为（　）。

A．低血糖反应　　B．皮疹　　C．粒细胞减少

D．胃肠道反应　　E．高乳酸血症

（132～134 题共用题干）

王某，男，75 岁，因糖尿病并发酮症酸中毒而收入院，尿糖(++++)，酮体(++++)。医嘱：皮下注射胰岛素。

132．该病人的尿液可呈现何种气味（　）。

A．氨臭味　B．大蒜味　C．腥臭味

D．烂苹果味　E．酸臭味

133．皮下注射胰岛素部位的选择，哪项是**错误**的（　）。

A．三角肌下缘　B．腹部　C．股外侧

D．股前侧　E．前臂掌侧下段

134．如果该病人需长期注射胰岛素，在注射前要特别注意（　）。

A．向病人做好解释工作　B．询问病人有无过敏史

C．评估病人局部组织状态　D．认真消毒病人局部皮肤

E．病人体位的舒适

（135～136 题共用题干）

患者，男性，20 岁，患 1 型糖尿病多年，注射胰岛素控制血糖。因上感，体温 39.2℃，食欲减退、恶心、呕吐、腹痛。护理体检：呼吸深大，可闻烂苹果味，皮肤干燥，烦躁和嗜睡交替。

135．根据评估结果，判断病人可能合并了（　）。

A．酮症酸中毒昏迷　B．低血糖反应　C．急性胃肠炎

D．高渗性非酮症昏迷　E．急性脑炎

136．护士在协助医生进行抢救时，**除外**以下哪项护理措施（　）。

A．卧床休息

B．低流量持续吸氧

C．建立静脉通道，给予加入胰岛素的 5%葡萄糖液

D．小剂量胰岛素持续点滴

E．监测电解质特别是血钾的改变

（137～138 题共用题干）

男，56 岁，患 2 型糖尿病多年，体态肥胖，“三多一少”症状不明显，血糖偏高。饮食控制、口服降糖药效果均不理想。

137．病人向你咨询，宜建议他（　）。

A．减少主食量　B．静脉滴注胰岛素　C．接受运动疗法

D．增加降糖药剂量　E．测血酮和尿酮

138．有关病人自我保健措施中哪项**错误**（　）。

A．定时测血糖、尿糖　B．保持情绪稳定　C．经常温水洗脚

D．戒烟、忌酒　E．少吃粗纤维食物

（139～140 题共用题干）

62 岁男性患者，因患糖尿病 9 年而长期接受胰岛素治疗，尿糖基本控制在（+～++）。昨晚因多食后，今上午尿糖定性试验为（+++）。自行增加了 12u 胰岛素，1h 后突然感到心悸、饥饿、出冷汗，随即昏迷。

139．该病人送来医院后，为明确诊断，你认为应立即进行下列哪项检查（　）。

A．血糖　B．尿糖　C．血酮
D．尿酮　E．血 pH 值

140．对上述患者，应立即给予下列哪项处理措施（　　）。
A．静脉注射 50g/L 葡萄糖　B．静脉滴注小剂量胰岛素
C．静脉推注氯化钾　D．静脉滴注 50g/L 碳酸氢钠 100mL
E．静脉滴注复方氯化钠溶液

B 型题

（141～142 题共用备选答案）
A．促肾上腺皮质激素缺乏　B．甲状腺激素分泌不足　C．甲状腺激素分泌过多
D．抗利尿激素分泌过多　E．生长激素释放激素缺乏

141．侏儒症的病因是（　　）。

142．呆小症的病因是（　　）。

（143～144 题共用备选答案）
A．自身免疫　B．遗传因素　C．感染
D．精神刺激　E．创伤

143．Graves 病的主要原因是（　　）。

144．2 型糖尿病的主要原因是（　　）。

（145～146 题共用备选答案）
A．血糖　B．尿糖　C．口服葡萄糖耐量试验
D．糖化血红蛋白　E．血、尿酮体

145．确诊糖尿病的检查方法是（　　）。

146．可反映取血前 8～12 周血糖水平的检查是（　　）。

（147～148 题共用备选答案）
A．甲亢病人　B．糖尿病病人
C．腺垂体功能减退症病人　D．尿崩症病人
E．库欣综合征病人

147．高热量饮食用于（　　）。

148．饮食治疗为基本措施的为（　　）。

（149～150 题共用备选答案）
A．胰岛 B 细胞功能遗传性缺陷　B．胰岛素作用遗传性缺陷
C．胰岛 B 细胞破坏引起胰岛素绝对缺乏　D．对胰岛素发生抵抗
E．感染

149．1 型糖尿病主要的发病机制是（　　）。

150．2 型糖尿病主要的发病机制是（　　）。

（151～152 题共用备选答案）
A．高蛋白、高热量、高维生素　B．低蛋白、高热量、高维生素
C．低糖、低脂、高蛋白、高纤维　D．低糖、低脂、低蛋白、高纤维
E．高蛋白、高糖、高维生素、高钠低钾

151．甲亢患者的饮食原则是（　　）。
152．糖尿病患者的饮食原则是（　　）。
（153～154 题共用备选答案）
A．胃肠道反应　　B．低血糖反应　　C．肝功能损害
D．肾功能损害　　E．粒细胞减少
153．硫脲类药物的主要副作用是（　　）。
154．磺脲类药物的主要副作用是（　　）。
（155～157 题共用备选答案）
A．丙硫氧嘧啶　　B．甲苯磺丁脲　　C．碘化钠
D．放射性碘　　E．β受体阻断剂
155．最常用的抗甲状腺药物是（　　）。
156．当甲状腺危象时用于抑制已合成的甲状腺激素释放入血的是（　　）。
157．妊娠哺乳妇女**禁用**（　　）。

X 型题

158．引起 Graves 病发病的主要因素有（　　）。
A．自身免疫　　B．病毒感染　　C．遗传因素
D．过度劳累　　E．理化因素
159．甲亢病人甲状腺激素分泌过多综合征包括（　　）。
A．促进物质代谢，产热散热增加　　B．多言好动，可有手、舌、眼睑震颤
C．心悸，脉压增加增宽　　D．食欲亢进，多食消瘦
E．多有慢性甲亢性疾病
160．甲状腺危象的诱发因素是（　　）。
A．感染　　B．饥饿　　C．疲劳
D．精神刺激　　E．术前准备不充分
161．目前认为发生甲状腺危象的原因可能是（　　）。
A．交感神经兴奋　　B．迷走神经兴奋　　C．药物剂量不足
D．免疫反应低下　　E．垂体-肾上腺皮质轴应激反应减弱
162．甲状腺功能亢进症的临床表现有（　　）。
A．发怒惊恐　　B．怕热多汗　　C．体重增加
D．常有低热　　E．手指震颤
163．甲状腺功能亢进症的心血管表现特点为（　　）。
A．心动过缓　　B．心房颤动　　C．脉压缩小
D．心脏扩大　　E．舒张期杂音
164．甲状腺功能亢进症非浸润性突眼的表现为（　　）。
A．多为单侧　　B．眼裂增宽　　C．眨眼运动减少
D．目光炯炯有神　　E．严重影响视力
165．晚期甲状腺危象可出现下列哪些特有的表现（　　）。
A．焦虑　　B．黄疸　　C．出汗

D．谵妄 E．昏迷

166．甲状腺功能亢进症病人的血清电解质变化有（ ）。

A．血钾降低 B．尿钙增多 C．血钠降低

D．血钙降低 E．血磷降低

167．作基础代谢率测定前应作好如下哪些准备（ ）。

A．测定前一天向病人解释 B．测定前晚服地西泮（安定），以促进睡眠

C．测定前一天晚餐后开始禁食 D．晨起除生活自理外，不作其他活动

E．用推车送病人去测试室

168．甲状腺功能亢进症病人**不宜**摄取的饮料有（ ）。

A．咖啡 B．浓茶 C．汽水

D．温开水 E．橘子水

169．甲状腺功能亢进症病人卧床休息的指征为（ ）。

A．甲状腺危象 B．甲状腺功能亢进症伴突眼

C．甲状腺功能亢进症伴房颤 D．甲状腺功能亢进症伴心力衰竭

E．甲状腺功能亢进症伴肝大

170．甲亢病人伴明显突眼者，其护理措施为（ ）。

A．嘱病人白天戴墨镜 B．睡眠时眼睑不能闭合者需覆盖纱布或眼罩

C．睡眠时取高枕卧位 D．低盐饮食，限制水量

E．做眼球运动时，严防向上凝视

171．甲状腺功能亢进症病人，心率快速者应选择的药物是（ ）。

A．普萘洛尔 B．洋地黄 C．奎尼丁

D．氯氮卓 E．维拉帕米

172．妊娠期甲状腺功能亢进症病人的治疗措施，有下列哪几项（ ）。

A．首选丙硫氧嘧啶 B．放射性 ^{131}I 治疗 C．加服普萘洛尔

D．中止妊娠，手术治疗 E．加服甲状腺素片

173．皮质醇增多症的病因有（ ）。

A．垂体分泌 ACTH 过多 B．继发性肾上腺皮质瘤

C．原发性肾上腺皮质肿瘤 D．异位 ACTH 综合征 E．肾小球肿瘤

174．皮质醇增多症的临床表现是（ ）。

A．四肢脂肪组织减少 B．向心性肥胖 C．腹部出现紫纹

D．满月脸 E．水牛背

175．皮质醇增多症下列哪些项化验检查是增高的（ ）。

A．血浆皮质醇

B．血清总 T_3、T_4 测定

C．24 小时尿 17-羟皮支类固醇、游离皮质醇

D．T_3 抑制实验

E．血清游离 T_3、T_4 测定

176．皮质醇增多症病人应进食（ ）。

A．高蛋白饮食 B．高碳水化物饮食 C．高钾饮食

D．低钠饮食　　E．低钾饮食

177．皮质醇增多症病人用药后常见毒副作用是（　）。

A．满月脸　　B．水肿　　C．头痛

D．尿频　　E．头晕

178．下列哪些是皮质醇增多症病人的护理问题（　）。

A．自我形象紊乱　　B．体液过少　　C．体液过多

D．有感染的危险　　E．有受伤的危险

179．皮质醇增多症病人预防感染的护理措施是（　）。

A．做好皮肤护理　　B．密切观察体温变化　　C．保持病室清洁

D．病史温、湿度适宜　　E．尽量减少侵入性治疗措施

180．皮质醇增多症病人体液过多的护理措施是（　）。

A．测量体重变化　　B．记录体液出入量

C．监测电解质，评估病人水肿情况　　D．水肿严重时遵医嘱给予利尿剂

E．摄入高钾、低钠饮食

181．糖尿病的主要病理改变是（　）。

A．胰岛B细胞数量减少　　B．糖尿病微血管病变

C．大中动脉的动脉粥样硬化　　D．皮肤、肌肉可出现血管炎改变

E．关节腔滑膜炎

182．糖尿病酮症酸中毒的临床表现有（　）。

A．呼吸减慢　　B．呼气有氨味　　C．皮肤干燥

D．恶心、呕吐　　E．极度口渴

183．糖尿病病人出现多尿、多饮、多食的原因是（　）。

A．由于血糖增高，葡萄糖不能被利用，携带大量水分从肾脏排除，形成多尿

B．多尿、失水而出现口渴、多饮

C．葡萄糖是体内能量主要来源

D．胰岛素不足，体内不能利用糖，患者常易饥多食

E．蛋白质、脂肪消耗增多

184．糖尿病急性并发症为（　）。

A．酮症酸中毒　　B．视网膜病变

C．高渗性非酮性糖尿病昏迷　　D．多发性周围神经炎

E．脑血管病

185．运动中出现哪些情况表明已出现低血糖（　）。

A．饥饿感　　B．心慌　　C．出冷汗

D．头晕　　E．四肢无力或颤抖

186．糖尿病酮症酸中毒的诱发因素为（　）。

A．感染　　B．胰岛素利用不足或治疗中断

C．含糖、脂类食物摄入过多　　D．创伤、手术等应激

E．过度限制糖类

187．糖尿病酮症酸中毒典型临床表现为（　）。

A．原有症状加重，极度口渴，尿量显著增多
B．继之出现食量减退、恶心、呕吐
C．酸中毒出现时呼吸加深加快伴烂苹果气味
D．常伴头痛、嗜睡或烦躁
E．严重脱水时可伴血压降低、四肢厥冷

188．糖尿病下肢动脉硬化病人常见症状为（ ）。
A．可有下肢疼痛 B．下肢感觉异常
C．可伴间歇性跛行 D．严重供血不足可有肢端坏疽
E．下肢皮肤痒、有荨麻疹

189．引起低血糖反应常见的原因是（ ）。
A．口服磺脲类降糖药或注射胰岛素剂量过大
B．饮食不当，如摄入量不足
C．运动量明显加大
D．降糖药（包括口服及注射）与进餐时间密切配合不佳，如延迟进餐时间
E．并发冠心病及脑血管病

190．预防低血糖反应的具体措施为（ ）。
A．胰岛素、口服降糖药剂量准确
B．每日运动量适中
C．注射胰岛素（或口服降糖药）与进餐时间密切配合
D．每餐按规定食量进餐
E．口服或注射降糖药剂量减少 1/3

191．糖尿病的治疗措施包括（ ）。
A．饮食治疗 B．运动锻炼 C．药物治疗
D．卧床休息 E．心理治疗

192．糖尿病病人严格限制食用的有（ ）。
A．糖果、点心 B．小食品 C．冷饮
D．水果 E．各种酒类

193．糖尿病患者进行适当运动的目的是（ ）。
A．有利于减轻体重 B．改善脂肪代谢紊乱 C．降低血糖
D．诱发低血糖反应 E．提高胰岛素敏感性

194．糖尿病病人适宜的运动方式有（ ）。
A．散步 B．慢跑 C．做广播操
D．打太极拳 E．球类运动

195．体育锻炼是治疗糖尿病的重要措施，其依据是（ ）。
A．有利于减轻体重 B．提高胰岛素的敏感性，促进肌肉对糖的利用
C．改善脂代谢 D．减少降糖药或胰岛素用量
E．降低高血压、冠心病的并发

196．糖尿病病人在下列哪些情况下应禁忌活动（ ）。
A．并发急性感染 B．活动性肺结核 C．心、肾并发症

D．酮症酸中毒　　E．酮症碱中毒

197．糖尿病口服降糖药有（　）。

A．甲福明　　B．格列本脲　　C．格列齐特

D．格列波脲　　E．格列喹酮

198．下列哪些糖尿病病人应禁忌用双胍类药物（　）。

A．肝功能不全　　B．肾功能不全　　C．低血容量休克

D．心力衰竭　　E．肺水肿

199．应用胰岛素的不良反应包括（　）。

A．低血糖反应　　B．胰岛素变态反应　　C．注射部位脂肪萎缩

D．胃肠道反应　　E．诱发乳酸性中毒

200．皮下注射胰岛素的部位应经常更换，其目的是为了（　）。

A．防止注射部位组织产生硬结　　B．防止注射部位脂肪萎缩

C．防止胰岛素吸收不良　　D．防止胰岛素变态反应

E．防止局部血管闭塞

201．糖尿病酮症酸中毒的治疗措施包括（　）。

A．输生理盐水　　B．小剂量胰岛素治疗

C．纠正电解质失调及酸碱平衡失调　　D．防治诱因

E．处理并发症

202．糖尿病酮症酸中毒，输生理盐水治疗，正确的是（　）。

A．如无心力衰竭，开始补液速度应快

B．2h 内输入 1000～2000ml

C．3～6h 输入 1000～2000ml

D．第一个 24h 输液总量 4000～5000ml

E．严重失水者第一个 24h 可达 6000～8000ml

203．一糖尿病患者在家注射正规胰岛素某日出现极度饥饿感、软弱、手抖、出汗、头晕等，此时家属应（　）。

A．让患者卧床休息至症状消失　　B．让患者平卧，并协助活动四肢

C．给口服一些糖块　　D．立即打电话询问保健医生

E．加强运动

答　案

A_1 型题

1．C　2．C　3．C*　4．B　5．E　6．C　7．B　8．E*
9．A　10．D　11．A*　12．A　13．C　14．C*　15．A*　16．C
17．B　18．E　19．E　20．E*　21．C*　22．B　23．E　24．A
25．E　26．D　27．D　28．B　29．E　30．D　31．A　32．A
33．D　34．D　35．A　36．C　37．C　38．E*　39．D　40．A

41. A	42. A	43. E	44. A	45. C*	46. A	47. A	48. A
49. E	50. A	51. A	52. A	53. E	54. D	55. B	56. B
57. E	58. B	59. D	60. B	61. D	62. D*	63. B	64. E
65. C*	66. C	67. D	68. C	69. C	70. E	71. C	72. D
73. D	74. E	75. A	76. D	77. D	78. A	79. C*	80. C*
81. E	82. D	83. B	84. C	85. C	86. D	87. E	88. C
89. A	90. B	91. C	92. D*	93. D	94. B	95. B*	96. A
97. A	98. A	99. B	100. A*	101. C	102. C	103. C*	104. A*
105. E	106. D	107. D	108. A*	109. B	110. D	111. D	

A_2 型题

112. B	113. D	114. D	115. C	116. E	117. D	118. A*	119. C
120. C	121. D*	122. B*	123. C	124. E	125. D	126. A	127. A

A_3/A_4 型题

128. E	129. C	130. A	131. A	132. D	133. E	134. C	135. A
136. C	137. C*	138. E*	139. A	140. A			

B 型题

141. E	142. B	143. A	144. B	145. A*	146. D*	147. A	148. B
149. C*	150. D*	151. A	152. C	153. E	154. B	155. A	156. C
157. B							

X 型题

158. ACD	159. ABCDE	160. ADE	161. AE	162. ABDE
163. BD	164. BCD	165. BDE	166. AB	167. ACE
168. AB	169. ACD	170. ABCDE	171. AD	172. AE
173. ACD	174. ABCDE	175. AC	176. ACD	177. ABCD
178. ACDE	179. ABCDE	180. ABCDE	181. ABC	182. CDE
183. ABCD	184. AC	185. ABCDE	186. ABCDE	187. ABCDE
188. ABCD	189. ABCD	190. ABCD	191. ABC	192. ABCDE
193. ABCE	194. ABCDE	195. ABC	196. ABCD	197. ABCDE
198. ABCD	199. ABC	200. ABC	201. ABCDE	202. ABCDE
203. ABCD				

部　分　题　解

A_1 型题

3. 内分泌疾病按内分泌腺的功能分为亢进和减退两类。库欣综合征是肾上腺皮质分泌过多 ACTH 所致，尿崩、糖尿病、呆小症、黏液性水肿分别与血管升压素、胰岛 B 细胞功能、甲状腺激素分泌减少有关，属功能减退。

8．呆小症与侏儒症均以身材矮小为主要表现，但后者主要由生长激素及生长激素释放激素缺乏所致，并不影响智力发展，故无智力障碍。

11．Graves 病即弥漫性甲状腺肿伴甲状腺功能亢进症，病因发病机制尚未完全阐明，但已明确与自身免疫及遗传因素有关。

14．甲亢患者多表现为大便频繁，而非大便秘结。

15．高代谢综合征表现为产热与散热明显增加，蛋白质分解增强，故患者出现怕热、多汗、低热、消瘦；B、C、D、E 为甲亢其他系统方面的表现，不属高代谢综合征。

20．甲状腺功能亢进高代谢综合征包括消瘦、乏力、低热、多食、怕热等。

21．甲状腺功能亢进症除有甲状腺肿大和眼征外，还表现为甲状腺激素分泌过多综合征：

①高代谢综合征：消瘦、乏力、低热、多食、怕热等；②精神神经系统：易激动、紧张焦虑、注意力不集中、记忆力减退、失眠、腱反射活跃，伸舌和双手向前平伸时有细震颤；③心血管系统：心率增快，收缩压增高，舒张压降低致脉压增大，心律失常以房性期前收缩最常见，重则出现严重心律失常，心脏扩大，心力衰竭，称甲亢性心脏病；④运动系统：肌无力，肌萎缩，行动困难，临床上称慢性甲亢性肌病；⑤消化系统：食欲亢进，消瘦，严重者呈现恶病质；大便频繁，甚至慢性腹泻；重者有肝大及肝功能异常；⑥血液系统：白细胞计数偏低，可伴血小板减少性紫癜；部分病人轻度贫血；⑦生殖系统：女性常有月经稀少，闭经；男性多阳痿，乳房发育；男女生育力均下降。

38．抗甲状腺药物治疗甲亢时至 T_3、T_4 正常后可逐渐减量，最后减为维持量，总疗程一年半到 2 年，甚至更长。

45．大量皮质醇促进蛋白质分解，抵制蛋白质合成，使机体处于负氮平衡状态。临床表现为皮肤菲薄，毛细血管脆性增加。在腹下侧、股等处，透过菲薄的皮肤可见微血管的红色即典型的皮肤紫纹。病程久者肌肉萎缩，骨质疏松，脊椎可发生压缩畸形，身材变矮。有时易发生佝偻、骨折。

62．2 型糖尿病主要与遗传有关，多见于 40 岁以上成年人，有家族性发病倾向，机制主要是对胰岛素抵抗而非胰岛素绝对缺乏，故非胰岛素依赖性。

65．糖尿病患者血中葡萄糖超过肾糖阈，多余的糖以尿的形式排出，表现为多尿，多尿失水，患者常烦渴多饮。甲亢患者无糖代谢紊乱，故无多饮多尿。

79．基础代谢率（BMR）常用的计算公式为 BMR%=脉压+脉率−111。

80．我国糖尿病学会决定以血糖作为确诊糖尿病的主要依据，对诊断有疑问者可进行口服葡萄糖耐量试验进一步明确诊断。

92．适当控制饮食可减轻胰岛 B 细胞的负担，应严格执行并长期坚持。轻症 2 型糖尿病可作为主要治疗方法，也适用于其他类型的糖尿病病人。

95．口服降糖药主要有磺脲类、双胍类和葡萄糖苷酶抑制剂。磺脲类直接刺激胰岛 B 细胞释放胰岛素，改善胰岛素受体和（或）受体后缺陷；双胍类对胰岛无刺激作用，主要通过增加外周组织对葡萄糖摄取和利用，抑制葡萄糖异生及肝糖原分解而起降低血糖作用；葡萄糖苷酶抑制剂抑制小肠 α 葡萄糖苷酶活性，减慢葡萄糖吸收，降低餐后血糖。

100．胰岛素最常见的副作用为低血糖，故应告知患者低血糖相关知识并注意预防。

103．每毫升 40U，需 10U 故应抽 0.25ml。

104．胰岛素应冷藏保存。

108．输液是抢救糖尿病酮症酸中毒首要的、极其关键的措施。通常使用生理盐水，补液量和速度视失水程度而定。

A_2 型题

118．糖尿病患者的饮食应按照理想体重计算每日总热量，该患者身高 165cm，理想体重应为（165-105）＝60kg，实际体重 75kg，超过理想体重 25%，属肥胖，总热量应减少 10%～20%。成人轻体力劳动标准为 30～35kcal/kg，减少 10%～20%，即为 27～31.5kcal/kg 或 24～28kcal/kg，故 A 对。

121．糖尿病酮症酸中毒，尿糖和尿酮体呈强阳性。

122．低血糖反应是胰岛素治疗主要的不良反应，与剂量过大或（和）饮食失调有关。表现有头昏、心悸、多汗、饥饿甚至昏迷。对低血糖反应者，及时检测血糖，根据病情进食糖果、含糖饮料或静注 50%葡萄糖液 20～30ml。

A_3/A_4 型题

137．因病人饮食控制，口服降糖药效果均不理想。适当的运动有利于减轻体重，提高胰岛素敏感性，改善血糖和脂代谢紊乱，还可减轻病人的压力和紧张情绪，使人心情舒畅。

138．在糖尿病饮食护理中糖类约占饮食总热量的 50%～60%，提倡用粗制米、面和一定量的杂粮。

B 型题

145、146．我国糖尿病学会决定以血糖作为确诊糖尿病的主要依据；糖化血红蛋白可反映取血前 8～12 周血糖水平。

149、150．1 型糖尿病是因胰岛 B 细胞破坏引起胰岛素绝对缺乏，胰岛呈现病毒性炎症或自身免疫破坏，产生胰岛细胞抗体所致；2 型糖尿病主要与对胰岛素抵抗有关。

第八章　风湿性疾病病人的护理

A₁型题

1．关于结缔组织疾病，下列叙述哪项正确（　　）。
A．免疫反应主要在致密结缔组织　　B．红细胞沉降率常减慢
C．不是自身免疫性疾病　　D．受累脏器最多的是肺
E．可同时出现皮肤、肾脏、心脏病变

2．下列哪一项**不是**系统性红斑狼疮的诱因（　　）。
A．药物及手术　　B．妊娠及分娩　　C．阳光照射
D．高蛋白饮食　　E．寒冷

3．系统性红斑狼疮的发病与下列哪项**无关**（　　）。
A．遗传因素　　B．病毒感染　　C．紫外线
D．雌激素　　E．败血症

4．关于系统性红斑狼疮的病因，下列哪项是**错误**的（　　）。
A．大部分患者为育龄妇女，可能雌激素在其中起作用
B．长期服用肼苯哒嗪、普鲁卡因酰胺等可能引起红斑狼疮样综合征
C．由多种病因共同作用
D．可能与慢性病毒感染有关，因为目前在患者病变组织中分离出了病毒
E．在同一家族中发病率高于一般人群，说明有遗传因素的影响

5．在系统性红斑狼疮的多系统损害中、发生率最高的是（　　）。
A．皮肤　　B．关节　　C．肾脏
D．心血管　　E．肺和胸膜

6．系统性红斑狼疮好发于（　　）。
A．老年男性　　B．老年女性　　C．年轻男性
D．年轻女性　　E．中年

7．系统性红斑狼疮患者较常见（　　）。
A．心包炎　　B．狼疮性肾炎　　C．消化道出血
D．关节与肌肉疼痛　　E．肺部感染

8．系统性红斑狼疮最常见的皮肤损害发生在（　　）。
A．背部　　B．胸部　　C．腹部
D．暴露部位　　E．腿部

9．系统性红斑狼疮面部典型皮损的特点是（　　）。
A．盘状红斑　　B．环形红斑　　C．蝶形红斑
D．网状红斑　　E．丘疹状红斑

10．关于系统性红斑狼疮，下列叙述哪项正确（　　）。

A．大多数有肌肉和大小关节疼痛，关节畸形较多见
B．80%患者有皮肤损害，在脸部表现为蝶形红斑，红斑缓解消退时，出现萎缩现象
C．最初仅有低热，急性活动期可有高热，有一定热型
D．多见于青壮年，男性患者多于女性
E．几乎所有系统性红斑狼疮者均有肾脏损害，按病理变化不同，临床表现不尽相同

11．结缔组织疾病的共同特点是（　　）。
A．长期规则发热　　B．无发作和缓解相交替现象
C．免疫球蛋白常降低　　D．多器官受累，但以某些器官受累较重
E．各病之间不重叠出现

12．红斑狼疮性肾炎为（　　）。
A．细菌感染性肾脏疾患　　B．出血性肾脏疾患　　C．免疫性肾脏疾患
D．病毒感染性肾脏疾患　　E．中毒性肾脏疾患

13．关于系统性红斑狼疮，下列哪项是**错误**的（　　）。
A．多见于青年女性，大部分为育龄妇女
B．是一种全身性自身免疫性疾病，除皮肤和肾脏外尚可累及其他器官
C．血清中有多种自身抗体
D．诊断系统性红斑狼疮抗核抗体的特异性高
E．病变仅局限于皮肤者称盘状红斑狼疮

14．系统性红斑狼疮患者的临床表现应除外（　　）。
A．多累及肾脏　　B．长期高热常见
C．皮疹多形性，以水肿性红斑最常见　　D．1/2 的患者有心脏病变
E．90%以上的患者有关节疼痛

15．关于结缔组织病，下列哪项是错误的（　　）。
A．疼痛表现突出　　B．关节疾病不属于风湿病范畴
C．结缔组织病属于风湿病的范畴　　D．功能失调突出
E．关节、肌腱、滑囊均可出现病变

16．下列哪一项**不是**系统性红斑狼疮皮肤损害的特点（　　）。
A．环形红斑　　B．网状紫斑　　C．荨麻疹
D．水肿性红斑　　E．蝶形红斑

17．系统性红斑狼疮（SLE）患者会产生多种自身抗体，其中尤为重要的是（　　）。
A．抗单链 DNA 抗体　　B．抗双链 DNA 抗体　　C．抗双链 RNA 抗体
D．抗 Sm 抗体　　E．抗核抗体(ANA)

18．系统性红斑狼疮（SLE）的标志性抗体是（　　）。
A．抗核抗体（ANA）　　B．抗 Sm 抗体　　C．抗双链 DNA 抗体
D．补体 CH_{30}　　E．补体 C_3

19．对诊断系统性红斑狼疮特异性高且与病情进展相关的抗体是（　　）。
A．抗单链 DNA 抗体　　B．抗双链 DNA 抗体　　C．抗双链 RNA 抗体
D．抗 Sm 抗体　　E．抗核抗体（ANA）

20．系统性红斑狼疮的血液学检查特征是（　　）。

A．淋巴细胞绝对计数正常　B．20%患者有血小板减少
C．少数患者有轻度至中度贫血　D．红细胞沉降率增快不明显
E．白细胞总数大于4000/μl

21．诊断系统性红斑狼疮阳性率最高的是（　）。
A．抗双链DNA抗体阳性　B．γ球蛋白减少　C．抗核抗体阳性
D．抗变性的IgG抗体阳性　E．血小板减少

22．关于系统性红斑狼疮病人脱发护理**不正确**的是（　）。
A．向病人说明脱发不是永久性的　B．用假发改善形象
C．梅花针针刺头皮　D．温水洗头每日2次
E．避免烫发、染发、卷发

23．关于系统性红斑狼疮的对症护理，**错误**的是（　）。
A．经常用清水洗脸　B．面部红斑处涂油膏保护
C．用30℃左右温水湿敷红斑处　D．口腔溃疡涂碘甘油
E．脱发者用温水洗头

24．系统性红斑狼疮病人应用糖皮质激素时，下列哪项**不正确**（　）。
A．维持用药时间较长　B．通常采用泼尼松
C．病情好转后缓慢逐渐减量　D．每日或隔日顿服
E．用药剂量应逐渐加大

25．系统性红斑狼疮患者首选的治疗药物是（　）。
A．阿司匹林　B．氯喹　C．泼尼松
D．硫唑嘌呤　E．环磷酰胺

26．系统性红斑狼疮是（　）。
A．自身免疫性疾病　B．炎症性疾病　C．免疫缺陷性疾病
D．男性多发的疾病　E．可以治愈的

27．在系统性红斑狼疮患者治疗过程中，下列哪项是**错误**的（　）。
A．避免应用可诱发本病的药物，一律避免妊娠
B．注意观察有无呕血、便血情况，预防激素的副作用
C．慢性期或病情稳定时，可适当锻炼身体
D．急性活动期应卧床休息
E．避免精神创伤，有感染者应积极控制感染

28．符合风湿性疾病共同特点的是（　）。
A．急性起病　B．发作与缓解交替出现
C．同一疾病的临床表现个体差异不大　D．关节畸形
E．与变态反应无关

29．风湿性疾病多系统损害中发生率最高的是（　）。
A．肾脏　B．关节　C心血管
D．肺与胸膜　E．皮肤

30．类风湿性关节炎的基本病理改变为（　）。
A．关节畸形　B．免疫反应　C．补体激活

D．骨质破坏　　　　　　E．滑膜炎

31．关于类风湿结节，下列叙述哪项正确（　）。

A．结节的直径较大，一般为数厘米大小，不能作为疾病诊断依据

B．15%～25%患者的关节隆突部及经常受压处可出现类风湿结节

C．结节无明显的红肿，亦无痛感

D．不能反映病情的活动性

E．是类风湿关节炎较特异的关节表现

32．类风湿性关节炎的典型特征为（　）。

A．发热、纳差　　　　　B．淋巴结肿大　　　　　C．游走性关节炎

D．对称性、慢性小关节炎　E．类风湿性血管炎

33．类风湿性关节炎病人后期可能出现的特征性体征是（　）。

A．腕关节固定在屈位　　　　　　　B．关节隆凸处出现类风湿结节

C．远端指间关节处皮下小结　　　　D．手指尺侧偏斜畸形

E．脊柱强直

34．类风湿关节炎最早出现的关节表现是（　）。

A．关节疼痛　　　　　　B．关节肿胀　　　　　　C．关节畸形

D．发热　　　　　　　　E．咳嗽

35．类风湿关节炎主要表现为（　）。

A．疾病后期小关节多有畸形　　　　B．大小关节均受累，但极少畸形

C．四肢麻木，皮肤蚁走感　　　　　D．显著的胸痛伴关节痛

E．大关节肿痛，但不遗留畸形

36．可判断类风湿关节炎活动度的指标是（　）。

A．关节疼痛　　　　　　B．关节肿胀　　　　　　C．晨僵

D．关节畸形　　　　　　E．关节功能障碍

37．类风湿关节炎关节症状表现为（　）。

A．晨起关节的疼痛和僵硬最为显著

B．近端指骨间关节呈梭状肿胀，疾病后期关节肿胀加重，终致畸形

C．关节的损害在X线片上表现不明显

D．关节症状可随日间关节的活动而加重

E．大多呈对称性的关节炎，受累的关节以小关节为主，大关节不受累

38．关于类风湿关节炎，下列叙述哪项正确（　）。

A．80%患者体内有“类风湿因子”，它是一种自身抗体

B．类风湿关节炎起病急，早期有高热，与感染无关，是自身免疫反应

C．是小关节的化脓性炎症

D．仅累及关节，不损害其他内脏器官

E．是一种感染性疾病

39．类风湿性关节炎病人体内最常见的自身抗体是（　）。

A．抗核抗体　　　　　　B．抗单链-DNA抗体　　　C．抗双链-DNA抗体

D．抗Sm抗体　　　　　　E．类风湿因子

40．类风湿因子是一种（　）。

A．感染性抗原　B．细胞免疫因子　C．抗原抗体复合物

D．抗体　E．C 反应蛋白

41．关于类风湿性关节炎活动期的关节护理，**错误**的是（　）。

A．注意姿势，减轻疼痛　B．预防压疮　C．保持关节功能位

D．禁忌病变关节活动　E．使用支架，避免关节畸形

42．类风湿关节炎缓解期最重要的护理是（　）。

A．给予营养丰富的饮食　B．避免精神刺激　C．观察病情变化

D．指导功能锻炼　E．避免疲劳

A_2型题

43．患者，女性，29 岁，2 个月前因外出旅游，面部出现蝶形红斑，双膝关节疼痛。实验室检查：尿蛋白++，抗核抗体溶度为 1:80，抗 Sm 抗体 1:160（+）。最可能的诊断是（　）。

A．慢性肾小球肾炎急性发作　B．系统性红斑狼疮　C．类风湿关节炎

D．风湿热　E．盘状红斑狼疮

44．患者，女性，30 岁，双侧面部有紫红色硬斑，对日光过敏，四肢肌肉疼痛，抗核抗体 1:80(+)，抗双链 DNA 抗体 1:320(+)。最可能的诊断是（　）。

A．风湿热活动　B．皮肌炎　C．系统性红斑狼疮

D．类风湿关节炎　E．盘状红斑狼疮

45．钱女士，28 岁，近半年来全身乏力、低热、关节疼痛。免疫学检查：抗 Sm 抗体阳性，应考虑是（　）。

A．类风湿关节炎　B．皮肌炎　C．系统性红斑狼疮

D．慢性关节炎　E．先天性关节畸形

46．患者女性，39 岁。系统性红斑狼疮患者，经住院治疗症状基本缓解，此时护士对患者的健康指导**错误**的是（　）。

A．每日用碱性肥皂水洗脸　B．远离紫外线，禁止进入紫外线消毒室

C．禁用化妆品　D．外出时戴遮阳帽或撑阳伞

E．局部用 30℃温水湿敷，每日 3 次

47．系统性红斑狼疮女病人，病史 2 年，近日体温升高。关节红肿，有压痛，出现面部红斑、蛋白尿而入院治疗。下列处理哪项**不妥**（　）。

A．维持激素治疗　B．安排在背阳的病室　C．加强肢体锻炼

D．慎用阿司匹林　E．经常用清水洗脸

48．患者女性，28 岁。因全身关节痛，面部有蝶形红斑，查血抗 Sm 抗体（+），确诊为系统性红斑狼疮。医嘱避免日光直射，病室紫外线消毒时应回避，外出穿长袖上衣及长裤，戴帽或撑伞遮阳。原因是（　）。

A．紫外线可致雌激素作用增强　B．紫外线是本病重要诱因

C．紫外线直接破坏细胞　D．紫外线加重关节滑膜炎

E．紫外线直接损害骨髓

49．患者女性，26 岁。系统性红斑狼疮患者，面部有较严重的蝶形红斑，且有脱发及糖

皮质激素治疗引起的容貌改变，患者自诉不愿意见人，该患者最主要的护理诊断是（　）。

A．疼痛　　B．活动无耐力　　C．自我形象紊乱

D．知识缺乏　　E．焦虑

50．患者女性，28 岁，已婚。经常饮酒、吸烟，近半年频发不明原因低热，近端指间关节肿痛，经医院检查拟诊“系统性红斑狼疮（SLE）”，分析其原因主要（　）。

A．与吸烟有关　　B．与饮食有关　　C．与女性激素有关

D．与饮酒有关　　E．与婚姻有关

51．患者男性，58 岁。有关节炎 2 个月，初为左侧指、趾关节痛，半个月后右侧指、趾关节也痛，近一个月来双侧腕、距小腿关节及肘、膝关节痛，初为游走性，现为固定性，活动受限。实验室检查示类风湿因子阳性。最可能的诊断是（　）。

A．类风湿性关节炎　　B．过敏性紫癜关节损害　　C．类风湿病全身型

D．类风湿病多关节型　　E．类风湿病少关节型

52．患者女性，46 岁。类风湿关节炎患者，近几天来手、足及膝关节肿胀，疼痛加重，活动后疼痛减轻，伴有食欲不振、乏力等不适，其护理措施**不正确**的是（　）。

A．卧床休息　　B．取平卧位，脊背挺直　　C．必要时使用夹板

D．足底放护足板　　E．维持膝关节屈曲位

53．患者女性，36 岁。因风湿性关节炎引起关节疼痛，在服用阿司匹林时，护士嘱其饭后服用的目的是（　）。

A．减少对消化道的刺激　　B．提高药物的疗效　　C．降低药物的毒性

D．减少对肝脏的损害　　E．避免尿少时析出结晶

54．患者，女性，38 岁，出现双手指骨间关节疼痛，以清晨为重，伴低热，肘关节伸侧可触及 2cm 大小结节，较痛、略硬。应高度怀疑（　）。

A．关节结核　　B．皮肌炎　　C．风湿热

D．类风湿关节炎　　E．化脓性关节炎

A_3/A_4 型题

（55～57 题共用题干）

某女士，30 岁，因患有系统性红斑狼疮 3 次住院。此次因发热，颧颊部出现蝶形红斑 3 天入院，查小便尿蛋白阴性，查血抗双链 DNA 抗体阳性，抗核抗体阳性。

55．诊断本病最有意义的实验室指标是（　）。

A．红细胞沉降率增快　　B．抗双链 DNA 抗体阳性　　C．补体降低

D．Coombs 试验阳性　　E．狼疮细胞阳性

56．治疗本病主要用药是（　）。

A．阿司匹林　　B．氯喹　　C．肾上腺糖皮质激素

D．雷公藤　　E．免疫抑制剂

57．这个病人实施的护理措施中，哪一项**不正确**（　）。

A．忌食芹菜、无花果、蘑菇

B．每日晨起、睡前、进餐前后用漱口液漱口

C．应嘱患者在饭后服用非甾体类抗炎药

D．把患者安排在向阳的病房，保持安静

E．在疾病缓解期，病人应逐步增加活动，劳逸结合

（58～60 题共用题干）

33 岁女性患者，间歇性发热、纳差，体温 37.6～39.2℃，伴腕、膝关节酸痛 1 个月余。体检：头发稀少，口腔有溃疡灶，左膝及右腕关节局部红肿，压痛明显，但无畸形。实验室检查：尿蛋白（+），血白细胞 3.7×10^9/L，ALT 60U/L，红细胞沉降率 45mm/h，LE 细胞（-），抗 Sm 抗体（+）

58．你的印象是（　　）。

A．风湿性关节炎　　B．类风湿性关节炎　　C．系统性红斑狼疮

D．急性肾小球肾炎　　E．病毒性肝炎

59．如对上述病人作进一步实验室检查，可出现以下结果，哪项**除外**（　　）。

A．血小板减少　　B．抗核抗体阳性

C．抗双链 DNA 抗体阳性　　D．丙球蛋白下降　　E．补体 C3 下降

60．给上述病人进行正确的护理措施及保健指导，下列哪项**不妥**（　　）。

A．卧床休息　　B．安置在没有阳光直射的病室

C．忌食芹菜、香菜　　D．服用避孕药避孕，防止疾病恶化

E．口腔涂珠黄散、碘甘油等

B 型题

（61～62 题共用备选答案）

A．剧痛难忍　　B．关节畸形　　C．晨僵

D．活动后疼痛减轻　　E．关节功能障碍

61．判断类风湿关节炎病情活动度的指标是（　　）。

62．类风湿关节炎的疼痛特点为（　　）。

（63～65 题共用备选答案）

A．游走性四肢大关节肿痛，极少出现畸形

B．脊柱关节强直性病变，呈弓状畸形

C．对称性小关节受累，晚期多有畸形

D．大小关节均可受累，很少畸形及关节脱位

E．全身关节酸痛伴明显胸骨下端压痛

63．风湿性关节炎（　　）。

64．类风湿性关节炎（　　）。

65．系统性红斑狼疮（　　）。

（66～67 题共用备选答案）

A．抗单链 DNA 抗体　　B．抗双链 DNA 抗体　　C．抗双链 RNA 抗体

D．抗 Sm 抗体　　E．抗核抗体（ANA）

66．对诊断系统性红斑狼疮特异性高且与病情进展相关的抗体是（　　）。

67．系统性红斑狼疮的标志抗体是（　　）。

（68～69 题共用备选答案）

A．泼尼松　B．阿司匹林　C．环磷酰胺
D．异烟肼　E．硝苯地平

68．类风湿关节炎患者消炎止痛常选用（　）。

69．系统性红斑狼疮患者治疗首选药为（　）。

（70～72 题共用备选答案）

A．膝关节、髋关节、距小腿关节　B．膝关节
C．腕关节、掌指骨间关节、近指骨间关节　D．第 1 跖趾关节
E．近端指骨间关节、腕关节、足部关节

70．类风湿关节炎易受累的关节是（　）。

71．痛风易受累的关节（　）。

72．强直性脊柱炎易受累的关节是（　）。

X 型题

73．类风湿性关节炎的关节表现特点为（　）。

A．游走性大关节酸痛　B．晨起僵硬显著　C．畸形少见
D．呈梭形肿胀　E．关节周围肌肉萎缩

74．类风湿性血管炎的表现有（　）。

A．类风湿结节　B．无菌性骨坏死　C．下肢皮肤慢性溃疡
D．周围神经炎　E．甲床裂片样出血（末端动脉炎）

75．类风湿关节炎的辅助检查有（　）。

A．免疫全套示 α_2、γ 球蛋白增高　B．类风湿因子在 80%患者中呈阳性
C．活动期红细胞沉降率增速　D．血常规示轻、中度贫血
E．X 线示关节腔变窄

76．对类风湿关节炎慢性病期的护理正确的有（　）。

A．缓解期可在床上进行各种主动或被动锻炼
B．应给予营养丰富的含蛋白质及各种维生素饮食
C．活动期卧床休息，维护关节功能
D．缓解期可进行理疗
E．缓解期下床活动

77．类风湿性关节炎的护理包括（　）。

A．活动期卧床应加强皮肤护理　B．避免患肢活动
C．活动期卧床休息　D．避免光照　E．避免关节受压

78．关于类风湿关节炎的治疗，下列哪些是正确的（　）。

A．内科治疗的目的在于消除炎症，缓解症状，控制病情进展，保持关节功能和防止畸形
B．如果阿司匹林效果不佳，尽早应用糖皮质激素
C．有发热及关节明显肿胀时，应卧床休息
D．一般用阿司匹林作为常规治疗
E．以上都正确

79．系统性红斑狼疮的病因可能与下列哪些因素有关（ ）。
A．遗传 B．链球菌感染 C．寒冷、潮湿
D．雌激素水平 E．过度劳累

80．系统性红斑狼疮肾脏损害的主要表现有（ ）。
A．重度蛋白尿、血尿 B．高血压
C．少量蛋白尿和镜下血尿 D．管型尿
E．所有红斑狼疮肾脏损害患者都有尿液异常

81．对系统性红斑狼疮患者面部红斑的正确护理是（ ）。
A．用30℃左右温水湿敷红斑处，每天3次，每次30min
B．防止对局部皮肤刺激或引起过敏
C．可行面部理疗
D．面部忌用碱性肥皂、化妆品及油膏
E．鼓励患者经常用清水洗脸保持面部清洁

82．对于系统性红斑狼疮患者的病情观察应注意（ ）。
A．有无烦躁、激动不安或抽搐等精神症状
B．观察患者的心理，帮助其正确了解所患疾病
C．有无口鼻黏膜溃疡
D．有无皮肤损害
E．有无血尿及便血

答 案

A_1 型题

1．E 2．D 3．E 4．D 5．C 6．D 7．B 8．D
9．C* 10．E 11．D 12．C 13．D 14．B 15．B 16．A
17．E* 18．B* 19．B 20．B 21．C 22．D 23．B 24．E
25．C* 26．A 27．A 28．B 29．B 30．E* 31．C 32．D
33．D 34．A* 35．A 36．C 37．A 38．A 39．E 40．D
41．D 42．D*

A_2 型题

43．B 44．C 45．C 46．A* 47．C* 48．B* 49．C 50．C
51．A* 52．E 53．A 54．D

A_3/A_4 型题

55．B 56．C 57．D 58．C 59．D 60．D

B 型题

61．C 62．D 63．A 64．C 65．D 66．B 67．D 68．B

69．A　70．C　71．D　72．B

X 型题

73．BDE　74．BCDE　75．ABCDE　76．ABCDE　77．ACE
78．ACD　79．AD　80．ABCD　81．ABDE　82．ABCDE

部 分 题 解

A_1 型题

9．80%系统性红斑狼疮患者有皮肤黏膜损害，常于暴露部位出现对称的皮疹，典型者双面颊和鼻梁部有深红色或紫红色蝶形红斑。

17．系统性红斑狼疮（SLE）患者会产生多种自身抗体，其中尤以抗核抗体(ANA)为重要。

18．Sm 是细胞核中的酸性核蛋白，一般认为抗 Sm 抗体是 SLE 的标志抗体。

25．目前治疗 SLE 的首选药物是糖皮质激素，泼尼松是糖皮质激素。

30．类风湿因子作为一种自身抗原与体内变性的 IgM 起免疫反应，形成抗原抗体复合物沉积在滑膜组织上，产生多种过敏因素，引起关节滑膜炎症，故类风湿性关节炎的基本病理改变是滑膜炎。

34．类风湿性关节炎可出现的关节症状是晨僵、关节疼痛和肿胀、关节畸形及功能障碍和类风湿结节，其中关节痛往往是最早的关节症状。

42．类风湿关节炎缓解期要预防关节失用，指导病人锻炼，鼓励病人及早下床活动。肢体锻炼由被动向主动渐进，活动强度应以病人能承受为限。

A_2 型题

46．系统性红斑狼疮（SLE）患者忌用碱性肥皂水洗脸，避免用化妆品；避免在烈日下活动，远离紫外线，禁止进入紫外线消毒室，外出时戴遮阳帽或撑阳伞；保护皮肤的清洁卫生，可用清水冲洗皮损处，用 30℃温水湿敷红斑处，每日 3 次，每次 30min。

47．在 SLE 炎症急性期，应卧床休息。避免疼痛部位受压，协助完成日常生活活动。

48．系统性红斑狼疮（SLE）的病因尚不清楚，目前认为与病毒、性激素、环境因素（阳光照射）、药物等有关。紫外线是阳光引起系统性红斑狼疮（SLE）的诱因。

51．类风湿因子阳性，同时有各关节疼痛、关节畸形，故最有可能的诊断是类风湿性关节炎。

第九章　神经系统疾病病人的护理

A_1型题

1．下列护理诊断，属神经系统疾病病人**不常见**的是（　　）。
A．情感障碍　　B．语言沟通障碍　　C．感知觉障碍
D．躯体移动障碍　　E．意识障碍

2．下列关于头痛特点的叙述，正确的是（　　）。
A．偏头痛常伴有频繁呕吐　　B．高血压性头痛晨起较重，为搏动性跳痛
C．三叉神经痛表现为搏动性跳痛　　D．眼病性头痛常于晨起加重
E．蛛网膜下腔出血产生的头痛一般较轻

3．对头痛病人，下列哪项护理措施**不妥**（　　）。
A．鼓励病人进行理疗来缓解疼痛　　B．鼓励病人进行放松训练
C．鼓励病人卧床休息　　D．鼓励病人应用止痛药
E．鼓励病人避免强光和噪声的刺激，保持环境的安静

4．可引起颅内压增高的因素**不包括**（　　）。
A．咳嗽　　B．打喷嚏　　C．过度通气
D．用力排便　　E．Valsalva 动作

5．以下属于浅感觉的是（　　）。
A．温度觉　　B．两点辨别觉　　C．运动觉
D．实体觉　　E．位置觉

6．以下属于深感觉的是（　　）。
A．平衡觉　　B．触觉　　C．痛觉
D．冷觉　　E．热觉

7．末梢型感觉障碍的特点是（　　）。
A．有三偏征　　B．节段性带状分布　　C．呈手套、袜套样分布
D．引起病变对侧肢体痛温觉障碍　　E．有大小便功能障碍

8．手套、袜套样感觉障碍见于（　　）。
A．内囊病变　　B．桥脑损害　　C．多发性神经炎
D．脊髓横贯性损害　　E．皮质病变

9．交叉性感觉障碍见于（　　）。
A．内囊病变　　B．桥脑损害　　C．多发性神经炎
D．脊髓横贯性损害　　E．皮质病变

10．一侧肢体深感觉障碍，而痛觉、温度觉正常，称为（　　）。
A．分离性感觉障碍　　B．节段性感觉障碍　　C．交叉性感觉障碍
D．完全性感觉障碍　　E．末梢性感觉障碍

11．关于感觉障碍的描述，下列哪项是**错误**的（　　）。
A．周围神经炎出现四肢远端手套、袜套样感觉减退
B．坐骨神经炎可出现触电样疼痛
C．急性脊髓炎出现受损节段平面以下对侧感觉缺失
D．脑干病变出现交叉性感觉障碍
E．内囊病变出现对侧偏身感觉障碍

12．肢体感觉障碍的病人**不宜**（　　）。
A．使用热水袋　B．睡于软床上　C．经常翻身
D．用酒精按摩　E．用温水擦浴

13．属上运动神经元麻痹的体征是（　　）。
A．肌张力减低　B．运动觉消失　C．显著肌萎缩
D．腱反射消失　E．巴宾斯基征阳性

14．下列哪项是下运动神经元瘫痪的症状（　　）。
A．无肌萎缩　B．肌张力增高　C．腱反射亢进
D．病理反射阴性　E．肌萎缩不明显

15．一侧上肢或下肢的运动不能或运动无力，称为（　　）。
A．局限性瘫痪　B．偏瘫　C．截瘫
D．单瘫　E．交叉性瘫痪

16．偏瘫是指（　　）。
A．双下肢瘫痪　B．一侧上、下肢瘫痪
C．一侧面瘫和对侧上肢瘫痪　D．一侧面瘫和对侧下肢瘫痪
E．单肌或一组肌肉瘫痪

17．关于瘫痪的叙述哪项是错误的（　　）。
A．交叉瘫是一侧上肢与对侧下肢瘫痪　B．截瘫是对称性双下肢瘫痪
C．偏瘫是一侧肢体的瘫痪　D．瘫痪是指自主运动的减弱或消失
E．单瘫是一侧一个肢体的瘫痪

18．表示锥体束受损的重要体征是（　　）。
A．膝腱反射亢进　B．腹壁反射消失　C．巴宾斯基征阳性
D．颈项强直　E．提睾反射消失

19．护士指导瘫痪病人穿脱衣物时，哪项方法是**错误**的（　　）。
A．穿开身衣服　B．先穿健侧　C．先脱健侧
D．服装应宽松　E．必要时衣服可使用搭扣

20．瘫痪病人一般**不会**发生的并发症是（　　）。
A．肾衰竭　B．泌尿道感染　C．压疮
D．大小便失禁　E．呼吸道感染

21．对一个处于恢复期的肢体瘫痪者，在护理上应特别注意（　　）。
A．心理护理　B．卧床休息　C．精神安慰
D．加强营养　E．活动肢体

22．下列瘫痪病人的呼吸道管理，哪项是**错误**的（　　）。

A．室内空气流通、保暖　B．鼓励病人尽量咳嗽、排痰
C．喂食要慢，以免呛入气管　D．注意口腔护理
E．对分泌物较多而咳嗽无力者应先翻身后吸痰

23．一侧脑神经下运动神经元瘫痪，及对侧上、下肢上运动神经元瘫痪称为（　）。
A．四肢瘫　B．截瘫　C．偏瘫
D．交叉瘫　E．单瘫

24．瘫痪病人的护理中，下列措施哪项**不妥**（　）。
A．保持肢体功能位　B．调整饮食以防止便秘发生
C．翻身、拍背　D．鼓励病人多饮水
E．由于瘫痪肢体不易移动可将静脉输液放在瘫痪肢体侧

25．对瘫痪患者的护理哪项是**错误**的（　）。
A．观察呼吸肌有无麻痹　B．预防泌尿道感染　C．鼓励咳嗽排痰
D．勿搬动瘫痪肢体　E．鼓励多饮水

26．为预防瘫痪患者发生压疮，下列护理措施**不恰当**的是（　）。
A．每 2h 翻身 1 次　B．局部按摩
C．局部用热水袋敷，促进血液循环　D．卧气垫床或按摩床
E．受压局部用气圈保护

27．浅昏迷和深昏迷的主要区别为（　）。
A．有无自主运动　B．角膜反射及防御反射是否存在
C．对声、光刺激的反应　D．有无大、小便失禁　E．能否被唤醒

28．对昏迷患者的护理措施，下列哪项**不正确**（　）。
A．吸痰时严格执行无菌操作，每次气管吸痰不超过 25s
B．保持皮肤清洁，预防压疮发生
C．密切观察患者生命体征、瞳孔变化
D．使头部偏向一侧，防止呕吐物误吸
E．每日进行口腔护理

29．昏迷病人去枕平卧可避免（　）。
A．下肢栓塞　B．气道阻塞　C．头痛、呕吐
D．脑出血　E．尿潴留

30．对昏迷病人护理措施**欠妥**的是（　）。
A．配备吸痰器、气管切开等抢救用物
B．对尿失禁者持续留置导尿
C．保持大便通畅以防用力排便导致颅内压增高
D．取平卧位，头偏向一侧以防止误吸
E．密切观察生命体征、瞳孔的变化

31．关于腰椎穿刺，护理错误的是（　）。
A．术后去枕平卧 4～6h
B．取侧卧、背近床沿、头部俯屈、双手抱膝位
C．颅内高压者不宜穿刺

D．操作中随时观察面色、呼吸及脉搏
E．发现有意识障碍、呼吸加深、血压下降为脑疝前驱症状

32．腰椎穿刺术一般选择的部位是（　　）。
A．腰 3～4 椎间隙　B．腰 1～2 椎间隙　C．胸 6～7 椎间隙
D．胸 9～10 椎间隙　E．胸 8～9 椎间隙

33．腰椎穿刺的禁忌证**不包括**（　　）。
A．有躁动者　B．高位颈脊髓病变
C．颅内占位伴颅内压增高者　D．颅底骨折有脑脊液漏出者
E．脑出血

34．腰椎穿刺术后须去枕平卧 4～6h，其目的是预防（　　）。
A．穿刺部位出血　B．穿刺部位感染　C．低压性头痛
D．颅内感染　E．脑脊液外漏

35．对于颅内压增高的患者，腰椎穿刺的主要危险是（　　）。
A．引起脑出血　B．引起癫发作　C．诱发脑疝
D．引起感染　E．促使肿瘤扩散

36．下列为脑血管疾病的危险因素，其中无法干预的因素为（　　）。
A．心脏病　B．高血压　C．年龄
D．短暂性缺血发作　E．糖尿病

37．急性脑血管病首选的检查项目是（　　）。
A．脑脊液检查　B．CT　C．MRI
D．脑电图　E．头颅摄片

38．脑出血与脑血栓形成区别主要靠（　　）。
A．昏迷的深浅　B．CT 检查　C．瘫痪的程度
D．有无高血压　E．有无头痛

39．出血性脑血管疾病的常见病因**不包括**（　　）。
A．脑血管畸形　B．糖尿病　C．动脉硬化
D．高血压　E．血液病

40．脑出血最常见的病因是（　　）。
A．脑动脉瘤破裂　B．动静脉畸形　C．高血压脑动脉硬化
D．脑动脉炎性管壁坏死　E．脑瘤出血

41．下列哪项**不是**脑出血的诱发因素（　　）。
A．睡眠过多　B．情绪激动　C．用力排便
D．重体力活动　E．酗酒

42．脑出血最常见的发病部位为（　　）。
A．延髓　B．内囊　C．脑叶
D．脑室　E．小脑

43．脑出血的预后与哪种因素有关（　　）。
A．并发症严重程度　B．出血量
C．出血量、部位及并发症严重程度　D．出血量和部位

E．出血部位

44．患有高血压的老年人情绪激动易诱发（　）。

A．癫发作　B．蛛网膜下腔出血　C．心力衰竭

D．脑出血　E．脑梗死

45．脑出血的病人最主要的死亡原因是（　）。

A．溃疡大出血　B．压疮感染　C．坠积性肺炎

D．脑疝　E．呼吸衰竭

46．内囊出血的典型表现是（　）。

A．剧烈头痛　B．双瞳孔缩小　C．呼吸深沉有鼾音

D．三偏症　E．频繁呕吐

47．观察脑出血患者时，发现哪种情况常提示出血已止（　）。

A．瞳孔先缩小后散大　B．意识障碍变浅　C．血压继续升高

D．呼吸不规则　E．脉搏变慢

48．脑出血病人头部抬高 15°～30°是为了减轻（　）。

A．头痛　B．呕吐　C．呼吸困难

D．脑水肿　E．脑缺氧

49．预防脑出血措施**不妥**的是（　）。

A．勿紧张　B．戒烟　C．勿运动

D．少盐饮食　E．少酒

50．下列对脑出血急性患者的护理措施中哪项**错误**（　）。

A．头部略低防止脑缺血　B．避免搬动　C．取侧卧位

D．各项操作要轻柔　E．液体入量每日不超过 1500ml

51．对高血压脑出血病人急性期处理的最重要环节是（　）。

A．用镇静剂，防止癫发作

B．用抗生素，防止继发感染

C．立即使血压下降至正常以下，防止再出血

D．抗脑水肿，降低颅内压

E．立即使用止血药

52．出血性脑血管疾病的主要治疗措施是（　）。

A．应用止血药物　B．降低颅内压和控制血压　C．应用血管扩张剂

D．抗凝治疗　E．血液扩充剂治疗

53．降低颅内压的首选药物是（　）。

A．速尿　B．20%甘露醇　C．50%甘露醇

D．50%葡萄糖　E．氢氯噻嗪

54．重症脑出血患者并发脑疝时，用脱水剂治疗，病情观察的重点是（　）。

A．瞳孔的变化　B．心肾功能　C．脉搏快慢

D．血压　E．水、盐平衡

55．一侧肢体偏瘫、偏身感觉障碍，双眼同向偏盲，提示病变在（　）。

A．脑皮质　B．内囊　C．丘脑

D．脑干　E．脊髓

56．病人出现颅内出血，护士首先应给予病人（　）。
A．将病人抬入抢救室　B．立即上鼻胃管　C．面罩吸氧
D．头低脚高位　E．头部置冰袋

57．**不符合**脑疝前驱改变的表现是（　）。
A．意识障碍加剧　B．瞳孔不等大　C．脉搏呼吸加快
D．喷射性呕吐　E．血压进行性增高

58．脑出血病人发生脑疝与下列哪项**无关**（　）。
A．用力排便　B．气道阻塞严重缺氧　C．腰穿放液过多
D．脱水剂快速静脉滴注　E．快速大量补液

59．蛛网膜下腔出血最常见的病因是（　）。
A．外伤　B．高血压动脉硬化　C．血液病
D．先天性脑动脉瘤　E．脑血管畸形

60．脑出血与蛛网膜下腔出血最重要的区别是（　）。
A．血压高低　B．昏迷程度　C．起病缓急
D．有无神经定位体征　E．头痛程度

61．蛛网膜下腔出血特征性的体征是（　）。
A．偏瘫　B．感觉障碍　C．脑膜刺激征
D．病理征阳性　E．偏盲

62．多数蛛网膜下腔出血病人防止再出血的最有效方法是（　）。
A．血压维持在正常范围内　B．安静卧床 4～6 周　C．保持大便通畅
D．不做体力劳动　E．手术切除动脉瘤或血管畸形

63．蛛网膜下腔出血患者应绝对卧床（　）。
A．24～48h　B．1 周　C．2 周
D．3 周　E．4 周

64．短暂性脑缺血发作的最主要的临床特点是（　）。
A．起病突然　B．症状持续时间短，一般在 24h 之内恢复正常
C．可有恶心呕吐　D．可出现偏身感觉障碍　E．可出现偏瘫

65．关于短暂性脑缺血发作的描述**不正确**的是（　）。
A．恢复后遗留后遗症　B．维持时间短暂　C．可突然跌倒
D．可眩晕发作　E．突然发病

66．能早期发现脑梗死的最佳辅助检查为（　）。
A．脑脊液检查　B．脑电图　C．头颅 CT
D．MRI　E．头颅摄片

67．脑血栓形成的最常见原因是（　）。
A．糖尿病　B．高血压　C．真性红细胞增多症
D．高脂血症　E．脑动脉粥样硬化

68．脑血栓形成的前驱症状有（　）。
A．视力减退　B．眼球震颤　C．共济失调

D．头痛、眩晕、肢体麻木　E．胸闷

69．脑血栓形成的临床表现**不应**出现（　）。

A．抽搐　B．脑脊液正常　C．肢体瘫痪

D．意识障碍　E．脑膜刺激征

70．缺血性脑血管疾病的主要治疗措施是（　）。

A．血管扩张剂　B．利尿剂　C．脱水剂

D．抗凝治疗　E．镇静剂

71．脑血栓形成的超早期治疗时间一般是指发病后的（　）。

A．6h 内　B．24h 内　C．1h 内

D．12h 内　E．3h 内

72．脑血栓形成患者溶栓治疗最好选择在（　）。

A．6h 内　B．8h 内　C．10h 内

D．12h 内　E．24h 内

73．脑栓塞患者应何时进行功能锻炼（　）。

A．2 个月后　B．1 周后　C．2 周后

D．3 周后　E．4 周后

74．脑血栓形成的**错误**护理措施是（　）。

A．平卧位　B．避免激动　C．头部冷敷

D．鼻饲流食　E．注意保暖

75．下列急性脑血管疾病发作时，**不出现**偏瘫的是（　）。

A．脑栓塞　B．脑血栓形成　C．脑出血

D．蛛网膜下腔出血　E．短暂性脑缺血发作

76．关于脑血管疾病的临床表现，正确的是（　）。

A．脑出血多在睡眠或安静休息时发病

B．脑血栓形成多在情绪激动或排便用力时发病

C．脑血栓形成患者脑膜刺激征一定阳性

D．脑出血患者一般无意识障碍

E．蛛网膜下腔出血患者脑膜刺激征阳性，一般无肢体瘫痪

77．除下列哪项外，均是脑血管疾病最常见的并发症（　）。

A．膀胱炎　B．褥疮　C．肠炎

D．肺炎　E．消化道出血

78．脑血管病病人病情观察最重要的是判断有无（　）。

A．脑疝　B．心力衰竭　C．呼吸衰竭

D．脑出血　E．脑梗死

79．脑血管病患者**不宜**进食（　）。

A．豆制品　B．洋葱　C．瘦肉

D．动物内脏　E．水果

80．下列关于脑血管疾病患者的护理措施，**不正确**的是（　）。

A．脑出血发病 24～48h 内避免搬动

B. 脑出血患者应取侧卧位，头部稍抬高
C. 脑血栓患者应取平卧位
D. 脑血栓患者头部使用冰袋及冷敷
E. 急性脑出血发病 24h 内应禁食

81. 临床上最常见的癫发作类型是（　　）。
A. 失神发作　B. 全面性强直-阵挛发作　C. 单纯部分性发作
D. 复杂部分性发作　E. 肌阵挛发作

82. 癫发作最典型的特点是（　　）。
A. 意识丧失　B. 口吐白沫　C. 全身肌肉强直性收缩
D. 有大小便失禁　E. 牙关紧闭

83. 癫发作特点**不包括**（　　）。
A. 间歇性　B. 刻板性　C. 突然性
D. 表演性　E. 短暂性

84. 以意识丧失和全身抽搐为特征的癫发作为（　　）。
A. 全面性强直一阵痉挛发作　B. 简单的部分性发作　C. 单纯失神发作
D. 精神运动性发作　E. 复杂的部分性发作

85. 关于癫持续状态，正确的描述是（　　）。
A. 大发作在短期内频繁发生，1 天达数次
B. 大发作频繁，1 次发作持续数小时
C. 大发作在发作时持续昏迷达 2h 以上
D. 大发作在发作时持续昏迷达 6h 以上
E. 大发作在短期内频繁发生，发作间歇期仍有意识障碍

86. 判断癫持续状态的关键是（　　）。
A. 癫发作伴呼吸衰竭　B. 意识丧失伴抽搐
C. 癫持续发作超过 24h
D. 发作间歇期仍有意识障碍　E. 全身肌肉张弛交替痉挛

87. 对诊断癫最有帮助的检查是（　　）。
A. 头颅 CT　B. 头颅 MRI　C. 脑电图
D. 脑脊液检查　E. 病理反射检查

88. 下面哪项是诊断癫的主要依据（　　）。
A. 脑电图检查　B. CT 扫描　C. 神经系统检查
D. 询问病史　E. 脑脊液检查

89. 下列关于癫患者长期服药的描述，最**不恰当**的是（　　）。
A. 服药量小　B. 服药次数多　C. 突然停药
D. 两药同时服用　E. 夜间服药

90. 下列哪项**不符合**癫药物治疗原则（　　）。
A. 大剂量开始　B. 单一用药无效者可联合用药
C. 达疗效后继续正规用药　D. 连续 3 年无发作后缓慢减量
E. 以小剂量维持后停药

91．治疗癫持续状态首选（　）。

A．静脉注射地西泮　B．静脉注射氯丙嗪　C．静脉注射苯巴比妥钠

D．肌内注射苯巴比妥钠　E．肌内注射苯妥英钠

92．癫强直－阵挛发作呈持续状态时，最重要的护理措施是（　）。

A．注意保暖　B．吸氧 3～5L/min　C．防止跌伤

D．防止继发感染　E．保持呼吸道通畅

93．下列哪种癫发作时应该用药物从速制止（　）。

A．癫持续状态　B．复杂的部分性发作

C．全面性强直一阵痉挛发作　D．简单的部分性发作　E．单纯失神发作

94．癫患者可以参加的活动为（　）。

A．操作高压电机　B．海上冲浪　C．高空驾驶

D．攀岩运动　E．操作电脑

95．癫强直一阵挛发作时护理措施**错误**的是（　）。

A．按压抽搐肢体　B．将患者头部侧向一边　C．解开患者衣领、腰带

D．扶持患者卧倒　E．在患者上、下臼齿之间放以纱布包裹的压舌板

96．诱发癫的因素不包括（　）。

A．高热　B．睡眠不足　C．大量饮水

D．体育活动　E．精神刺激

97．吉兰－巴雷综合征病人最大的危险是（　）。

A．呼吸肌麻痹　B．肺部感染　C．心力衰竭

D．括约肌功能障碍　E．面神经麻痹

98．急性感染性多发性神经炎脑脊液检查常表现为（　）。

A．蛋白－细胞分离　B．深绿色　C．血性

D．压力明显增高　E．脓性

99．急性感染性多发性神经炎首发症状多为（　）。

A．一侧肢体抽搐　B．复视　C．一侧肢体感觉障碍

D．大小便失禁　E．双侧下肢无力

100．关于头痛的描述，下列哪项是**错误**的（　）。

A．大部分头痛有特异性　B．脑肿瘤的疼痛缓慢而呈进行性

C．三叉神经痛呈阵发性电击样疼痛　D．高血压头痛常呈搏动性

E．颈部剧痛可见于流行性脑脊髓膜炎、蛛网膜下腔出血

A_2型题

101．患者男性，60 岁。主诉一侧面部感觉障碍，对侧肢体痛觉、温度觉障碍。该患者属于（　）。

A．末梢型感觉障碍　B．分离性感觉障碍　C．交叉性感觉障碍

D．部分性感觉障碍　E．完全性感觉障碍

102．患者女性，67 岁。诊断脑血栓形成收入院，体检时发现刺激右侧下肢至踝部无疼痛反应，平衡觉及两点辨别觉存在，该病人发生的是（　）。

A. 浅感觉障碍　　B. 运动觉障碍　　C. 深感觉障碍
D. 复合感觉障碍　　E. 定位觉障碍

103. 患者女性，33 岁。体检时，用大头针稍微轻戳病人的皮肤，病人即大声喊叫，此感觉障碍的类型为（　）。

A. 感觉倒错　　B. 感觉异常　　C. 感觉缺失
D. 感觉减退　　E. 感觉过敏

104. 患者男性，70 岁。有脑出血病史。检查：肢体能在床上移动，但不能对抗地心引力，不能抬起。该患者肌力为（　）。

A. 1 级　　B. 2 级　　C. 3 级
D. 4 级　　E. 5 级

105. 患者自发动作完全消失，对任何刺激均无反应，各种反射均消失，巴宾斯基征阳性，则此时患者意识障碍的程度是（　）。

A. 无动性缄默　　B. 深昏迷　　C. 昏睡
D. 嗜睡　　E. 浅昏迷

106. 王某，男性，45 岁，不能唤醒，呼吸不规则，血压 9.3/5.3 kPa，大小便失禁，两侧瞳孔散大，角膜反射消失，对针刺无反应，其意识状态是（　）。

A. 深昏迷　　B. 意识模糊　　C. 浅昏迷
D. 昏睡　　E. 嗜睡

107. 某男性病人，因急性脑出血入院两天，连续睡眠 19h，期间呼之能醒，可进行简单对话，过后又很快入睡，此时病人处于（　）。

A. 浅昏迷状态　　B. 嗜睡状态　　C. 清醒状态
D. 昏睡状态　　E. 深昏迷状态

108. 某脑出血病人，处于熟睡状态，压迫眶上神经可勉强使其转醒，醒时答话模糊，答非所问，很快又再入睡，该病例的意识状态为（　）。

A. 嗜睡　　B. 意识模糊　　C. 昏睡
D. 浅昏迷　　E. 深昏迷

109. 患者女性，67 岁。因“脑梗死”入院。患者随意运动消失，对声、光等刺激毫无反应，但给予强刺激时患者有痛苦表情、呻吟等反应。该患者的意识障碍处于（　）。

A. 嗜睡　　B. 昏睡　　C. 意识模糊
D. 浅昏迷　　E. 深昏迷

110. 某女患者，因脑出血入院，血压 130/80kPa，体温 37.2℃，脉搏 78 次/min，呼吸 15 次/min，意识丧失，压眶有躲避反应，没有言语应答，有无意识的自主动作，瞳孔对光反射、角膜反射存在，此时病人处于（　）。

A. 清醒状态　　B. 嗜睡状态　　C. 深昏迷状态
D. 浅昏迷状态　　E. 昏迷状态

111. 李某，男性，63 岁，3 天前睡觉时突然失语，伴偏瘫，神志欠清，症状持续未缓解。两年来曾有 3 次相似发作，持续不到 2h 后症状消失，你认为现在哪项诊断可能性较大（　）。

A. 脑出血　　B. 蛛网膜下腔出血　　C. 短暂性脑缺血发作
D. 脑血栓形成　　E. 癫

112. 患者男性，65 岁。有心房颤动病史，清晨起床自行上厕所时摔倒，家人发现其口角歪斜，自述左侧上、下肢麻木。送医院检查：神志清楚，左侧偏麻，CT 见低密度影。最可能的诊断是（　）。

A. 脑出血　B. 脑挫伤　C. 脑震荡
D. 蛛网膜下腔出血　E. 脑梗死

113. 患者女性，39 岁。既往有风湿性心脏病病史十年余。夜间睡眠中突然口角歪斜，口齿不清，左上肢无力 2 天入院。考虑医疗诊断为（　）。

A. 脑出血　B. 脑血栓形成　C. 蛛网膜下腔出血
D. 脑栓塞　E. TIA

114. 患者男性，56 岁。有糖尿病病史 5 年。早晨起床时发现眼震、共济失调、吞咽困难、交叉性瘫痪。应考虑为（　）。

A. 劲内动脉系统血管闭塞　B. 椎－基底动脉系统血管闭塞
C. 脑干出血　D. 蛛网膜下腔出血　E. 内囊出血

115. 患者女性，73 岁。有高血压病史 30 年，在做家务活动时突发头晕，随即倒地，急送医院检查，患者呈昏迷状态，左侧肢体偏瘫，CT 见高密度影。最可能的诊断是（　）。

A. 脑梗死　B. 脑出血　C. 脑血栓形成
D. 短暂性脑缺血发作　E. 脑挫伤

116. 张某，男性，56 岁，饮酒后突然意识丧失，呼吸变深沉鼾音，颜面潮红，脉搏慢而有力，颈软，左侧肢体瘫痪，首先考虑（　）。

A. 蛛网膜下腔出血　B. 脑出血　C. 短暂脑缺血发作
D. 脑血栓形成　E. 脑栓塞

117. 男性，25 岁，突发剧烈头痛，伴频繁呕吐，继之神志不清。检查：体温 36.8℃，颈抵抗，心、肺无异常，肢体无瘫痪，应考虑为（　）。

A. 脑出血　B. 脑血栓形成　C. 脑肿瘤
D. 蛛网膜下腔出血　E. 脑拴塞

118. 一位患者 58 岁，与人交谈时突然说不出话来，剧烈头痛，无肢体瘫痪，BP26/14kPa，腰穿脑脊液呈血性，你考虑为（　）。

A. 蛛网膜下腔出血　B. 短暂脑缺血发作　C. 脑血栓形成
D. 脑栓塞　E. 脑肿瘤

119. 男性，58 岁，在活动中突然发生昏迷，一侧偏瘫，血压 24.7/18.4kPa。应首先考虑（　）。

A. 高血压脑病　B. 脑血栓形成　C. 脑出血
D. 肝昏迷　E. 尿毒症

120. 患者男性，70 岁。因右侧肢体活动障碍 4h 入院，MRI 提示脑梗死。下列关于脑梗死的叙述正确的是（　）。

A. 常在运动或情绪激动时发病　B. 头部使用冰袋冷敷
C. 急性期抬高床头　D. 发病 6h 内可做溶栓治疗
E. 发病 1 个月后开始进行康复训练

121. 患者男性，53 岁。因脑出血用 20%甘露醇脱水治疗，下列叙述**错误**的是（　）。

A．应快速滴入　　B．注意防止药液外渗　　C．最好同时应用吗啡

D．注意尿量变化　　E．甘露醇具有降低颅内压作用

122．患者男性，63 岁，诊断为短暂性脑缺血发作，症状渐趋频繁、加重。若采取抗凝治疗，护理评估内容可**除外**（　）。

A．血小板计数　　B．肝、肾功能　　C．有无消化性溃疡

D．凝血酶原时间　　E．头部 CT

123．患者男性，70 岁。突然出现右上肢无力，2h 后未作处理而恢复正常。发作时无意识障碍。年内类似发作已 3 次。今日上午，突然右上、下肢不能活动并失语，一天后症状未缓解。既往有高血压病史。下列入院处理中哪项**不妥**（　）。

A．注意安静，稳定情绪　　B．密切监测生命体征　　C．保持呼吸道通畅

D．迅速给尼莫地平　　E．血压过高时可降压但不宜过低

124．患者男性，69 岁。在发怒时感到眩晕，即跌倒在地，不省人事。检查：浅昏迷，右侧偏瘫，护士应给患者哪种体位（　）。

A．半坐位　　B．头部抬高 30°，左侧卧位

C．头稍低，右侧卧位　　D．头低脚高位　　E．头高脚高位

125．患者女性，65 岁。因脑出血昏迷，入院后给予气管切开、吸痰，其护理措施**错误**的是（　）。

A．每次吸痰时间＜15s

B．吸完口腔后再吸鼻腔，然后必须更换吸痰管

C．痰液黏稠者可配合雾化吸入

D．每次均应观察痰液的性状和量

E．气管切开局部定时消毒及更换敷料

126．某急性脑出血病人，头痛、恶心、喷射性呕吐、呼吸快而不规则、血压明显增高、意识障碍。哪项护理措施对该病人**不适用**（　）。

A．绝对安静卧床 4 周以上　　B．每 2h 翻身一次，预防压疮

C．及时清除口腔分泌物和呕吐物　　D．头部略抬高，稍向后仰

E．若 48h 后病情稳定，可进食流质

127．高某，女性，57 岁，因急性脑出血入院。该病人能予鼻饲进食的时间是（　）。

A．72h 后　　B．24h 后　　C．12h 后

D．即刻　　E．48h

128．某动脉硬化性脑梗死病人，急性期后留有左侧肢体瘫痪和语言沟通障碍，康复期首先应帮助病人（　）。

A．功能锻炼　　B．促进恢复自主活动　　C．加强营养

D．树立信心，克服不良心理状态　　E．减少病痛

129．儿童，5 岁，吃饭时常把饭碗打破，屡受家长斥责，一次吃饭时，其母发觉小孩眼睛发直，随即饭碗坠地，数秒钟后正常，最有可能的诊断是（　）。

A．癫小发作　　B．晕厥　　C．癔病

D．精神病　　E．精神运动性发作癔病

130．男，20 岁，突然发病，意识丧失，全身肌肉抽搐，口吐白沫并伴尿失禁。应首先考

虑（　）。

A．癔病　B．脑出血　C．脑血栓形成

D．癫大发作　E．药物中毒

131．小儿，3 岁，患有癫病，因惊厥持续时间较长而紧急就医，诊断为惊厥持续状态，其依据是惊厥持续的时间超过了（　）。

A．20min　B．30min　C．40min

D．50min　E．60min

132．周某，男性，32 岁，癫病史 5 年，因自行终止用药导致大发作。其首选控制药物是（　）。

A．苯琥胺　B．苯巴比妥　C．苯妥英钠

D．扑痫酮　E．地西泮

133．患者，女性，36 岁，因急性感染性多发性神经炎入院，护理评估时发现病人双下肢感觉减退呈袜套型，应提出的护理诊断是（　）。

A．疼痛　B．急性意识障碍　C．体液不足

D．有皮肤完整性受损的危险　E．恐惧

A_3/A_4 型题

（134～135 题共用题干）

王先生，70 岁，高血压史 30 年，于家中入厕时突感头晕，随即倒地而送入院，诊断为脑出血。护理体检：昏迷，左侧偏瘫，血压为 25.3/14.6kPa（190/110mmHg）

134．护士保持王先生安静卧床，护理动作轻柔，其目的是（　）。

A．防止颅内压升高　B．改善脑缺氧　C．减轻脑水肿

D．保持呼吸道通畅　E．避免外伤

135．王先生安静卧床的时间应控制至（　）。

A．呼吸平稳　B．4 周以上　C．血压平稳

D．1 周以上　E．神志清醒

（136～137 题共用题干）

患者女性，66 岁。在家宴请客人时突然跌倒在地，当时意识清醒，自己从地上爬起，后因左侧肢体无力再次跌倒，并出现大小便失禁，随后意识模糊呈嗜睡状态，急诊诊断为脑出血入院。

136．该患者最可能出现的并发症是（　）。

A．呼吸衰竭　B．肾衰竭　C．心力衰

D．脑疝　E．DIC

137．该患者应用 20%甘露醇治疗，其目的是（　）。

A．镇静　B．降低颅内压　C．预防上消化道出血

D．止血　E．降血压

（138～141 题共用题干）

患者男性，55 岁。有高血压病史 20 余年，病人有糖尿病病史 10 余年，有长期吸烟史。因情绪激动出现昏睡，呼之不醒，即送医院急诊。体检：病人意识不清，瞳孔缩小，双眼凝视

一侧，右侧肢体偏瘫，血压 165/95mmHg。呼吸 26 次/min，心率 108 次/min，初步诊断为脑出血。

138．若要确定诊断，最有价值的检查是（　　）。

A．脑血管造影　　B．脑部同位素扫描　　C．头颅 CT 或 MRI 检查

D．头颅 X 线检查　　E．头颅超声波检查

139．在治疗病人的过程中，首要的措施是（　　）。

A．控制脑水肿，降低颅内压　　B．应用止血药，阻止脑内继续出血

C．补充营养　　D．降低血压

E．用中药治疗

140．此时病人最主要的护理诊断是（　　）。

A．躯体移动障碍　　B．气体交换受损　　C．潜在并发症：脑疝

D．言语沟通障碍　　E．有感染的危险

141．通过积极治疗，病人病情稳定，但其右侧上、下肢瘫痪，护士在制定护理计划时**不正确**的是（　　）。

A．为防止再次发生脑出血，不可更换体位

B．患侧手臂维持外展位

C．可用软枕等方法将患肢各关节放置于功能位

D．每天帮助病人或指导家属帮助病人进行瘫痪肢体各关节的被动运动

E．患肢膝下放置小软枕，并将毛巾卷放在髋关节外侧

（142～144 题共用题干）

患者女性，67 岁，高血压 20 余年。突然剧烈头痛、呕吐、迅速昏迷。护理体检发现有三偏征，瘫痪肢体肌张力降低，腱反射消失。

142．脑出血部位最可能的是（　　）。

A．脑桥　　B．蛛网膜下腔　　C．小脑

D．延髓　　E．内囊

143．该病人忽然呼吸变慢乃至停止，两侧瞳孔不等大。护士应考虑其发生了（　　）。

A．室颤　　B．脑出血加剧　　C．脑疝

D．窒息　　E．脑神经损害

144．对该病人紧急处理中**错误**的是（　　）。

A．静脉快速滴注甘露醇　　B．氧气吸入　　C．头部置冰帽

D．应用降压药物将血压降至正常　　E．头部抬高 15°～30°

（145～148 题共用题干）

患者男性，59 岁。既往有高血压病史 10 余年。因大便突发头痛、偏瘫 4h 伴呕吐 2 次。体检：血压 25.6/13.9kPa，左侧上、下肢肌力 0 级，肌张力低下。左侧偏身痛觉减退。

145．最有诊断和鉴别诊断价值的辅助检查是（　　）。

A．颅脑 CT　　B．脑组织活检　　C．头颅 X 线摄片

D．脑电图检查　　E．肌电图检查

146．哪项诊断最为可能（　　）。

A．右侧内囊基底节区出血　　B．左侧内囊基底节区出血

C．右侧大脑中动脉主干栓塞形成　D．小脑出血
E．左侧大脑中动脉栓塞形成

147．哪项治疗原则**不适用**于此例（　）。
A．平衡控制血压　B．保持呼吸道通畅
C．大量静滴高渗葡萄糖溶液，维持高水平血糖，降低颅内压
D．保持大小便通畅　E．请神经外科会诊，协助治疗

148．该患者目前存在的护理诊断有（　）。
A．自理缺陷　B．体液不足　C．恐惧
D．疼痛　E．体温过高

（149～152 题共用题干）

患者男性，26 岁。突然出现意识丧失，全身抽搐，眼球上翻，瞳孔散大，牙关紧闭，大小便失禁，持续约 3min，清醒后对抽搐全无记忆。

149．根据临床征象，该患者可能为（　）。
A．癔症　B．精神分裂症　C．癫
D．脑血管意外　E．吉兰-巴雷综合征

150．对该患者急性发作时的急救处理首先是（　）。
A．遵医嘱快速给药，控制发作　B．注意保暖，避免受凉
C．急诊做 CT、脑电图，寻找原因　D．保持呼吸道通畅，防止窒息
E．移走身边危险物体，防止受伤

151．该患者用药护理**不当**的是（　）。
A．饭后服用以减少胃肠道刺激　B．注意观察副反应
C．坚持长期、规律用药　D．切勿自行停药和减量
E．有选择、联合用药

152．该患者健康指导**有误**的是（　）。
A．生活规律，劳逸结合　B．随身携带简要病情卡
C．减少外出防止意外　D．勿参加带有危险的活动如攀高、游泳
E．饮食易消化富营养

（153～156 题共用题干）

患者男性，36 岁，7 天前曾患上呼吸道感染，进行性四肢无力 3 天，呛咳 1 天。体检：神清，双侧提腭差，咽反射消失，颈软，四肢肌张力低，四肢肌力 1 级，腱反射阴性；双侧肘膝以下针刺觉减退，跖反射未引出，克氏征阳性。

153．该患者最可能的诊断是（　）。
A．脑出血　B．多发性肌炎　C．周期性麻痹
D．急性感染性多发性神经炎　E．重症肌无力

154．哪项辅助检查有助于本病的诊断（　）。
A．新斯的明试验　B．腰穿脑脊液检查　C．血 CPK、LDH
D．头颅 CT　E．心电图和血钾

155．采取哪项护理措施比较适宜（　）。
A．静脉滴注地塞米松　B．静脉滴注复方丹参　C．静脉滴注环磷酰胺

D．静脉滴注氯化钾　　E．静脉滴注抗生素

156．应提出的护理诊断是（　　）。

A．体液不足　　B．恐惧

C．有皮肤完整性受损的危险　　D．急性意识障碍

E．疼痛

B 型题

（157～160 题共用备选答案）

A．延髓中部病变　　B．内囊损害　　C．皮质损害

D．脊髓半侧损害　　E．末梢神经损害

157．病变对侧偏身感觉障碍（　　）。

158．远端对称性感觉障碍（　　）。

159．分离性感觉障碍（　　）。

160．定位觉、两点辨别觉和实体觉障碍（　　）。

（161～165 题共用备选答案）

A．0 级　　B．1 级　　C．2 级

D．3 级　　E．4 级

161．完全瘫痪，其肌力为（　　）。

162．可看到肌肉收缩，但无肢体活动，其肌力为（　　）。

163．肢体可脱离床面，但不能对抗阻力，其肌力为（　　）。

164．肢体能在床上移动，但不能对抗地心引力，不能抬起，其肌力为（　　）。

165．能够对抗阻力，但肌力减弱，其肌力为（　　）。

（166～169 题共用备选答案）

A．偏瘫　　B．交叉瘫　　C．单瘫

D．截瘫　　E．四肢瘫

166．一侧脑干病变可致（　　）。

167．内囊病变可致（　　）。

168．颈段脊髓横贯性损伤可致（　　）。

169．腰部脊髓横贯性损伤表现为（　　）。

（170～171 题共用备选答案）

A．嗜睡　　B．昏睡　　C．意识模糊

D．浅昏迷　　E．深昏迷

170．随意运动消失，对声、光等刺激毫无反应，但强刺激时有痛苦表情，称为（　　）。

171．对各种刺激均无反应，各种反射消失，意识全部丧失，称为（　　）。

（172～173 题共用备选答案）

A．风湿性心脏病　　B．高血压　　C．先天性脑底动脉瘤

D．脑动脉粥样硬化　　E．休克

172．脑出血最常见的病因是（　　）。

173．脑血栓形成最常见的病因是（　　）。

（174～176 题共用备选答案）

A．CT 图像呈低密度影，脑脊液检查为均匀血性
B．CT 图像呈高密度影，脑脊液检查为均匀血性
C．CT 图像呈低密度影，脑脊液检查正常
D．CT 图像呈高密度影，脑脊液检查正常
E．脑膜刺激征阳性

174．脑出血的表现为（　　）。
175．脑缺血的表现为（　　）。
176．蛛网膜下腔出血的表现为（　　）。

（177～179 题共用备选答案）

A．吗啡或哌替啶　B．降低颅内压、控制血压　C．手术治疗
D．抗凝治疗　E．止血治疗

177．脑出血的治疗为（　　）。
178．脑血栓形成的治疗为（　　）。
179．动脉瘤引起的蛛网膜下腔出血的治疗为（　　）。

（180～181 题共用备选答案）

A．短暂性脑缺血发作　B．脑出血　C．蛛网膜下腔出血
D．脑血栓形成　E．脑栓塞

180．有明显脑膜刺激征（　　）。
181．多在安静休息或睡眠时发病（　　）。

（182～184 题共用备选答案）

A．简单的部分性发作　B．复杂的部分性发作　C．精神运动性发作
D．单纯失神发作　E．强直阵挛性发作

182．表现为无理取闹、唱歌、脱衣裸体等，事后不能回忆的是（　　）。
183．突发突止的意识障碍，持续时间短，发作后仍持续原有的动作的是（　　）。
184．以意识丧失和全身抽搐为特征，常发出叫声倒地，眼球上翻，牙关紧闭的是（　　）。

（185～188 题共用备选答案）

A．磁共振成像　B．肌肉活组织检查　C．脑电图检查
D．腰穿脑脊液检查　E．脑血管造影

185．诊断癫痫应选用的检查项目是（　　）。
186．诊断脑血栓形成应选用的检查项目是（　　）。
187．诊断急性感染性多发性神经炎应选用的检查项目是（　　）。
188．诊断蛛网膜下腔出血应选用的检查项目是（　　）。

X 型题

189．对头痛病人的评估应包括（　　）。

A．检查腹膜刺激征　B．头痛的前驱症状
C．头痛发生时的伴随症状　D．头痛的部位
E．头痛发生的时间和持续的时间

190．颅内压增高的临床表现为（　）。
A．双侧瞳孔不等大　B．头痛　C．听力下降
D．视神经乳头水肿　E．喷射性呕吐

191．下列属于复合感觉的是（　）。
A．两点辨别觉　B．痛觉　C．图形觉
D．重量觉　E．定位觉

192．浅神经反射为（　）。
A．膝腱反射　B．肱二头肌反射　C．角膜反射
D．腹壁反射　E．跟腱反射

193．对于有言语障碍的病人应采取的护理措施应包括（　）。
A．运用非语言沟通技巧如身体语言或实物来训练病人理解语言的能力
B．借以书写的方式表达　C．减少与其沟通
D．从复杂语言训练开始　E．训练病人的朗读能力，由简单到复杂，由易到难

194．对肢体瘫痪的患者应采取的护理措施包括（　）。
A．指导病人穿脱衣服时先穿健侧　B．患肢应放在功能位
C．向家属说明锻炼肢体的重要性　D．病情稳定后鼓励患者自己洗漱、移动身体
E．保持床褥整洁干燥

195．对瘫痪患者病情观察的要点主要包括（　）。
A．感觉障碍程度　B．有无并发症　C．肌力障碍程度
D．有无大小便困难　E．有无呼吸困难

196．对排尿困难的患者应采取的护理措施包括（　）。
A．限制病人进水量，1000ml/天以下
B．患者一旦能自行排尿即及时拔除留置尿管
C．每天用消毒棉球擦洗尿道口 1～3 次
D．可按摩膀胱以助排尿
E．留置尿管的患者每 4h 开放一次

197．对昏迷的患者应采取的护理措施应包括（　）。
A．给予低蛋白、高维生素流质饮食
B．确保呼吸道通畅
C．每 2h 翻身一次，防止压疮的发生
D．有大小便失禁、呕吐、出汗时应及时擦洗干净
E．密切观察患者的生命体征及昏迷程度

198．下列哪些是深昏迷的表现（　）。
A．对疼痛刺激有反应　B．无自发动作　C．生理反射存在
D．对光反射消失　E．生命体征平稳

199．腰穿禁忌证包括（　）。
A．颅内压增高和明显视神经乳头水肿　B．怀疑后颅窝肿瘤
C．穿刺部位化脓性感染或脊柱结核　D．血友病
E．格林-巴利综合征

200. 下列对做腰穿穿刺术患者护理正确的是（ ）。
A. 术后可扶病人床边活动
B. 术中密切观察患者生命体征
C. 密切观察脑疝先兆
D. 有颅压增高表现者，让其多饮水
E. 采集标本及时送检

201. 腰椎穿刺术可用于（ ）。
A. 椎管内注射治疗性药物
B. 协助诊断中枢神经系统病变
C. 检查椎管有无阻塞现象
D. 检查脑脊液成分
E. 测定脑脊液压力

202. 缺血性脑血管病包括（ ）。
A. 脑栓塞
B. 蛛网膜下腔出血
C. 脑出血
D. 脑血栓形成
E. TIA

203. 出血性脑血管病包括（ ）。
A. 脑栓塞
B. TIA
C. 脑出血
D. 脑血栓形成
E. 蛛网膜下腔出血

204. 急性脑血管病的危险因素包括（ ）。
A. 高脂、高盐饮食
B. 高龄
C. 精神紧张
D. 嗜烟
E. 酗酒

205. “三偏征”是指（ ）。
A. 偏身感觉障碍
B. 同向性偏盲
C. 偏瘫
D. 听力障碍
E. 言语障碍

206. 蛛网膜下腔出血的临床特点包括（ ）。
A. 脑膜刺激征阳性
B. 突然剧烈头痛
C. 多有偏瘫
D. 多见于青壮年
E. 脑脊液正常

207. 脑血栓形成区别于脑出血的特点包括（ ）。
A. 一般无昏迷
B. 多在安静状态下发病
C. 一般无颅内压增高表现
D. 血压可以正常
E. 脑脊液正常

208. 短暂性脑缺血发作的临床表现包括（ ）。
A. 一侧偏身感觉障碍
B. 一侧单瘫或偏瘫
C. 一侧失明
D. 突发性眩晕
E. 突发性口齿不清

209. 护理急性脑出血病人应注意预防（ ）。
A. 压疮
B. 应激性溃疡
C. 呼吸道感染
D. 心力衰竭
E. 脑疝

210. SAH 病人护理措施正确的是（ ）。
A. 为防发生压疮，2h 翻身一次
B. 避免剧烈咳嗽
C. 呕吐剧烈者应用止吐药
D. 绝对卧床
E. 环境安静

211. 脑血管疾病的死亡率和致残率高，其防治措施可有（ ）。
A. 筛查和积极治疗糖尿病
B. 避免情绪过度激动
C. 积极控制高血压
D. 合理使用抗血小板聚集药

E．控制体重、避免肥胖

212．缺血性脑血管疾病的治疗措施可包括（　　）。

A．发病6h内应用溶栓治疗　B．抗凝治疗
C．降低颅内压　D．降低血黏度，改善微循环
E．早期应用吗啡等镇静药

213．脑出血急性期的治疗原则包括（　　）。

A．防止出血加重　B．控制血压　C．降低颅内压
D．控制脑水肿　E．避免引起心衰

214．出血性脑血管病病人的护理诊断有（　　）。

A．急性意识障碍　B．躯体移动障碍　C．生活自理能力缺陷
D．语言沟通障碍　E．有感染的危险

215．脑出血患者出现下列哪些情况提示有脑疝的可能（　　）。

A．意识障碍加重　B．呕吐频繁　C．血压升高
D．心率变慢　E．烦躁不安

216．癫的临床特点是（　　）。

A．周期性　B．进行性加重　C．节律性
D．发作性　E．重复性

217．全面性强直—阵挛发作的强直期可出现的临床表现有（　　）。

A．瞳孔散大　B．皮肤发绀　C．呼吸暂停
D．意识丧失　E．全身骨骼肌持续痉挛

218．诱发癫发作的因素有（　　）。

A．情绪激动　B．睡眠不足　C．饥饿
D．便秘　E．饮酒

219．脑电图（EEG）对癫的价值在于（　　）。

A．诊断　B．分型　C．估计预后
D．术前定位　E．确定病因

220．癫大发作时应采取的护理措施包括（　　）。

A．用约束带捆扎抽搐的肢体
B．将缠有纱布的压舌板置于患者的上下臼齿之间
C．将患者的头部侧向一边
D．移走患者身旁的危险物品
E．解开衣领、衣扣和腰带

221．癫缓解期保健指导包括（　　）。

A．避免感染　B．坚持长期正规用药
C．生活要有规律，保证充足睡眠　D．避免紧张劳累
E．适当参加活动

222．癫持续状态的护理主要包括（　　）。

A．谨防药物引起呼吸抑制　B．对高热、脑水肿作好相应的护理
C．不可强行喂食　D．防止外伤

E．用药物尽快控制发作

223．癫患者应避免（　）。

A．睡眠不足　B．情绪激动　C．游泳

D．外出　E．驾车

224．急性感染性多发性神经炎脑脊液检查常表现为（　）。

A．无色透明　B．压力正常　C．蛋白显著增高

D．血性　E．细胞显著增高

225．急性感染性多发性神经炎的发病诱因常为（　）。

A．血压增高　B．劳累　C．游泳

D．雨淋　E．饱食

226．吉兰－巴雷综合征病人护理措施包括（　）。

A．鼓励咳嗽、咳痰　B．鼻饲营养　C．瘫痪肢体保持功能位

D．预防压疮　E．使用呼吸机

答　案

A_1型题

1．A　2．B＊　3．D　4．C　5．A　6．A　7．C　8．C
9．B　10．A　11．C　12．A＊　13．E　14．D　15．D　16．B
17．A　18．C　19．B＊　20．A　21．E　22．E＊　23．D　24．E
25．D＊　26．C＊　27．B　28．A　29．B　30．B＊　31．C　32．A
33．E　34．C　35．C＊　36．C　37．B　38．B　39．B　40．C
41．A　42．B　43．C　44．D　45．D　46．D　47．B＊　48．D
49．C　50．A　51．D　52．B　53．B　54．A　55．B　56．E
57．C　58．D　59．D＊　60．D　61．C　62．E　63．E　64．B
65．A　66．D　67．E　68．D　69．E　70．D　71．A　72．A＊
73．B　74．C＊　75．D　76．E＊　77．C　78．A　79．D　80．D＊
81．B　82．C　83．D　84．A　85．E＊　86．D　87．C＊　88．D
89．C＊　90．A　91．A　92．E＊　93．A　94．E　95．A　96．D＊
97．A　98．A　99．E　100．A＊

A_2型题

101．C　102．A　103．E　104．B　105．B　106．A　107．B　108．C
109．D　110．D　111．D　112．E　113．D＊　114．B＊　115．B　116．B
117．D＊　118．A　119．C　120．D　121．C　122．E　123．D　124．B＊
125．B　126．B＊　127．B＊　128．D＊　129．A　130．D　131．B　132．C
133．D

A_3/A_4 型题

134. A * 135. B * 136. D * 137. B * 138. C 139. A 140. C 141. A
142. E 143. C 144. D 145. A 146. A 147. C 148. A 149. C
150. D 151. E 152. C 153. D 154. B 155. A 156. C

B 型题

157. B * 158. E * 159. A * 160. C * 161. A 162. B 163. D 164. C
165. E 166. B * 167. A * 168. E * 169. D 170. D * 171. E * 172. B
173. D 174. B 175. C 176. E 177. B * 178. D * 179. C * 180. C
181. D 182. C 183. D 184. E 185. C 186. A 187. D 188. D

X 型题

189. BCDE 190. ABDE 191. ACDE 192. CD 193. ABE
194. BCDE 195. ABCDE 196. BCDE 197. BCDE 198. BD
199. ABCD * 200. BCE 201. ABCDE 202. ADE 203. CE
204. ABCDE 205. ABC 206. ABD 207. ABCDE 208. ABCDE
209. ABCE 210. BDE 211. ABCDE 212. ABCD 213. ABCD
214. ABCDE 215. ABCDE * 216. DE 217. ABCDE 218. ABCDE
219. ABCD 220. BCDE 221. ABCDE 222. ABCDE 223. ACE
224. ABC 225. BCD 226. ABCDE

部 分 题 解

A_1 型题

2. 偏头痛常表现为搏动性跳痛；蛛网膜下腔出血产生剧烈的头痛，并伴有频繁呕吐；三叉神经痛表现为面部阵发性电击样短促剧痛；眼病性头痛常于午后加重。只有 B 叙述是正确的。

12. 肢体感觉障碍的病人应注意避免接触温度过高或过低的物体，如热水袋和冰块，避免烫伤、冻伤。

19. 护士指导瘫痪病人穿脱衣服时应先穿患侧，并先脱健侧，应穿宽松开身衣服，必要时可用搭扣。

22. 瘫痪患者由于长期卧床，容易发生呼吸道感染、吸入性肺炎等并发症，在护理时应注意保持室内空气流通、保暖，鼓励病人尽量咳嗽、排痰，注意口腔护理，喂食要慢，以免呛入气管。尤其对分泌物较多而咳嗽无力者，应先吸痰后翻身，防止痰液阻塞气道或引起吸入性肺炎。故选项 E 错误。

25. 对瘫痪患者，护士应做好皮肤护理，勤翻身，防止压疮发生；鼓励多饮水，预防泌尿道感染及便秘；尽早开始康复训练，每天对病人的患肢进行被动运动，病情稳定后鼓励病人做主动运动；尤其要注意观察肌肉无力有无侵犯呼吸肌，呼吸肌无力会危及患者生命。故选项 D 错误。

26. 瘫痪患者肢体失去活动能力，又多伴有感觉障碍，使用热水袋易发生烫伤。

30．长期尿潴留或尿失禁昏迷病人应留置导尿管，每4h开放1次。每周给病人更换导尿管1次，拔管后应间歇4～5h后再插入导尿管，以利尿道黏膜恢复。

35．颅内压增高，尤其是有脑疝迹象者是腰椎穿刺的禁忌证，腰椎穿刺放脑脊液容易诱发脑疝。

47．脑出血患者如果出现瞳孔散大、意识障碍加重、血压升高、呼吸不规则、脉搏变慢，均提示病情加重，有发生脑疝的可能。如果患者意识障碍程度变浅，常提示出血已止，病情好转。

59．高血压脑动脉硬化是脑出血的最常见原因；先天性脑动脉瘤是蛛网膜下腔出血最常见的原因；其次是脑血管畸形、血液病等。

72．脑血栓形成患者溶栓治疗时间越早效果越好，超过6h后血栓机化，效果不理想。

74．对脑血栓患者，应采取平卧位，如果头部抬高可加重脑缺血、缺氧；避免情绪激动引起继发性脑出血；鼻饲流质保证营养；注意保暖；头部严禁冷敷，避免加重脑缺血、缺氧。

76．本题考查的知识点是出血性脑血管疾病与缺血性脑血管疾病的临床表现。脑出血多在情绪激动或排便用力时发病，常迅速出现意识障碍；脑血栓形成多在睡眠或安静休息时发病；只有E叙述正确。

80．脑出血发病24～48h内避免搬动，取侧卧位，头部稍抬高，目的是防止加重脑出血，防止颅内静脉回流，从而减轻脑水肿；脑血栓患者取平卧位，可使较多血液供给脑部，头部禁止使用冰袋及冷敷，以免脑血管收缩、血流缓慢而使血流量减少。

85．癫痫持续状态是指大发作在短期内频繁发生，发作间歇期仍有意识障碍，而不是依据发作的频繁程度或每次持续昏迷的时间来诊断。

87．通过脑电图检查在癫发作间歇期亦可出现各种痫样放电，部分性发作病人可出现局灶性痫样放电，常规脑电图记录时间短，目前可应用24h脑电监测。CT和MRI对癫诊断无用，但通过检查可以明确病因。

89．长期用药的癫患者在完全控制发作后应再坚持服药3～5年，然后再考虑逐步停药。

92．癫强直阵挛发作呈持续状态时，应立即让病人就地躺平，解开衣领、衣扣，头偏向一侧保持呼吸道通畅，及时吸氧。

96．高热、缺睡、疲劳、饥饿、便秘、饮酒、大量饮水、闪光、精神刺激和一过性代谢紊乱等情况，都能诱发癫发作。

100．头痛是神经系统最常见的症状之一，是某些脑部严重疾病的信号，身体与神经系统均可出现头痛，精神因素所致的头痛更为常见。因此，大部分头痛没有特异性。

A_2型题

113．脑栓塞多发生在静止期或活动后，起病急骤，多无前驱症状，加之该患者有风湿性心脏病病史，应首先考虑脑栓塞。而脑出血多发生在白天，多有情绪激动等诱发因素，迅速出现意识障碍；蛛网膜下腔出血者表现为剧烈头痛伴喷射性呕吐，一般无肢体瘫痪；TIA一般在24h内恢复正常。

114．眼震、共济失调、吞咽困难、交叉性瘫痪等是椎-基底动脉系统血管闭塞的表现，而颈内动脉系统血管闭塞引起病灶对侧瘫痪、偏身感觉障碍、同侧视觉障碍。脑出血性疾病一般表现有剧烈头痛、呕吐等症状。

117．青年男性，典型高颅压表现（剧烈头痛，伴频繁呕吐），有意识障碍，脑膜刺激征阳性，肢体无偏瘫，符合蛛网膜下腔出血的临床表现特点。

124．老年男性患者，情绪激动诱发疾病，出现意识障碍、典型偏瘫症状，故应首先考虑患者发生了脑出血。护士应将患者头部抬高 30°，以减轻脑水肿；脚无需抬高；左侧卧位可减轻对偏瘫侧肢体的压迫，也减少分泌物误吸。

126．该患者处于脑出血急性期，病情较重，高颅压表现，有发生脑疝危险。因此护理时应注意：绝对安静卧床 4 周以上，尽量减少搬动，减少再出血和脑疝可能；头部略抬高可减轻脑水肿；及时清除口腔分泌物和呕吐物，防止阻塞呼吸道；若 48h 后病情稳定，可进食流质。故选项 B 频繁翻身不妥。

127．急性脑出血病人在发病 24h 内禁食，24h 后如病情平稳，无颅内压增高症状，无上消化道出血者可行鼻饲流质饮食，并做好鼻饲管的护理，每次鼻饲前应抽吸胃液观察有无颜色改变，如发现胃液呈咖啡色，应高度重视并及时通知医生进行处理。

128．动脉硬化性脑梗死病人康复期的护理目标是保持病人情绪稳定，克服不良心理状态，能配合肢体和语言功能的康复训练，语言表达能力和躯体活动能力逐步增强。

A_3/A_4 型题

134．脑出血病人急性期应绝对卧床休息，发病 24～48h 内避免搬动病人，避免各种刺激，各项治疗护理操作应集中进行，防止颅内压升高。

135．对高血压性脑出血病人应强调绝对卧床休息 4～6 周，一切可能增加病人的血压和颅内压的因素均应尽量避免。

136．脑出血患者急性期应严密监测，观察有无颅内压增高的表现，特别是有意识障碍的患者应警惕脑疝的发生。

137．20%甘露醇进入血液后不易从毛细血管渗入组织，可迅速提高血浆渗透压，使组织间液水分向血浆转移，产生组织脱水作用，可降低颅内压。

B 型题

157．病变对侧偏身（包括面部）感觉减退或消失，常见于内囊等处病变，如内囊出血。

158．肢体远端对称性、完全性感觉缺失，呈手套、袜子状分布，常见于末梢神经损害，如多发性神经病。

159．在同一部位痛、温觉受损而触觉、深感觉保存者，称为分离性感觉障碍，常见于延髓中部病变。

160．皮质型感觉障碍的特点是出现对侧精细性复合感觉的障碍，如实体觉、图形觉、两点辨别觉、定位觉障碍。

166～168．一侧脑干病变是一侧脑神经下运动神经元瘫痪及对侧上下肢上运动神经元瘫痪，称为交叉瘫；内囊病变表现为一侧上下肢瘫痪，称为偏瘫；颈段脊髓横贯性损伤表现为双侧上下肢均瘫痪，称为四肢瘫。

170～171．昏迷是最严重的意识障碍，可分为浅昏迷和深昏迷，前者对强刺激可有反应，角膜反射、瞳孔对光反射等可存在；后者各种反射均消失。

177～179．出血性脑血管疾病以降低颅内压、控制血压为主要措施，同时应用止血药；

因动脉瘤引起的蛛网膜下腔出血患者应尽快进行手术治疗；脑血栓形成属于缺血性脑血管疾病，应以抗凝治疗为主。

X 型题

199．腰穿禁忌证：①穿刺部位皮肤软组织或脊柱有感染者；②颅底骨折有脑脊液漏出者；③颅内有占位性病变，伴有颅内压增高，尤其有脑疝迹象者；④高颈位脊髓病变，如肿瘤或脊髓外伤急性期等；⑤血友病。

215．脑出血病人出现剧烈头痛、频繁呕吐、烦躁不安、血压进行性升高、脉搏和心率减慢、呼吸不规则、意识障碍加重、一侧瞳孔散大，提示脑疝先兆表现。

二〇〇九年度卫生专业技术资格考试

内科护理学试题

基 础 知 识

A_1/A_2 型题

1．特发性血小板减少性紫癜血小板的寿命是（　　）。

A．1～3 天　　B．3～5 天　　C．5～7 天
D．7～9 天　　E．7～11 天

2．心绞痛常发生于（　　）。

A．饥饿、进食时　　B．休息、睡眠时　　C．看电视、读书时
D．日光浴时　　E．劳动、情绪激动时

3．肾盂肾炎易感因素不包括（　　）。

A．尿路梗阻　　B．机体抵抗力降低　　C．女性
D．膀胱炎　　E．口腔感染

4．按病因学分类最常见的肺炎是（　　）。

A．细菌性肺炎　　B．病毒性肺炎　　C．真菌性肺炎
D．支原体性肺炎　　E．衣原体性肺炎

5．原发性肾病综合征病理生理变化不包括（　　）。

A．水肿　　B．大量糖尿　　C．高脂血症
D．大量蛋白尿　　E．低蛋白血症

6．引起肝硬化最常见的肝炎类型是（　　）。

A．甲型肝炎　　B．乙型肝炎　　C．丙型肝炎
D．丁型肝炎　　E．戊型肝炎

7．1999 年制订高血压的标准是（　　）。

A．血压 16.33kPa/10.66 kPa　　B．血压 14.55kPa/9.23 kPa
C．血压 13.33kPa/ 8.34kPa　　D．收缩压≥18.65kPa 和（或）舒张压≥11.99kPa
E．收缩压≥20.33kPa 和（或）舒张压≥13.5kPa

8．诱发肝性脑病可能性最小的是（　　）。

A．大量排钾利尿　　B．多次灌肠或导泻　　C．上消化道出血
D．反复放腹水　　E．高蛋白饮食

9．肾脏疾病最常见的症状是（　　）。

A．水肿　　B．血尿　　C．蛋白尿
D．高血压　　E．尿路刺激征

10．原发性肝癌患者肝区疼痛的主要原因是（　）。
A．肝纤维化　　B．肝实质塌陷　　C．肝包膜被牵拉
D．癌肿压迫胆道　　E．门静脉癌栓阻塞

11．支气管哮喘急性发作的常见诱因不包括（　）。
A．剧烈运动　　B．精神压力、情绪激动
C．呼吸道细菌、病毒感染　　D．左心衰　　E．吸入花粉

12．患者男性，45岁。蛋白尿8年，乏力、恶心2个月，平时血压偏高，贫血貌，血压24kPa/14kPa（180mmHg/105mmHg），心肺听诊无异常发现，血Cr1042μmol/L（11.8mg/dl），临床诊断为尿毒症。最可能的病因是（　）。
A．慢性肾盂肾炎　　B．高血压肾小动脉硬化　　C．慢性肾小球肾炎
D．慢性间质性肾炎　　E．急进性肾小球肾炎

13．慢性胃窦炎最主要的病因是（　）。
A．胆汁反流　　B．吸烟　　C．过度饮酒
D．幽门螺杆菌感染　　E．自身免疫反应

14．引起急性胰腺炎最常见的原因是（　）。
A．胆道疾病　　B．胰管梗阻　　C．酗酒
D．暴饮暴食　　E．外伤

15．患者男性，71岁。因晚餐时情绪激动，饭后自感咽部及下颌有“紧缩性发闷”，并放射至颈部，来院急诊前自含硝酸甘油后憋闷感逐渐缓解。最可能的病因是（　）。
A．脑供血不足　　B．颈椎病　　C．咽喉炎
D．心绞痛　　E．心功能不全

16．患者男性，46岁。胃大部分切除术后感头晕、乏力，血红蛋白80g/L，其贫血的原因是（　）。
A．饮食中含铁不足　　B．铁损失过多　　C．体内铁代谢紊乱
D．铁吸收不良　　E．铁需要量增加

17．下列属于Ⅰ型呼衰的是（　）。
A．$PaO_2>60mmHg$，$PaCO_2>50mmHg$　　B．$PaO_2>60mmHg$, $PaCO_2<50mmHg$
C．$PaO_2<60mmHg$，$PaCO_2<50mmHg$　　D．$PaO_2<60mmHg$, $PaCO_2>50mmHg$
E．$PaO_2=60mmHg$, $PaCO_2=50mmHg$

18．癫发作的病理生理基础是（　）。
A．突触抑制功能增高　　B．兴奋性神经递质减少
C．突触间隙的Ca^{2+}内流增多　　D．抑制性神经递质增多
E．脑神经元异常过度同步放电

19．患者女性，40岁。腕、掌指关节疼痛8年，诊断为类风湿关节炎。该患者最先受损的关节组织是（　）。
A．骨组织　　B．软骨组织　　C．滑膜组织
D．韧带　　E．关节囊

20．三偏征是指（ ）。

A．对侧偏身感觉障碍，同侧偏瘫，同侧同向偏盲

B．同侧偏身感觉障碍，同侧偏瘫，对侧同向偏盲

C．同侧偏身感觉障碍，同侧偏瘫，同侧同向偏盲

D．对侧偏身感觉障碍，对侧偏瘫，对侧同向偏盲

E．对侧偏身感觉障碍，对侧偏瘫，同侧同向偏盲

21．肺心病的主要病因是（ ）。

A．阻塞性肺气肿　B．支气管哮喘　C．支气管扩张

D．重症结核　E．肺血管栓塞

22．引起甲状腺功能亢进症最常见的病因是（ ）。

A．亚急性甲状腺炎　B．弥漫性毒性甲状腺肿（Graves 病）

C．结节性毒性甲状腺肿　D．自主性高功能甲状腺腺瘤

E．慢性淋巴性甲状腺炎

23．大咯血窒息首要的护理措施是（ ）。

A．消除心理不良因素　B．保持呼吸道通畅　C．减少活动，保持安静

D．准备好急救药品和器械　E．作镇静、镇咳等对症处理

24．肥胖是指体重指数超过（ ）。

A．20　B．22　C．24

D．26　E．28

25．最具临床意义的门-腔静脉交通支是（ ）。

A．胃底、食管下端交通支　B．直肠下端交通支　C．腹壁交通支

D．肠系膜血管交通支　E．腹膜后交通支

26．系统性红斑狼疮属于（ ）。

A．自身免疫性疾病　B．炎症性疾病　C．免疫缺陷性疾病

D．男性多发的疾病　E．可以治愈的

27．与原发性肝癌的发生关系最密切的是（ ）。

A．肝炎后肝硬化　B．重症肝炎　C．中毒性肝炎

D．心源性肝硬化　E．黄曲霉毒素

28．慢性肾炎主要的发生机制的（ ）。

A．感染引起的直接损害　B．免疫介导炎症　C．细胞免疫异常

D．肾小动脉硬化　E．淀粉样变性

29．慢性阻塞性肺气肿最常见的病因是（ ）。

A．慢性支气管炎　B．支气管哮喘　C．支气管扩张

D．重症结核　E．肺纤维化

30．上消化道出血最常见的病因是（ ）。

A．食管胃底静脉曲张破裂　B．急性胃炎　C．消化性溃疡

D．胃癌　E．食管癌

31．急性腹泻最常见的病因的（ ）。

A．肠道肿瘤　B．肝硬化

C．食物中毒、急性传染病 D．慢性肝炎 E．结肠过敏

32．脑出血最常见的部位为（ ）。

A．延髓 B．内囊 C．脑叶

D．脑室 E．小脑

33．引发冠心病最重要的危险因素是（ ）。

A．高血脂 B．高年龄 C．高血糖

D．高体重 E．大量饮酒

34．成年患者中白血病类型最多见的是（ ）。

A．慢性粒细胞性白血病 B．慢性淋巴细胞性白血病 C．幼淋巴细胞白血病

D．急性粒细胞性白血病 E．急性淋巴细胞性白血病

B 型题

（35～37 题共用备选答案）

A．缺铁性贫血 B．再生障碍性贫血 C．地中海贫血

D．免疫性溶血性贫血 E．巨幼细胞贫血

35．由叶酸和（或）维生素 B_{12} 缺乏所致的贫血是（ ）。

36．由骨髓造血功能障碍导致的贫血是（ ）。

37．由于红细胞内在缺陷导致的贫血是（ ）。

相关专业知识

A_1/A_2 型题

38．以下各因素中，对消化性溃疡发病起决定作用的是（ ）。

A．胃酸、胃蛋白酶增高 B．吸烟 C．饮食失调

D．O 型血型者 E．全身性疾病

39．慢性肾炎的饮食治疗原则正确的是（ ）。

A．高蛋白、低磷 B．低蛋白、低磷 C．高蛋白、高维生素

D．高糖、高脂、高蛋白 E．低蛋白、高脂、高维生素

40．肝性脑病患者灌肠或导泻时应禁用（ ）。

A．肥皂水 B．生理盐水 C．25%硫酸镁

D．乳果糖加水 E．生理盐水加食醋

41．为早期发现肺癌，最常用的检查是（ ）。

A．X 线检查 B．纤维支气管镜检查 C．痰脱落细胞检查

D．淋巴结活检 E．癌胚抗原检查

42．肿瘤患者化疗或放疗期间，最主要的观察项目是（ ）。

A．脱发程度 B．食欲不振 C．皮肤损害

D．血常规检查 E．恶心、呕吐

43．原发综合征胸部 X 线检查最典型的表现是（ ）。

A．分布均匀的粟粒影　　B．多发性薄壁空洞影　　C．哑铃型双极影
D．大片云雾状阴影　　E．肺门阴影明显增重

44．原发性肝癌的血清标志物是（　　）。
A．乳酸脱氢酶　　B．碱性磷酸酶　　C．甲胎蛋白
D．酸性磷酸酶　　E．谷氨酸转肽酶

45．心电图表现为提前出现的QRS波群，宽大畸形，其前无P波，代偿间歇完全的心律失常是（　　）。
A．房性逸搏　　B．室性逸搏　　C．房性期前收缩
D．室性期前收缩　　E．房室交界性期前收缩

46．急性特发性血小板减少性紫癜治疗首选（　　）。
A．糖皮质激素　　B．脾切除　　C．免疫抑制剂
D．输血　　E．抗感染

47．控制轻度哮喘发作首选的药物是（　　）。
A．氨茶碱　　B．青霉素　　C．色甘酸钠
D．地塞米松　　E．沙丁胺醇

48．最常用于确诊心脏瓣膜病的检查是（　　）。
A．心电图　　B．超声心动图　　C．心脏CT
D．心脏X线　　E．动态心电图

49．抢救急性呼吸窘迫综合征患者的最重要的措施是（　　）。
A．常规氧疗　　B．补充血容量　　C．应用利尿剂
D．应用糖皮质激素　　E．呼气终末正压通气

50．关于疱疹性咽峡炎临床特点的描述正确的为（　　）。
A．病原体为腺病毒，好发于春夏季
B．病原体为腺病毒，好发于夏秋季
C．病原体为柯萨奇A组病毒，好发于春夏季
D．病原体为柯萨奇A组病毒，好发于夏秋季
E．可在高校中流行

51．患者，男性，32岁。暴饮暴食后出现腹部剧痛2h，并向腰背部放射，怀疑为急性胰腺炎，首选的化验是（　　）。
A．血清钙、钾测定　　B．尿淀粉酶测定　　C．血清淀粉酶测定
D．血清脂肪酶测定　　E．血常规检查

52．与乙型溶血性链球菌反复感染有关的心脏病是（　　）。
A．肺源性心脏病　　B．慢性风湿性心脏瓣膜病
C．冠状动脉粥样硬化性心脏病　　D．高血压性心脏病
E．病毒性心肌炎

53．气胸行闭式胸膜腔引流，导管安放在（　　）。
A．第二肋间锁骨中线　　B．第四肋间腋中线　　C．第六肋间腋前线
D．第七肋间腋中线　　E．第八肋间腋后线

54．患者男性，36岁。患肝硬化10年。近半月来出现肝增大，持续肝区疼痛不能忍受而

入院。查体：明显消瘦，腹部膨隆，移动性浊音（+），肝肿大，质硬，表面凹凸不平。考虑并发（ ）。

A．上消化道出血　B．电解质紊乱和酸中毒　C．原发性肝癌
D．腹部感染　E．肝肾综合征

55．尿液一般检查应留取（ ）。
A．24h 尿　B．4h 尿　C．上午的尿液
D．晨尿　E．任何时间内的尿液

56．对怀疑脑出血的患者，以下各项检查中，最能明确诊断的是（ ）。
A．脑血管造影　B．脑脊液检查　C．头颅 CT 检查
D．脑电图检查　E．脑部核素扫描

57．成人男性血红蛋白测定正常值为（ ）。
A．80～100g/L　B．100～120g/L　C．120～160g/L
D．160～200g/L　E．200～240g/L

58．正常人肺部叩诊音是（ ）。
A．清音　B．实音　C．鼓音
D．过清音　E．浊音

59．确诊肿瘤最可靠的检查方法是（ ）。
A．B 超　B．CT　C．磁共振成像（MRI）
D．内镜　E．病理检查

60．治疗脑水肿时最常用的脱水剂是（ ）。
A．10%葡萄糖　B．50%葡萄糖　C．20%甘露醇
D．25%山梨醇　E．速尿

61．诊断癫最有意义的检查是（ ）。
A．CT　B．脑电图　C．磁共振成像
D．脑血管造影　E．头部放射性核素

62．胸廓前后径明显增大，甚至与左右径相等，肋间隙增宽，此为（ ）。
A．桶状胸　B．扁平胸　C．鸡胸
D．漏斗胸　E．正常胸廓

63．肠鸣音每分钟超过几次称为肠鸣音亢进（ ）。
A．2 次　B．4 次　C．6 次
D．8 次　E．10 次

64．尿液呈酱油色见于（ ）。
A．急性溶血　B．阻塞性黄疸　C．肝细胞性黄疸
D．服用痢特灵　E．晚期血丝虫病

65．护理体检的目的是（ ）。
A．供评估健康史参考　B．供评估心理和社会因素参考
C．作为判断病人健康问题的依据之一　D．处理健康问题的手段
E．医生诊断工作的辅助手段

66．大便隐血试验检查前对病人的指导**不正确**的是（ ）。

A．避免服用铁剂 B．避免服用动物肝脏
C．避免进食大量绿叶蔬菜 D．勿咽下血性唾液 E．避免食用豆制品

67．有关清洁中段尿培养标本的采集正确的是（ ）。
A．消毒剂清洁外阴 B．使用抗生素药物前收集
C．饮水 1000ml 后采集 D．采集后应留置一段时间后送检
E．停用抗生素后即可收集

68．心电图检查 V_4 导联放置的位置是（ ）。
A．胸骨左缘第 2 肋间 B．胸骨左缘第 4 肋间 C．胸骨右缘第 4 肋间
D．左锁骨中线第 5 肋间 E．右锁骨中线第 5 肋间

69．脑血栓适用溶栓治疗的时间范围为发病后（ ）。
A．6h 内 B．12h 内 C．24h 内
D．48h 内 E．72h 内

70．口服葡萄糖耐量试验（OGTT）的抽血时间是（ ）。
A．口服葡萄糖后 0、0.5、1、2h B．口服葡萄糖后 0.5、1、2、3h
C．口服葡萄糖后 1、1.5、2、2.5h D．口服葡萄糖后 1、2、3、4h
E．口服葡萄糖后 1.5、2、2.5、3h

71．舟状腹可见于（ ）。
A．肝硬化 B．消化性溃疡 C．严重脱水
D．结核性腹膜炎 E．肠麻痹

A_3 型题

（72～73 题共用题干）

患者女性，62 岁。因心前区压榨样疼痛 3h，伴冷汗、恐惧来院急诊。

72．下列护士应立即准备的检查是（ ）。
A．心电图检查 B．B 超检查 C．血液常规检查
D．肝功能检查 E．尿常规检查

73．下列检查中，目前**最不重要**的是（ ）。
A．监测血压 B．心电监护 C．拍 X 线胸片
D．抽血生化送检 E．简单护理体检

B 型题

（74～75 题共用备选答案）

A．大细胞性贫血 B．正细胞性贫血 C．单纯小细胞性贫血
D．大细胞低色素性贫血 E．小细胞低色素性贫血

74．缺铁性贫血的血象特点是（ ）。

75．巨幼细胞贫血的血象特点是（ ）。

（76～77 题共用备选答案）

A．末梢神经损害 B．听神经损害 C．视神经损害
D．胃肠功能障碍 E．肝功能损害

76．利福平主要副作用是（　）。
77．链霉素主要副作用是（　）。
（78～79 题共用备选答案）
A．甲状腺功能亢进症病人　B．2 型糖尿病病人　C．垂体功能不全病人
D．尿崩症病人　E．皮质醇增多症病人
78．高热量饮食适用于（　）。
79．饮食治疗作为基础治疗的是（　）。

专　业　知　识

A_1/A_2 型题

80．慢性肾小球肾炎必有的临床表现是（　）。
A．贫血　B．血尿　C．水肿
D．高血压　E．蛋白尿
81．护理溃疡病急性大出血患者，应特别注意观察（　）。
A．腹痛　B．肠鸣音　C．肛门排气
D．体温　E．血压
82．患者男性，41 岁。既往有溃疡病史 10 年，突然心窝部剧痛并波及右下腹，检查右侧腹，腹膜刺激征明显，最重要的护理措施是（　）。
A．半卧位　B．禁食、胃肠减压　C．输液
D．观察血压、脉搏　E．应用抗生素
83．胃十二指肠溃疡急性大出血的主要表现是（　）。
A．腹痛减轻　B．上腹轻度压痛　C．大量呕血或黑便
D．肠鸣音活跃　E．红细胞比积下降
84．慢性肾衰竭的主要死亡原因**不包括**（　）。
A．贫血　B．肺部感染　C．动脉粥样硬化
D．心力衰竭　E．泌尿系感染
85．支气管哮喘病人居室环境可（　）。
A．铺垫全毛地毯　B．悬挂布料窗帘　C．使用羽毛枕头
D．放置鲜花　E．饲养猫、狗等宠物
86．有利于口服铁剂吸收的维生素是（　）。
A．维生素 B_1　B．维生素 B_{12}　C．维生素 C
D．维生素 E　E．维生素 K
87．大咯血时病人宜采取（　）。
A．咳嗽　B．绝对卧床　C．应用吗啡
D．屏气　E．多交谈
88．风心病二尖瓣狭窄最常出现的早期症状是（　）。
A．劳力性呼吸困难　B．夜间阵发性呼吸困难　C．咯血

D．心悸　　E．脑栓塞

89．病毒性心肌炎病人应避免重体力劳动的时间是在急性期后（　　）。

A．1 年　　B．2 年　　C．3 年

D．4 年　　E．5 年

90．体位引流适用于（　　）。

A．慢性支气管炎病人　　B．支气管哮喘病人　　C．昏迷病人

D．肺炎病人　　E．支气管扩张病人

91．肺炎患者胸痛时宜（　　）。

A．头低脚高位　　B．头抬高 15°，脚抬高 20°

C．平卧位　　D．健侧卧位　　E．患侧卧位

92．心律失常基本的症状是（　　）。

A．胸痛　　B．呼吸困难　　C．晕厥

D．心悸　　E．低血压

93．门静脉高压征患者，一般不放置胃管的理由是以免（　　）。

A．影响休息　　B．引起呕吐　　C．引起出血

D．损失胃液　　E．影响胃肠功能

94．原发性肝癌病人的饮食宜（　　）。

A．高蛋白、高脂肪　　B．高蛋白、高糖　　C．高脂肪、高糖

D．高蛋白、低维生素　　E．高蛋白、高维生素

95．患者男性，34 岁。患十二指肠溃疡病多年。于饱餐后突然出现上腹剧烈疼痛、腹肌紧张及休克。首先应考虑并发（　　）。

A．幽门梗阻　　B．急性胃穿孔　　C．急性胰腺炎

D．急性胆囊炎　　E．慢性胃穿孔

96．短暂性脑缺血发作的持续时间最长不超过（　　）。

A．6h　　B．12h　　C．24h

D．48h　　E．72h

97．糖尿病胰岛素治疗最常见的副作用是（　　）。

A．过敏反应　　B．脂肪萎缩　　C．血管水肿

D．休克　　E．低血糖反应

98．患者男，62 岁。癫大发作。为防止窒息，应采取的护理措施是（　　）。

A．将病人就地平卧　　B．移走身边危险物体

C．将病人头位放低，偏向一侧　　D．迅速喂水、喂药

E．快速静点脱水剂和吸氧

99．某风心病病人，入院时不能从事任何体力活动，休息时也乏力、心悸、气急。其心功能属于（　　）。

A．一级　　B．二级　　C．三级

D．四级　　E．无法判断

100．属于风湿热关节痛特点的是（　　）。

A．固定于少数关节　　B．游走性关节疼痛　　C．活动后减轻

D．活动后缓解　　E．常致关节畸形

101．减轻尿路刺激征的重要措施是（　）。

A．多饮水　　B．卧床休息　　C．听音乐

D．松弛术　　E．膀胱区按摩

102．慢性胃炎患者服用多潘立酮的最佳时间是（　）。

A．晨起空腹　　B．餐前　　C．餐中

D．餐后　　E．睡前

103．上消化道大出血伴休克的首要护理措施为（　）。

A．安定情绪　　B．去枕平卧位　　C．建立静脉通路

D．准备双气囊三腔管　　E．迅速配血

104．患者女，40 岁。半年来出现多食易饥、性情急躁、易激动、失眠、多汗、怕热、消瘦，双眼突出。为病人查体可能发现的是（　）。

A．皮肤粗糙　　B．神经反射亢进　　C．甲状腺肿大

D．毛发稀少　　E．心脏扩大

105．患者女，发热，贫血，皮下出血点，脾大占满腹部，胸骨隐痛。对其高热的护理**不宜**采用（　）。

A．冷盐水灌肠　　B．输液　　C．头部置冰袋

D．酒精擦浴　　E．多饮水

106．患者女，22 岁。患系统性红斑狼疮 2 年，鼻梁及面颊两侧呈蝶形水肿性红斑。正确的护理措施是（　）。

A．病人床位安置在阳光直射的地方　　B．有条件可经常进行日光浴

C．适当使用化妆品掩饰红斑　　D．忌用碱性肥皂清洗面部

E．使用普鲁卡因酰胺等药物

107．患者男，76 岁。患慢性肺心病，近几天神志恍惚，白天嗜睡，夜间兴奋，今晨出现谵妄，肌肉抽搐，昏迷，抢救无效死亡。死亡的主要原因是（　）。

A．呼吸衰竭　　B．心力衰竭　　C．肺性脑病

D．呼吸性酸中毒　　E．上消化道出血

108．对特发性血小板减少性紫癜病人健康教育错误的是（　）。

A．认识本病与自身免疫有关　　B．坚持服药，注意药物不良反应

C．坚持运动，增强体质　　D．定期复查血压，血小板

E．不要使用阿司匹林

109．患者女，70 岁。2 型糖尿病患者。针对其肥胖采取的护理措施正确的是（　）。

A．要求患者卧床休息　　B．强制病人进行饮食控制

C．减少粗纤维食物的摄入　　D．给予低热量、低蛋白、低盐饮食

E．遵医嘱给食欲抑制剂，代谢刺激剂

110．急性肾盂肾炎的临床表现中，**最不可能**出现的是（　）。

A．尿路刺激征　　B．脊肋角压痛　　C．高热畏寒

D．尿液混浊　　E．夜尿增多

A_3型题

（111～112 题共用题干）

患者男，46 岁。患糖尿病 12 年。昨天因高热、咳嗽、咳黄痰，突然感到极度口渴、厌食、恶心、呼吸加速，呼气有烂苹果味。晚上出现四肢厥冷、脉细速、血压下降，随即意识不清，紧急送医院。

111．应首先给予该患者的处理措施是（　）。
A．静脉补充生理盐水　B．静脉应用呼吸兴奋剂
C．加大口服降糖药剂量　D．静脉注射 5%葡萄糖溶液
E．静脉注射 10%葡萄糖溶液

112．此患者这时是出现了（　）。
A．低血糖反应　B．酮症酸中毒　C．乳酸酸中毒
D．急性脑血管意外　E．低血容量性休克

B 型题

（113～114 题共用备选答案）
A．全血细胞减少　B．红细胞及血小板减少
C．红细胞及血红蛋白减少　D．血小板减少，形态异常
E．周围出现幼稚细胞

113．符合再生障碍性贫血的是（　）。
114．符合急性白血病的是（　）。

（115～116 题共用备选答案）
A．贫血重而出血轻　B．贫血与出血相一致　C．贫血轻而出血重
D．有贫血而无出血　E．无贫血而有皮下出血

115．缺铁性贫血的特点是（　）。
116．慢性再生障碍性贫血的特点是（　）。

（117～118 题共用备选答案）
A．高热量、高蛋白、高维生素、低纤维素饮食
B．控制总热量、低糖、低脂、高纤维素饮食
C．低脂、低热量、少盐、粗纤维饮食
D．高蛋白、高维生素、高铁质饮食
E．低热量、低盐、高维生素、易消化饮食

117．糖尿病病人饮食为（　）。
118．慢性心力衰竭病人饮食为（　）。

参 考 答 案

1．A	2．E	3．E	4．A	5．B	6．B	7．D	8．B
9．A	10．C	11．D	12．C	13．D	14．A	15．D	16．D
17．C	18．E	19．C	20．D	21．A	22．B	23．B	24．C

25．A　26．A　27．A　28．B　29．A　30．C　31．C　32．B
33．A　34．D　35．E　36．B　37．C　38．A　39．B　40．A
41．C　42．D　43．C　44．C　45．D　46．A　47．E　48．B
49．E　50．D　51．C　52．B　53．A　54．C　55．D　56．C
57．C　58．A　59．E　60．C　61．B　62．A　63．E　64．A
65．C　66．E　67．B　68．D　69．A　70．B　71．C　72．A
73．C　74．E　75．A　76．E　77．B　78．A　79．B　80．E
81．E　82．B　83．C　84．A　85．B　86．C　87．B　88．A
89．A　90．E　91．E　92．D　93．C　94．E　95．B　96．C
97．E　98．C　99．D　100.B　101．A　102．B　103．C　104．C
105．D　106．D　107．C　108．C　109．B　110．E　111．A　112．B
113．A　114．E　115．D　116．A　117．B　118．E

第二篇　外科护理学

第一章 绪 论

A_1/A_2 型题

1. 不属于外科疾病分类条目的是（ ）。
   A. 感染　B. 损伤　C. 肿瘤
   D. 溃疡　E. 功能障碍性疾病
2. 不属于护理程序基本步骤的是（ ）。
   A. 收集病人身心等方面的健康资料　B. 提出护理诊断
   C. 书写各种护理表格与记录　D. 拟订护理方案与措施
   E. 实施护理计划
3. “以人的健康为中心的全面护理”是（ ）。
   A. 护理程序　B. 整体护理　C. 三级预防
   D. 护理概念　E. 护理理论
4. 某社区对成年妇女定期检查，这属于（ ）。
   A. 防癌普查　B. 预防为主　C. 一级预防
   D. 二级预防　E. 三级预防
5. 属于三级预防的是（ ）。
   A. 骨折固定病人的功能练习　B. 妇女乳房定期检查
   C. 受伤后注射破伤风抗毒素　D. 环境保护及其宣传
   E. 胃液细胞学检查
6. 现代外科护理学的概念是（ ）。
   A. 研究外科领域对人的整体护理　B. 研究围手术期病人的护理方法
   C. 研究外科护理的知识和技术　D. 研究外科护士的职责与任务
   E. 研究外科病人恢复健康的护理方法
7. 护士记录病人资料不符合要求的是（ ）。
   A. 收集资料后需及时记录　B. 描述资料的词语应确切
   C. 内容要正确反映病人的问题　D. 客观资料应尽量用病人的语言
   E. 避免护士的主观判断和结论
8. 研究和发展外科护理学，其最基本的指导思想是（ ）。
   A. 整体护理理论　B. 护理程序
   C. 生物-心理-社会医学模式　D. 现代护理理论
   E. 辩证唯物主义
9. 初级卫生保健又称（ ）。
   A. 基层卫生保健　B. 低级卫生保健　C. 农村卫生保健
   D. 一级卫生保健　E. 综合卫生保健

10．有关一级预防的描述哪项是正确的（　　）。
A．又称临床前预防，是使疾病不致发生
B．主要是对疾病早发现、早诊断、早治疗
C．又称临床预防，即及时采取治疗措施
D．主要是对疾病有效治疗，防止疾病恶化
E．又称病因预防，即采取各种措施控制或消除病因与危险因素

X 型题

11．外科护理学新概念体现在（　　）。
A．遵循整体护理概念　B．运用科学的护理程序
C．接受护理最新知识　D．贯彻三级预防的原则
E．护士素质的全面培养

12．整体护理的内涵是（　　）。
A．对人身、心的全面护理　B．病人的护理和健康人的护理
C．个体人护理和群体人护理　D．生命过程各阶段的护理
E．用药、理疗、功能锻炼、生活等多方面照顾

答　案

A_1/A_2 型题

1．E　2．C　3．E　4．A　5．C　6．A　7．D　8．A　9．A　10．E

X 型题

11．ABD　12．ABCD

第二章　水、电解质及酸碱平衡失调病人的护理

A_1/A_2 型题

1．成年男性体液总量占体重（　　）。

A．20%　　B．30%　　C．40%

D．50%　　E．60%

2．维持细胞外液渗透压主要离子是（　　）。

A．K^+　　B．Ca^{2+}　　C．Mg^{2+}

D．Na^+　　E．Cl^-

3．关于钾的代谢下列哪一项是**错误**的（　　）。

A．钾是细胞内液主要阳离子　　B．钾的排出主要通过肾脏

C．钾的来源全靠食物摄入　　D．碱中毒时钾进入细胞，故细胞外液低钾

E．以上均不对

4．下列哪一种情况**不引起**高渗性脱水（　　）。

A．上消化道梗阻　　B．危重病人给水不足

C．静脉输入大量等渗盐水　　D．高热大汗

E．大面积烧伤早期

5．高渗性脱水造成（　　）。

A．细胞外液向细胞内液转移　　B．细胞内液向细胞外液转移

C．细胞内外液无转移　　D．血浆向组织间液转移

E．以上都不是

6．低钾血症是指血钾最少低于（mmol/L）（　　）。

A．2.5　　B．3.0　　C．3.5

D．4.0　　E．4.5

7．严重低血钾症**不出现**的是（　　）。

A．腹胀、恶心、呕吐、肠鸣音消失　　B．神志淡漠或嗜睡

C．心率缓慢、心律失常　　D．腱反射减弱或消失，出现软瘫

E．心电图 T 波低平，ST 段降低，QT 间期延长

8．低血钾症时，出现下列哪些症状（　　）。

A．肌肉软弱乏力、腱反射减弱或消失

B．腹胀、恶心、呕吐

C．神志淡漠或嗜睡

D．心律不齐，血压下降

E．以上均是

9．某成年病人，腹部手术后，胃肠减压 5 天，每天输 10%GS 2000ml，5%GNS 1000ml，

尿量每天 2000ml。病人诉乏力、嗜睡、腹胀、恶心，心率 110 次/min。问应补充下列何种药物（　）。

A．5%碳酸氢钠　B．10%氯化钙　C．10%氯化钾
D．5%氯化钠　E．ATP

10．静脉补钾浓度一般**不超过**（　）。

A．0.3%　B．0.5%　C．0.8%
D．1%　E．3%

11．低血钾的病因中下列哪一项是**错误**的（　）。

A．长期禁食　B．胃肠液丢失过多
C．长期使用排钾利尿剂　D．大量输入葡萄糖、胰岛素
E．急性肾功能衰竭少尿期

12．引起低钾血症的病因有（　）。

A．摄入不足　B．排出过多　C．体内钾转移
D．碱中毒　E．以上都是

13．正常成人 24h 的液体平衡哪项是**错误**的（　）。

A．总入量 2000～2500ml　B．总出量 2000～2500ml　C．总尿量 1000～1500ml
D．皮肤蒸发 500ml　E．呼吸排出 850ml

14．关于低钾血症的治疗，下列哪一项是**错误**的（　）。

A．口服钾盐最为安全
B．严重缺钾又不能口服者，以 10%氯化钾 10 ml 静脉缓慢推注
C．补液之前应了解肾功能状态，要求尿量在 30 ml/h 以上
D．严重缺钾时，24h 内补钾量也不宜超过 6～8g
E．必要时测定血清钾和进行心电图监护

15．关于低血钾的治疗，下列哪项是**错误**的（　）。

A．术后禁食 2 天以上病人应补钾　B．尿量 30ml/h 以上可方静脉补钾
C．静脉补钾浓度不超过 0.3%　D．静脉补钾速度不超过 60 滴/min
E．严重低血钾应用 10%氯化钾 20ml 静注

16．高血钾的临床表现下列哪一项是**错误**的（　）。

A．肌肉无力，软瘫　B．四肢有麻木和异常感　C．可有呼吸困难
D．有心动过速和心律不齐　E．心电图出现 T 波高尖，QRS 波群异常增宽

17．急性肠梗阻病人出现呼吸深而快，二氧化碳结合力 18mmol/L，可能是（　）。

A．代谢性碱中毒　B．呼吸性碱中毒　C．代谢性酸中毒
D．呼吸性酸中毒　E．以上都不是

18．代谢性碱中毒临床表现下列哪一项是正确的（　）。

A．呼吸深而快　B．可伴有高血钾症状
C．血钙降低而发生手脚抽搐　D．尿液早期呈酸性称反常尿
E．化验：血 PH↑，CO_2CP↓，BE 负值大

19．静脉补液的原则是（　）。

A．先盐后糖　B．先晶后胶　C．先快后慢

D. 见尿补钾　E. 以上均是

20. 下列哪项**不是**观察输液治疗反应的项目（　）。
A. 精神状态　B. 心肺体征　C. 血容量是否恢复
D. 脱水征是否改善　E. 肢体活动

21. 正在输液的病人，如出现呼吸急促，咳嗽，有血性泡沫样痰，表示（　）。
A. 急性肾功衰竭多尿期　B. 输液反应　C. 输液量不足
D. 左心衰竭及肺水肿　E. 严重脱水

22. 静脉切开的护理，塑料导管留置期限为（　）。
A. 3天　B. 7天　C. 9天
D. 11天　E. 14天

23. 静脉切开护理，硅胶导管留置期限为（　）。
A. 3天　B. 7天　C. 10天
D. 14天　E. 21天

24. 成年男性体液的分布下列哪项正确（　）。
A. 占体重的比例大于小儿　B. 占体重的比例少于成年女性
C. 占体重的55%　D. 占体重的60%　E. 占体重的75%

25. 无形失水指（　）。
A. 皮肤蒸发的水分　B. 呼吸蒸发的水分
C. 皮肤和呼吸蒸发的水分　D. 尿频时的尿量　E. 腹泻时的失水

26. 抗利尿激素和醛固酮通过肾脏对水和钠的调节，下列哪项是**错误**的（　）。
A. 抗利尿激素释放增加，水分排出增加
B. 醛固酮分泌增加，钠的排出量减少
C. 两者分泌均减少，水和钠的排出都增加
D. 抗利尿激素分泌增加，可使细胞外液渗透压降低
E. 细胞外液渗透压升高，可促使抗利尿激素分泌增加

27. 高渗性脱水是指（　）。
A. 混合性失水　B. 以缺钠为主　C. 以缺钾为主
D. 以失水为主　E. 以上均不是

28. 一般等渗性脱水者宜输给何种液体（　）。
A. 10%葡萄糖液　B. 11. 2%乳酸钠　C. 右旋糖酐
D. 等渗盐水和葡萄糖液　E. 高渗盐水500ml

29. 输入平衡盐液的主要目的是（　）。
A. 补充血容量　B. 纠正酸中毒　C. 纠正碱中毒
D. 促进K^+进入细胞内　E. 以上都不是

30. 关于补钾下述哪项绝对**不可**（　）。
A. 如能口服最为安全　B. 不能口服时可静脉滴注　C. 尿少不宜补钾
D. 一天总量一般不超过8g　E. 无论浓度高低，都可直接从静脉推注

31. 低钾血症静脉补钾，成人滴速，以多少为宜（　）。
A. 每分钟60滴，每小时不超过1g　B. 每分钟80滴，每小时不超过1.5g

C．每分钟 100 滴，每小时不超过 2g　D．每分钟 40 滴，每小时不超过 0.8g
E．每分钟 20 滴，每小时不超过 0.5g

32．高钾血症致心律失常可静脉注射（　）。
A．等渗盐水　B．平衡盐液　C．10%葡萄糖液
D．10%葡萄糖酸钙液　E．5%碳酸氢钠

33．代谢性酸中毒常因体内何种物质减少所致（　）。
A．体内钠离子减少　B．体内氯离子减少　C．体内钾离子减少
D．体内碳酸氢根减少　E．以上都不是

34．纠正高渗性脱水首选的液体是（　）。
A．5%葡萄糖　B．10%葡萄糖　C．0.9%氯化钠
D．10%氯化钠　E．10%氯化钙

35．纠正低渗性脱水的首选液体是（　）。
A．5%葡萄糖　B．10%葡萄糖　C．0.9%氯化钠
D．10%氯化钠　E．10%氯化钙

36．细胞内液中主要的阳离子是（　）。
A．钠离子　B．钙离子　C．钾离子
D．镁离子　E．铁离子

37．大量输入库存血之后要注意防止（　）。
A．碱中毒和低血钾　B．碱中毒和高血钾　C．酸中毒和低血钾
D．酸中毒和高血钾　E．低血钠和低血钾

38．对高渗性脱水病人应首先输入（　）。
A．平衡液　B．5%葡萄糖　C．林格氏液
D．右旋糖酐　E．3%～5%盐水

39．严重低渗性脱水时，首先应输入（　）。
A．5%葡萄糖盐水　B．3%～5%氯化钠溶液　C．5%葡萄糖溶液
D．10%葡萄糖溶液　E．5%碳酸氢钠

40．高渗性脱水早期临床表现的主要特点是（　）。
A．皮肤弹性差　B．口渴　C．尿少
D．黏膜干燥　E．眼窝凹陷

41．低渗性脱水的病理改变下面哪一项是**错误**的（　）。
A．失钠比例多于失水　B．细胞外液低渗状态　C．细胞外液脱水最严重
D．细胞内水肿　E．细胞内脱水

42．有关正常成人体液平衡的叙述，下列哪个是**错误**的（　）。
A．细胞内液约为体重的 40%　B．细胞外液约为体重的 20%
C．组织间液约为体重的 15%　D．血浆约为体重的 5%
E．它们之间是非动态平衡

43．下面哪个是高渗性脱水的原因（　）。
A．急性肠梗阻　B．剧烈呕吐　C．大面积烧伤
D．高热　E．代谢性酸中毒

44．造成临床病人低血钾的原因，下面哪个是**错误**的（　）。
A．因手术不能进食　B．持续胃肠减压　C．呕吐
D．长期应用糖皮质激素　E．代谢性酸中毒

45．正常成人 24h 的液体平衡哪个是**错误**的（　）。
A．总入量 2000～2500ml　B．总出量 2000～2500ml　C．总尿量 1000～1500ml
D．皮肤蒸发 500ml　E．呼吸排出 500ml

46．正常血浆中钾离子浓度为（　）。
A．3.5～4.5mmol/L　B．4.5～5.5mmol/L　C．3.5～5.5mmol/L
D．4.5～6.5mmol/L　E．5.5～6.5mmol/L

47．血气分析中正常 pH 的范围是（　）。
A．7.25～7.35　B．7.35～7.45　C．7.45～7.55
D．7.50～7.55　E．7.50～7.60

48．正常血浆中钠离子的浓度为（　）。
A．110～115mmol/L　B．115～125mmol/L　C．125～130mmol/L
D．135～145mmol/L　E．145～155mmol/L

49．细胞外液中主要的阳离子是（　）。
A．钾离子　B．钙离子　C．镁离子
D．钠离子　E．铁离子

50．出汗湿透一身衬衣裤时失水量约为（　）。
A．500ml　B．1000ml　C．1500ml
D．2500ml　E．3500ml

51．成人对钠盐的最少日需量为 0.9%的氯化钠溶液（　）。
A．500ml　B．1000ml　C．1500ml
D．2000ml　E．2500ml

52．中度脱水失水量约占体重的（　）。
A．1%～2%　B．2%～4%　C．4%～6%
D．6%～7%　E．7%以上

53．血清钾过低时，常导致（　）。
A．氢离子从远曲小管排出增多　B．氢离子排出降低
C．血清钠增多　D．血 pH 值下降　E．血氢离子无变化

54．成人对氯化钾的日需量一般是（　）。
A．1～2g　B．2～3g　C．3～4g
D．4～5g　E．5～6g

55．将 10%氯化钾 30ml 稀释于 5%葡萄糖溶液中，下列哪份稀释液体量最合适（　）。
A．200ml　B．400ml　C．600ml
D．800ml　E．1000ml

56．当纠正代谢性酸中毒时应特别注意下列哪种离子浓度的改变（　）。
A．钠离子　B．钾离子　C．氢离子
D．氯离子　E．碳酸氢根离子

57．一胃溃疡并幽门梗阻患者，反复呕吐半个月，应考虑合并（ ）。

A．代谢性酸中毒 B．代谢性碱中毒 C．呼吸性酸中毒

D．呼吸性碱中毒 E．代谢性酸中毒合并呼吸性酸中毒

58．肠梗阻病人发病 4 天后入院，血压 8/4kPa，血钠 122mmol/L，血钾 3mmol/L，CO_2CP18mmol/L，处理时首先考虑（ ）。

A．纠正酸中毒 B．补充钾盐 C．急诊手术

D．补充血容量 E．给予升压药

59．成年女性，体重 50kg，肠梗阻，血压 14/9kPa，脉搏 96 次/min，面部潮红，呼吸深快，适宜补充（ ）。

A．全血 B．等渗盐水 C．5%葡萄糖溶液

D．5%碳酸氢钠溶液 E．右旋糖酐

60．某女性患者，60 岁，体重 50kg，因胆石症急性发作，呕吐多次，目前生命体征平稳，尚无明显缺水征象，下列哪项护理诊断比较确切（ ）。

A．体液不足 B．组织灌注量改变 C．有体液不足的危险

D．焦虑 E．心输出量减少

61．男性病人，体重 60kg，反复呕吐。测得血纳 125mmol/L，血钾 3mmol/L，初步诊断为（ ）。

A．低钾血症，高渗性脱水 B．高钾血症，重度缺钠 C．低钾血症，轻度缺钠

D．低钾血症，中度缺钠 E．血钾正常，等渗性脱水

A_3 型题

（62～63 题共用题干）

男性患者，40 岁，体重 60kg。因食管癌饮食困难已有 1 月余，主诉乏力，极度口渴，尿少而色深。检查血压，体温在正常范围，眼窝明显凹陷，唇干舌燥，皮肤弹性差。其他无特殊，血清钠尚无报告

62．该病人的水，电解质失衡诊断为（ ）。

A．轻度高渗性脱水 B．中度高渗性脱水 C．重度高渗性脱水

D．代谢性碱中毒 E．中度等渗性脱水

63．该病人当天的液体补充量（不包括日需量）适宜为（ ）。

A．1500ml B．2000ml C．2500ml

D．3000ml E．3500ml

64．该病人当天补液时应首先补充（ ）。

A．5%葡萄糖等渗盐水 B．5%碳酸氢钠溶液 C．低分子右旋糖酐

D．平衡盐液 E．5%葡萄糖溶液

B 型题

（65～66 题共用备选答案）

A．代谢性酸中毒 B．代谢性碱中毒 C．呼吸性酸中毒

D．呼吸性碱中毒 E．高钾血症

65．手术后并发肺炎可产生（ ）。

66．胰瘘可发生（ ）。

（67～68 题共用备选答案）

A．低渗性缺水　　B．等渗性缺水　　C．高渗性缺水
D．低钾血症　　E．高钾血症

67．急性肠梗阻者，大量呕吐，脉搏细弱，血压下降，是发生（ ）。

68．长期禁食者，每日通过静脉补液，四肢软瘫，肠麻痹，是发生（ ）。

（69～72 题共用备选答案）

A．血液 pH 下降，碳酸氢根离子浓度下降，二氧化碳分压下降
B．血液 pH 上升，碳酸氢根离子浓度上升，二氧化碳分压上升
C．血液 pH 下降，碳酸氢根离子浓度上升，二氧化碳分压上升
D．血液 pH 上升，碳酸氢根离子浓度下降，二氧化碳分压下降
E．血液 pH 下降，碳酸氢根离子浓度下降，二氧化碳分压上升

69．代谢性酸中毒（ ）。

70．代谢性碱中毒（ ）。

71．呼吸性酸中毒（ ）。

72．呼吸性碱中毒（ ）。

（73～76 题共用备选答案）

A．低渗性缺水　　B．等渗性缺水　　C．高渗性缺水
D．低钾血症　　E．高钾血症

73．急性肠梗阻易发生（ ）。

74．长期禁食病人，每天静脉滴注 5%葡萄糖等渗盐水者可致（ ）。

75．大量出汗易致（ ）。

76．急性肾功能衰竭时，可引起（ ）。

X 型题

77．低钾血症病人可出现（ ）。

A．肌肉无力　　B．血压下降　　C．腹胀
D．呼吸困难　　E．心动过缓

78．高钾血症的心电图改变是（ ）。

A．PR 间期缩短　　B．QT 间期延长　　C．出现 U 波
D．ST 段降低　　E．T 波高尖

79．低钾血症可见于（ ）。

A．长期不能进食者　　B．严重呕吐病人
C．急性肾衰竭少尿期病人　　D．代谢性碱中毒病人
E．大量注射葡萄糖，并与胰岛素合用者

80．成年病人，肢体软弱无力，呼吸深而快，心率 110 次/min，尿少，血 pH7.30，PCO2 5.3kPa，CO_2CP 15mmol/L，血清钠 130mmol/L，血清钾 3.2mmol/L，血氨 110mmol/L，诊断为（ ）。

A．低渗性脱水　　B．低钾血症　　C．代谢性酸中毒
D．呼吸性酸中毒　　E．代谢性碱中毒

81．男性十二指肠瘘病人，全身情况差，反应迟钝，软弱无力，眼窝凹陷，呼吸较深快。每天从瘘口漏出消化液约 2500ml。检查血清钠 120mml/l，血清钾 3.0mmol/l，CO2CP 13mmol/L，护士分析该病人体液失衡的状况包括（　　）。

A．低渗性脱水　　B．低钾血症　　C．代谢性酸中毒
D．等渗性脱水　　E．代谢性碱中毒

答　案

A_1/A_2 型题

1．E　2．D　3．E　4．C　5．B　6．C　7．C　8．E　9．C
10．A　11．E　12．E　13．E　14．B　15．E　16．D　17．C　18．B
19．E　20．E　21．D　22．B　23．C　24．D　25．C　26．A　27．D
28．D　29．A　30．E　31．A　32．D　33．D　34．A　35．C　36．C
37．D　38．B　39．A　40．B　41．D　42．E　43．D　44．E　45．E
46．C　47．B　48．D　49．D　50．B　51．A　52．C　53．A　54．B
55．E　56．B　57．B　58．D　59．D　60．C　61．D

A_3 型题

62．B　63．A　64．E

B 型题

65．C　66．A　67．B　68．D　69．A　70．B　71．C　72．D　73．B
74．D　75．C　76．E

X 型题

77．ACDE　78．BE　79．ABDE　80．ABC　81．ABC

第三章　休克病人的护理

A_1/A_2 型题

1．各类休克的共同点为（　）。

A．血压下降　B．有效循环血量的急剧减少

C．皮肤苍白　D．四肢湿冷　E．烦躁不安

2．所谓有效循环血容量是指（　）。

A．在微循环内的总血量　B．全身总血量

C．单位时间内通过心血管系统进行循环的血量

D．在动脉内的血量　E．在静脉内的血量

3．休克病人采取何种体位最为合理（　）。

A．头低 15°，足高 25°　B．平卧位

C．头躯干抬高 20°～30° 下肢抬高 15°～20°

D．侧卧位　E．下肢低垂 10°～15°

4．治疗烧伤休克的主要措施是（　）。

A．止痛　B．补液　C．吸氧

D．抗感染　E．正确处理创面

5．休克病人应用血管活性药物的主要作用是（　）。

A．提高心脏前负荷　B．增加心脏后负荷　C．增加心肌收缩力

D．提高组织的血液灌流量　E．降低组织代谢

6．在治疗失血性休克中补充血容量时，最佳晶体液为（　）。

A．5%葡萄糖溶液　B．5%葡萄糖盐水　C．平衡盐溶液

D．10%葡萄糖溶液　E．4%苏打溶液

7．应用血管扩张剂前最需要注意（　）。

A．测血压　B．了解尿量　C．控制输液

D．补足血容量　E．调整体位

8．休克的治疗原则下列哪项应**除外**（　）。

A．尽早去除引起休克的原因　B．尽快恢复有效循环血量　C．纠正微循环障碍

D．增加心脏功能　E．及时应用血管收缩机

9．如患者中心静脉压正常，血压低，而不肯定是心功能不全或血容量不足时，下列哪项应先行处理（　）。

A．减慢输液　B．暂停输液　C．强心治疗

D．补液实验　E．继续观察

10．改善微循环最好进行下列哪项处理（　）。

A．纠正酸中毒　B．大量激素　C．扩容和应用扩血管剂

D．控制输液量和应用缩血管剂 E．强心利尿

11．休克病人尿量大于多少提示休克好转（ ）。

A．10ml/h B．30ml/h C．50ml/h
D．70ml/h E．100ml/h

12．补液试验为取等渗盐水 250ml，一般在多少分钟内经静脉滴入（ ）。

A．5～10min B．5min 内 C．30min
D．45min E．60min

13．定期测量血压，可以帮助判断有无休克及其程度，下列哪项表示存在休克（ ）。

A．血压逐渐下降，收缩压＜100mmHg，脉压＜20mmHg
B．收缩压＜95mmHg，脉压＜40mmHg
C．血压逐渐下降，收缩压＜90mmHg，脉压＜20mmHg
D．收缩压＜100mmHg，脉压＜30mmHg
E．收缩压＜95mmHg，脉压＜30mmHg

14．下列关于休克的叙述中，哪项是正确的（ ）。

A．通常在迅速失血超过全身总血量的 10%时即出现休克
B．失血性休克时，应首先快速输入 10%～50%葡萄糖溶液，然后大量输血
C．损伤性休克不属于低血容量性休克
D．感染性休克多是革兰氏阴性杆菌所释放的内毒素引起的内毒素性休克
E．感染性休克的治疗原则是首先控制感染

15．对严重脱水，低血容量性休克患者可采取（ ）。

A．两条静脉通路快速输液 B．10～15ml/min 的速度补液
C．静脉切开输液 D．深静脉插管补液
E．以上都对

16．休克病人输液后观察其治疗反应有（ ）。

A．精神状态 B．有无输液反应与皮下水肿
C．有无心肺体征 D．脱水是否改善与血容量是否恢复
E．以上都对

17．急性肠梗阻易引起何种休克（ ）。

A．失血性休克 B．过敏性休克 C．低血容量性休克
D．神经性休克 E．心源性休克

18．休克病人中心静脉压＜0.49kPa 时提示（ ）。

A．血容量正常不需输液 B．血容量不足需加快输液
C．心功能不全需减慢输液 D．肾功能不全需限制输液
E．周围血管收缩需要扩血管药

19．下列哪项**不是**休克期的微循环变化（ ）。

A．乳酸，组织胺类释放使毛细血管前括约肌扩张
B．血液淤滞于毛细血管床中
C．血浆向毛细血管外渗出
D．血液浓缩血流缓慢

E．产生广泛的微血栓

20．休克时少尿或无尿的主要原因是（　　）。

A．肾血流量锐减肾小球滤过率降低

B．代谢性酸中毒

C．饮水量太少

D．肾上腺分泌醛固酮增加

E．血液黏稠度增加

21．男性，45 岁，十二指肠溃疡，突发大量呕血大约 700ml，病人烦躁，面色苍白，皮肤湿冷，血压 14/12kPa，心率 102 次/min，其表现属于（　　）。

A．休克早期　B．休克期　C．休克晚期

D．未发生休克　E．虚脱

22．抗休克治疗时对改善肾缺血有利的药物是（　　）。

A．去甲肾上腺素　B．肾上腺素　C．多巴胺

D．麻黄素　E．去氧肾上腺素

23．休克早期的临床表现是（　　）。

A．表情淡漠　B．发绀，四肢厥冷　C．血压下降，脉速

D．脉压小，尿量减少　E．抽血时血液易凝固

24．休克病人使用血管扩张药必须具备的条件是（　　）。

A．纠正酸中毒　B．心功能正常　C．补充血容量

D．先用血管收缩药　E．与皮质激素同用

25．休克病人微循环衰竭期的典型临床表现是（　　）。

A．表情淡漠　B．皮肤苍白　C．尿量减少

D．血压下降　E．全身广泛出血

26．休克病人并发休克肺时的典型表现是（　　）。

A．进行性呼吸困难　B．代谢性酸中毒　C．肺呼吸音降低

D．肺湿性啰音　E．发绀

27．下列关于休克护理**不妥**的是（　　）。

A．平卧位　B．常规吸氧　C．给热水袋，保暖

D．观察每小时尿量　E．每 15min 测血压、脉搏一次

28．王先生，因失血性休克正在输液。现测得 CVP4.8cmH_2O（0.47kPa），BP90/55mmHg（12/7.3 kPa）。应采取的措施是（　　）。

A．加快输液速度　B．减慢输液速度　C．应用强心药物

D．应用去甲肾上腺素　E．静脉滴注多巴胺

A_3/A_4 型题

（29～30 题共用题干）

男，40 岁，因车祸发生脾脏破裂，失血性休克，准备进行手术。

29．在等待配血期间，静脉输液适宜首选（　　）。

A．5%葡萄糖溶液　B．5%葡萄糖等渗盐水　C．平衡盐溶液

D．林格液　E．5%碳酸氢钠

30．在下列抗休克措施中，**错误**的是（　）。

A．吸氧，输液　B．放置热水袋加温　C．平卧位

D．测每小时尿量　E．测中心静脉压

（31～33 题共用题干）

成年男性，烧伤面积 60%左右，伤后 8h 入院，曾经给输液 1000ml 和注射哌替啶等治疗。住院检查：血压 9/6 kPa，脉搏 146 次/min，呼吸 34 次/min，神志不清，面色苍白。

31．此时护理评估多为（　）。

A．失血性休克　B．低血容量性休克　C．创伤性休克

D．感染性休克　E．神经性休克

32．最紧急的抢救措施是（　）。

A．送手术室进行创面处理　B．即刻应用升压药　C．迅速补充血容量

D．迅速纠正酸中毒　E．大剂量抗生素抗感染

33．护理中下列哪项检测最简单最有意义（　）。

A．血压数值　B．尿量变化　C．测中心静脉压

D．脉搏快慢　E．体温

B 型题

（34～35 题共用备选答案）

A．中心静脉压低，血压低　B．中心静脉压高，血压低

C．中心静脉压高，血压正常　D．中心静脉压低，血压正常

E．中心静脉压正常，血压低

34．提示血容量严重不足的是（　）。

35．说明血管过度收缩的是（　）。

X 型题

36．休克代偿期的微循环变化是（　）。

A．微动脉、微静脉收缩　B．动、静脉短路开放　C．静脉回心血量增加

D．组织灌注量减少　E．微动脉扩张，微静脉收缩

37．休克病人适宜采取的体位是（　）。

A．平卧位　B．半卧位　C．仰卧中凹位

D．截石位　E．侧卧位

38．休克的病情观察中，提示病情恶化的表现是（　）。

A．烦躁不安转为安静　B．面色由发绀转为红润　C．血压上升，呼吸费力

D．尿量每小时超过 30ml　E．感染性休克高热骤降到常温以下

39．休克的预防，下列哪些措施正确（　）。

A．应少搬动病人　B．床上病人因剧痛均可注射吗啡

C．大手术在麻醉前就先输液　D．一旦血压下降应立即用升压药维持

E．骨折肢体应现场固定

40．休克病人的护理诊断“组织灌流量改变”，其依据是（　　）。
A．四肢湿冷　　B．面色苍白或发绀　　C．尿量减少
D．烦躁不安　　E．四肢动脉搏动微弱或消失

答　　案

A_1/A_2 型题

1．B　2．C　3．C　4．B　5．D　6．B　7．D　8．D　9．D
10．C　11．B　12．A　13．C　14．D　15．E　16．E　17．C　18．B
19．E　20．A　21．A　22．C　23．D　24．C　25．E　26．A　27．C
28．A

A_3/A_4 型题

29．B　30．B　31．B　32．C　33．B

B 型题

34．A　35．C

X 型题

36．ABCD　37．AC　38．CE　39．ACE　40．ABCDE

第四章　外科营养支持病人的护理

A_1/A_2 型题

1．关于饥饿时机体代谢的变化，下述哪项是**错误**的（　　）。

A．机体的代谢率升高

B．机体储存的肝糖原 24h 内即被耗尽

C．初期蛋白质分解增加，几天后分解减少

D．脂肪水解是机体组织主要的供能方式

E．蛋白质分解释出的氨基酸参与糖异生过程

2．能最早反映营养不良的指标是（　　）。

A．体重　　B．血液血红蛋白值　　C．血浆清蛋白值

D．血浆前清蛋白值　　E．三头肌皮皱厚度

3．外科病人进行营养支持时应首选（　　）。

A．肠内营养　　B．周围静脉营养　　C．中心静脉置管营养

D．完全肠外营养　　E．部分肠外营养

4．肠内营养的严重并发症是（　　）。

A．误吸　　B．高血糖　　C．补水不足

D．肠道功能紊乱　　E．低血糖

5．关于肠内营养的护理，正确的是（　　）。

A．要素饮食配妥后，放于 4℃以下的环境中暂存

B．要素饮食稀释后应于 48h 内用完

C．持续喂养时用 50ml 注射器每 4h 冲洗试管 1 次

D．肠内营养液一般由小剂量、高浓度、低速度开始输入胃肠道

E．输注速度应先快后慢

6．关于肠内营养的论述，下列哪项**错误**（　　）。

A．肠内营养利于保护肠黏膜屏障功能

B．配置肠内营养液时，应使用严格的无菌技术

C．明确营养管的位置无误时，才能输注营养液

D．出现胃肠道反应即改用全肠外营养

E．可以经肠内营养管给药

7．肠内营养的护理措施**错误**的是（　　）。

A．要素饮食每天在无菌环境下配置，放于 4℃以下的环境中暂存

B．营养液一般由小剂量、低浓度、低速度开始输入胃肠道

C．采用鼻胃管管饲者，喂食时应将病人头部抬高 15°～30°

D．盛营养液的容器即滴注管应每天更换

E．营养液温度适宜（38～40℃）；浓度由20%渐增至50%

8．肠外营养滴速，首日一般为（ ）。

A．40ml/h　B．60ml/h　C．80ml/h

D．100ml/h　E．120ml/h

9．关于肠外营养的检测，**错误**的叙述是（ ）。

A．每1～2周应检测1次肝肾功能

B．每1～2周应测1次血电解质、血糖及血气分析

C．应记录每日液体出入量、摄入热量及各种营养成分含量

D．每1～2周查一次体重、血淋巴细胞计数、血浆蛋白等

E．有条件时测氮平衡情况

10．胃癌并幽门梗阻需长期营养支持，应首选（ ）。

A．鼻肠管管饲　B．鼻胃管管饲　C．空肠造口管饲

D．胃造口管饲　E．经颈食管造口管饲

11．关于肠外营养的叙述，正确的是（ ）。

A．肠外营养时，应首选中心静脉置管营养

B．不要经中心静脉导管给药、输血或取血

C．怀疑导管脓毒症时，继续观察并用大量抗生素

D．肠外营养能避免发生糖代谢紊乱

E．应将葡萄糖、氨基酸和脂肪乳剂依次单独输入

12．男性老年病人，在鼻胃管管饲过程中突然频咳，咳出泡沫样痰，心悸。口唇发绀。心率120次/min，呼吸30次/min，胸部咳闻及少许湿啰音。应首先考虑（ ）。

A．病人对食物过敏　B．管饲液误吸　C．肺水肿

D．心力衰竭　E．病人精神紧张

13．女性病人，行肠外营养第5天，出现寒战、高热，恶心呕吐。血压曾降至80/50mmHg，脉搏细数。请问最可能发生哪种并发症（ ）。

A．损伤性并发症　B．感染性并发症　C．代谢性并发症

D．胃肠道并发症　E．过敏性并发症

A3型题

（14～16题共用题干）

病例：男性病人，42岁、头面部深Ⅱ度烧伤，目前进食困难，需进行营养支持。

14．该病人应首先考虑何种方式补充营养（ ）。

A．鼻胃管　B．胃造口　C．鼻肠管

D．中心静脉　E．周围静脉

15．营养液开始输入后，应给与病人几天的适应时间才能增加量和浓度（ ）。

A．1～2天　B．2～3天　C．3～4天

D．5～6天　E．7～10天

16．该病人最易发生的营养支持治疗的并发症为（ ）。

A．恶心、呕吐　B．低血压　C．高血糖

D．低血糖　　E．胆囊结石

B 型题

（17～18 题共用答案）

A．中心静脉置管　　B．周围静脉　　C．口服

D．鼻饲　　E．肠造口

17．急性肾衰的病人营养支持应考虑首选（　）。

18．高位肠瘘的病人的营养应考虑首选（　）。

X 型题

19．中心静脉插管营养支持时出现感染，下列做法正确的是（　）。

A．应及时拔出导管

B．拔管后立即进行细菌培养以明确致病菌

C．可不必拔管，严密观察病情，同时应用抗生素

D．拔管后立即更换其他位置进行静脉置管继续输入

E．拔管后不宜再进行静脉置管营养支持

20．肠内营养支持的病人可能表现（　）。

A．恶心呕吐　　B．腹痛　　C．腹泻

D．高血糖　　E．低血糖

答　案

A_1/A_2 型题

1．A　2．D　3．A　4．A　5．A　6．D　7．E　8．B　9．B

10．C　11．B　12．B　13．B

A_3 型题

14．A　15．C　16．A

B 型题

17．D　18．E

X 型题

19．AB　20．ABCDE

第五章　多器官功能衰竭综合征病人的护理

A 型题

1．关于 MODS 以下正确的是（　　）。

A．凡有两个或两个以上的重要器官功能衰竭即是 MODS

B．肝脏损害往往是首发器官

C．全身性炎症反应（SIRS）只表现在感染而与损伤无关

D．肠道细菌/内毒素移位可触发（SIRS）.但不会导致 MODS

E．以上都是错的

2．关于 MODS 以下叙述不正确的是（　　）。

A．当病人出现创伤、休克、严重脓毒症时，应警惕有可能并发 MODS

B．对病人的救治必须有整体观念

C．急性创伤时，只要出现呼吸困难，就可以诊断为 ARDS

D．病因治疗是防治 MODS 的首要措施

E．防治感染是预防 MODS 极为重要的措施

3．关于多器管功能不全综合征（MODS）以下错误的是（　　）。

A．MODS 常指急性疾病过程中发生的两个或两个以上主要器官功能不全

B．其特点之一是急性

C．死亡率高

D．凡是两个或两个以上的主要器官功能不全就是 MODS

E．MODS 最好的治疗是预防

4．关于急性肾衰竭（ARF）以下正确的是（　　）。

A．肾前性肾功能不全，尿比重通常小于 1.010

B．急性肾衰一定伴有少尿

C．血液滤过是治疗严重酸中毒的最佳方法

D．严重创伤并发 ARF 时要严格控制蛋白质摄入

E．以上都正确

5．急性肾衰竭时以下错误的是（　　）。

A．机体代谢产生的固定酸需通过肾排出体外，因此，ARF 经常会导致酸中毒

B．因磷排泄减少，导致钙吸收减少，出现低钙血症

C．病人易出现负氮平衡，因此，补氮量愈多愈好

D．血液透析的优点是能快速清除过多的水分、电解质和代谢产物

E．高血钾时见效最快的方法是静脉内注入钙离子

6．ARF 少尿期治疗以下错误的是（　　）。

A．限制水分，防治高血钾

B．血液滤过是治疗严重酸中毒的最佳方法
C．腹膜透析治疗适于所有的病人且效果最佳
D．严格控制感染
E．维持营养，补充适量热卡和蛋白质

7．ARF 病人出现高钾血症时，其治疗以下不正确的是（　）。
A．血钾超过 6.5mmol/L 立即进行血液透析
B．10%葡萄糖酸钙静脉推注
C．5%碳酸氢钠 100ml 静脉滴注
D．葡萄糖-胰岛素混合液静脉滴注
E．口服钠离子或钙离子交换树脂

8．治疗 ARF 以下不正确的是（　）。
A．有效的治疗基于正确的诊断。不同原因所致 ARF 需要不同的治疗方法
B．对于肾前性 ARF，简单而有效的方法就是补充血容量
C．尿路梗阻患者必须解除梗阻
D．在对 ARF 的保守治疗中，纠正水电解质酸平衡紊乱十分重要
E．一旦确认急性肾衰竭，立即行血液透析治疗

9．治疗急性呼吸窘迫综合征以下错误的是（　）。
A．主要支持呼吸的方法用呼吸机进行呼气末正压通气
B．因正压在通气使回心血量减少，所以要大量快速输液
C．防治感染是重要措施
D．可选用改善肺循环的药物
E．纠正低氧的同时，应兼顾其他主要器官功能的支持治疗，防止 MODS

10．有关 ARDS 的诊断以下错误的是（　）。
A．有诱发 ARDS 的基础病因，如严重创伤，脓毒症等
B．急性呼吸困难节律频速
C．胸片示双肺有弥漫性浸润病灶
D．一般的氧疗其低氧难以纠正
E．动脉血气分析是正常的

11．关于 ARDS 以下说法最正确的是（　）。
A．有明显的呼吸困难　B．呼吸频率增快
C．有发绀征象，并有烦躁不安　D．是急性呼吸衰竭的一种类型
E．动脉血气检查异常

12．多器官功能障碍常最先累及的器官是（　）。
A．心　B．肺　C．脑
D．肾　E．脾

13．下列哪种属于多器官衰竭的是（　）。
A．肺心病　B．肺性脑病　C．肝肾综合征
D．尿毒症　E．挤压综合征

14．为预防急性肾衰竭，下列外伤病人应从静脉输入碱性溶液以碱化尿液的是（　）。

A．前臂裂伤　　B．肾挫伤　　C．大腿挤压伤
D．肋骨骨折　　E．头皮撕脱伤

15．多系统器官衰竭最早发现于（　　）。
A．休克　　B．严重感染　　C．严重创伤
D．大手术后　　E．机体免疫力低下

16．MODS 是指（　　）。
A．一种新的难治的临床综合征
B．发生于大手术和严重创伤的综合征
C．多发性创伤同时损伤了多个器官而引起的疾病
D．急性危重疾病后短时间内不止一个系统或器官发生功能障碍的综合征
E．一个器官衰竭导致另一些器官相继衰竭

17．MODS 最常见的病因是（　　）。
A．营养不良　　B．严重创伤和感染　　C．输液过多
D．免疫力低下　　E．吸氧浓度过高

18．呼吸功能障碍在 MODS 中出现较早，一般出现在创伤和感染发生的（　　）。
A．12～24h 内　　B．12～46h 内　　C．24～72h 内
D．46～72h 内　　E．72h 后

19．MODS 时肾脏的主要表现为（　　）。
A．急性肾功能衰竭　　B．慢性肾功能衰竭　　C．急性肾小管功能障碍
D．肾小球滤过率急剧下降　　E．肾小管酸中毒

20．MODS 时不存在的肾功能障碍是（　　）。
A．少尿或无尿　　B．尿钠降低　　C．氮质血症
D．蛋白尿　　E．血肌酐升高

21．MODS 时免疫系统（　　）。
A．保持正常功能　　B．处于全面抑制状态
C．外周血淋巴细胞增多　　D．B 细胞分泌抗体能力增强
E．T_H/T_S 比例升高

22．下列器官损害被认为是 MODS 形成的一个发源地的是（　　）。
A．肺　　B．肾脏　　C．胃肠道
D．肝脏　　E．胰腺

23．关于 MODS 的防治原则，错误的是（　　）。
A．鼓励病人及早经口摄食　　B．提高饮食中芳香族氨基酸的比例
C．正确及时使用有效抗生素　　D．酌情使用小分子抗氧化剂
E．适当使用炎症介质的阻断剂和拮抗剂

24．肺部感染引起的 MODS 多见于（　　）。
A．老年人　　B．青壮年　　C．婴儿
D．新生儿　　E．幼儿

25．由腹腔脓肿或肺部侵袭性感染引起的 MODS 多见于（　　）。
A．老年人　　B．青壮年　　C．婴儿

D．新生儿　　E．幼儿

X 型题

26．以下叙述正确的是（　　）。

A．急性肾衰竭 60%与创伤和手术有关

B．严重挤压伤易导致急性肾衰竭甚至 MODS

C．MODS 发病与组织缺血-再灌损伤以及全身性炎症反应有关

D．ARDS 的有效治疗之一是选择呼气未正压通气（PEEP）

E．创伤、烧伤、严重脓毒症以及大手术，通常是引起 MODS 的高危因素

27．治疗应激性溃疡出血时非手术疗法包括（　　）。

A．留置胃管以冷盐水灌洗清除血液及血块，随即局部用收缩血管药物

B．静脉注射抑酸剂

C．局部止血

D．失血多时，应注意补充血容量

E．治疗感染和其他器官功能支持治疗，改善病人全身状态

28．预防 ARF 应注意（　　）。

A．注意高危因素：如创伤、大手术、全身感染、各种休克及肾毒性物质

B．积极纠正水、电解质和酸碱平衡失调

C．积极有效的处理原发病

D．在进行影响肾血流手术前，应扩充血容量，同时适当应用扩肾血管药物，如小剂量多巴胺

E．出现少尿时先试用补液试验

29．有关 MODS 的发病基础，以下正确的是（　　）。

A．大的创伤、烧伤和大手术等导致组织损伤　　B．严重脓毒症

C．各种原因休克、或心肺复苏后　　D．重症出血坏死性胰腺炎

E．大量输血、输液

30．关于多器官功能不全综合征（MODS），以下正确的是（　　）。

A．发病时存在着全身性损害因素

B．救治急症的某些治疗措施可诱发或加重 MODS

C．肝脏的损害往往易被忽视

D．MODS 有特异性治疗措施

E．胃肠道常是 MODS 靶器官，同时也是病因的起源部位

31．多器官功能不全综合征的特点有（　　）。

A．发现急　　B．发病缓　　C．多复发

D．病死率高　　E．病死率低

32．哪些可引起全身炎症反应综合征（SIRS）（　　）。

A．感染　　B．缺血再灌注损伤　　C．内毒素血症

D．组织创伤　　E．以上都不是

33．MSOF 的诱因有（　　）。

A. 输液过多　B. 吸氧浓度过高　C. 机体抵抗力明显低下
D. 败血症　E. 以上都不是

34. MODS 和 MOF 时，肺部的形态改变有（　）。
A. 肺水肿　B. 肺出血　C. 肺不张
D. 肺泡内透明膜形成　E. 以上都不是

35. MODS 病人肝脏的功能代谢变化主要表现为（　）。
A. 肝脏对毒物的清除能力下降　B. 黄疸
C. 肝脏的能量产生障碍　D. 血中内毒素水平升高
E. 以上都不是

36. MODS 病人肾脏的功能变化有（　）。
A. 少尿或无尿　B. 氮质血症
C. 血尿素氮和血肌酐升高　D. 水、电解质和酸碱平衡紊乱
E. 以上都不是

37. MODS 的发病与多个环节障碍有关（　）。
A. 缺血-再灌注损伤　B. 肠屏障功能受损及细菌移位　C. 细胞代谢障碍
D. 全身失控性炎症　E. 以上都不是

38. MODS 与 MOF 时器官微循环灌注障碍的机制是（　）。
A. 氧弥散障碍　B. 细胞功能障碍　C. 氧自由基增多
D. 炎症介质产生增多　E. 以上都不是

B 型题

（39～43 题共用备选答案）
A. 高钾血症　B. 呼吸末正压通气　C. 尿比＞1.020
D. 尿钠＞40mmol/l　E. 大便 OB 阳性

39. ARDS（　）。
40. 应激性溃疡（　）。
41. 急性肾衰少尿期（　）。
42. 肾前性 ARF（　）。
43. 肾性 ARF（　）。

（44～48 题共用备选答案）
A. 呼吸机支持治疗　B. 血液净化治疗　C. 制酸剂
D. 口服肠道抗菌药　E. 病人先后出现呼吸和肾衰竭

44. 急性呼吸迫综合征（　）。
45. 急性肾功能衰竭（　）。
46. 应激性溃疡（　）。
47. 急性肝衰竭（　）。
48. MODS（　）。

（49～51 题共用备选答案）
A. 肺衰竭　B 肝衰竭　C 肾衰竭

D．胃肠衰竭　　E．免疫防御系统功能衰竭

49．在 MODS 中发生率最高的是（　）。

50．MODS 病人出现胃肠黏膜糜烂和浅表溃疡，表明已发生（　）。

51．MODS 病人发生菌血症和败血症，表明有（　）。

（52～54 题共用备选答案）

A．尿少　B．尿钠<20mml/L　C．两者都有　D．两者都无

52．肾前性 ARF（　）。

53．急性肾小管坏死（　）。

54．双肾积水（　）。

（55～57 题共用备选答案）

A．创伤　B．脓毒症　C．两者都会　D．两者都不会

55．多器官功能不全综合征（　）。

56．挤压综合征（　）。

57．急性呼吸窘迫综合征（　）。

答　案

A 型题

1．E　2．C　3．D　4．C　5．C　6．C　7．A　8．E　9．B　10．E
11．D　12．D　13．E　14．C　15．D　6．D　17．B　18．C　19．A　20．B
21．B　22．C　23．B　24．A　25．B

X 型题

26．ABCDE　27．ABCDE　28．ABCDE　29．ABCDE　30．ABCE
31．AD　32．ABCD　33．ABC　34．ABCD　35．ABCD
36．ABCD　37．ABCD　38．ABCD

B 型题

39．B　40．E　41．A　42．C　43．D　44．A　45．B　46．C　47．D　48．E
49．A　50．D　51．E　52．C　53．A　54．A　55．C　56．A　57．C

第六章　麻醉病人的护理

A_1/A_2型题

1．行腹股沟斜疝手术，在腰麻下完成，术后病情平稳，开始的卧位是（　　）。

A．平卧位　　B．去枕平卧位　　C．侧卧位
D．半卧位　　E．自由卧位

2．全麻清醒前护理哪个**不对**（　　）。

A．专人护理　　B．每小时测一次生命体征　　C．维持循环功能
D．保持呼吸道通畅　　E．平卧位头偏向一侧

3．术后早期恶心、呕吐常见的原因是（　　）。

A．颅内压增高　　B．麻醉反应　　C．术后腹胀
D．肠梗阻　　E．低血钾

4．术前常规禁食时间是（　　）。

A．禁食 4h，禁水 2h　　B．禁食 6h，禁水 2h
C．禁食 10h，禁水 3h　　D．禁食 10h，禁水 4h
E．禁食 12h，禁水 4h

5．轻度或中度高血压病人，术前要求血压（　　）。

A．稍升高　　B．维持原水平　　C．降至原水平稍低
D．降至正常水平　　E．以上都不是

6．关于全麻苏醒期的护理叙述中**错误**的是（　　）。

A．维持呼吸功能　　B．维持循环功能　　C．保持体温
D．防止意外伤害　　E．每小时测量一次生命体征

7．关于硬膜外阻滞麻醉的护理**错误**的是（　　）。

A．必须去枕平卧 6～8h 防止头痛　　B．可发生全脊髓麻醉
C．可发生神经损伤　　D．可发生硬膜外血肿
E．易发生血压下降

8．下列哪项为麻醉性镇痛药（　　）。

A．硫喷妥钠　　B．异丙酚　　C．氯胺酮
D．芬太尼　　E．咪唑安定

9．局麻药利多卡因一次用量**不能**超过（　　）。

A．0.1g　　B．0.2g　　C．0.3g
D．0.4g　　E．0.6g

10．麻醉前禁食，禁饮的主要目的是（　　）。

A．预防呕吐误吸　　B．防止手术中排便　　C．防止术后腹胀
D．利于术后胃肠功能恢复　　E．防止术后尿潴留

11．麻醉前用药目的，下列哪项是**错误**的（　　）。
A．消除紧张、恐惧　B．提高痛阀　C．使病人安静
D．减少麻醉药变态反应　E．减少麻醉药毒性反应

12．术前不必使用阿托品的麻醉是（　　）。
A．吸入麻醉　B．腰麻　C．静脉麻醉
D．硬膜外麻醉　E．臂丛神经阻滞

13．麻醉前应用抗胆碱药物的作用是（　　）。
A．镇静　B．镇痛　C．减少呼吸道分泌物
D．对抗局麻药毒性　E．抑制交感神经兴奋

14．气管内麻醉的优点是（　　）。
A．能始终保持呼吸道通畅　B．利于控制麻醉平面　C．适用于多种手术
D．减少术后并发症　E．利于手术操作

15．全麻后引起肺不张的主要原因是（　　）。
A．年老体弱　B．术后腹胀　C．呼吸道堵塞
D．切口疼痛　E．使用吗啡

16．全身麻醉患者完全清醒的标志是（　　）。
A．能准确答问　B．眼球能转动　C．睫毛反射恢复
D．呼吸加快　E．呻吟躁动

17．维持全麻病人呼吸功能，下列哪项措施**不妥**（　　）。
A．舌后坠应托起下颌　B．抽吸咽喉分泌物
C．喉痉挛立即作人工呼吸　D．牵拉内脏呕吐应暂停手术
E．呕吐前应放低头部并转向一侧

18．腰麻后病人去枕平卧 6～8h 主要是预防（　　）。
A．低血压　B．呕吐　C．切口痛
D．头痛　E．腰痛

19．股骨干开放性骨折手术清创、复位、内固定适宜选择（　　）。
A．表面麻醉　B．局部浸润麻醉　C．腰麻
D．神经干阻滞麻醉　E．气管内麻醉

20．硬膜外麻醉最严重的并发症是（　　）。
A．血压下降　B．头痛　C．尿潴留
D．呼吸变慢　E．全脊髓麻醉

21．成人使用普鲁卡因一次最大用量是（　　）。
A．5g　B．4g　C．3g
D．2g　E．1g

22．局麻药可加肾上腺素的情况是（　　）。
A．高血压病　B．心脏病人　C．老年病人
D．肋间神经阻滞麻醉　E．指神经阻滞麻醉

23．女性，30 岁，因甲亢服药无效，拟在颈从麻醉下行甲状腺大部分切除术，术前病人应选用（　　）。

A．苯巴比妥钠　B．哌替啶　C．东莨菪碱
D．氟哌利多　E．地西泮

24．某患者腰麻注药后，先感胸闷，继而心慌，烦躁，恶心，呕吐，血压下降，随后呼吸困难，首先考虑为（　）。

A．中毒反应　B．变态反应　C．注药过快
D．剂量过大　E．平面过高

25．女性，35 岁，在局麻下行阑尾切除术，术中用 1%普鲁卡因 150ml 后出现嗜睡，心律紊乱，血压下降，首先考虑为（　）。

A．变态反应　B．臆病发作　C．兴奋性中毒反应
D．抑制性中毒反应　E．中毒性休克

B 型题

（26～27 题共用备选答案）

A．去枕平卧位　B．平卧位　C．半卧位
D．侧卧位　E．俯卧位

26．腰麻后应采取（　）。
27．硬膜外麻醉后应采取（　）。

（28～30 题共用备选答案）

A．苯巴比妥钠　B．哌替啶　C．吗啡
D．阿托品　E．地西泮

28．小儿、老人、孕妇避免使用（　）。
29．甲亢、高热病人不宜使用（　）。
30．呼吸功能障碍者禁用（　）。

（31～32 题共用备选答案）

A．硬脑膜　B．黄韧带　C．蛛网膜
D．软脑膜　E．棘间韧带

31．硬膜外穿刺时穿刺针最后通过的组织是（　）。
32．腰麻穿刺时穿刺针最后通过的组织是（　）。

（33～35 题共用备选答案）

A．0.5mg　B．1.0mg　C．5.0mg
D．20.0mg　E．50.0mg

33．哌替啶成人常用剂量（　）。
34．吗啡成人常用剂量（　）。
35．阿托品成人常用剂量（　）。

X 型题

36．麻醉前用药的目的是（　）。

A．使病人术前镇静　B．预防或减轻局麻药的毒性反应
C．增强麻醉效果　D．使病人全麻后能迅速苏醒

E．提高痛阈，减少麻醉药用量

37．容易出现局麻药毒性反应的因素包括（　　）。

A．药量过小　B．药物浓度过高　C．药物不慎注入血管

D．局部组织血液循环丰富　E．病人耐受力低

38．全麻苏醒期的护理包括（　　）。

A．侧卧位　B．定时测血压、脉搏、呼吸

C．防止舌后坠　D．保持体温

E．清醒之前只能少量饮水

39．腰麻后病人常规护理措施包括（　　）。

A．观察血压　B．去枕平卧6～8h

C．静脉补液　D．硬膜外腔注射中分子右旋糖酐

E．注射苯甲酸钠咖啡因

40．与全麻有关的护理诊断有（　　）。

A．有窒息的危险　B．低效性呼吸状态　C．心输出量减少

D．体温过高或过低　E．有围手术期受伤的危险

41．吸入麻醉药宜选用（　　）。

A．异氟烷　B．氯胺酮　C．恩氟烷

D．氟烷　E．硫喷妥钠

42．硬膜外麻醉的并发症有（　　）。

A．头痛　B．全脊髓麻醉　C 硬膜外血肿

D．血压下降　E．硬膜外腔感染

43．椎管内麻醉术前常用药可选（　　）。

A．苯巴比妥钠　B．氯丙嗪　C．阿托品

D．哌替啶　E．东莨菪碱

44．表面麻醉可选用（　　）。

A．普鲁卡因　B．丁卡因　C．利多卡因

D．氯胺酮　E．硫喷妥钠

45．理想的麻醉要求是（　　）。

A．病人安全　B．痛觉消失　C．病人情绪稳定

D．促进切口愈合　E．适宜的肌肉松弛

46．腰麻并发症有（　　）。

A．硬膜外腔血肿　B．恶心呕吐　C．血压下降

D．全脊髓麻醉　E．呼吸困难

47．腰麻后头痛的原因可能有（　　）。

A．脑脊液流失　B．麻醉药液不纯　C．穿刺时出血

D．消毒剂碘酊带入脑脊液　E．麻醉前未给药

48．静脉麻醉可选用（　　）。

A．乙醚　B．氯胺酮　C．恩氟烷

D．氟烷　E．硫喷妥钠

49．局部浸润麻醉可选用（　　）。

A．普鲁卡因　　B．丁卡因　　C．利多卡因

D．氯胺酮　　E．硫喷妥钠

50．局麻药中不宜加入肾上腺素的情况有（　　）。

A．阴茎阻滞麻醉　　B．指根阻滞麻醉　　C．老年病人手术

D．高血压病人手术　　E．心脏病人手术

答　案

A_1/A_2 型题

1．B　2．B　3．B　4．E　5．B　6．E　7．A　8．C　9．D　10．A

11．D　12．E　13．C　14．A　15．C　16．A　17．C　18．D　19．C　20．E

21．E　22．D　23．C　24．E　25．D

B 型题

26．A　27．B　28．C　29．D　30．C　31．B　32．C　33．E　34．C　35．A

X 型题

36．ABCE　37．BCDE　38．ABCD　39．ABC　40．ABCDE

41．ACD　42．BCDE　43．ACDE　44．BC　45．ABCE

46．BCDE　47．ABCD　48．BE　49．AC　50．ABCDE

第七章　围手术期病人的护理

A_1/A_2 型题

1．无菌持物钳的使用原则下列哪项是正确的（　　）。
A．可以用来夹取所有无菌物品　B．不可到远处取物品以免污染
C．不可干燥保存　D．取无菌持物钳时不可碰及容器边缘
E．使用无菌持物钳应钳端朝上

2．在使用无菌持物钳时应保持钳端（　　）。
A．平持　B．朝上　C．朝下
D．无论朝上朝下，只要在持物者腰部以上即可
E．无论朝上朝下，只要消毒液不流到浸泡缸即可

3．已铺好的无菌盘有效期为（　　）。
A．4h　B．24h　C．1 周
D．14 天　E．3 天

4．洗手护士和巡回护士的共同职责是（　　）。
A．准备手术器械　B．术中输液　C．术中传递器械
D．术前和术后清点器械、敷料等　E．术后清洗器械

5．无菌溶液按无菌要求打开使用，未用完，此溶液的有效期为（　　）。
A．12h　B．24h　C．2 天
D．5 天　E．7 天

6．头部手术拆线时间为（　　）。
A．1～3 天　B．4～5 天　C．7～8 天
D．10～12 天　E．14 天

7．四肢手术拆线时间为（　　）。
A．1～3 天　B．4～5 天　C．7～8 天
D．10～12 天　E．14 天

8．术后半卧位的目的**不包括**（　　）。
A．利于引流　B．利于呼吸　C．利于循环
D．防止膈下脓肿　E．利于排尿

9．拟全麻下开颅手术患者术前准备哪项是**错误**的（　　）。
A．术前每天洗头　B．术前剃头　C．剃去眉毛
D．麻醉前用药　E．药物过敏实验

10．全麻下开颅手术患者最后一次剃头是在术前（　　）。
A．2h　B．6h　C．1 天
D．2 天　E．3 天

11. 全麻术后未清醒的卧位是（ ）。

A．半卧位 B．平卧位 C．头高斜坡卧位

D．高半卧位 E．去枕平卧位，头偏向一侧

12. 对于一般术后患者开始观察其生命体征应多长时间一次（ ）。

A．15～30min B．30～60min C．1～2h

D．4h E．8h

13. 手术室房间内温度和相对湿度应恒定在（ ）。

A．20～24℃，40%～60% B．21～25℃，45%～55% C．22～26℃，50%～55%

D．22～24℃，35%～55% E．23～25℃，45%～50%

14. 肥皂水刷洗双手及手臂，应从指尖到肘上（ ）。

A．5cm B．10cm C．15cm

D．20cm E．25cm

15. 安置好手术体位后，对已确定的手术切口的皮肤消毒范围为（ ）。

A．手术切口周围至少 5cm B．手术切口周围至少 10cm

C．手术切口周围至少 15cm D．手术切口周围至少 20cm

E．手术切口周围至少 25cm

16. 铺手术洞单，要求短端盖住麻醉架，长端盖住器械托盘，两侧和足端应垂下超过手术边（ ）。

A．15cm B．20cm C．25cm

D．30cm E．5cm

17. 若为备用无菌桌（连台手术），应选用双层无菌巾盖好，有效期为（ ）。

A．2h B．3h C．4h

D．5h E．6h

18. 关于手术中的无菌操作原则，下列哪种说法是**错误**的（ ）。

A．分清有菌、无菌的概念

B．手术人员洗手消毒后，手臂不可接触未经消毒的物品

C．穿无菌手术衣及戴好无菌手套后，腰部以下为有菌区

D．穿无菌手术衣及戴好无菌手套后，肩部以上可看做相对无菌区

E．任何无菌包及容器的边缘均视为有菌，取用无菌物品时不可触及

19. 关于无菌技术，下列哪项说法是**错误**的（ ）。

A．无菌区与有菌区之间有一定的距离

B．手术室内的工作人员在手术间内可任意走动

C．无菌包一旦被打开，其边缘视为有菌

D．无菌敷料被水溅湿后应视为有菌

E．手术室内参观人数不应超过 2 人

20. 关于无菌技术观念下列哪项是**错误**的（ ）。

A．消毒能杀灭细菌繁殖体 B．消毒不能杀死细菌芽孢

C．灭菌能杀死致病微生物 D．灭菌还能杀灭芽孢

E．消毒和灭菌都能杀灭细菌的芽孢

21．监测高压蒸汽灭菌效果，目前常用方法有（　　）。

A．灭后后物品细菌培养　B．无菌包中明矾熔化　C．灭菌包中试纸变色

D．温度计监测　E．术后是否切口感染

22．乙醇浸泡橡皮片，属于（　　）。

A．消毒　B．灭菌　C．无菌技术

D．隔离技术　E．抑菌

23．刀、剪、缝针的消毒应用（　　）。

A．药液浸泡　B．煮沸　C．高压蒸汽

D．流动蒸汽　E．干热烤

24．煮沸时为了提高沸点、防锈、去油污，水中可加入（　　）。

A．亚硝酸钠　B．氯化钠　C．乳酸钠

D．碳酸氢钠　E．氢氧化钠

25．手术敷料的最好消毒方法是（　　）。

A．高压蒸汽　B．煮沸　C．流动蒸汽

D．甲醛熏蒸　E．乳酸熏蒸

26．关于苯扎溴铵溶液，正确的是（　　）。

A．加入氢氧化钠可防锈　B．对细菌芽孢无效　C．常用浓度 1%

D．浸泡消毒时间为 20min　E．药液每 2 周更换 1 次

27．浸泡物品的戊二醇的浓度是（　　）。

A．1%　B．10%　C．2%

D．20%　E．3%

28．手术人员肥皂刷手与药液泡手时，正确的是（　　）。

A．从手指尖分段依次刷到手肘

B．两手臂分段交替刷洗，3 遍共 5min

C．苯扎溴铵溶液浸泡 3min，药液平面过肘刷洗线

D．擦过肘部的毛巾，不要再擦手部

E．消毒后的手臂不慎被人触碰，立即用乙醇涂擦

29．紧急手术时手术人员手臂消毒方法是（　　）。

A．2.5%碘酊涂擦手臂两遍，脱碘后穿手术衣，戴手套 1 双

B．70%乙醇泡手臂 10min，穿手术衣前后分别戴手套 1 双

C．2.5%碘酊涂擦手臂并脱碘，穿手术衣前后分别戴手套 1 双

D．采用碘伏洗手法

E．复方氯己定洗液洗手法

30．戴无菌手套时，**错误**的方法是（　　）。

A．先穿手术衣，后戴干手套

B．先戴湿手套，后穿手术衣

C．两手始终触捏在手套腕部翻转处

D．干手套应将手套腕部罩在袖口上

E．湿手套应将衣袖压在手套腕部的外面

31．肥皂带入苯扎溴铵溶液时的主要影响是（ ）。
A．降低药物阳离子表面活性作用
B．促使药物沉淀，降低消毒作用
C．降低药物浓度，消毒作用变弱
D．使药液发生污染
E．发生化学反应使药液变性

32．无菌手术后还需接台手术，手臂处理应（ ）。
A．重新刷手，泡手，穿手术衣，戴手套
B．无菌水冲洗干净手套血迹，再外套一件手术衣
C．直接更换一套手术衣和手套即可
D．不需重新刷手，但须正常泡手，另穿一套手术衣和戴手套
E．2.5%碘酊涂擦双手，脱碘后穿手术衣戴手套

33．会阴部手术时，皮肤消毒忌用（ ）。
A．2.5%碘酊
B．0.5%氯己定醇
C．0.5%PVP 碘
D．0.1%苯扎溴铵
E．0.1%硫柳汞酊

34．皮肤消毒时，下列**不妥**的是（ ）。
A．一般选用 2.5%碘酊消毒
B．由手术区中心向四周依次涂擦
C．会阴部应由四周向中心依次涂擦
D．消毒范围大小同备皮范围
E．消毒区遗留空白时应返回纱布再擦

35．胃肠道切开前，传递纱布垫进行保护的目的是（ ）。
A．防止周围组织器官损伤
B．防止胃肠内容物污染
C．防止手术野水分蒸发
D．防止肠管干燥及术后粘连
E．便于出血时及时压迫止血

36．手术室为气性坏疽病人截肢后，室内消毒方法主要是（ ）。
A．10%漂白粉溶液喷洒
B．0.1%苯扎溴铵溶液湿洗
C．40%甲醛溶液擦洗
D．甲醛气体熏蒸
E．紫外线照射

37．手术室空气乳酸消毒法**有错**的是（ ）。
A．每 $100m^3$ 空间用 80%乳酸 12ml/100m3 空间
B．乳酸中加入等量水
C．加入适量高锰酸钾后密闭门窗 6h
D．消毒完毕后应开窗通风
E．适用于消毒短时间内要用的手术室

38．铜绿假单胞菌脓液污染手术室后，应先用的消毒方法是（ ）。
A．乳酸气体熏蒸
B．紫外线照射
C．高锰酸钾溶液湿洗
D．苯扎溴铵溶液湿洗
E．次氯酸钠溶液喷洒

39．手术前病人最常见的护理诊断是（ ）。
A．体液不足
B．营养失调
C．体温过高
D．焦虑或恐惧
E．潜在并发症

40．以下术前准备对预防术后并发症**无关**的是（ ）。
A．禁烟
B．应用镇静剂
C．注意口腔卫生

D．清洁皮肤　　E．训练卧床排尿

41．巡回护士的职责**不包括**（　）。

A．检查手术前设备及手术需用物品

B．核对病人姓名、床号、施术部位

C．术中观察病情变化，执行口头医嘱，配合抢救

D．关闭体腔前与手术护士共同清点器械物品

E．术毕整理手术台和清洗器械

42．上腹部手术的备皮范围是（　）。

A．自乳头至耻骨联合平面，两侧到腋后线

B．上起肋弓缘，下至耻骨联合

C．上起剑突，下至会阴部

D．上起剑突，下至股上 1/3

E．自乳头至脐部，两侧到腋后线

43．全麻非消化道手术的进食时间为（　）。

A．术后 6h　　B．术后 8h　　C．术后 12h

D．术后 24h　　E．术后 48h

44．肾手术的手术体位是（　）。

A．侧卧位　　B．抬高腰桥侧卧位　　C．平卧位

D．折刀位　　E．俯卧位

45．阑尾手术的手术体位是（　）。

A．侧卧位　　B．抬高腰桥侧卧位　　C．平卧位

D．折刀位　　E．俯卧位

46．腰椎间盘突出症手术的手术体位是（　）。

A．侧卧位　　B．抬高腰桥侧卧位　　C．平卧位

D．折刀位　　E．俯卧位

47．手术切口皮肤消毒时，**不可**使用碘酊的部位是（　）。

A．头部　　B．颈部　　C．胸部

D．腹部　　E．会阴部

48．无菌操作原则中，**错误**的是（　）。

A．手术者的上肢前臂一旦触及有菌物后，应更换手套

B．发现手套有破口，应及时更换

C．无菌手术单湿透时，应加盖干无菌单

D．禁止越过头部或从手术者背后传递无菌器械物品

E．坠落在手术台边缘以下的器械物品，不准拾回再用

49．手术过程中清点核对器械、敷料的时间是（　）。

A．手术开始前和准备关体腔前　　B．手术进行中

C．手术开始前　　D．开始缝合皮肤前

E．手术完毕后

50．已穿无菌手术衣，带无菌手套，手术未开始，双手应置于（　）。

A．胸前部　B．腹前部　C．夹于腋下
D．双手下垂　E．双手往后背

51．接台手术更换手术衣和手套的方法，下列步骤是**错误**的是（　）。
A．先脱手套，后脱手术衣　B．手只能接触手套内面
C．流水冲尽滑石粉，并揩干　D．酒精浸泡手、臂 5min
E．穿无菌手术衣戴手套

52．手术后病人咳嗽痰液黏稠，不能咳出，主要的护理措施是（　）。
A．给予镇咳药物　B．鼓励翻身　C．戒烟
D．给抗生素　E．超声雾化吸入

53．术后早期活动的优点，下列提法**不对**的是（　）。
A．减少血栓性静脉炎的发生　B．减少切口感染的机会
C．减少肺部感染的机会　D．防止腹胀、便秘
E．促进排尿功能的恢复

54．下列**不是**手术后并发症的是（　）。
A．出血　B．肺不张和肺部感染　C．切口感染和裂开
D．伤口疼痛　E．血栓性静脉炎

55．手术后切口裂开的处理**不妥**的是（　）。
A．安慰病人　B．立即在床上将内脏还纳
C．立即用灭菌盐水纱布覆盖　D．用腹带包扎
E．送至手术室缝合

56．手术后病人内出血，最早的表现是（　）。
A．血压下降　B．面色苍白　C．呼吸急促
D．四肢厥冷　E．胸闷、口渴、脉快

57．杨某，男，30 岁。行疝修补术后 2 天，体温 38℃，病人无其他不适。应考虑（　）。
A．手术切口感染　B．上呼吸道感染　C．肺部感染
D．基础代谢增高　E．外科热

58．女，48 岁，未婚。左侧乳房出现无痛性肿块，边界不清，质地坚硬，直径为 4cm，同侧腋窝 2 个淋巴结肿大，无粘连，诊断为乳癌，需手术治疗。此病人的手术前备皮范围是（　）。
A．胸部，同侧腋下及颈部　B．胸部，同侧腋下
C．胸部，同侧腋下及上臂　D．胸部，上臂
E．胸部

59．李某，女，58 岁，急性阑尾炎，准备急症手术。病人表现恐惧手术，焦虑不安。应首先考虑给予（　）。
A．生活护理　B．心理护理　C．严密观察病情变化
D．术前常规护理　E．做好术前准备

60．一女病人，胃大部切除术后 5 天，切口疼痛，发热 38.5℃。应考虑（　）。
A．外科热　B．腹部切口感染　C．盆腔脓肿
D．肺部感染　E．膈下脓肿

61．男，54 岁。外伤性肠穿孔修补术后 2 天，肠蠕动未恢复，腹胀明显，其最重要的护理是（　）。

A．半卧位　B．禁食，补液　C．胃肠减压
D．肛管排气　E．针刺穴位

62．一女病人，行腰麻术后 4h，烦躁不安，测血压、脉搏、呼吸均正常。查体见：下腹部膨隆，叩诊浊音。首先考虑（　）。

A．肠梗阻　B．急性胃扩张　C．腹腔内出血
D．急性腹膜炎　E．尿潴留

A_3/A_4 型题

（63～65 题共用题干）

男性病人，28 岁。急性阑尾炎行阑尾切除术后 4 天，感伤口疼痛加重，体温 39.3℃。无明显咳嗽、咳痰等其他不适。

63．应首先考虑（　）。

A．胸腔感染　B．伤口感染　C．伤口血肿
D．伤口裂开　E．腹腔感染

64．为明确病情应先作何处理（　）。

A．揭开敷料检查伤口　B．胸部 X 线检查　C．尿常规检查
D．腹腔 B 超检查　E．血常规检查

65．假如伤口红肿，且有脓性分泌物，最重要的处理是（　）。

A．镇痛药止痛　B．大量饮水　C．应用抗生素
D．拆线引流　E．局部理疗

B 型题

（66～67 题共用备选答案）

A．去枕平卧，头偏向一侧　B．侧卧位　C．半卧位
D．去枕平卧 6～8h　E．头高斜坡位

66．胃大部分切除术后（　）。

67．颅脑手术后（　）。

（68～69 题共用备选答案）

A．仰卧位　B．截石位　C．俯卧位
D．侧卧位　E．膝胸位

68．脊柱手术病人的体位是（　）。

69．膀胱镜检查的体位是（　）。

（70～71 题共用备选答案）

A．可立即进食　B．3～4h 后
C．麻醉清醒，无恶心呕吐后　D．24h 后　E．肛门排气后

70．硬脊膜外麻醉下胃肠道手术后进食时间是（　）。

71．局麻下乳腺纤维瘤摘除术后进食的时间是（　）。

（72～74 题共用备选答案）

A．0.1%苯扎溴铵溶液　B．碘伏溶液　C．高压蒸汽

D．流动蒸汽　E．紫外线照射

72．器械浸泡常用（　）。

73．手术布类灭菌常用（　）。

74．空气消毒常用（　）。

（75～76 题共用备选答案）

A．煮沸后持续 10min　B．煮沸后持续 20min　C．煮沸后持续 40min

D．煮沸后持续 50min　E．煮沸后持续 60min

75．一般情况下达到消毒作用的时间至少是（　）。

76．一般情况下达到灭菌作用的时间至少是（　）。

（77～79 题共用备选答案）

A．机械法+化学法+隔离法　B．机械法+化学法　C．热力法+隔离法

D．化学法　E．热力法

77．手术人员手臂的无菌处理措施是（　）。

78．病人手术区皮肤的无菌处理措施是（　）。

79．一般手术器械的无菌处理措施是（　）。

（80～82 题共用备选答案）

A．自乳头至耻骨联合平面，两侧到腋后线

B．自剑突至大腿上 1/3 前、内侧及外阴部，两侧到腋后线

C．自脐至大腿上 1/3 前、内侧及外阴部，两侧到腋后线

D．自乳头连线至耻骨联合，前后均过正中线

E．自唇下至乳头连线，两侧至斜方肌前缘

80．下腹部手术的备皮范围为（　）。

81．颈部手术的备皮范围为（　）。

82．肾手术的备皮范围为（　）。

（83～85 题共用备选答案）

A．橡皮片引流　B．烟卷式引流　C．一般橡皮管引流

D．蕈状橡皮管引流　E．T 型橡皮管引流

83．用于浅层组织引流的是（　）。

84．用于腹腔深处引流的是（　）。

85．用于胆总管引流的是（　）。

（86～88 题共用备选答案）

A．水平仰卧位　B．头过伸仰卧位　C．侧卧位

D．俯卧位　E．截石位

86．会阴部手术采取（　）。

87．颈前部手术采取（　）。

88．腹腔手术采取（　）。

X 型题

89．术前消化道准备的目的是（　　）。
A．利于肺部气体交换　B．防止麻醉及手术时呕吐　C．减轻术后腹胀
D．保持消化道内清洁　E．防止术后尿潴留

90．属于手术护士与巡回护士的共同职责是（　　）。
A．配合麻醉，协助输液　B．术前清点器械敷料　C．术后清点器械敷料
D．术中传递器械　E．接病人到手术室

91．临时决定延期手术的情况有（　　）。
A．病人体温升高　B．呼吸道感染　C．手术区皮疹或感染
D．女性病人月经来潮　E．病人血压骤升

92．引起术后切口裂开的因素包括（　　）。
A．病人营养状态欠佳　B．手术后腹内压增高　C．手术后早期活动
D．缝合切口的技术欠缺　E．术后留置引流管

93．引起术后恶心呕吐的原因有（　　）。
A．术后肠梗阻　B．水电解质紊乱　C．病人睡眠不足
D．麻醉反应　E．颅内压升高

94．腹部手术后拔出胃肠减压管的指征包括（　　）。
A．无明显腹胀　B．肠蠕动恢复　C．腹痛减轻
D．肛门排气　E．病人食欲恢复

95．手术物品热力灭菌的常用方法有（　　）。
A．火烧法　B．蒸笼法　C．煮沸法
D．高压蒸汽法　E．热烤法

96．化学药液浸泡器械时注意事项应包括（　　）。
A．了解药液浓度情况　B．掌握有效浸泡时间
C．器械上油污血迹擦拭干净　D．药液是否有腐蚀性　E．药液是否按期更换

97．热力灭菌的效果主要取决于哪些因素（　　）。
A．温度高低　B．水分多少　C．压力大小
D．时间长短　E．物品种类

98．肥皂刷洗乙醇浸泡洗手法正确的是（　　）。
A．手臂先用肥皂与清水做一般洗涤
B．毛刷沾肥皂刷完一侧手臂，再刷另外一侧
C．浸泡前用无菌手巾自手肘向手部擦干手臂
D．浸泡完毕手臂自然晾干，不需擦干
E．洗手全过程注意保持胸前拱手姿势

99．手术人员洗手、穿衣、戴手套后，仍然认为的有菌区是（　　）。
A．上臂　B．肩上　C．腰以下
D．背部　E．胸两侧

100．目前外科手术常用的手臂清洁消毒法有（　　）。
A．肥皂刷洗乙醇浸泡法　B．肥皂刷洗苯扎溴铵浸泡法

C．碘伏洗手法　　D．复方氯己定洗液洗手法
E．碘酊涂擦乙醇浸泡法

101．外科手术洗手前的准备，正确的是（　）。
A．更换手术室专用的洗手衣、裤、鞋　　B．自备干净的帽子和口罩
C．洗手衣袖卷到上臂中段　　D．裤腿远端平踝
E．修剪指甲

102．**不能**使用碘酊消毒的是（　）。
A．面部皮肤　　B．会阴部皮肤　　C．黏膜
D．植皮的供皮区　　E．碘过敏者

103．手术室空气消毒常用方法是（　）。
A．乳酸熏蒸法　　B．甲醛熏蒸法　　C．药物喷洒法
D．药物刷洗法　　E．紫外线照射法

104．手术前常规准备工作包括（　）。
A．皮肤准备　　B．胃肠道准备　　C．手术前应用抗生素
D．麻醉前准备　　E．药物过敏试验

105．各部位的手术前皮肤准备应（　）。
A．一般在手术前 1 天完成　　B．皮肤准备区毛发一律剃掉
C．小儿可以不剃毛　　D．颅脑手术可在术前 2h 剃头
E．备皮区域有炎症可考虑延期手术

106．为预防手术后肺部并发症，可采用（　）。
A．急性呼吸道炎症应治愈后手术　　B．术前练习深呼吸活动
C．术前 2 周戒烟　　D．咳嗽时用镇咳剂
E．痰液较多可给予雾化吸入

107．关于外科热，下列叙述正确的为（　）。
A．多发生在术后 2、3 天内　　B．体温可升至 38℃左右
C．因组织损伤、渗液、渗血所致　　D．因术后感染所致
E．应给予抗生素

108．外科手术前病人通常存在的护理诊断有（　）。
A．焦虑　　B．营养失调　　C．体液不足
D．睡眠状态紊乱　　E．知识缺乏

109．手术后切口感染的原因是（　）。
A．未按要求备皮　　B．手术时组织损伤多　　C．切口血肿形成
D．术前未常规使用抗生素　　E．病人抵抗力降低

110．手术前护理评估包括（　）。
A．评估病人心理状态
B．评估病人身体状况
C．评估病人对疾病和手术治疗的了解程度
D．评估手术类型对身体情况的影响
E．评估病人手术前后并发症发生的可能性

111．有关洁净手术室的要求，正确的是（　）。
A．非限制区在手术室最外侧　B．限制区在手术室最内侧
C．无菌手术间在限制区最里侧　D．污染手术间在限制区最外侧
E．一般按洁、污双走道方案设计

112．巡回护士的手术前准备包括（　）。
A．查对病人床号、姓名、诊断等　B．检查备皮情况
C．安置手术体位　D．配合皮肤消毒
E．清点纱布、缝针及器械

113．可用圆针缝合的组织有（　）。
A．肌肉　B．脏器　C．血管
D．皮肤　E．神经

114．手术台上的纱布垫，其主要作用是（　）。
A．保护手术切口　B．保护器官组织　C．手术野拭血
D．清洁器械血迹　E．覆盖包扎伤口

115．手术后尿潴留时，可采用那些方法（　）。
A．诱导排尿　B．局部热敷　C．针刺
D．导尿　E．用卡巴胆碱

116．下列属于限期手术类型的有（　）。
A．急性阑尾炎的阑尾切除术　B．直肠癌早期的根治术
C．斜疝修补术　D．已给甲亢碘剂准备的甲状腺大部切除术
E．乳腺纤维瘤切除术

117．手术日晨护理时需要安置导尿管的有（　）。
A．下腹部大手术病人　B．盆腔内手术的病人　C．手术在 4h 以上者
D．阑尾切除术　E．甲状腺手术病人

答　　案

A_1/A_2 型题

1．D　2．C　3．A　4．D　5．A　6．B　7．D　8．E　9．C
10．A　11．E　12．A　13．C　14．B　15．C　16．D　17．B　18．D
19．B　20．E　21．C　22．A　23．A　24．D　25．A　26．B　27．C
28．D　29．C　30．C　31．A　32．D　33．A　34．E　35．B　36．D
37．C　38．A　39．D　40．B　41．E　42．A　43．A　44．B　45．C
46．E　47．E　48．A　49．A　50．A　51．C　52．E　53．B　54．D
55．B　56．E　57．E　58．C　59．B　60．B　61．C　62．E

A_3/A_4 型题

63．B　64．A　65．D

B 型题

66. C 67. E 68. C 69. B 70. E 71. A 72. A 73. C 74. E
75. B 76. E 77. A 78. A 79. E 80. B 81. E 82. D 83. A
84. C 85. E 86. E 87. B 88. A

X 型题

89. BCD 90. BC 91. ABCDE 92. ABCD 93. ADE
94. ABD 95. CD 96. ABCDE 97. ABCD 98. ADE
99. BCD 100. ABCD 101. ACDE 102. ABCDE 103. ABE
104. ABDE 105. ACDE 106. ABCE 107. ABC 108. ABCDE
109. ABCE 110. ABCDE 111. ABCDE 112. ABCDE 113. ABCE
114. ABCD 115. ABCDE 116. BD 117. ABC

第八章　外科感染病人的护理

A_1/A_2型题

1．符合外科感染特点的是（　　）。

A．显著的局部症状和体征　　B．少数由混合细菌引起感染

C．少数与创伤有关　　D．不需要手术治疗

E．不易致全身感染

2．创伤和感染的代谢反应下列哪一项是**不正确**的（　　）。

A．能量代谢增高　　B．能量代谢降低　　C．蛋白质丢失增加

D．糖代谢紊乱　　E．脂肪利用增加

3．确诊菌血症的依据是（　　）。

A．起病急，寒战、高热　　B．全身中毒症状　　C．白细胞计数增加

D．细菌培养阳性　　E．有原发感染病灶

4．急性感染病程多在（　　）。

A．1 周以内　　B．2 周以内　　C．3 周以内

D．1 个月以内　　E．2 个月以内

5．皮肤多数相邻毛囊和皮脂腺的急性化脓性炎症称（　　）。

A．疖　　B．痈　　C．丹毒

D．急性蜂窝织炎　　E．急性淋巴管炎

6．金黄色葡萄球菌感染的脓液特点是（　　）。

A．脓液稠厚，黄色，无臭　　B．脓液稀薄，淡红色　　C．脓液稠厚，恶臭

D．脓液淡绿色，甜腥臭　　E．脓液特殊的恶臭

7．厌氧菌感染的脓液特点是（　　）。

A．脓液稠厚，黄色无臭　　B．稀薄，淡红色　　C．绿色，有霉腥臭味

D．灰白，无臭　　E．有特殊恶臭

8．全身化脓性感染出现转移性脓肿表现的是（　　）。

A．败血症　　B．菌血症　　C．毒血症

D．脓血症　　E．脓毒

9．丹毒的临床特点**不包括**（　　）。

A．局部皮肤红肿　　B．胀痛及烧灼感　　C．常有化脓

D．容易复发　　E．好发于小腿

10．破伤风属于（　　）。

A．菌血症　　B．败血症　　C．毒血症

D．脓血症　　E．脓毒症

11．破伤风患者最早出现的临床表现是（　　）。

A．牙关紧闭　B．面部苦笑　C．角弓反张
D．阵发性抽搐　E．大汗淋漓

12．破伤风强直性肌肉收缩最先发生在（　）。
A．面肌　B．颈项肌　C．咀嚼肌
D．肋间肌　E．四肢肌

13．破伤风治疗最重要的环节是（　）。
A．注射破伤风抗毒素　B．镇静、解痉　C．局部创口处理
D．全身支持疗法　E．病室安静，减少刺激

14．预防破伤风最关键的措施是（　）。
A．注射 TAT　B．早期、彻底清创　C．大量应用抗生素
D．注射免疫球蛋白　E．注射破伤风类毒素

15．破伤风的健康教育重点是（　）。
A．避免不洁生产　B．保证营养　C．控制痉挛
D．对症治疗　E．预防感染

16．引起气性坏疽的致病菌是（　）。
A．溶血性链球菌　B．金黄色葡萄球菌　C．大肠杆菌
D．拟杆菌　E．梭状芽孢杆菌

17．治疗创伤性气性坏疽首要的是（　）。
A．紧急手术清创　B．及时应用抗生素　C．高压氧治疗
D．应用气性坏疽抗毒血清　E．全身支持疗法

18．预防创伤性气性坏疽的最可靠方法是（　）。
A．彻底清创　B．及时应用抗生素　C．高压氧治疗
D．应用气性坏疽抗毒血清　E．全身支持疗法

19．软组织化脓性感染，有接触传染性，应隔离的是（　）。
A．疖　B．痈　C．急性蜂窝织炎
D．丹毒　E．急性淋巴管炎和急性淋巴结炎

20．须执行接触隔离的疾病是（　）。
A．甲型肝炎　B．破伤风　C．斑疹伤寒
D．狂犬病　E．麻疹

21．当病人口腔有真菌感染时，应选择哪种漱口液（　）。
A．1%～3%过氧化氢溶液　B．2%～3%硼酸溶液　C．朵贝尔溶液
D．0.1%醋酸溶液　E．1%～4%碳酸氢钠溶液

22．脓肿诊断的主要依据是（　）。
A．局部压痛　B．波动感　C．白细胞左移
D．局部红肿　E．穿刺抽得脓液

23．面部危险三角区包括（　）。
A．上唇及鼻部　B．上唇及整个面部　C．上唇及双颊部
D．上唇以上的面部　E．上唇、鼻及额部

24．患者男性，30 岁。下肢急性蜂窝织炎伴全身化脓性感染，需抽血做血培养及抗生素

药敏试验，最佳时间是（ ）。

A．用退热药以后 B．间歇期 C．寒战高热期

D．静脉滴注抗生素时 E．输入抗生素后

25．属于特异性感染的是（ ）。

A．疖 B．痈 C．丹毒

D．破伤风 E．急性蜂窝织炎

26．**不属于**特异性感染的是（ ）。

A．结核 B．丹毒 C．破伤风

D．气性坏疽 E．炭疽

27．下列情况正确的是（ ）。

A．金黄色葡萄球菌感染炎症易于扩散

B．溶血性链球菌感染炎症易于局限

C．大肠杆菌常与其他厌氧菌一起引起混合感染

D．铜绿假单胞菌对大多数抗菌药物敏感

E．脆弱拟杆菌是革兰氏染色阳性厌氧性芽孢菌

28．预防外科感染**不正确**的是（ ）。

A．增强机体抵抗力 B．防止损伤 C．严格无菌操作

D．及时正确地处理伤口 E．经常服用抗菌药物

29．**不会**引起败血症的细菌是（ ）。

A．金黄色葡萄球菌 B．溶血性链球菌 C．铜绿假单胞菌

D．大肠杆菌 E．破伤风梭菌

30．疖的处理应禁忌（ ）。

A．热敷 B．挤压 C．2%碘酊涂抹

D．石碳酸烧灼顶部 E．待其自行吸收

31．破伤风的潜伏期平均是（ ）。

A．3～5天 B．6～10天 C．24h

D．10～14天 E．15～21天

32．治疗脓肿最佳的措施是（ ）。

A．应用足量有效的抗生素 B．穿刺抽出脓液并注入抗生素

C．外用鱼石脂软膏 D．少量多次输血 E．切开引流

33．严重感染时应用抗菌药物的最佳途径是（ ）。

A．口服 B．皮下注射 C．肌内注射

D．静脉滴注 E．分次静脉注射

34．急性软组织化脓性感染需要及早切开引流的是（ ）。

A．急性淋巴管炎 B．急性淋巴结炎 C．痈

D．疖 E．手掌深部间隙感染

35．脓性指头炎若不及时治疗易发生（ ）。

A．化脓性腱鞘炎 B．败血症 C．脓血症

D．末节指骨坏死 E．手掌间隙感染

36．急性化脓性腱鞘炎若不及时治疗易发生（ ）。
A．败血症 B．脓血症 C．肌腱缺血，坏死
D．掌中间隙感染 E．鱼际间隙感染

37．**不需**手术治疗的外科感染有（ ）。
A．丹毒 B．新生儿皮下坏疽 C．急性蜂窝织炎
D．背痈 E．急性化脓性腱鞘炎

38．颈部急性蜂窝织炎病情评估时应注意其易发生的严重后果是（ ）。
A．颅内化脓性海绵状静脉窦炎 B．败血症
C．脓血症 D．吞咽困难 E．呼吸困难，窒息

39．第5指（小指）化脓性腱鞘炎感染扩散易引起（ ）。
A．鱼际间隙感染 B．桡侧滑囊炎 C．尺侧滑囊炎
D．掌中间隙感染 E．手背蜂窝织炎

40．全身化脓性感染最常见的是（ ）。
A．毒血症 B．菌血症 C．败血症
D．脓血症 E．脓毒败血症

41．破伤风病人注射破伤风抗毒素的作用是（ ）。
A．抑制破伤风梭菌繁殖 B．解除痉挛，控制抽搐 C．增强机体免疫力
D．促使机体产生抗体 E．中和血中游离毒素

42．将破伤风抗毒素1500IU用等渗盐水稀释成10ml后，应分几次做脱敏注射（ ）。
A．2次 B．3次 C．4次
D．5次 E．6次

43．将破伤风抗毒素1500IU稀释成10ml后，做脱敏注射每次应间隔多长时间（ ）。
A．10min B．15min C．20min
D．25min E．30min

44．破伤风抗毒素应用途径有（ ）。
A．皮下注射 B．肌内注射 C．静脉注射
D．蛛网膜下腔注射 E．以上都是

45．关于气性坏疽叙述**错误**的是（ ）。
A．局部麻木无痛 B．局部产气，水肿 C．组织坏死，恶臭
D．可引起严重的毒血症 E．必要时可截肢

46．护理破伤风抽搐病人**错误**的是（ ）。
A．床边常规放置抢救用品 B．放置牙垫放置舌咬伤 C．加床栏防止坠床
D．各种护理操作要轻柔 E．保持室内安静，光线充足

47．男性，9岁，右臀部肌内注射后疼痛，肿胀6天，伴有高热、头痛、乏力、纳差，疑有深部脓肿，其诊断依据最可靠的是（ ）。
A．局部红肿 B．波动感 C．穿刺抽得脓液
D．患肢功能障碍 E．血白细胞计数升高

48．女性，8岁，手指刀割伤2h，预防性注射破伤风抗毒素的剂量为（ ）。
A．成人剂量1/4 B．成人剂量1/2 C．与成人剂量相同

D．根据年龄计算　　E．根据体重计算

49．某病人鼻疖挤压后，出现头痛、寒战、高热、昏迷、眼部红肿，首先应考虑（　）。

A．败血症　　B．脓血症　　C．颅内海绵状静脉窦炎

D．毒血症　　E．脓毒败血症

50．唇痈病人，起病 5 天，近 3 天有发热，头痛，食欲减退，血白细胞 14×10^9/L，中性粒细胞 85%，护理评估中应特别注意的是（　）。

A．面部蜂窝织炎　　B．颅内海绵状静脉窦炎　　C．脑脓肿

D．化脓性脑膜炎　　E．败血症

51．右髂窝脓肿病人，手术后引流不畅，近期又突然出现寒战，继而出现弛张热，今日在背部及腹壁发现波动性肿块，有压痛，首先应考虑为（　）。

A．毒血症　　B．败血症　　C．脓血症

D．菌血症　　E．背部及腹壁脓肿

A_3/A_4 型题

（52～55 题共用题干）

女性病人，25 岁。右足癣感染 1 周，2 天前开始出现右小腿有片状红疹，颜色鲜红，中间较淡，边缘清楚，右腹股沟淋巴结肿大。

52．该病诊断为（　）。

A. 疖　　B．痈　　C．急性蜂窝织炎

D．丹毒　　E．急性管状淋巴管炎

53．该病致病菌是（　）。

A．金黄色葡萄球菌　　B．溶血性链球菌　　C．大肠杆菌

D．变形杆菌　　E．铜绿假单胞菌（绿脓杆菌）

54．首选抗生素（　）。

A．青霉素　　B．链霉素　　C．环丙沙星

D．甲硝唑　　E．庆大霉素

55．为预防复发，在全身和局部症状消失后仍继续使用抗生素（　）。

A．1～2 天　　B．3～5 天　　C．6～9 天

D．10～12 天　　E．13～15 天

（56～57 题共用题干）

男性，28 岁，面部疖肿不慎碰撞，2 日后突然寒战，高热，局部疼痛，肿胀明显，全身皮肤见散在淤血点。血白细胞 18×10^9/L，中性粒细胞 90%。

56．目前该病人最主要的护理诊断是（　）。

A．体温过高　　B．潜在并发症：败血症　　C．疼痛

D．营养失调　　E．恐惧

57．对该病人的处理，下列哪项**错误**（　）。

A．等待血培养结果进一步处理　　B．联合应用抗生素静脉滴注

C．纠正水与电解质失调，酸中毒　　D．物理降温

E．应用糖皮质激素

B 型题

（58～63 题共用备选答案）

A．丹毒　B．新生儿皮下坏疽　C．疖
D．痈　E．脓性指头炎

58．一个毛囊及其所属皮脂腺的急性化脓性感染（　）。
59．由多个疖融合而成的是（　）。
60．需及时切开减压引流的是（　）。
61．病变皮肤鲜红，中心浅色，界限清楚的是（　）。
62．病变部位红肿浸润，中心多个脓栓的是（　）。
63．好发于下肢的是（　）。

（64～65 题共用备选答案）

A．丹毒　B．新生儿皮下坏疽　C．急性阑尾炎
D．急性胆囊炎　E．急性梗阻性化脓性胆管炎

64．金黄色葡萄球菌常引起（　）。
65．溶血性链球菌常引起（　）。

（66～67 题共用备选答案）

A．毒血症　B．菌血症　C．脓血症
D．革兰氏染色阴性细菌败血症　E．革兰氏染色阳性细菌败血症

66．气性坏疽感染属于（　）。
67．破伤风感染属于（　）。

（68～69 题共用备选答案）

A．无臭的黄色稠厚脓液　B．脓液稀薄，呈淡红色，量多
C．脓液稠厚，常伴粪臭味　D．脓液呈淡绿色，有甜腥味
E．脓液有腐臭味

68．大肠杆菌感染是（　）。
69．铜绿假单胞菌感染是（　）。

（70～71 题共用备选答案）

A．稽留热型　B．回归热型　C．波状热型
D．弛张热型　E．不规则热型

70．败血症热型常是（　）。
71．脓血症热型常是（　）。

（72～73 题共用备选答案）

A．面部疖肿　B．下肢丹毒　C．急性蜂窝织炎
D．浅部脓肿　E．背痈

72．感染创面有多个脓头的是（　）。
73．一般不化脓的是（　）。

X 型题

74．全身化脓性感染是指（　）。

A. 毒血症　B. 败血症　C. 菌血症
D. 脓血症　E. 脓毒败血症

75. 败血症、脓血症的治疗是（　）。
A. 及时处理原发感染病灶　B. 大剂量应用有效的抗生素
C. 全身支持疗法　D. 应用糖皮质激素　E. 对症处理

76. 外科感染病人可能有哪些全身表现（　）。
A. 发热，头痛，脉速　B. 厌食，乏力　C. 脱水，代谢性酸中毒
D. 消瘦，贫血　E. 感染性休克

77. 急性蜂窝织炎正确的护理措施包括（　）。
A. 患部休息，制动　B. 局部热敷或理疗　C. 新鲜中草药捣烂外敷
D. 及早使用抗菌药物　E. 镇静，止痛

78. 破伤风病人护理时应（　）。
A. 各项护理操作集中进行　B. 床旁放置气管切开包
C. 必要时给病人放置牙垫　D. 严格执行接触隔离制度
E. 所用过的敷料清洗，灭菌后备用

79. 外科感染的护理措施包括（　）。
A. 高热量，高蛋白饮食　B. 抗菌药物分次静脉注射
C. 维持水、电解质平衡　D. 少量多次鲜血输入
E. 对症处理

80. 败血症的临床表现主要有（　）。
A. 畏寒，高热　B. 脉搏细速　C. 血压降低
D. 黏膜、皮肤淤血点　E. 转移性脓肿

81. 破伤风的典型表现有（　）。
A. 神志不清　B. 牙关紧闭　C. 苦笑面容
D. 颈项强直　E. 角弓反张

82. 外科化脓性感染的特点是（　）。
A. 一种致病菌只能引起一种感染　B. 一种致病菌可引起几种不同的感染
C. 多种致病菌可引起同一感染　D. 有共同的临床特征
E. 治疗原则不同

83. 化脓性病灶切开引流应注意（　）。
A. 观察敷料是否湿透　B. 观察体温变化
C. 卧位时使切口处于最低位　D. 浅表病灶用胶片或纱条引流
E. 患指在侧面作纵状切口

84. 化脓性感染病人护理诊断有（　）。
A. 体温过高　B. 疼痛　C. 生活自理能力低下
D. 知识缺乏　E. 潜在并发症：休克

85. 外科化脓性感染的局部表现有（　）。
A. 红　B. 肿　C. 热
D. 痛　E. 功能障碍

86．选择抗生素时应考虑（　）。
A．药源　B．价格　C．副作用
D．适应证及有效性　E．给药途径

87．化脓性感染抗菌药物使用原则为（　）。
A．可用可不用者一般不用　B．可用窄谱者不用广谱
C．可用一种者不多种联合用药　D．使用 3 天无效者应更换药物
E．症状消失，体温正常则停药

88．常用于厌氧菌感染创面的溶液有（　）。
A．过氧化氢　B．高锰酸钾　C．庆大霉素
D．苯氧乙醇　E．优琐

89．关于急性脓肿的描述正确的是（　）。
A．多数由大肠杆菌引起　B．浅部脓肿可查到波动
C．深部脓肿全身表现较重　D．脓肿形成可热敷，促使吸收消散
E．深部脓肿和浅部脓肿均可查到波动

90．常需要手术治疗的外科感染有（　）。
A．丹毒　B．唇痈　C．化脓性腱鞘炎
D．淋巴管炎　E．颈部蜂窝织炎

91．属于非特异性感染的是（　）。
A．丹毒　B．痈　C．疖
D．破伤风　E．急性蜂窝织炎

92．关于外科感染的局部护理措施正确的有（　）。
A．抬高患肢　B．局部制动　C．外敷药物
D．早期热敷促进吸收　E．适当按摩促进消散

93．化脓性病灶切开引流的护理，正确的是（　）。
A．观察体温的变化　B．观察有无局部出血　C．观察敷料是否湿透
D．及时更换敷料　E．如敷料已干，说明无脓液

94．全身化脓性感染的护理措施为（　）。
A．大剂量应用有效抗生素　B．密切观察病情变化　C．加强基础护理
D．注意心理护理　E．正确处理原发病灶

95．预防外科感染的措施有（　）。
A．防止损伤　B．及时准确的处理伤口　C．增强机体抵抗力
D．经常服用抗生素　E．严格无菌操作

96．伤口更换敷料后应该立即焚毁的情况是（　）。
A．破伤风伤口的污染敷料　B．金葡菌感染伤口的污染敷料
C．绿脓杆菌感染伤口的污染敷料　D．链球菌感染伤口的污染敷料
E．气性坏疽伤口的污染敷料

97．破伤风可发生于（　）。
A．火器伤　B．烧伤　C．锈钉刺伤
D．产后感染　E．动物咬伤

98．破伤风病人的临床表现有（　　）。
A．苦笑面容　B．牙关紧闭　C．颈项强直
D．角弓反张　E．神志不清

99．气性坏疽的局部表现有（　　）。
A．患处胀裂样剧痛　B．患处明显肿胀　C．患处皮下积气
D．伤口恶臭　E．患处组织广泛坏死

100．气性坏疽病人的护理措施应包括（　　）。
A．密切观察病情变化　B．保持伤口引流通畅　C．隔离病人
D．心理护理　E．配合高压氧治疗

答　案

A_1/A_2 型题

1．A　2．B　3．D　4．C　5．B　6．A　7．E　8．D　9．C
10．A　11．A　12．C　13．B　14．A　15．E　16．E　17．A　18．A
19．D　20．E　21．B　22．E　23．A　24．C　25．D　26．B　27．C
28．E　29．E　30．B　31．B　32．E　33．E　34．E　35．D　36．C
37．A　38．E　39．C　40．C　41．E　42．C　43．B　44．E　45．A
46．E　47．C　48．C　49．C　50．B　51．C

A_3/A_4 型题

52．D　53．B　54．A　55．B　56．B　57．A

B 型题

58．C　59．D　60．E　61．A　62．D　63．A　64．B　65．A　66．A
67．B　68．C　69．D　70．A　71．D　72．E　73．B

X 型题

74．BDE　75．ABCDE　76．ABCDE　77．ABCDE　78．ABCD
79．ABCDE　80．ABCD　81．BCDE　82．BCD　83．ABCDE
84．ABCDE　85．ABCDE　86．ABCDE　87．ABCD　88．AB
89．BC　90．CE　91．ABCE　92．ABCD　93．ABCD
94．ABCDE　95．ABCE　96．ACE　97．ABCDE　98．ABCD
99．ABCDE　100．ABCDE

第九章　损伤病人的护理

A_1/A_2 型题

1．造成烧伤的因素是（　　）。

A．热力　　B．电能　　C．放射线

D．化学物质　　E．均可以造成烧伤

2．机械性损伤局部表现（　　）。

A．疼痛　　B．肿胀　　C．功能障碍

D．伤口或创面　　E．伤情不同均可以表现

3．控制外出血安置止血带哪项符合要求（　　）。

A．半小时松开一次　　B．每小时松开一次　　C．2h 松开一次

D．3h 松开一次　　E．4h 松开一次

4．对烧伤创面哪项处理措施**不适宜**（　　）。

A．清洁创面涂抹红汞　　B．创面用无菌盐水或洗必泰溶液冲洗

C．不要轻易使用抗生素　　D．早期给予镇静，止痛

E．对已破水疱，去除表皮后，创面用烧伤膏涂抹

5．机械性损伤全身可表现为（　　）。

A．体温升高　　B．脉搏快　　C．血压稍高或降低

D．严重损伤性休克或并发感染　　E．伤情不同均可以表现

6．机械性损伤急救应遵循的原则是（　　）。

A．抢救生命　　B．恢复功能，顾全解剖完整性

C．抢救生命，恢复功能　　D．抢救生命，恢复功能，顾全解剖完整性

E．顾全解剖完整性，抢救生命

7．机械性损伤转送哪项**不正确**（　　）。

A．颈椎骨折者切勿转动头颈或抬头

B．脊柱骨折应 3 人平抬放伤员于硬板床上

C．迅速转送不必注意体位

D．胸部损伤重者应取伤侧向下的低斜坡卧位

E．病人头部需与运动方向相反

8．机械性损伤治疗与护理哪项**不正确**（　　）。

A．积极抗休克　　B．保护器官功能　　C．加强营养支持

D．预防和治疗感染和破伤风　　E．加强心理护理不应用止痛药

9．严重大面积烧伤患者致死最常见的主要原因（　　）。

A．烧伤创面大量失液引起低血容量性休克

B．烧伤后继发的脓毒血症

C．能量不足及负氮平衡引起机体衰竭
D．呼吸道烧伤导致呼吸道狭窄引起呼吸衰竭
E．多系统器官衰竭

10．机械性损伤急救措施哪项**不正确**（ ）。
A．最优先处理的损伤是骨折
B．防治休克主要是止痛，有效止血和扩容
C．迅速抢救伤员到安全处避免继续损伤
D．最优先处理的损伤是严重出血
E．心跳和呼吸骤停，立即实施人工呼吸和胸外心脏按压

11．男性成人烧伤后，第 1 个 24h 静脉补充胶体和电解质液体量计算可参考下列公式进行（ ）。
A．烧伤面积（Ⅱ，Ⅲ度）×体重（kg）×1.5ml
B．烧伤面积（Ⅱ，Ⅲ度）×体重（kg）×1.8ml
C．烧伤面积（Ⅱ，Ⅲ度）×体重（kg）×2.0ml
D．烧伤面积（Ⅰ，Ⅱ，Ⅲ度）×体重（kg）×1.5ml
E．烧伤面积（Ⅰ，Ⅱ，Ⅲ度）×体重（kg）×2.0ml

12．评估烧伤伤员呼吸功能下面哪项**不正确**（ ）。
A．伤员意识状态　B．呼吸频率、节律，呼吸有无烟味
C．说话有无声音嘶哑　D．伤员疼痛表现
E．观察血氧饱和度指标及血气分析结果

13．关于清创术下面哪项是**错误**的（ ）。
A．可使污染伤口转变为清洁伤口　B．是处理开放性损伤不常用的手段
C．开放性损伤变为闭合性损伤　D．清创时常需适当扩大创口，又称为扩创术
E．是处理开放性损伤最重要、基本、有效的手段

14．对烧伤部位的小水疱的处理，哪项是**错误**的（ ）。
A．对完整的小水疱，剪除表皮暴露
B．对完整的小水疱，清洁后用敷料加压包扎
C．对完整的小水疱可用针筒抽吸后加压包扎
D．对已溃破的水疱除去表皮后涂抹烧伤膏
E．可切开小水疱，剪除表皮后加以敷料包扎

15．大面积烧伤休克的补液，通常按（ ）。
A．Ⅱ度烧伤的面积来计算补液量　B．Ⅲ度烧伤面积来计算补液量
C．Ⅰ度烧伤面积来计算补液量　D．Ⅰ度和Ⅱ度烧伤的面积来计算补液量
E．Ⅱ度和Ⅲ度烧伤的面积来计算补液量

16．哪一种闭合性损伤最容易发生急性肾功能衰竭（ ）。
A．扭伤　B．冲击伤　C．创伤性窒息
D．严重挤压伤　E．挫伤

17．关于烧伤补液第二个 24h 所补液体量哪项适合（ ）。
A．是第一个 24h 的 1/4，生理需要量不变

B．是第一个 24h 的 1/3，生理需要量不变
C．是第一个 24h 的 1/2，生理需要量不变
D．等于第一个 24h 量，生理需要量不变
E．是第一个 24h 的 2 倍，生理需要量不变

18．烧伤深度的估计最常采用（ ）。
A．二度法 B．三度法 C．六度法
D．四度法 E．三度四分法

19．深Ⅱ度烧伤的局部深度为（ ）。
A．达表皮角化层，生发层健在 B．达真皮深层，有皮肤附件残留
C．达皮下组织 D．达真皮深层，部分生发层健在
E．达皮肤全层

20．浅Ⅱ度烧伤如无感染，愈合时间为（ ）。
A．1 周左右 B．2 周左右 C．3～4 周
D．5～6 周 E．需植皮愈合

21．清创缝合，哪项是**不正确**的（ ）。
A．清除污物、异物，切除失活组织彻底止血
B．清创术应在伤后 8～12h 内进行
C．头部 12～24h 的伤口也可以清创
D．面颈部伤口超过 12h，不考虑清创缝合
E．污染严重的伤口，清创后可延期缝合

22．成人一只手占人体体表总面积的（ ）。
A．1% B．1．25% C．2%
D．2．5% E．5%

23．成人新九分法计算烧伤面积，哪项是**错误**的（ ）。
A．头颈面部各 3% B．双上臂 7% C．躯干为 27%
D．双臀为 5% E．双股、双小腿、双足为 45%

24．伤口边缘不整齐，周围组织损伤广泛，出血少，应为（ ）。
A．刺伤 B．切伤 C．擦伤
D．裂伤 E．撕脱伤

25．中、重度烧伤下列哪项处理不适宜（ ）。
A．住单独病房严格隔离及严格无菌技术
B．留置导尿管观察尿量 C．注射破伤风抗毒血清
D．大量应用抗生素 E．定期和随时行创面培养

26．大面积烧伤，病人口渴应给与（ ）。
A．糖开水 B．热开水 C．凉开水
D．纯净水 E．淡盐水

27．成人头颈和双上臂全部烧伤面积约为（ ）。
A．12% B．16% C．21%
D．24% E．30%

28．创伤后，如果处理时间过晚，伤口已经感染时应（　　）。
A．清创　　B．换药　　C．缝合
D．植皮　　E．以上都可以

29．蛇咬伤绑扎处理哪项措施**不适合**（　　）。
A．在创口 5～10cm 处肢体近心端绑扎　　B．用止血带或就地取材加以绑扎
C．压力要超过动脉压　　D．急救处理结束可以松绑
E．用有效蛇药 30min 后可松绑

30．蛇咬伤清创排毒哪项措施**不合适**（　　）。
A．争取在伤后 20min 内实施
B．以牙痕为中心做十字形切开至皮下
C．用 1:5000 高锰酸钾溶液反复清洗伤口
D．自下而上不断缓慢的挤压伤肢使毒液从伤口流出
E．可用吸引器或拔火罐吸出毒液

31．浅Ⅱ度烧伤的临床特点是（　　）。
A．局部红肿，有疼痛和烧灼感，皮温稍增高
B．水疱较饱满，有剧痛和感觉过敏，皮温增高
C．水疱较小，感觉稍迟钝，皮温也可稍低
D．水疱扁平，感觉稍迟钝，皮温也可稍低
E．创面无水疱，感觉消失，皮温低

32．注射抗蛇毒血清时下面哪项措施**不正确**（　　）。
A．使用前应做过敏试验　　B．过敏试验常规皮内注射
C．若皮试阳性不给注射　　D．皮试阳性先用异丙嗪 25mg 肌内注射
E．取抗蛇毒血清 0.1ml 稀释 20 倍为试敏液

33．烧伤后几小时内易发生休克（　　）。
A．6h　　B．12h　　C．48h
D．78h　　E．96h

34．开放性损伤**不包括**（　　）。
A．擦伤　　B．挫伤　　C．切伤
D．裂伤　　E．皮肤撕脱伤

35．减少或降低败血症发生哪项措施**不适合**（　　）。
A．提高病人免疫力　　B．早切痂　　C．有效抗休克
D．早植皮　　E．大面积烧伤创面等待自然愈合

36．迅速脱离热源降低局部温度哪项措施**不适合**（　　）。
A．冷水冲淋　　B．脱掉着火衣物　　C．卧倒慢慢滚压
D．快跑喊叫　　E．禁忌裸手扑火

37．蛇咬伤注射抗毒血清哪项**不正确**（　　）。
A．及早应用通常只需注射一次　　B．成人与小儿剂量不相同
C．眼镜蛇用精制抗眼镜蛇毒血清　　D．蝮蛇或竹叶青蛇用抗蝮蛇血清治疗
E．五步蛇用抗五步蛇血清治疗

38. 休克期补液指标哪项**不正确**（　　）。
A. 成人尿量要维持在 30ml/h　　B. 成人脉搏＜120 次/min
C. 肢端温暖　　D. 收缩压＞90～100mmHg
E. 中心静脉压＞12cmH_2O

39. 下面哪项**不符合**烧伤转送要求（　　）。
A. 要快，平稳，争取 3h 内送到医院
B. 转送前镇静止痛，避免应用冬眠合剂
C. 吸入性损伤者，需在转送前做气管切开
D. 创面不要涂抹有颜色的药物
E. 冬防寒，夏防暑，还应防尘

40. 烧伤补给液体种类哪项**不合适**（　　）。
A. 胶体以血浆为首选
B. 面积大的深度烧伤可补给部分全血
C. 电解质溶液以输入平衡盐为主
D. 基础水分用 5%或 10%葡萄糖溶液
E. 电解质溶液以输入生理盐水溶液为主

41. 烧伤补液分配中烧伤后第一个 8h 应输入胶体和电解质溶液总量的（　　）。
A. 1/2　　B. 1/3　　C. 1/4
D. 2/3　　E. 3/4

42. 评估烧伤伤员血容量哪项**不正确**（　　）。
A. 疼痛情况　　B. 心率，脉搏，血压　　C. 尿量
D. 中心静脉压　　E. 烧伤伤员意识状态

43. 烧伤感染的评估哪项**不正确**（　　）。
A. 创面变化　　B. 意识障碍　　C. 生命体征变化
D. 疼痛情况　　E. 血象改变

44. 那种情况**不适合**包扎（　　）。
A. 四肢Ⅰ度、Ⅲ度烧伤　　B. 无条件暴露
C. 不合作或门诊病人　　D. 烧伤的手指
E. 发生浸透，感染

45. 哪种情况**不适合**创面暴露（　　）。
A. Ⅲ度烧伤　　B. 头面颈部　　C. 会阴部
D. 四肢Ⅱ度烧伤创面　　E. 大面积烧伤创面

46. 哪种情况适合半暴露（　　）。
A. 四肢Ⅰ度、Ⅱ度烧伤创面　　B. Ⅲ度烧伤创面
C. 烧伤感染创面脓液较多者　　D. 早切痂、早植皮创面
E. 关节部位创面

47. 成年女子，双下肢烧伤，其烧伤面积占体表总面积的（　　）。
A. 45%　　B. 46%　　C. 48%
D. 50%　　E. 51%

48．10 岁儿童头面颈部烧伤，其烧伤面积占体表总面积的（　　）。

A．8%　　B．9%　　C．10%

D．11%　　E．12%

49．25 岁男性，体重 60kg，发生双上肢全部躯干前后面的Ⅱ度烧伤，第一个 24h 补液总量约为多少（　　）。

A．4000ml　　B．5000ml　　C．6000ml

D．7000ml　　E．9000ml

50．成年人，体重 60kg，烧伤双上肢，躯干及双侧臀部均为Ⅱ度，其伤后第二个 24h 的补液量为（　　）。

A．3000ml　　B．4250ml　　C．6500ml

D．8000ml　　E．9500ml

51．男性，40 岁，被开水烫伤左手和左下肢（不含臀部），左侧腹部也有两手掌大小烫伤创面，局部有大小不等的水泡，创面水肿明显，剧烈疼痛，其面积和深度为（　　）。

A．24%，浅Ⅱ度　　B．24%，深Ⅱ度　　C．25%，浅Ⅱ度

D．25%，深Ⅱ度　　E．27%，浅Ⅱ度

52．女性，27 岁，大面积烧伤后 2 周，出现头痛，寒战，高热，心率 116 次/min，血压 13.3/11kPa，烦躁不安，血白细胞 25×10^9/L，血细菌培养（+），可能合并（　　）。

A．菌血症　　B．败血症　　C．脓血症

D．创面脓毒症　　E．感染性休克

53．属于闭合性损伤的是（　　）。

A．切伤　　B．挫伤　　C．刺伤

D．裂伤　　E．擦伤

54．现场急救严重损伤病人首先应（　　）。

A．包扎伤口　　B．镇静止痛　　C．解救窒息

D．抗休克　　E．固定骨折

55．必须密切观察尿量和尿色以防发生急性肾功能衰竭的损伤病人是（　　）。

A．挤压伤　　B．火器伤　　C．切割伤

D．撕脱伤　　E．裂伤

56．损伤已达 12h，清创后仍可一期缝合的部位是（　　）。

A．面部　　B．背部　　C．足部

D．上肢　　E．下肢

57．创伤后最常见的并发症是（　　）。

A．感染　　B．休克　　C．器官功能衰竭

D．应激性溃疡　　E．骨折

58．伤口清创的最佳时机是在伤后（　　）。

A．6～8h　　B．8～10h　　C．10～12h

D．12～14h　　E．24h 内

59．烧伤病人的处理，**不正确**的是（　　）。

A．双手烧伤时立即浸泡于凉水中

B．强碱烧伤时，以大量清水冲洗
C．磷烧伤体表时，立即用油质敷料包扎
D．强酸烧伤时，以大量清水冲洗
E．生石灰烧伤时，先除去生石灰，再用清水冲洗

60．头面部烧伤时，应特别警惕（　　）。
A．眼部烧伤　　B．耳部烧伤　　C．鼻部烧伤
D．呼吸道烧伤　　E．消化道烧伤

61．呼吸道烧伤最首要的护理诊断是（　　）。
A．疼痛　　B．组织完整性受损　　C．营养失调
D．有窒息的危险　　E．焦虑

62．大面积烧伤早期护理诊断“体液不足”，其最主要的相关因素是（　　）。
A．创面渗出　　B．疼痛　　C．饮水不足
D．高热　　E．创面感染

63．头面部广泛烧伤的护理，**不妥当**的是（　　）。
A．双眼使用眼膏　　B．避免耳廓受压　　C．鼻黏膜涂液状石蜡
D．宜用暴露疗法　　E．宜取平卧位

64．烧伤病人的急救转送，**不正确**的是（　　）。
A．先抗休克，平稳后再转送　　B．远途转送，途中持续输液
C．为稳定病情，转送时给冬眠药物　　D．抬病人上下楼时，头朝下方
E．汽车转送时，病人头后足前卧位

65．卷轴带包扎肢体时，**不妥**的是（　　）。
A．包扎的肢体置于功能位　　B．自近心端向远心端包扎
C．后一周包扎压住前一周的1/2　　D．包扎完毕，妥善固定
E．以环形包扎法开始和结束

66．适用于包扎会阴部的多头带是（　　）。
A．四头带　　B．丁字带　　C．三角巾
D．胸带　　E．腹带

67．下肢出血，扎止血带的适宜部位是（　　）。
A．股下1/3处　　B．股上1/3处　　C．股中1/3处
D．股中、下1/3处　　E．股中、上1/3处

68．四肢用止血带止血时连续阻断血流一般**不超过**（　　）。
A．30min　　B．60min　　C．90min
D．120min　　E．150min

69．引起冷伤的主要原因是（　　）。
A．低温　　B．潮湿　　C．营养不良
D．失血　　E．长时间静止不动

70．冻僵病人复温的最好措施是（　　）。
A．迅速转移至暖室　　B．大量引用热茶　　C．置于40℃温水中浸泡
D．肌肉内注射兴奋剂　　E．快速输血

71．毒蛇咬伤病人的急救护理，正确的是（　　）。

A．患肢宜抬高　　B．患肢宜低垂　　C．患肢宜平放
D．患肢多活动　　E．患肢多按摩

A_3/A_4 型题

（72～74 题共用题干）

男性，30 岁，体重 70kg，烧伤后 4h 送至医院，右上肢水肿明显，剧烈疼痛，有较大水泡，双下肢（不含臀部）无水泡，皮肤焦黄色，触之不痛，如皮革样。

72．该病人的烧伤深度为（　　）。

A．右上肢浅Ⅱ度，双下肢Ⅲ度　　B．右上肢深Ⅱ度，双下肢Ⅲ度
C．右上肢浅Ⅱ度，双下肢深Ⅱ度　　D．右上肢与双下肢均为深Ⅱ度
E．右上肢Ⅲ度，双下肢深Ⅱ度

73．伤后第一个 24h 的补液总量大约是（　　）。

A．4500ml　　B．5250ml　　C．6250ml
D．7250ml　　E．7500ml

74．输液过程中简便而又可靠的观察指标是（　　）。

A．收缩压＞12kPa　　B．脉搏＜120 次/min　　C．尿量＞30ml/h
D．中心静脉压正常　　E．肢端温暖

（75～77 题共用题干）

男性病人，26 岁。右膝外侧皮肤挫裂伤 4h。创面 15cm×3cm，伤口内有沙土污染。

75．目前的处理原则主要是（　　）。

A．清创缝合+TAT　　B．清创不缝合+TAT　　C．换药+抗生素
D．清创缝合+引流　　E．TAT+抗生素

76．用卷轴带给该病人包扎固定，包扎方法主要选用（　　）。

A．环形　　B．回返形　　C．螺旋形
D．螺旋反折形　　E．“8”字形

77．在 3 天后，发现伤口红肿明显，有较多脓性分泌物。应采取的主要护理措施是（　　）。

A．继续观察　　B．使用大量青霉素　　C．使用大量 TAT
D．向伤口内塞置引流条　　E．立即拆除缝线+换药

B 型题

（78～79 题共用备选答案）

A．0.02%呋喃西林溶液　　B．2%苯氧乙醇溶液　　C．优锁溶液
D．3%氯化钠溶液　　E．凡士林纱布

78．肉芽组织水肿创面用（　　）。

79．脓液坏死组织多的创面用（　　）。

（80～81 题共用备选答案）

A．烧伤面积为 3%　　B．烧伤面积为 5%　　C．烧伤面积为 6%
D．烧伤面积为 7%　　E．烧伤面积为 13%

80．双小腿烧伤（　）。
81．双前臂烧伤（　）。
（82～85 题共用备选答案）
A．挫伤　B．扭伤　C．挤压伤
D．裂伤　E．刺伤
82．易发生厌氧菌感染和异物存留的是（　）。
83．以关节肿胀、疼痛、活动障碍为主要特征的损伤是（　）。
84．容易引起急性肾衰竭的损伤是（　）。
85．伤口污染和周围组织损伤较重，易发生坏死和感染的损伤是（　）。
（86～87 题共用备选答案）
A．清创后不予缝合　B．清创后一期缝合　C．清创后延期缝合
D．清创后植皮　E．按感染伤口处理
86．火器伤 2h 后，处理应（　）。
87．膝关节开放性损伤 24h 候后，无明显感染征象，处理应（　）。

X 型题

88．影响伤口愈合的因素包括（　）。
A．低蛋白血症　B．使用糖皮质激素　C．糖尿病
D．伤口有异物　E．局部感染
89．需要优先处理的情况是（　）。
A．心跳骤停　B．窒息　C．大动脉出血
D．开放性气胸　E．开放性骨折
90．伤口的愈合过程分期包括（　）。
A．炎症期　B．增生期　C．炎性渗出期
D．肉芽组织形成期　E．塑形期
91．烧伤创面的暴露疗法多用于（　）。
A．头面部烧伤　B．严重感染创面　C．大面积烧伤
D．四肢部位烧伤　E．会阴部烧伤
92．烧伤的严重程度取决于（　）。
A．热力的强度　B．烧伤面积的大小
C．热力与组织接触的时间　D．烧伤的深度　E．病人的感受
93．清创术的目的是（　）。
A．去除异物　B．彻底止血　C．切除失去生机组织
D．修剪创缘以利于引流　E．修复损伤的深部组织
94．烧伤脓毒症的护理，正确的是（　）。
A．采集创面渗液作细菌培养　B．分次静脉注射大剂量抗生素
C．采取胃肠外营养支持　D．采取接触隔离措施
E．多次少量输血浆
95．禁忌使用翻身床的病人有（　）。

A．昏迷　　B．心力衰竭　　C．头面部烧伤
D．特大面积烧伤　　E．休克

96．大面积烧伤病人休克期补液，正确的是（　　）。
A．成人每小时尿量不少于 30ml
B．电解质溶液最好用生理盐水
C．胶体溶液首选右旋糖酐
D．特重度烧伤胶体溶液比电解质溶液为 0.5:1
E．第一个 8h 输入胶体、电解质溶液总量的 1/2

97．烧伤创面的暴露疗法多用于（　　）。
A．大面积烧伤　　B．严重感染创面　　C．头面部烧伤
D．四肢烧伤　　E．会阴部烧伤

98．全身冻伤的临床表现有（　　）。
A．寒战　　B．皮肤苍白或发绀　　C．四肢发凉
D．四肢乏力　　E．肢体僵硬

99．对冻伤病人的救护包括（　　）。
A．处理局部冻伤　　B．快速复温　　C．火炉烘烤
D．施行心肺复苏　　E．防止感染

100．哪些毒蛇主要产生神经毒（　　）。
A．蝮蛇　　B．金环蛇　　C．银环蛇
D．眼镜蛇　　E．五步蛇

101．毒蛇咬伤的初期急救原则是（　　）。
A．排除蛇毒　　B．阻止蛇毒吸收　　C．蛇药解毒
D．伤口湿敷　　E．血清疗法

102．毒蛇咬伤病人的护理，正确的是（　　）。
A．抬高患肢　　B．注射 TAT　　C．观察生命体征
D．注意神志变化　　E．注意有无瘫痪和出血

答　案

A_1/A_2 型题

1. E　2. E　3. B　4. A　5. E　6. D　7. C　8. E　9. A
10. A　11. A　12. D　13. B　14. A　15. E　16. D　17. C　18. E
19. D　20. B　21. B　22. D　23. E　24. C　25. C　26. E　27. A
28. B　29. D　30. D　31. B　32. C　33. C　34. B　35. E　36. D
37. A　38. C　39. A　40. E　41. A　42. A　43. D　44. A　45. D
46. A　47. B　48. D　49. B　50. B　51. C　52. B　53. B　54. C
55. A　56. A　57. A　58. A　59. C　60. D　61. D　62. A　63. E
64. C　65. B　66. B　67. E　68. B　69. A　70. C　71. B

A$_3$/A$_4$型题

72. A 73. D 74. C 75. A 76. E 77. E

B型题

78. D 79. C 80. E 81. C 82. E 83. B 84. C 85. D 86. A 87. B

X型题

88. ABCDE 89. ABCD 90. ABE 91. ACE 92. ABCD
93. ABCE 94. ABCDE 95. ABE 96. AE 97. ABCE
98. ABCDE 99. ABDE 100. BCD 101. AB 102. BCDE

第十章　肿瘤病人的护理

A_1/A_2 型题

1．下列可作为肿瘤定性诊断的检查是（　　）。

A．CT　　B．B 超　　C．核素检查

D．X 线造影　　E．病理检查

2．放疗引起局部皮肤红斑、灼痛时，**错误**的护理措施是（　　）。

A．保持清洁干燥　　B．避免内衣摩擦　　C．不宜日光直射

D．禁止热敷、冷敷　　E．局部外涂碘酊

3．关于肿瘤化疗护理**不正确**的是（　　）。

A．药液必须新鲜配置

B．静脉注射不可溢出静脉外

C．用过的注射器和空药瓶立即放入水中

D．如有治疗药物溢出静脉，应立即热敷

E．每周检查一次血白细胞和血小板计数

4．某女士，恶性肿瘤住院化疗，下列护理**不妥**的是（　　）。

A．病室应安静、舒适　　B．室温保持 15℃左右　　C．定期消毒病室

D．严格控制探视　　E．适当户外活动

5．恶性肿瘤化疗时应掌握的原则，**不包括**（　　）。

A．诊断必须明确　　B．有手术指征不可错过手术时机

C．注意不良反应　　D．每周查白细胞

E．白细胞在 0.4×10^9/L

6．肿瘤病人化疗或放疗期间，最主要的观察项目是（　　）。

A．脱发程度　　B．食欲不振　　C．恶心呕吐

D．皮肤损害　　E．血白细胞和血小板计数

7．李某，女，38 岁。急性粒细胞性白血病，行静脉注射化疗药物后，立即出现注射部位疼痛，肿胀。护士应考虑（　　）。

A．化疗药物反应　　B．化疗药物漏出血管外

C．高渗性药液刺激血管壁所致　　D．化疗药物过敏

E．血栓性静脉炎

8．与肿瘤发生有关的外源性因素是（　　）。

A．内分泌失调　　B．免疫功能缺陷　　C．微量元素缺乏

D．长期物理刺激　　E．遗传因素

9．国际抗癌联盟组织提出的 TNM 分期，T 代表（　　）。

A．原发肿瘤　　B．有远处转移　　C．有淋巴结转移

D．无淋巴结转移　E．无远处转移

10．肿瘤化疗患者出现下列反应就必须停药的是（　）。

A．呕吐频繁　B．白细胞计数 3×10^9/L　C．严重脱发

D．血小板计数 10×10^9/L　E．腹泻

11．**不符合**良性肿瘤特征的是（　）。

A．生长缓慢　B．膨胀性生长　C．肿块可巨大

D．常伴有溃疡　E．不发生转移

12．通过甲胎蛋白测定可确诊的是（　）。

A．原发性肝癌　B．继发性肝癌　C．结肠癌

D．骨肿瘤　E．前列腺癌

13．对放射线高度敏感的肿瘤是（　）。

A．鼻咽癌　B．肺癌　C．乳癌

D．霍奇金病　E．宫颈癌

14．对放射线中度敏感的肿瘤是（　）。

A．骨肉瘤　B．肺癌　C．卵巢癌

D．胃肠道腺癌　E．多发性骨髓瘤

15．对放射线低度敏感的肿瘤是（　）。

A．鼻咽癌　B．食管癌　C．乳癌

D．肺癌　E．骨肉瘤

16．**不影响**病人接受化疗和放疗的是（　）。

A．肝肾功能不全　B．消化道功能障碍　C．营养性缺铁性贫血

D．原发性高血压　E．慢性感染病灶

17．关于静脉给药化疗的护埋，以下**不正确**的是（　）。

A．妥善固定针头，保证始终在血管内　B．将化疗药物稀释至要求的浓度

C．在规定时间内将药物用完　D．随时观察穿刺部位有无肿胀

E．两肾静脉交替穿刺，由近到远

18．可用于长春新碱解毒的是（　）。

A．硫代硫酸钠　B．碳酸氢钠　C．亚硝酸钠

D．枸橼酸钠　E．氯化钠

19．对实体肿瘤最有效的治疗方法是（　）。

A．手术切除　B．化学药物　C．放射线

D．免疫疗法　E．中医中药

20．关于肿瘤的预防措施，以下**不正确**的是（　）。

A．40 岁以上每年一次胸片检查　B．30 岁以上女性每年一次乳房自检

C．40 岁以上每年一次直肠检查　D．成年女性每年一次阴道涂片

E．正确处理各种癌前病变

21．放疗局部皮肤出现干反应时，适宜涂抹（　）。

A．0.2%薄荷淀粉　B．2%甲紫溶液　C．硼酸软膏

D．2%碘酊　E．70%乙醇

22．关于防止肿瘤扩散的措施，以下**不正确**的是（　）。

A．触诊和皮肤准备，应手法轻柔　B．直肠肿瘤术前，大量低压灌肠

C．术中的切开操作，尽量不用电刀　D．切下的肿瘤标本应隔离存放

E．关闭切口前，应用化疗药物冲洗术野

23．可用于丝裂霉素解毒的是（　）。

A．硫代硫酸钠　B．碳酸氢钠　C．枸橼酸钠

D．亚硝酸钠　E．氯化钠

24．以下与癌症**无关**的疾病是（　）。

A．甲型肝炎　B．EB 病毒感染　C．慢性溃疡病

D．萎缩性胃炎　E．结肠息肉病

25．男性，40 岁，因怀疑肝癌入院，病人因过度的焦虑和恐惧，表现出对护理的不合作，以下除哪一项外，是你应采取的态度和措施（　）。

A．批评病人的态度和行为　B．关注病人的心理和行为反应

C．对病人的表现表示理解　D．教育病人适应身体状况

E．解释护理的方法和可能的感受

26．男性，43 岁，因胃癌入院，接受化疗后，口腔黏膜发生溃烂，为预防念珠菌感染，你提供的漱口水是（　）。

A．1.5%过氧化氢溶液　B．凉开水　C．制霉菌素液

D．生理盐水　E．麦冬、金银花泡液

27．女性，54 岁，因肝癌入院，接受静脉化疗时，穿刺部位出现肿胀，你的处理方法是（　）。

A．立即停止给药，局部注射解毒剂，然后拔针

B．立即停止给药，拔针，然后局部注射解毒剂

C．立即停止给药，不拔针，接注射器回抽溢出的药液后再拔针

D．立即停止给药，不拔针，接注射器回抽溢出的药液和注射解毒剂后，再拔针

E．立即减慢给药速度，局部注射解毒剂，不拔针

28．下列是肿瘤的促癌因素的是（　）。

A．环境污染　B．紫外线照射　C．遗传因素

D．不良生活方式　E．慢性炎症

29．下列哪项是良性肿瘤的特点（　）。

A．发生转移　B．膨胀性生长　C．浸润性生长

D．与周围组织界限不清　E．从不危及生命

30．AFP 可明显增高的肿瘤是（　）。

A．肝癌　B．乳癌　C．胃癌

D．结肠癌　E．肺癌

31．下列为良性肿瘤的是（　）。

A．肾母细胞瘤　B．白血病　C．乳房纤维腺瘤

D．结肠癌　E．骨肉瘤

32．肿瘤病人三级止痛方案的原则，下列哪项**不符**（　）。

A．按时给药　B．小剂量开始
C．根据止痛效果逐渐增加药量　D．先口服给药
E．口服无效则静脉给药

33．CEA 增高最明显的肿瘤是（　）。
A．肝癌　B．乳腺癌　C．肺癌
D．胃癌　E．结肠癌

34．5-氟尿嘧啶属于下列那类化疗药物（　）。
A．细胞毒素类　B．抗代谢类　C．抗生素类
D．生物碱类　E．激素类

35．肿瘤最常见的局部表现是（　）。
A．肿块　B．溃疡　C．出血
D．梗阻　E．疼痛

36．为减轻晚期肿瘤病人的痛苦，提高生存质量，常采用的手术是（　）。
A．预防性手术　B．扩大根治术　C．减瘤手术
D．姑息性手术　E．重建手术

A_3/A_4 型题

（37～38 题共用题干）

男性，60 岁，因黄疸、腹痛 40 天入院。病人主诉 40 天来，皮肤发黄，后又腹痛持续，牵扯腰背，不敢平卧，夜间不能入睡，痛苦难忍。医疗诊断：胰头癌（晚期）。查体：病人消瘦，体重 45kg，面容憔悴，精神萎靡，表情痛苦，皮肤黏膜黄染，取坐位，弯腰弓背。

37．目前该病人最突出的一条护理诊断是（　）。
A．疼痛　B．营养失调，低于机体需要量
C．活动无耐力　D．恐惧　E．焦虑

38．对该病人，最重要的护理措施是（　）。
A．表示同情和关心　B．检查疼痛部位，观察疼痛时的反应
C．帮助病人安置减轻疼痛的体位　D．教给病人支持疼痛部位
E．定时使用止痛剂

（39～42 题共用题干）

女性，38 岁，新闻记者，因乳房肿块入院。病人当得知乳癌和需要手术治疗后，表现为紧张不安、抑郁、脉快、精力不集中、失眠、不思饮食和暗自流泪。与其交谈时，病人说：想得很多，担心治疗效果，孩子没人照顾和调换工作岗位等。

39．该病人目前现存的恰当的护理诊断（　）。
A．绝望　B．悲哀　C．焦虑
D．恐惧　E．睡眠紊乱

40．对该病人，目前最适合采取的护理措施是（　）。
A．教育，安慰　B．提供保证　C．同情，体贴
D．经常巡视　E．用镇静剂

41．手术后，对该病人进行化疗，化疗前评估**没有**重要意义的是（　）。

A．白细胞计数　　B．血红蛋白测定　　C．血小板计数
D．肾功能测定　　E．血脂测定

42．在病人化疗期间，护理措施**不正确**的是（　　）。
A．监测白细胞每周 1～2 次　　B．检查口腔黏膜有无炎症
C．穿刺静脉有条索和压痛时按摩　　D．观察尿量和尿液的 pH 值
E．观察有无感染征象

（43～45 题共用题干）

男性病人，66 岁。咳嗽，痰中带血 2 月余，胸痛半月。消瘦，锁骨上淋巴结未扪及，胸部 X 线片显示：右上肺叶肿块影像，形状不规则，边缘有毛刺。痰液细胞学检查为阴性。该病人有吸烟史 35 年，目前仍吸烟 10～20 支/天。

43．该病人为确定诊断，最好采用（　　）。
A．CT　　B．血清学检查　　C．B 超
D．纤维支气管镜　　E．放射性核素扫描

44．若确诊为“肺癌”，应首选的治疗方法是（　　）。
A．肺癌根治术　　B．放射治疗　　C．单药化疗
D．中医治疗　　E．内分泌治疗

45．病人在治疗过程中，下列哪项护理措施是**不妥**的（　　）。
A．手术治疗前须戒烟 1 月以上　　B．手术治疗前需给营养支持
C．放疗前需检查血常规　　D．化疗中需监测血常规
E．静脉化疗药漏皮下即行冷敷

B 型题

（46～48 题共用备选答案）

A．环磷酰胺　　B．5-氟尿嘧啶　　C．丝裂霉素
D．长春新碱　　E．雌二醇

46．抗代谢类抗癌药（　　）。
47．抗生素类抗癌药（　　）。
48．烷化剂类抗癌药（　　）。

X 型题

49．对于放射疗法低度敏感的疾病是（　　）。
A．鼻咽癌　　B．食管癌　　C．皮肤癌
D．大肠癌　　E．胃癌

50．肿瘤化学疗法的主要副作用（　　）。
A．骨髓抑制　　B．消化道反应　　C 肝脏损伤
D．肾脏损伤　　E．脱发

51．化疗药物应用的注意事项（　　）。
A．配制药液应在短时间内使用　　B．药液外渗皮下应作局部热敷
C．使用前应了解血象及肝肾功能　　D．若出现胃肠道反应停止用药

E．注射拔针前，要抬高静脉注射肢体

52．肿瘤发生的外在因素是（ ）。

A．遗传因素 B．化学因素 C．物理因素

D．生物性因素 E．长期慢性刺激

53．关于肿瘤的二级预防陈述正确的是（ ）。

A．肿瘤的早期发现 B 肿瘤早期诊断 C．肿瘤早期治疗

D．降低发病率 E．降低死亡率

54．与肿瘤发生有关的外在因素是（ ）。

A．日光照射 B．长期局部物理刺激 C．慢性炎症刺激

D．霉菌霉素 E．病毒感染

55．与肿瘤发生有关的内在因素是（ ）。

A．遗传 B．内分泌失调 C．先天性免疫缺陷

D．长期使用免疫抑制剂 E．精神压力

56．放疗病人可能存在的护理诊断/护理问题是（ ）。

A．有感染的危险 B．口腔黏膜改变 C．有窒息的危险

D．潜在并发症：髓抑制 E．潜在并发症：急性肾功能衰竭

57．恶性肿瘤病人可能存在的护理诊断是（ ）。

A．焦虑 B．恐惧

C．营养失调：低于机体需要量 D．疼痛

E．绝望

58．当放疗病人的血白细胞为 1×10^9/L 时，正确的护理措施是（ ）。

A．安置病人于单人病房 B．安排亲属轮流探视

C．禁止上呼吸道感染者进入病房 D．任何与病人接触者均应戴口罩

E．遵嘱应用生血药和输血

59．化疗的禁忌证包括（ ）。

A．恶病质 B．血白细胞计数＞4×10^9/L

C．骨髓移植 D．肾功能衰竭 E．肿瘤转移

60．肿瘤病人的疼痛与下列那些因素有关（ ）。

A．肿瘤生长侵及神经 B．肿瘤压迫周围组织 C．手术创伤

D．放疗烧伤 E．肿瘤致中空性器官梗阻

61．可引起骨髓抑制的治疗方法包括（ ）。

A．手术治疗 B．化疗 C．放疗

D．生物疗法 E．激素疗法

62．对肿瘤病人的饮食护理应注意（ ）。

A．流质饮食 B．创造愉快进食环境 C．高热量饮食

D．高脂肪饮食 E．高维生素饮食

63．晚期癌症病人止痛的方法有（ ）。

A．保持病室环境安静舒适 B．分散注意力 C．PCA

D．硬膜外阻滞 E．手术切断局部痛觉传导神经

答 案

A_1/A_2 型题

1. E 2. E 3. D 4. B 5. E 6. E 7. B 8. D 9. A
10. B 11. D 12. A 13. D 14. B 15. E 16. D 17. E 18. B
19. A 20. B 21. A 22. C 23. A 24. A 25. A 26. C 27. D
28. C 29. B 30. A 31. C 32. E 33. E 34. B 35. A 36. D

A_3/A_4 型题

37. A 38. E 39. C 40. A 41. E 42. C 43. D 44. A 45. A

B 型题

46. B 47. C 48. A

X 型题

49. DE 50. ABCDE 51. ACE 52. BCDE 53. ABC
54. ABCDE 55. ABCDE 56. ABD 57. ABCDE 58. ACDE
59. ACD 60. ABCDE 61. BC 62. BCE 63. ABCDE

第十一章　颅脑疾病病人的护理

A$_1$/A$_2$型题

1．判断颅底骨折最有价值的临床表现是（　）。

A．眼睑淤血　　B．球结膜下出血　　C．鼻孔流血

D．脑脊液漏　　E．严重头痛

2．颅底骨折有脑脊液耳、鼻外漏时，下列**错误**的是（　）。

A．应用抗生素　　B．忌腰穿

C．冲洗消毒后用棉球堵塞　　D．禁擤鼻涕　　E．床头抬高 15°

3．**不符合**脑震荡的表现是（　）。

A．逆行性遗忘　　B．颅内压增高

C．意识障碍不超过 30min　　D．神经系统检查无异常　　E．脑脊液检查无异常

4．下列意识障碍表现中与颅内血肿关系最为密切的是（　）。

A．嗜睡　　B．浅昏迷　　C．深昏迷

D．中间清醒期　　E．反应迟钝

5．颅脑外伤病人临终状态的瞳孔表现是（　）。

A．一侧瞳孔缩小，对光反射迟钝　　B．一侧瞳孔散大，对光反射迟钝

C．一侧瞳孔散大，对光反射消失　　D．双侧瞳孔大小多变，对光反射迟钝

E．双侧瞳孔散大，对光反射消失

6．观察意识障碍所采用的方法**错误**的是（　）。

A．呼唤病人姓名　　B．词句性谈话　　C．针刺皮肤

D．压眶上神经　　E．检查视神经乳头水肿情况

7．应立即手术的颅脑损伤是（　）。

A．脑震荡　　B．脑挫裂伤　　C．硬脑膜外血肿

D．蛛网膜下腔出血　　E．颅底骨折伴脑脊液漏

8．某颅脑损伤病人，唤之睁眼，回答问题错误，躲避刺痛，其格拉斯哥昏迷计分为（　）。

A．15 分　　B．12 分　　C．11 分

D．8 分　　E．5 分

9．某病人头部损伤后，球结膜下出血，鼻孔出血且有脑脊液流出，可能为（　）。

A．鼻骨骨折　　B．颅盖骨骨折　　C．颅前窝骨折

D．颅中窝骨折　　E．颅后窝骨折

10．颅内压增高三主征是（　）。

A．血压升高、脉缓有力、呼吸深慢

B．眩晕、呕吐、共济失调

C．头痛、呕吐、视神经乳头水肿

D．昏迷，一侧瞳孔散大，对侧肢体痉挛性瘫痪
E．头痛、颈项强直、克尼格征阳性

11．观察颅脑损伤病人时，提示为急性颅内压增高早期表现是（　　）。
A．脉快，呼吸急促　B．脉快，血压降低　C．脉快，血压高
D．脉慢，呼吸慢，血压高　E．脉慢，血压低

12．枕骨大孔疝不同于小脑幕切迹疝的临床表现是（　　）。
A．头痛剧烈　B．呕吐频繁　C．意识障碍
D．呼吸骤停出现早　E．血压升高，脉缓有力

13．小脑幕切迹疝出现意识障碍，其损害部位是（　　）。
A．大脑皮质　B．丘脑　C．中脑
D．脑桥　E．延髓

14．通过改善毛细血管通透性降低颅内压的治疗方法是（　　）。
A．脱水治疗　B．过度换气　C．激素治疗
D．冬眠低温治疗　E．脑室穿刺外引流术

15．小脑幕切迹疝病人瞳孔变化及肢体瘫痪的特点是（　　）。
A．病变同侧瞳孔变化及同侧肢体瘫痪　B．病变同侧瞳孔变化及对侧肢体瘫痪
C．病变对侧瞳孔变化及同侧肢体瘫痪　D．病变对侧瞳孔变化及对侧肢体瘫痪
E．双侧瞳孔变化及对侧肢体瘫痪

16．因颅内压增高病人每天液体的入量**不宜**超出（　　）。
A．1000ml　B．1500ml　C．2000ml
D．2500ml　E．3000ml

17．下列关于冬眠低温治疗期间的护理叙述**错误**的是（　　）。
A．冬眠期间不宜翻身或移动体位　B．通常体温降至32～34℃
C．收缩压低于80mmHg应停止给药　D．降温前应先用冬眠药物
E．复温时应先停用冬眠药物

18．颅内压增高病人床头抬高15°～30°的主要目的是（　　）。
A．有利于改善心脏功能　B．有利于改善呼吸功能　C．有利于颅内静脉回流
D．有利于鼻饲　E．防止呕吐物误入呼吸道

A_3/A_4型题

（19～21题共用题干）

男性，55岁，头痛3个月，多见于清晨，常出现癫发作，经检查诊断为颅内占位性病变，颅内压增高，拟行开颅手术。

19．颅内压正常值为（　　）。
A．0.2～0.6kPa　B．0.7～2.0kPa　C．2.1～3.0kPa
D．3.1～3.6kPa　E．3.7～4.6kPa

20．颅内压增高的主要表现为（　　）。
A．头痛、抽搐、偏瘫　B．头痛、呕吐、感觉障碍
C．头痛、恶心、食欲下降　D．头痛、抽搐、血压增高

E．头痛、呕吐、视神经乳头水肿

21．术前病人出现便秘时，**不正确**的处理方法是（ ）。

A．使用开塞露　B．腹部按摩　C．使用缓泻剂

D．用肥皂水灌肠　E．鼓励病人多食蔬菜水果

（22～24 题共用题干）

女性病人，24 岁。不小心坠楼跌伤头部，诉头痛、头昏。检查生命体征正常，右耳流血性液体，嘴角向左侧歪，有听力障碍。

22．首先考虑的诊断是（ ）。

A．颅盖骨骨折　B．颅前窝骨折　C．颅中窝骨折

D．颅后窝骨折　E．脑内血肿

23．损伤的颅神经是（ ）。

A．嗅神经、面神经　B．听神经、视神经　C．外展神经、听神经

D．面神经、听神经　E．动眼神经

24．该病人的护理措施，**错误**的是（ ）。

A．抬高床头 15°～30°　B．观察瞳孔和生命体征　C．用无菌盐水冲洗耳道

D．避免咳嗽、打喷嚏　E．按时使用抗生素

B 型题

（25～26 题共用备选答案）

A．意识障碍、瞳孔散大　B．意识障碍、呼吸暂停　C．癫持续状态

D．血压下降　E．肢体瘫痪

25．枕骨大孔疝急性期的首发症状是（ ）。

26．小脑幕裂孔疝急性期首发症状是（ ）。

（27～28 题共用备选答案）

A．脑震荡　B．颅前窝骨折　C．硬膜外血肿

D．脑挫裂伤　E．骨膜下血肿

27．脑脊液检查有红细胞的是（ ）。

28．应及早手术治疗的是（ ）。

X 型题

29．降低颅内压的护理包括（ ）。

A．平卧位　B．补足液体入量，防止血容量不足

C．给氧　D．控制高热

E．使用降低颅内压的药物

30．可造成颅内压骤然增高的因素包括（ ）。

A．呼吸道梗阻　B．剧烈咳嗽　C．癫发作

D．意识障碍　E．血压下降

31．格拉斯哥昏迷的计分依据是（ ）。

A．睁眼反应　B．语言反应　C．瞳孔变化

D．运动反应　　E．生命体征

32．小脑幕切迹疝的表现是（　）。

A．进行性意识障碍　　B．患者瞳孔散大，对光反射消失

C．对侧肢体瘫痪，肌张力增高　　D．病理反射阳性

E．脑膜刺激征阳性

33．减轻脑水肿的护理措施有（　）。

A．保持呼吸道通畅　　B．快速静脉滴注甘露醇　　C．头部冰帽降温

D．静脉注射地塞米松　　E．限制液体输入

34．女性，36 岁。头部外伤后“昏迷”约 10min。清醒后头痛、头昏、恶心、呕吐。检查未见异常，初步诊断为“脑震荡”。目前病情观察的重点有（　）。

A．头痛、呕吐　　B．瞳孔、意识　　C．记忆力减退

D．肢体活动　　E．生命体征

答　案

A_1/A_2 型题

1．D　2．C　3．E　4．C　5．A　6．E　7．C　8．C　9．C

10．C　11．D　12．D　13．A　14．C　15．B　16．B　17．C　18．C

A_3/A_4 型题

19．B　20．E　21．D　22．C　23．D　24．C

B 型题

25．D　26．E　27．D　28．C

X 型题

29．ABC　30．ABCDE　31．ABD　32．ABCD　33．ABCDE　34．ABDE

第十二章 颈部疾病病人的护理

A_1/A_2 型题

1．测得基础代谢率是+40%，其甲状腺功能为（　）。

A．正常　B．轻度甲亢　C．中度甲亢
D．重度甲亢　E．偏低

2．甲亢术前准备最重要的是（　）。

A．测定基础代谢率　B．心理护理　C．喉镜检查
D．抗甲状腺药物和碘剂的应用　E．钡餐和心电图检查

3．某女士，30 岁。诊断为甲亢。清晨测得脉率 96 次/min，血压 17.3/9.3 kPa（130/70mmHg）。其基础代谢率属于（　）。

A．正常　B．正常范围偏高　C．重度甲亢
D．中度甲亢　E．轻度甲亢

4．对甲亢病人突眼的护理措施最重要的是（　）。

A．抬高头部　B．生理盐水湿敷　C．抗生素眼膏涂眼
D．戴墨镜或用眼罩　E．限制水钠摄入防止眼压增高

5．甲状腺功能亢进手术前，为抑制甲状腺素的释放，并使腺体缩小变硬的常用药物是（　）。

A．复方碘化钾溶液　B．普萘洛尔　C．他巴唑
D．丙硫氧嘧啶　E．地西泮

6．甲状腺手术后最危险的并发症是（　）。

A．呼吸困难，窒息　B．手足抽搐　C．误咽后呛咳
D．声嘶　E．甲状腺危象

7．女性，35 岁。在甲状腺次全切除术后 4h，突感呼吸困难、颈部肿胀、口唇发绀，紧急处理第一步（　）。

A．吸氧　B．立即拆开颈部缝线，去除血块
C．气管切开　D．注射呼吸兴奋剂　E．请麻醉医师插管

8．女，35 岁。因甲亢行甲状腺大部切除术。术后进流质时，出现误咽、呛咳，可能是术中损伤了（　）。

A．喉上神经内侧支　B．喉上神经外侧支　C．单侧喉返神经
D．双侧喉返神经　E．甲状旁腺

9．治疗甲状腺危象首选（　）。

A．甲硫氧嘧啶　B．丙硫氧嘧啶　C．甲巯咪唑
D．卡比马唑　E．普萘洛尔

10．甲亢病人术前准备，下列**不符合**手术指标的是（　　）。

A．情绪稳定、睡眠好转　　B．体重增加　　C．脉搏 100 次/min

D．甲状腺变硬缩小　　E．BMR＜+20%

11．甲状腺功能亢进患者的基础代谢率在多少以上有诊断价值（　　）。

A．-10%以上　　B．+10%以上　　C．+20%以上

D．+30%以上　　E．+60%以上

12．甲亢术前药物准备下列哪一项是**错误**的（　　）。

A．单用受体阻滞剂作准备

B．受体阻滞剂与碘剂合用

C．卢戈氏液每天 3 次，每次 15 滴开始，逐天每次减少一滴，至每次 3 滴时止

D．甲亢明显，先服硫氧嘧啶类药物，待症状基本控制后停服，改用碘剂 1～2 周

E．甲亢明显，先服他巴唑或甲亢平等，待症状基本控制后停服，改用碘剂 2 周

13．计算基础代谢率的公式是（　　）。

A．收缩压+脉压-111　　B．舒张压+脉压-111　　C．脉率-脉压-111

D．脉率+脉压-111　　E．收缩压+舒张压-111

14．甲亢手术病人麻醉清醒后应采取的体位是（　　）。

A．平卧位　　B．侧卧位　　C．头高斜坡位

D．半卧位　　E．以上均不是

15．甲亢病人手术后最严重的并发症是（　　）。

A．喉上神经损伤　　B．喉返神经损伤　　C．甲状腺功能不足

D．手脚抽搐　　E．甲状腺危象

16．甲亢病人服用碘剂后脉率要稳定在（　　）。

A．＜80 次/min，方可手术　　B．＜90 次/min，方可手术

C．＜100 次/min，方可手术　　D．＜110 次/min，方可手术

E．以上都不对

17．中度甲亢的基础代谢率为（　　）。

A．-10%～+10%　　B．+10%～+20%　　C．+20%～+30%

D．+30%～+60%　　E．+60%以上

18．单纯性甲状腺肿的局部表现，那项**错误**（　　）。

A．弥漫性对称性肿大　　B．大小不等的结节　　C．可发生恶变

D．常闻及血管杂音　　E．会出现压迫症状

19．单纯性甲状腺肿的手术适应证应**除外**（　　）。

A．有压迫症状的　　B．怀疑有恶变者　　C．继发甲亢者

D．颈增粗影响工作者　　E．结节纤维化或钙化

20．单纯性甲状腺肿病人出现霍纳综合征是由于压迫了（　　）。

A．食管和气管　　B．喉上神经　　C．喉返神经

D．颈部大静脉　　E．颈交感神经丛

21．甲状腺大部切除术后 24h 内，最危急的并发症多为（　　）。

A．呼吸困难和窒息　　B．声音嘶哑　　C．手足抽搐

D．误咽、误吸　　E．声音低钝

22．原发性甲亢与继发性甲亢临床表现的主要区别是（　）。

A．双手震颤　　B．脉搏＞100 次/min　　C．脉压增大

D．有无突眼　　E．怕热出汗

23．复方碘化钾溶液的作用是（　）。

A．减慢突眼征的进展　　B．减轻甲状腺血管充血

C．减少甲状腺素的合成　　D．增加甲状腺素的释放能力

E．降低机体储存甲状腺素的能力

24．甲亢病人的饮食指导，哪项**不妥**（　）。

A．高蛋白、高热量　　B．多饮水、多维生素　　C．低盐、低脂肪

D．禁饮浓茶、咖啡　　E．禁饮酒和食用辛辣食物

25．甲状腺大部切除术后并发甲状腺危象的主要原因是（　）。

A．手术前准备不充分　　B．手术中出血过多　　C．甲状腺切除过少

D．手术后未服用碘剂　　E．精神高度紧张

26．甲状腺大部切除术后，提示有手足抽搐危险的症状是（　）。

A．背痛　　B．关节疼痛　　C．指尖针刺感

D．声嘶　　E．吸痰时颈部肌肉收缩

27．甲状腺大部切除术后，出现呛咳、声音低钝，提示（　）。

A．喉头水肿　　B．双侧喉返神经损伤　　C．喉上神经外支损伤

D．喉上神经内支损伤　　E．喉上神经内、外支损伤

28．哪种甲状腺肿瘤不宜手术治疗（　）。

A．甲状腺腺瘤　　B．乳头状腺癌　　C．滤泡状腺癌

D．未分化癌　　E．髓样癌

29．甲状腺腺瘤的并发症，哪项正确（　）。

A．恶性变　　B．心肌损害　　C．面色潮红

D．腹泻　　E．手足抽搐

30．女性病人，26 岁。患有甲状腺肿物多年，肿物生长缓慢，但近期生长较快，并发现颈部淋巴结肿大，哪种病理诊断的可能性较大（　）。

A．乳头状癌　　B．滤泡状癌　　C．未分化癌

D．髓样癌　　E．甲状腺良性肿瘤

31．女性病人，36 岁。颈前偶然发现一圆形肿块，光滑，边界清楚，质地中等，无压痛，随吞咽上下活动。首先考虑（　）。

A．甲状腺功能亢进　　B．甲状腺腺瘤　　C．甲状腺癌

D．慢性甲状腺炎　　E．结节性甲状腺肿囊性变

32．女性病人，双侧甲状腺大部切除术后第 3 天，出现手足抽搐。护士应立即准备好以下那种药物（　）。

A．10%氯化钠　　B．10%葡萄糖酸钙　　C．5%碳酸氢钠

D．卵磷脂　　E．碘化钠

A_3/A_4 型题

（33～35 题共用题干）

女性病人，36 岁。重度甲亢入院，决定择期手术治疗。在手术前准备期间病人因害怕手术，表现出明显焦虑不安。

33．评估甲亢病情的主要依据是（　　）。

A．情绪变化　　B．突眼症状　　C．体重和食欲
D．心率和脉压　　E．甲状腺大小

34．为稳定病人情绪、解除焦虑、下列护理措施哪项**不妥**（　　）。

A．不安排与重病人同住一室　　B．避免刺激语言
C．不回答有关手术的询问　　D．介绍与治疗成功的病人交流
E．酌情给予镇静剂

35．为抑制甲状腺素的释放，减少甲状腺血供，常用的药物是（　　）。

A．硫氧嘧啶　　B．普萘洛尔　　C．苯巴比妥
D．复方碘化钾　　E．甲状腺素

（36～38 题共用题干）

张女士，35 岁，患原发性甲状腺功能亢进。入院后在清晨未起床前测病人脉率 110 次/min，血压 140/80mmHg，拟在服用复方碘化钾溶液等术前准备后，择期行甲状腺大部切除术。

36．按简便公式计算，该病人的基础代谢率（BMR）为（　　）。

A．50%　　B．59%　　C．109%
D．139%　　E．170%

37．术前服用碘剂的作用是（　　）。

A．抑制甲状腺素合成　　B．对抗甲状腺素作用　　C．促进甲状腺素合成
D．抑制甲状腺素释放　　E．减少促甲状腺激素分泌

38．未达到手术前准备标准的是（　　）。

A．脉率＜100 次/min　　B．BMR＜+20%　　C．情绪稳定，睡眠好转
D．体重增加　　E．甲状腺体缩小变硬

B 型题

（39～42 题共用备选答案）

A．声音嘶哑　　B．音调低钝　　C．失音、呼吸困难
D．误咽、呛咳　　E．手足抽搐

39．手术损伤一侧喉返神经可出现（　　）。

40．手术损伤喉上神经内支可出现（　　）。

41．手术损伤喉上神经外支可出现（　　）。

42．手术中误伤甲状旁腺可引起（　　）。

（43～47 题共用备选答案）

A．呼吸困难　　B．吞咽困难　　C．声音嘶哑
D．霍纳综合征　　E．面部青紫、浮肿、颈静脉怒张

43．甲状腺肿块压迫食管，可出现（　　）。

44．甲状腺肿块压迫气管，可出现（　　）。
45．甲状腺肿块压迫喉返神经，可出现（　　）。
46．甲状腺肿块压迫上腔静脉，可出现（　　）。
47．甲状腺肿块压迫颈交感神经丛，可出现（　　）。
（48～51 题共用备选答案）
A．地方性甲状腺肿　B．原发性甲亢　C．甲状腺瘤
D．甲状腺癌　E．甲状腺炎
48．可发生颈部淋巴结转移的是（　　）。
49．可出现突眼症状的是（　　）。
50．可呈多结节的是（　　）。
51．继发甲亢和恶变率较高的是（　　）。

X 型题

52．甲状腺大部切除术后引起呼吸困难和窒息的原因有（　　）。
A．切口内出血形成血肿　B．气管塌陷　C．喉头水肿
D．痰液阻塞　E．止痛药用量不足
53．甲状腺功能亢进的病人的术后护理中正确的是（　　）。
A．病室宜安静　B．麻醉清醒后取半卧位
C．注意测量体温、脉搏、血压　D．6h 后进流质
E．密切观察病人呼吸变化
54．单纯性甲状腺肿的病因包括（　　）。
A．缺碘　B．甲状腺素合成障碍　C．甲状腺素分泌障碍
D．甲状腺素破坏过多　E．甲状腺素需要量增加
55．关于单纯性甲状腺肿的护理，说法正确的是（　　）。
A．食盐中加碘
B．避免受凉、感染、创伤和精神刺激
C．手术后早期开始转头运动和做颈部按摩
D．避免用硫氰化钾、过氯酸钾、保泰松、秋水仙素等药物
E．术后残留的甲状腺组织常增生、肿大，宜长期服用甲状腺制剂
56．判断甲状腺功能状况的辅助检查方法有（　　）。
A．基础代谢率　B．B 超　C．颈部 X 线钡餐造影
D．血清 T_3、T_4 测定　E．甲状腺摄碘试验
57．甲亢手术前准备好的标准是（　　）。
A．情绪稳定、睡眠好转　B．体重增加　C．脉搏＜90 次/min
D．甲状腺变硬缩小　E．BMR＜+20%
58．甲状腺手术后并发手足抽搐的病人，应限制摄入的食物有（　　）。
A．乳品　B．蛋黄　C．豆制品
D．海味　E．瘦肉
59．甲亢病人手术后的并发症包括（　　）。

A．喉上神经损伤　B．呼吸困难　C．甲状腺功能低下
D．手脚抽搐　E．甲状腺危象

60．护士对甲亢病人手术后进行健康教育包括（　）。
A．康复锻炼　B．自我护理　C．用药指导
D．指导复诊　E．心理护理

答　案

A_1/A_2 型题

1．C　2．D　3．D　4．C　5．A　6．E　7．B　8．A　9．A
10．C　11．B　12．C　13．D　14．C　15．E　16．B　17．D　18．D
19．E　20．E　21．A　22．D　23．B　24．C　25．A　26．C　27．E
28．D　29．A　30．A　31．B　32．B

A_3/A_4 型题

33．D　34．C　35．D　36．B　37．D　38．A

B 型题

39．A　40．D　41．B　42．E　43．B　44．A　45．C　46．E　47．D
48．D　49．B　50．A　51．C

X 型题

52．ABC　53．ABCDE　54．ABCE　55．ABCDE　56．ADE
57．ABCDE　58．ABE　59．ABCDE　60．ABCD

第十三章　胸部疾病病人的护理

A_1/A_2型题

1．急性乳房炎的主要病因是（　　）。

A．乳头破损　　B．乳头内陷　　C．乳汁淤积

D．首次哺乳　　E．乳管堵塞

2．哺乳期妇女预防急性乳房炎的主要措施是（　　）。

A．保持乳头清洁　　B．养成定时哺乳习惯　　C．每次授乳排空乳汁

D．及时治疗破损乳头　　E．婴儿睡觉时不含乳头

3．乳癌根治术后，为预防皮下积液及皮瓣坏死的主要措施是（　　）。

A．半卧位　　B．引流管持续负压吸引　　C．加压包扎伤口

D．抬高同侧患肢　　E．局部沙袋压迫

4．以下哪项是晚期乳癌的特征（　　）。

A．乳头溢液　　B．酒窝征　　C．腋窝淋巴结融合固定

D．肿块 3cm 左右　　E．肿块表面高低不平

5．乳癌根治术术后护理有利于伤口愈合的是（　　）。

A．加强口腔护理　　B．术后 3 天帮助病人活动患肢

C．鼓励咳嗽　　D．半卧位利于引流

E．保持皮瓣下负压吸引通畅

6．乳房深部脓肿，诊断依据应是（　　）。

A．皮肤红肿　　B．乳房胀痛　　C．发热

D．局部波动感　　E．穿刺抽到脓液

7．女，30 岁。因做乳癌根治术，并经化疗。出院前进行健康指导，以下哪项对预防复发最重要（　　）。

A．加强营养　　B．参加体育活动增强体质　　C．5 年内避免妊娠

D．经常自查乳房　　E．定期来院复查

8．一位 42 岁妇女。右侧乳腺发现一无痛性肿块，生长速度快，质硬，分界不清，同侧腋窝淋巴结肿大。应考虑（　　）。

A．急性乳腺炎　　B．乳腺癌　　C．乳腺囊性增生

D．乳腺纤维腺瘤　　E．乳管内乳头状瘤

9．女，50 岁。右乳癌根治术后上肢活动受限。护士指导其患侧肢体康复锻炼，应达到的目的是（　　）。

A．手能摸到同侧耳朵　　B．肩能平举　　C．肘能屈伸

D．手能摸到对侧肩部　　E．手经头摸到对侧耳朵

10．开放性气胸急救的首要措施是（　　）。

A．立即清创　　B．应用抗生素　　C．吸氧
D．封闭胸壁伤口　　E．镇静止痛

11．下列属于开放性气胸的主要病理生理变化的是（　）。
A．反常呼吸运动　　B．纵隔摆动　　C．进行性伤侧肺压缩
D．呼吸死腔增加　　E．血氧分压下降

12．下列有关闭式胸膜腔引流的护理**错误**的是（　）。
A．注意无菌操作　　B．确保管道密封　　C．妥善固定
D．注意水柱波动　　E．搬运病人时水封瓶应高于胸腔引流口

13．护士巡视病房时发现病人闭式胸膜腔引流管脱出，首先要（　）。
A．立即报告医生　　B．用无菌凡士林纱布、厚层纱布封闭引流口
C．把脱出的引流管重新插入　　D．给病人吸氧
E．急送手术室处理

14．男，30 岁。因车祸引起右胸部损伤，极度呼吸困难，发绀，肺呼吸音消失，并有严重皮下气肿，判断为张力性气胸。急救应立即（　）。
A．吸氧　　B．快速静脉输液　　C．输血
D．气管切开　　E．胸腔穿刺排气

15．王某，男，60 岁。行肺段切除术后 2h，病人自觉胸闷，呼吸急促，测血压、脉搏正常，见水封瓶内有少量淡红色液体，水封瓶长玻璃管内的水柱**不波动**。考虑为（　）。
A．呼吸中枢抑制　　B．肺水肿　　C．胸腔内出血
D．引流管阻塞　　E．开放性气胸

16．男性患儿，右胸部外伤后，胸壁局部软化浮动，出现反常呼吸运动，应考虑（　）。
A．气胸　　B．血胸　　C．胸壁软组织挫伤
D．皮下气肿　　E．多根多处肋骨骨折

17．最易发生骨折的肋骨是（　）。
A．第 1、2 肋　　B．第 2、3 肋　　C．第 4～7 肋
D．第 8～10 肋　　E．第 11～12 肋

18．损伤性血胸病人胸腔内积血**不凝固**的原因是（　）。
A．出血量太大　　B．胸腔内存在抗凝物质　　C．凝血因子减少
D．肺及膈肌运动的去纤维化作用
E．胸腔内渗出液的稀释作用

19．一胸外伤病人，呼吸困难，发绀，脉快，体检时见胸壁有一约 3cm 长开放性伤口，呼吸时伤口处发出嘶嘶声音，伤侧呼吸音消失，叩诊呈鼓音。首先考虑（　）。
A．闭合性气胸　　B．开放性气胸　　C．张力性气胸
D．损伤性血胸　　E．机化性血胸

20．拔除胸腔闭式引流管时应（　）。
A．深吸气后屏气　　B．深呼气后屏气　　C．正常呼吸
D．浅呼气后屏气　　E．浅吸气后屏气

21．食管癌的典型症状是（　）。
A．进行性厌食　　B．进食时易哽咽　　C．胸骨后烧灼感

D．胸痛，声音嘶哑　　　　E．进行性吞咽困难

22．一老年男病人，1 个月前，进食时偶发有哽咽感，胸骨后有刺痛，食后症状消失。近来自觉吞咽困难，进食米粥也难下咽，明显消瘦，无力。首先考虑（　）。

A．食管炎　　B．食管息肉　　C．食管癌

D．胃癌　　E．胃、十二指肠溃疡

23．适用于食管癌普查的检查方法是（　）。

A．钡餐 X 线检查　　B．CT　　C．食管镜

D．脱落细胞学检查　　E．MRI

24．食管手术后最严重的并发症是（　）。

A．肺炎、肺不张　　B．吻合口瘘　　C．吻合口狭窄

D．乳糜胸　　E．出血

25．食管癌食管明显梗阻的病人术前减轻食管黏膜水肿的措施是（　）。

A．术前禁食　　B．营养支持

C．纠正水电解质酸碱失衡　　D．加强口腔护理　　E．术前 3 天温盐水洗胃

26．急性乳房炎的非手术疗法，下列哪一项是**错误**的（　）。

A．患侧暂停哺乳，用吸乳器吸尽乳汁

B．托起乳房，限制热敷

C．炎症早期，局部热敷

D．炎症早期，用普鲁卡因加青霉素作病灶封闭

E．应用抗生素控制感染

27．胸部外科最重要的术前准备是（　）。

A．作好病人思想工作，减轻病人畏惧心理

B．作好血、尿、粪三大常规和出凝血时间检查

C．作好呼吸道的准备工作

D．备皮和改善全身情况的支持疗法

E．作好心肺、肝、肾等重要脏器的检查，了解其功能情况

28．胸部外科手术后护理应避免（　）。

A．严密观察血压、脉搏、呼吸　　B．清醒后如病情平稳，应取半卧位

C．给氧气吸入，氧流量 4～8L/min　　D．快速大量补充液体

E．应用抗生素

29．乳癌早期的临床表现为（　）。

A．局部皮肤呈橘皮样改变　　B．乳头内陷　　C．无痛性肿块

D．乳头有血性溢液　　E．表现皮肤出现凹陷

30．遇到开放性气胸的病人应立即（　）。

A．封闭伤口，变开放为闭合　　B．清创处理后包扎

C．在伤侧第二肋间穿刺放气　　D．止痛

E．氧气吸入

31．张力性气胸急救的首先措施是（　）。

A．胸膜腔闭式引流排气减压

B．粗针头于伤侧第二肋间锁骨中线刺入胸膜腔
C．尽早剖胸探查，修补裂口
D．使用足量抗生素防治感染
E．以上都不是

32．胸膜腔闭式引流的护理，**错误**的是（　）。
A．严格无菌操作，保持管道密封　B．妥善固定，保持引流通畅
C．如血压平稳，应取半卧位　D．观察记录引流液的量和性质
E．搬动病人时水封瓶应高于胸腔出口平面

33．乳癌根治术后，在拔除皮下引流管后，继以绷带加压包括伤口，并用砂袋压迫，其目的是（　）。
A．减少皮下积液　B．加压后可止痛
C．有利于患侧肢体血运改善　D．主要为了止血
E．减少患侧上肢水肿

34．急性乳房炎的治疗，下列哪一项是**错误**的（　）。
A．患侧乳房停止哺乳　B．早期局部冷敷以后改为热敷
C．应用抗生素控制感染　D．中草药蒲公英等外敷和内服也有一定疗效
E．炎症早期及时切开引流

35．乳癌局部检查中，下列哪项提示预后最差
A．乳头内缩　B．局部皮肤凹陷　C．乳头湿疹样改变
D．局部皮肤呈急性炎症改变
E．乳房内无痛性、质硬单个肿块

36．开放性胸部损伤定义是（　）。
A．穿透胸壁、损伤心脏
B．穿透胸壁、损伤胸膜与外界相通
C．胸部皮肤、肌层全部裂开
D．不管胸壁伤口是否闭合，只要穿透损伤了胸膜腔
E．穿透胸壁、损伤食管

37．诊断食管癌时，下列哪项**不是**常规检查（　）。
A．钡餐X线检查　B．拉网脱落细胞学检查　C．食管镜检查
D．纵隔镜检查　E．CT检查

38．食管癌术后护理中**错误**的是（　）。
A．保持胃肠减压管通畅　B．静脉补液维持营养　C．注意口腔卫生
D．术后肠蠕动恢复即可进食　E．注意并发吻合口瘘

39．男性病人，行食管癌根治术后第11天，进少量流食后出现高热、胸痛，最可能的问题是（　）。
A．脓胸　B．乳糜胸　C．吻合口瘘
D．吻合口狭窄　E．反流性食管炎

40．一名病人因进行性吞咽困难入院，诊断为食管癌。护士收集其健康史中，哪项可能与其患病有关（　）。

A．平时喜欢吃烫的食物　B．喜食蔬菜　C．偶尔饮酒
D．不吸烟　E．很少参加运动

41．一胸部外伤病人，查体：伤侧肋间饱满，呼吸动度减弱，气管向健侧移位，伤侧上胸鼓音，听诊伤侧呼吸音消失，应考虑（　）。
A．血胸　B．气胸　C．血气胸
D．脓胸　E．脓气胸

42．某一胸外伤病人，右 6-7 肋骨折，呼吸极度困难，发绀，出冷汗，检查见 BP8.7/5.3kPa（65/40mmHg），右胸饱满，气管移向左侧，叩诊鼓音，颈、胸部有广泛的皮下气肿，处理应首选（　）。
A．立即开胸手术　B．胸腔穿刺排气减压　C．气管插管辅助呼吸
D．输血，输液　E．应用抗生素

43．多根肋骨多处骨折发生胸壁软化后急救方法是（　）。
A．止痛　B．吸氧　C．肋骨牵引固定
D．应用胸腔闭式引流　E．加压包扎固定胸壁

44．某乳癌患者施行放射治疗后，局部皮肤轻度肿胀，正确的处理是（　）。
A．局部理疗　B．局部热敷　C．保持局部清洁干燥
D．70%酒精湿敷　E．以上都不对

45．最常见的胸部损伤为（　）。
A．闭合性气胸　B．张力性气胸　C．肋骨骨折
D．开放性气胸　E．血胸

46．闭式胸腔膜腔引流过程中发生意外，下列护理措施哪项**错误**（　）。
A．引流管连接处松脱应迅速将橡胶管对折捏紧，消毒后再连接引流管
B．引流瓶破损立即用止血钳夹住引流管再换引流瓶
C．负压吸引中出现胸痛难忍应减低负压
D．引流管自胸壁脱出后应立即将该管迅速插入胸膜腔
E．引流管自胸壁脱落后，应立即用手指捏紧引流口周围皮肤，用凡士林纱布、厚层纱布及胶布封闭引流口

47．全肺切除术后护理，下列哪一项是**错误**的（　）。
A．如无禁忌，在胸腔引流管拔除后即可下床活动
B．术后禁食期间应静脉输液，以维持液体平衡
C．24h 输液量为 2500ml，滴速以每分钟 60 滴为宜
D．术后应使用足量抗生素防治感染
E．除常规测血压、脉搏、呼吸、体温外，应注意有无术后并发症

48．肺切除术前护理，下列哪一项是**错误**的（　）。
A．术前训练病人学会胸式呼吸
B．对慢性肺部化脓性疾病，应使用抗生素控制感染
C．痰多者可服祛痰剂，鼓励其咳嗽及体位引流
D．慢性肺结核病人，术前应抗痨治疗 1 周以上
E．手术前应检查心、肺、肝、肾等器官功能

49．闭式胸膜腔引流，关于拔管下列哪一项是**错误**的（　）。

A．拔管 24h 内重点观察病人呼吸情况及伤口情况

B．脓胸时脓腔容量小于 10ml 可拔除引流管

C．拔管时先拆去固定缝线，嘱病人深呼气后屏气迅速拔除导管

D．立即以凡士林纱布和无菌纱布覆盖伤口

E．引流液明显减少，肺膨胀良好，无漏气现象，在术后 24～48h 即可拔除引流管

50．闭式胸膜腔引流护理，下列哪一项是**错误**的（　）。

A．注意观察引流液的性状、引流量及速度，并详细记录

B．每天定时更换水封瓶一次，并测定、记录 24h 引流量

C．清洁引流瓶后，更换定量的无菌等渗盐水

D．更换水封瓶时，应先用血管钳将引流管远端钳闭，更换完毕检查无误，再将血管钳开放

E．全部操作过程应严格执行无菌操作

51．闭式胸膜腔引流护理，发现水封瓶长管内水柱无波动，让病人做深呼吸后仍无波动，提示（　）。

A．胸膜腔内负压未恢复　　B．胸膜腔内负压已恢复

C．胸膜腔内负压恢复，引流管不通畅　　D．胸膜腔负压未恢复，引流管阻塞

E．引流管阻塞

52．男性病人，49 岁，左肺上叶切除术后 3 天，应特别注意的肢体功能锻炼为（　）。

A．左右手交替握拳、张开　　B．左手举过头顶　　C．翻身

D．有效咳嗽　　E．抬高下肢

53．男性病人，30 岁，1h 前被刺伤左胸，创口与胸腔相通，病人自觉严重呼吸困难，左侧前胸壁可见有气体进出伤口。急救措施为（　）。

A．立即输液　　B．迅速封闭伤口　　C．胸膜腔闭式引流

D．输液　　E．应用抗生素

54．男性病人，28 岁，右胸受伤后 3h。体查：心率 133 次/min，血压 85/50mmHg，听诊右肺呼吸音减弱。胸片示右侧胸膜腔大量积液，纵隔向左侧移位；胸腔穿刺抽出血液，但很快凝固。此时应采取的主要治疗措施为（　）。

A．应用止血药　　B．应用大量抗生素　　C．剖胸探查

D．输血　　E．继续观察

55．男性病人，60 岁，喜饮烈性酒 30 年。近 3 个月出现进食后哽噎感，1 月前进食后出现胸骨后疼痛，现病人不能咽下米饭、馒头等干食，可咽下米汤、稀粥等。该病人高度怀疑为（　）。

A．食管癌　　B．贲门失弛缓症　　C．肠梗阻

D．食管炎　　E．食管憩室

A_3/A_4 型题

（56～59 题共用题干）

男性，28 岁。胸部外伤致右侧第 5 肋骨骨折并发气胸，呼吸极度困难，发绀，出冷汗。

检查：血压 10.6/8kPa（80/60mmHg），气管向左侧移位，有胸廓饱满，叩诊呈鼓音，呼吸音消失，颈胸部有广泛皮下气肿等。医生采用闭式胸膜腔引流治疗。

56．造成病人极度呼吸困难、发绀的主要原因是（ ）。

A．健侧肺受压迫 B．纵隔向健侧移位 C．静脉血回流受阻

D．伤侧胸腔压力不断升高 E．广泛皮下气肿

57．护士在巡视病房时，发现引流管衔接处脱节，应立即做出的处理是（ ）。

A．更换胸腔引流管 B．引流管重新连接 C．钳闭引流管近端

D．拔除胸腔引流管 E．通知医生，等待处理

58．判断胸腔引流管是否通畅的最简单方法是（ ）。

A．检查病人呼吸音是否正常 B．检查引流管是否扭曲

C．检查引流瓶中是否有引流液 D．看引流管是否有液体引出

E．观察水封瓶中长管内水注的波动

59．搬动此病人时应（ ）。

A．保持引流通畅 B．保持引流瓶直立

C．用两把止血钳夹闭引流管 D．嘱病人屏住呼吸

E．注意观察引流液排出情况

（60～62 题共用题干）

女性，42 岁。进食后胸骨后有刺痛并感哽咽感 2 月余，X 线钡餐检查显示：中段食管黏膜皱襞增粗和断裂 3cm。

60．首先应考虑（ ）。

A．早期食管癌 B．中期食管癌 C．晚期食管癌

D．食管平滑肌瘤 E．食管炎

61．进一步检查确定诊断的检查方法是（ ）。

A．CT B．B 超 C．MRI

D．食管脱落细胞学检查 E．纤维食管镜

62．对该病人首选的治疗方法是（ ）。

A．根治性食管切除术 B．姑息性切除手术 C．食管腔内置管术

D．胃造口术 E 食管胃转流的吻合术

（63～66 题共用题干）

男性，73 岁。因食管癌入院手术治疗。身高 1.75m，体重 50kg，HR:85 次/min，R:18 次/min，既往吸烟 50 年，有家族史，平时喜食腌制食品。

63．食管癌典型的临床表现是（ ）。

A．胸骨后烧灼感 B．胸骨后异物感 C．食欲下降、呕吐

D．消瘦、贫血 E．进行性吞咽困难

64．食管癌的易发部位是（ ）。

A．食管颈段 B．食管上段 C．食管中段

D．食管下段 E．食管腹段

65．此病人术前最重要的护理诊断是（ ）。

A．知识缺乏 B．低效性呼吸型态 C．有外伤的危险

D．有皮肤完整性受损的危险

E．营养失调：低于机体需要量

66．此病人出院后1个月又出现吞咽不畅，可能的原因是（　）。

A．反流性食管炎　B．幽门梗阻　C．肠梗阻

D．吻合口狭窄　E．吻合口溃疡

（67～69题共用题干）

女性病人，24岁，产后10天。左乳房肿痛，伴畏寒、发热，体温波动在38～40℃之间，服用退热药体温可降至正常。查体：左乳房红肿，无波动，全乳房压痛明显。门诊行穿刺，进针约10cm，自乳房后部抽出少量黄色、稠厚脓液。

67．最可能的诊断是（　）。

A．乳房浅部脓肿　B．乳房深部脓肿　C．乳房癌

D．乳房脂肪液化　E．积乳症

68．目前最恰当的治疗方法是（　）。

A．大量抗生素治疗　B．脓肿切开引流　C．乳癌根治术

D．手术清除液化脂肪　E．疏通乳管

69．此病人若进行手术治疗，其切口应选择（　）。

A．以乳头为中心放射状切口　B．乳晕边缘弧形切口

C．沿乳房下缘弧形切口　D．包含乳头的梭行切口

E．对口引流切口

（70～71题共用题干）

男性病人，18岁。半小时前从二楼坠下，右侧胸部着地，神智清楚，呼吸极度困难，前胸壁可触及皮下气肿，叩诊右肺成鼓音，听诊右侧呼吸音消失。

70．病人最可能（　）。

A．开放性气胸　B．张力性气胸　C．心包填塞

D．连枷胸　E．肺挫伤

71．该病人的急救措施为（　）。

A．输液　B．吸氧　C．应用抗生素

D．排气减压　E．气管插管

（72～73题共用题干）

男性病人，37岁。右胸被刀刺伤后5min，病人明显呼吸困难，右胸伤口处随呼吸可有气体进出。

72．病人的现场急救为（　）。

A．迅速排气减压　B．迅速封闭伤口　C．输液、输血

D．清创缝合　E．手术

73．该病人发生呼吸循环功能紊乱的主要病理机制为（　）。

A．肺受压萎陷　B．出血　C．感染

D．纵隔扑动　E．疼痛

B 型题

（74～75 题共用备选答案）

A．急性乳房炎　B．乳房脂肪瘤　C．乳房囊性增生病
D．乳房纤维腺瘤　E．乳管内乳头状瘤

74．以乳头血性溢液为主，而肿块不易触及的疾病是（　）。

75．有患侧腋窝淋巴结肿大乳房疼痛的疾病是（　）。

（76～78 题共用备选答案）

A．乳房肿块切除　B．乳癌根治术　C．脓肿切开引流
D．单纯乳房切除　E．药物治疗

76．乳房脓肿确诊后（　）。

77．Ⅱ期乳癌应行（　）。

78．乳房纤维腺瘤应行（　）。

（79～82 题共用备选答案）

A．有波动感的包块　B．单发、边界不清的无痛包块
C．与月经周期有关的痛性包块　D．圆形、活动、边界清楚的质韧包块
E．乳晕区软结节，挤压时有血性溢液

79．早期乳癌的包块特点（　）。

80．乳管内乳头状瘤的包块特点（　）。

81．乳房纤维腺瘤的包块特点（　）。

82．乳房囊性增生病的包块特点（　）。

（83～85 题共用备选答案）

A．固定胸壁　B．剖胸探查　C．迅速封闭胸壁伤口
D．抗感染　E．穿刺排气减压

83．开放性气胸的紧急处理应（　）。

84．张力性气胸的紧急处理应（　）。

85．多根多处肋骨骨折的紧急处理应（　）。

（86～88 题共用备选答案）

A．髓质型　B．溃疡型　C．蕈伞型
D．硬化型　E．浅表型

86．食管癌恶性程度最高的类型（　）。

87．食管癌较早引起梗阻的类型（　）。

88．食管癌梗阻程度较轻的类型（　）。

（89～92 题共用备选答案）

A．平卧位，头偏向一侧　B．半卧位　C．健侧的完全卧位
D．患侧约 1/4 侧卧位　E．患侧卧位

89．左肺上叶切除后病人未清醒前宜取（　）。

90．一侧肺全切除术的病人宜取（　）。

91．支气管胸膜瘘的病人宜取（　）。

92．气胸行闭式胸膜腔引流术后的病人宜取（　）。

（93～96 题共用备选答案）

A．胸壁外伤，伤口随即闭合　B．胸壁外伤，伤口未闭合

C．肺部裂口与胸膜腔相通而呈活瓣状态　D．胸壁挫伤，肋骨骨折

E．胸壁非穿透伤

93．开放性气胸（　）。

94．张力性气胸（　）。

95．闭合性气胸（　）。

96．闭合性肋骨骨折（　）。

X 型题

97．急性乳房炎的主要病因是（　）。

A．乳汁淤积　B．产后抵抗力下降　C．细菌入侵

D．乳房受挤压　E．乳房按摩

98．乳癌病人可出现的局部临床表现有（　）。

A．乳房肿块　B．乳头内陷　C．酒窝征

D．乳汁分泌异常　E．乳头血性分泌物

99．乳癌根治术后可发生的并发症有（　）。

A．上肢肿胀　B．气胸　C．皮瓣坏死

D．皮瓣下积液　E．皮下气肿

100．下列那些因素可引起乳癌术后自我形象紊乱（　）。

A．乳房被切除　B．胸壁瘢痕形成

C．义乳致双侧乳房不对称　D．化疗致脱发　E．术后切口疼痛

101．乳癌术后皮瓣下积液主要与下列那些因素有关（　）。

A．皮瓣与胸壁贴合不紧密　B．缝合皮缘张力过大　C．手术后引流不畅

D．手术中引流管放置不当　E．手术中切除组织较多

102．乳癌根治术后，为预防乳癌皮瓣下积液、坏死的护理措施有（　）。

A．半卧位　B．引流管持续负压吸引　C．加压包扎伤口

D．抬高同侧患肢　E．局部沙袋压迫

103．多根多处肋骨骨折，胸壁包扎固定的作用为（　）。

A．止痛　B．消除反常呼吸　C．有利于咳嗽

D．有利于病人活动　E．消除纵隔摆动

104．拔除胸腔闭式引流管 24h 内应注意观察（　）。

A．有无胸闷和呼吸困难　B．局部有无渗血、渗液　C．有无疼痛

D．局部有无漏气或皮下气肿　E．有无咳嗽咳痰

105．胸膜腔闭式引流术的作用包括（　）。

A．排出胸膜腔内的积气、积液　B．促进肺复张

C．防止胸膜腔感染　D．平衡两侧胸膜腔压力

E．有利于观察有无胸膜腔内出血

106．慢性脓胸的治疗原则是（　）。

A．改善全身营养状况　　B．消除病因　　C．止血
D．消灭脓腔　　E．尽力使受压的肺复张

107．食管癌病人早期临床表现是（　）。
A．进食后哽咽感　　B．胸骨后针刺样痛　　C．胸痛
D．进行性吞咽困难　　E．进行性营养不良

108．食管癌术后发生吻合口瘘的原因包括（　）。
A．营养不良　　B．感染　　C．吻合口张力大
D．术后进食太多　　E．食管本身的解剖特点

109．食管癌的发病因素包括（　）。
A．微量元素缺乏　　B．空气污染　　C．食物霉变
D．腌制食物　　E．遗传因素

答　案

A_1/A_2 型题

1．C　2．C　3．B　4．C　5．E　6．E　7．C　8．B　9．E
10．D　11．C　12．E　13．B　14．E　15．D　16．E　17．C　18．D
19．B　20．A　21．E　22．C　23．D　24．B　25．E　26．B　27．C
28．D　29．C　30．A　31．B　32．E　33．A　34．E　35．D　36．C
37．D　38．D　39．C　40．A　41．B　42．B　43．E　44．C　45．C
46．D　47．C　48．A　49．C　50．D　51．E　52．B　53．B　54．C
55．A

A_3/A_4 型题

56．D　57．C　58．E　59．C　60．A　61．E　62．A　63．E　64．C
65．E　66．D　67．B　68．B　69．C　70．B　71．D　72．B　73．D

B 型题

74．E1　75．A　76．C　77．B　78．A　79．B　80．E　81．D　82．C
83．C　84．E　85．A　86．A　87．B　88．B　89．A　90．D　91．E
92．B　93．B　94．C　95．A　96．D

X 型题

97．AC　98．ABCE　99．ACD　100．ABCD　101．ACD
102．ABCDE　103．ABE　104．ABCD　105．ABCDE　106．ABDE
107．ABCD　108．ABCE　109．ACDE

第十四章 腹部疾病病人的护理

A_1/A_2型题

1. 构成腹外疝疝囊的是（ ）。
   A．脏腹膜　B．壁腹膜　C．腹壁肌肉
   D．腹壁筋膜　E．腹壁皮肤
2. 疝内容物与疝囊壁发生粘连而不能完全回纳腹腔，但**不引起**严重症状属（ ）。
   A．易复性疝　B．滑动性疝　C．难复性疝
   D．嵌顿性疝　E．绞窄性疝
3. 关于腹股沟直疝的描述，下列**不正确**的是（ ）。
   A．多见于老年人　B．经直疝三角突出
   C．压住疝环不能阻止疝块的突出　D．疝囊颈在腹壁下动脉外侧
   E．少发生嵌顿
4. 腹股沟疝修补术后病人的出院指导，最重要的是（ ）。
   A．多饮水、多食高纤维素食物　B．养成定时排便习惯
   C．定时复诊　D．戒烟
   E．3个月内避免重体力劳动
5. 腹外疝的发病因素中最重要的是（ ）。
   A．妊娠　B．长期便秘　C．慢性咳嗽
   D．排尿困难　E．腹壁强度降低
6. 预防腹股沟斜疝疝修补术术后阴囊血肿的措施是（ ）。
   A．平卧位，膝部垫软枕　B．术后早期卧床休息
   C．切口用沙袋压迫并托阴囊　D．避免术后便秘
   E．咳嗽时按压伤口
7. 疝内容物最多见的是（ ）。
   A．大网膜　B．小肠　C．盲肠
   D．阑尾　E．横结肠
8. 急性腹膜炎的主要体征是（ ）。
   A．腹部压痛　B．肠鸣音亢进　C．腹膜刺激征
   D．移动性浊音　E．腹肌紧张
9. 诊断腹腔内实质性脏器破裂的主要依据是（ ）。
   A．腹肌紧张　B．膈下游离气体　C．腹式呼吸消失
   D．腹腔穿刺抽出浑浊液体　E．腹腔穿刺抽出不凝固血液
10. 胃肠减压最可靠的拔管指征是（ ）。
   A．体温正常　B．腹胀消失　C．肠鸣音恢复

D．食欲增加　E．肛门排气

11．原发性腹膜炎和继发性腹膜炎的主要区别在于（　）。

A．腹痛性质　B．疾病严重程度　C．腹肌紧张程度

D．病原菌的种类　E．腹腔是否有原发病灶

12．预防急性腹膜炎并发膈下脓肿最常用的有效措施是（　）。

A．早期下床活动　B．大剂量抗生素　C．半卧位

D．禁食　E．胃肠减压

13．继发性腹膜炎最常见的致病菌是（　）。

A．溶血性链球菌　B．肺炎双球菌　C．变形杆菌

D．大肠杆菌　E．厌氧杆菌

14．急性腹膜炎最主要的临床表现是（　）。

A．腹痛　B．恶心呕吐　C．发热

D．血压下降　E．全身中毒症状

15．诊断急性腹膜炎最重要的体征是（　）。

A．腹胀　B．腹膜刺激征　C．肠鸣音减弱

D．肝浊音界消失　E．移动性浊音

16．下列关于胃肠减压的护理**不正确**的是（　）。

A．保持有效负压　B．保持减压管通畅　C．胃管堵塞禁止冲洗

D．注意口腔护理　E．记录吸出液的量及性质

17．急性腹膜炎治疗后最常见的残余脓肿是

A．膈下脓肿　B．盆腔脓肿　C．肠间隙脓肿

D．肝脓肿　E．脾周围脓肿

18．腹腔中最容易受伤的脏器是（　）。

A．胃　B．肝　C．脾

D．结肠　E．小肠

19．空腔脏器破裂主要的临床表现是（　）。

A．创伤性休克　B．急性腹膜炎　C．急性肠梗阻

D．急性内出血　E．膈下游离气体

20．急性腹膜炎病人发生休克的主要原因是（　）。

A．发热　B．大量呕吐　C．剧烈疼痛

D．血容量减少及毒素吸收　E．细菌毒力强

21．实质性脏器破裂腹腔内有**不凝固血**的主要原因是（　）。

A．血液被腹膜渗液稀释　B．凝血因子生成障碍　C．凝血酶原降低

D．出血量大　E．腹膜的脱纤维作用

22．男性，34 岁。2 天前被汽车撞伤左上腹，当时腹痛伴局部压痛。今日上厕所时突然昏倒，面色苍白，脉细速。可能是（　）。

A．肝破裂　B．肠穿孔　C．胆囊穿孔

D．肾破裂　E．脾破裂

23．男性，20 岁。腹部撞击伤 2h 后出现面色苍白，脉细弱 120 次/min，血压 70/50mmHg。

意识清，全腹腹膜刺激征阳性。腹腔穿刺抽出**不凝固**血液，诊断可能是（　）。

A．胃破裂　　B．腹壁血肿　　C．肝、脾破裂
D．小肠破裂　　E．胆囊破裂

24．女性，37岁，急性穿孔性阑尾炎术后4天出现下腹坠胀、便频、里急后重，体温复升，考虑可能是（　）。

A．切口感染　　B．肠粘连　　C．痢疾
D．膈下脓肿　　E．盆腔脓肿

25．溃疡病幽门梗阻病人的主要临床表现是（　）。

A．营养不良　　B．食欲减退　　C．阵发性腹痛
D．腹胀　　E．呕吐大量宿食

26．胃十二指肠溃疡急性大出血的主要临床表现是（　）。

A．突发上腹部剧烈疼痛　　B．呕血、黑便　　C．肠鸣音消失
D．腹膜刺激征　　E．呕吐大量宿食

27．胃癌最好发部位是（　）。

A．胃小弯　　B．贲门部　　C．胃窦部
D．胃底部　　E．胃体部

28．与溃疡病发生关系最密切的原因是（　）。

A．胃酸分泌过多　　B．幽门螺杆菌感染　　C．胃黏膜屏障损害
D．遗传因素　　E．精神神经因素

29．幽门梗阻病人的术前护理措施中可减轻胃黏膜水肿的是（　）。

A．术前禁食　　B．营养支持
C．纠正水电解质酸碱失衡　　D．加强口腔卫生
E．术前3天温盐水洗胃

30．幽门梗阻病人长期呕吐可引起的水电解质酸碱失衡的类型是（　）。

A．低氯低钾代谢性碱中毒　　B．低氯高钾代谢性酸中毒
C．低氯低钾代谢性酸中毒　　D．高氯低钾代谢性酸中毒
E．低氯高钾代谢性碱中毒

31．确诊胃癌最可靠的方法是（　）。

A．胃液分析　　B．纤维胃镜　　C．X线钡餐
D．大便隐血试验　　E．胃液脱落细胞检查

32．胃大部切除后，最早出现的并发症是（　）。

A．倾倒综合征　　B．吻合口瘘　　C．吻合口出血
D．低血糖综合征　　E．十二指肠残端破裂

33．溃疡病急性穿孔非手术治疗期间最重要的护理措施是（　）。

A．半卧位　　B．补液　　C．应用抗生素
D．胃肠减压　　E．全身支持治疗

34．胃大部切除术后48h内，除生命体征外应重点观察的是（　）。

A．神志　　B．伤口敷料　　C．肠鸣音
D．腹胀　　E．胃管引流液

35. 男性，35岁，因溃疡病急性大出血出现冷汗，脉搏细速、血压下降，出血量约为（ ）。

A. ＞300ml B. ＞400ml C. ＞500ml

D. ＞600ml E. ＞800ml

36. 女性，45岁，胃大部切除毕Ⅱ式手术后第5天，突发右上腹剧痛，伴有腹膜刺激征，应考虑（ ）。

A. 倾倒综合征 B. 吻合口瘘 C. 上消化道出血

D. 吻合口出血 E. 十二指肠残端破裂

37. 男性，51岁胃大部切除术后1周，进食后10～20min出现上腹饱胀，恶心呕吐、头晕、心悸出汗腹泻等，应考虑（ ）。

A. 吻合口炎症 B. 吻合口梗阻 C. 倾倒综合征

D. 低钾血症 E. 消化道出血

38. 急性阑尾炎腹痛起始于脐周或上腹的机制是（ ）。

A. 胃肠功能紊乱 B. 内脏神经反射 C. 躯体神经反射

D. 阑尾位置不固定 E. 阑尾管壁痉挛

39. 腹膜炎引起的肠梗阻属于（ ）。

A. 机械性绞窄性肠梗阻 B. 机械性单纯性肠梗阻 C. 麻痹性肠梗阻

D. 血运性肠梗阻 E. 痉挛性肠梗阻

40. 高位小肠梗阻除腹痛外最主要症状是（ ）。

A. 腹胀明显 B. 呕吐频繁 C. 叩诊呈鼓音

D. 停止排便排气 E. 腹部包块

41. 绞窄性肠梗阻的表现**不包括**（ ）。

A. 持续性剧烈腹痛 B. 呕吐带臭味的粪样物 C. 腹膜刺激征

D. 触及有固定压痛的包块 E. 腹腔穿刺抽出血性液

42. 急性阑尾炎易发生坏死、穿孔的主要原因是（ ）。

A. 阑尾开口小 B. 阑尾淋巴丰富 C. 阑尾蠕动慢而弱

D. 阑尾动脉为终末动脉 E. 阑尾系膜短

43. 典型的急性阑尾炎腹痛的开始部位是（ ）。

A. 右下腹 B. 左下腹 C. 脐周

D. 右上腹 E. 左上腹

44. 急性阑尾炎术后最常见的并发症是（ ）。

A. 出血 B. 切口感染 C. 粪瘘

D. 肺部感染 E. 粘连性肠梗阻

45. 最常见的肠梗阻原因是（ ）。

A. 肠道蛔虫 B. 肠套叠 C. 肠粘连

D. 肠扭转 E. 肠系膜血管栓塞

46. 肠梗阻发生后最重要的是了解（ ）。

A. 肠梗阻的部位 B. 肠梗阻的原因 C. 肠梗阻的程度

D. 肠梗阻是否发生绞窄 E. 肠梗阻的发生速度

47. 怀疑为直肠癌的患者，首先应做的检查是（ ）。

A．大便隐血试验　B．乙状结肠镜　C．X 线钡剂灌肠
D．直肠镜检　E．CEA

48．结肠癌最早出现的症状是（　）。
A．排便习惯及粪便性状改变　B．腹痛
C．腹部包块　D．肠梗阻症状　E．全身中毒症状

49．直肠癌最主要的转移途径为（　）。
A．直接蔓延　B．腹腔种植转移　C．血运转移
D．淋巴转移　E．远处转移

50．男性，40 岁，阑尾穿孔腹膜炎手术后第 7 天，体温 39℃，无红肿，大便次数增多，混有黏液，伴有里急后重，应考虑并发（　）。
A．盆腔脓肿　B．膈下脓肿　C．细菌性痢疾
D．肠炎　E．肠粘连

51．男性，34 岁，阑尾切除术后第 5 天，体温又上升至 38.5℃，下腹胀痛，排便次数增多，并有尿频、尿急症状，首先考虑的并发症是（　）。
A．泌尿系感染　B．盆腔脓肿　C．膈下脓肿
D．肠间脓肿　E．急性肠炎

52．男性，56 岁，近 3 个月来排便次数增多，每天 3～4 次，黏液脓血便，有里急后重感，首选的检查方法是（　）。
A．B 超　B．X 线钡剂灌肠　C．直肠指诊
D．纤维结肠镜　E．血清癌胚抗原

53．内痔的早期症状是（　）。
A 大便干结　B 肛门瘙痒　C 肛周剧痛
D 无痛性便血　E 肛门部异物感

54．排便时及排便后有两次疼痛高峰的是（　）。
A．肛裂　B．外痔　C．肛瘘
D．直肠脱垂　E．直肠肛管周围脓肿

55．肛裂常发生于截石位的（　）。
A．3 点处　B．6 点处　C．8 点处
D．10 点处　E．12 点处

56．肛裂患者排便后出现第 2 次持续疼痛的主要原因（　）。
A．接受了扩肛治疗　B．未进行肛门坐浴　C．神经末梢受刺激
D．皮下静脉血管形成　E．肛管内括约肌痉挛性收缩

57．关于肛门周围脓肿叙述正确的是（　）。
A．肛门疼痛不剧烈　B．是慢性化脓性感染
C．可自行破溃，形成低位肛瘘　D．在直肠肛管周围脓肿中较少见
E．多有高热、寒战、全身疲乏不适

58．下列肛瘘中属于复杂高位瘘的是（　）。
A．瘘管位于外括约肌深部以下，一个开口在肛管内，一个开口在肛周皮肤上
B．瘘管位于外括约肌深部以上，两个开口均在肛管内

C．瘘管位于外括约肌深部以下，两个开口均在肛管内

D．瘘管位于外括约肌深部以上，一个开口在肛管内，一个开口在肛周皮肤上

E．瘘管位于外括约肌深部以下，一个开口在肛管内，一个开口在肛周皮肤上

59．直肠肛管手术后最常见的并发症（ ）。

A．伤口出血　B．大便失禁　C．肛门狭窄

D．切口感染　E．切口裂开

60．齿状线以下的组织（ ）。

A．覆盖黏膜　B．痛觉敏感　C．血液回流入门静脉

D．由自主神经支配　E．由直肠上、下动脉供血

61．肛门坐浴的水温应为（ ）。

A．20℃～25℃　B．30℃～35℃　C．40℃～45℃

D．44℃～55℃　E．60℃～65℃

62．肛门坐浴的目的**不包括**（ ）。

A．促进排便反射　B．促进炎症吸收　C．消除局部分泌物

D．改善局部血液循环　E．使肛门括约肌放松

63．男性，37 岁，3 天前肛门持续性跳痛，肛周皮肤红肿，有硬结和压痛，最可能患有（ ）。

A．内痔　B．外痔　C．肛裂

D．直肠息肉　E．肛周脓肿

64．女性，24 岁，患有慢性肛裂，在进行肛门检查时可能同时看到（ ）。

A．混合痔　B．前哨痔　C．直肠息肉

D．直肠脱垂　E．肛门周围红肿

65．女性，34 岁，肛周伤口反复破溃伴有少量溢液，在此种情况发生前，患者最可能有（ ）。

A．内痔　B．外痔　C．肛瘘

D．直肠脱垂　E．直肠肛管周围脓肿

66．男性，67 岁，患者直肠脱垂 1 年，随着病情加重，站立时常有黏液从肛门流出，符合该病人目前病情的护理问题是（ ）。

A．疼痛　B．活动无耐力　C．有体液不足的危险

D．有皮肤完整受损的危险　E．营养失调：低于机体需要量

67．门－腔静脉分流术的首要目的是（ ）。

A．减少腹水形成　B．降低门静脉的压力　C．消除脾功能亢进

D．改善肝功能　E．阻断侧肢循环

68．门静脉高压症引起的肛门疾病是（ ）。

A．痔　B．肛裂　C．肛瘘

D．直肠脱垂　E．直肠息肉

69．肝脏最基本的结构单位是（ ）。

A．肝细胞索　B．肝叶　C．肝窦

D．肝小叶　E．肝段

70．门静脉高压症形成后首先出现的病理改变是（　）。
A 腹水　B 脾肿大　C 肝肿大
D．交通支扩张　E．呕血

71．在我国引起门静脉高压症的主要原因是（　）。
A．酒精性肝硬化　B．血吸虫病性肝硬化　C．肝炎后肝硬化
D．Budd-Chiari 征　E．肝外门静脉血栓形成

72．手术治疗门静脉高压症合并食管静脉曲张的最主要的目的是（　）。
A．降低门静脉的压力　B．预防上消化道出血　C．提高抵抗力
D．减轻腹水　E．防止肝功能衰竭

73．肝门静脉高压症食管胃底静脉破裂出血造成死亡的主要原因是（　）。
A．失血性休克　B．腹水　C．感染
D．肝功能衰竭　E．多脏器功能衰竭

74．门静脉高压症术前护理**不正确**的是（　）。
A．卧床休息　B．低脂高糖、高维生素饮食
C．限制蛋白摄入　D．术日晨放置胃管　E．术前晚用酸性液灌肠

75．门脉高压症分流术后护理**不正确**的是（　）。
A．早期起床活动　B．低蛋白饮食　C．使用抗生素
D．忌食过汤食物　E．术后平卧 48h

76．细菌性肝脓肿致病菌侵入的主要途径是（　）。
A．肝动脉　B．胆道　C．门静脉
D．开放性肝损伤　E．肝静脉

77．原发性肝癌肝区疼痛特点是（　）。
A．间歇性隐痛　B．持续性胀痛　C．阵发性绞痛
D．刀割样疼痛　E．烧灼样疼痛

78．肝包虫病最常见的治疗方法是（　）。
A．药物治疗　B．包虫囊肿内囊摘除术　C．内引流术
D．包囊完整切除术　E．包囊及部分肝切除术

79．对诊断原发性肝癌具有较高特异性的检查是（　）。
A．放射性核素肝扫描　B．B 超　C．CT
D．血清甲胎蛋白测定　E．选择性肝动脉造影

80．小肝癌的定位诊断最佳的检查方法是（　）。
A．B 超　B．CT　C．AFP 测定
D．选择性腹腔动脉造影　E．肝穿刺吸细胞检查

81．与原发性肝癌的发生关系最密切的是（　）。
A．胆道感染　B．肝炎后肝硬化　C．血吸虫性肝硬化
D．酒精性肝硬化　E．肝脏良性肿瘤

82．肝叶切除病人的术后护理**错误**的是（　）。
A．应专人护理　B．常规吸氧　C．鼓励早期下床活动
D．术后取平卧位　E．术后给予静脉补充营养

83．三腔管充气后，管末端牵引的重量为（ ）。
A．0.25kg B．0.50kg C．0.75kg
D．1.00kg E．1.25kg

84．细菌性肝脓肿的主要表现是（ ）。
A．恶心呕吐 B．黄疸 C．右上腹肌紧张
D．局部皮肤凹陷性水肿 E．寒战、高热，肝区疼痛，肝肿大

85．男性，45 岁，肝硬化致门静脉高压症，分流手术前的护理措施正确的是（ ）。
A．鼓励体育锻炼 B．高蛋白，低脂饮食 C．注射维生素 K
D．术日晨放置胃管 E．术前用肥皂灌肠

86．男性，65 岁，肝癌肝叶切除术后第 1 天，病人感腹痛、心慌、气促、出冷汗，血压 12/8kPa，首先应考虑为（ ）。
A．胆汁性腹膜炎 B．肠梗阻 C．内出血
D．膈下脓肿 E．阑尾炎

87．男性，60 岁，诊断为原发性肝癌，行肝叶切除术后第 3 天，出现嗜睡、烦躁不安、黄疸、少尿等，应考虑（ ）。
A．胆汁性腹膜炎 B．膈下脓肿 C．肝性脑病
D．内出血 E．休克

88．胆道疾病首选的检查方法（ ）。
A．B 超 B．腹部平片 C．口服胆囊造影
D．静脉胆道造影 E．经皮肝穿胆道造影

89．T 型管拔除指征是（ ）。
A．引流液颜色正常 B．引流量逐日减少
C．人便颜色正常，食欲好转 D．黄疸逐日消退、无发热、腹痛
E．T 管造影无残余结石，夹管试验无异常变化

90．Charcot 三联征发生的顺序是（ ）。
A．黄疸、寒战高热、腹痛 B．腹痛、寒战高热、黄疸
C．寒战高热、黄疸、腹痛 D．黄疸、腹痛、寒战高热
E．腹痛、黄疸、寒战高热

91．胆道 T 管引流与腹腔引流管的护理措施**不同**的是（ ）。
A．保持引流管通畅 B．每天更换引流袋 C．观察引流量和性状
D．拔管前夹管观察 1～2 天 E．引流袋不得高于引流出口

92．T 管引流病人护理**不正确**的是（ ）。
A．妥善固定 B．观察引流液的量和性状
C．必要时可用无菌盐水冲洗导管 D．通常留置 3～5 天拔管
E．拔管前必须试夹管 1～2 天

93．急性梗阻性化脓性胆管炎的最常见的梗阻因素是（ ）。
A．胆道肿瘤 B．胆管结石 C．胆道蛔虫
D．胆管扭转 E．胆管狭窄

94．急性梗阻性化脓性胆管炎的最关键的治疗是（ ）。

A．及时使用抗生素　　B．应用肾上腺皮质激素　　C．及时用升压药
D．紧急胆道减压手术　　E．纠正水电解质酸碱失衡

95．胆石症的病人出现胆绞痛时禁用（　　）。
A．阿托品　　B．硫酸镁　　C．吗啡
D．654-2　　E．安定

96．胆固醇结石形成的最主要的原因是（　　）。
A．胆汁成分改变　　B．胆道感染　　C．胆道梗阻
D．葡萄糖醛酸酶增加　　E．胆道蛔虫残体留存

97．下列提示T管引流的病人胆道远端通畅的表现是（　　）。
A．腹痛和黄疸减轻，引流量增多　　B．体温正常，引流量增多
C．腹胀痛引流量骤减　　D．食欲好转，黄疸消退，引流量减少
E．黄疸消退，引流量增加，食欲无变化

98．下列关于T管护理叙述正确的是（　　）。
A．下床活动时引流袋应高于腰部　　B．T管阻塞时应加压冲洗
C．胆总管下端阻塞时引流量增多　　D．正常胆汁色为深绿，较稀薄
E．T管造影显示通畅即可拔管

99．下列关于急性胆囊炎的临床特点描述**错误**的是（　　）。
A．进油腻饮食后，容易发病　　B．右上腹持续性疼痛，阵发性加重
C．疼痛常反射至右肩或右背　　D．墨菲征阳性
E．多数病人伴有黄疸

100．女性，56岁，腹痛、发热、黄疸、间歇性反复发作，最可能的诊断是（　　）。
A．胰头癌　　B．急性传染性肝炎　　C．肝癌
D．胆总管结石　　E．阿米巴肝脓肿

101．女性，58岁，持续右上腹阵发性绞痛，伴寒战高热、黄疸，急诊行胆囊切除术、胆总管探查、T管引流术，术后观察病人排便情况的最主要目的是（　　）。
A．判断病人对脂肪消化和吸收的能力　　B．判断病人肠道功能恢复情况
C．判断病人胆总管通畅情况　　D．判断病人术后饮食恢复情况
E．及时发现病人有无胃肠道出血

102．女，40岁。胆道手术后，T管引流2周，拔管前先试夹管1～2天，夹管期间应观察到的最重要的内容是（　　）。
A．饮食、睡眠　　B．腹痛、发热、黄疸　　C．大便的颜色
D．引流部位有无渗液　　E．神志、血压和脉搏

103．女性，60岁。剑突下持续性疼痛6h，寒战、高热、黄疸。既往有类似发作史。查体：神志淡漠，体温39℃，血压10.7/8kPa（80/60mmHg），脉搏120次/min，剑突下压痛，肌紧张，白细胞26×10^9/L，中性95%。肝区叩击痛，血清淀粉酶240索氏单位，可能的诊断为（　　）。
A．急性胰腺炎　　B．胆道蛔虫
C．急性梗阻性化脓性胆管炎　　D．急性胆囊炎
E．溃疡病穿孔

104. 急性胰腺炎最常见的病因是（ ）。

A. 酒精中毒　　B. 暴饮暴食　　C. 梗阻因素

D. 高脂血症　　E. 高钙血症

105. 急性出血性坏死性胰腺炎最常见的并发症是（ ）。

A. 化脓性感染　　B. 休克　　C. 急性肾功能衰竭

D. 急性胰腺假性囊肿　　E. 胰腺脓肿

106. 以下关于急性胰腺炎时淀粉酶改变叙述**错误**的是（ ）。

A. 尿淀粉酶增高迟于血清淀粉酶

B. 尿淀粉酶下降较血清淀粉酶晚

C. 尿淀粉酶测定值大于500索氏单位有诊断意义

D. 血清淀粉酶随病变加重而升高

E. 尿淀粉酶的高低与病变轻重不一定成比例

107. 胰腺癌好发的部位是（ ）。

A. 胰体、尾部　　B. 胰颈、体部　　C. 全胰腺

D. 胰头部　　E. 胰尾部

108. 急性胰腺炎的治疗过程中应禁用（ ）。

A. 抗胆碱能药物　　B. 吗啡　　C. 生长抑素

D. 钙剂　　E. 胃肠减压

109. 急性出血坏死性胰腺炎病人**不会**出现（ ）。

A. 腹痛　　B. 腹胀　　C. 手足抽搐

D. 低血糖　　E. 休克

110. 胰腺癌最常见的首发症状是（ ）。

A. 上腹痛及上腹饱胀不适　　B. 黄疸　　C. 食欲不振

D. 消化不良　　E. 乏力消瘦

111. 胰头癌最主要的临床表现是（ ）。

A. 腹痛、腹胀　　B. 进行性黄疸　　C. 食欲不振

D. 消化不良　　E. 乏力消瘦

112. 男性，48岁，因急性坏死性胰腺炎，手术清除胰腺及周围坏死组织，术后第10天，适宜的饮食是（ ）。

A. 完全胃肠外营养　　B. 要素饮食　　C. 普通流食

D. 半流　　E. 低脂普食

113. 男性50岁，饱餐后出现上腹持续性疼痛并向左肩、腰背部放射，伴有恶心呕吐，诊断为急性胰腺炎。入院后收集的资料中与其疾病有关的是（ ）。

A. 父亲因冠心病去世　　B. 平时喜食素食　　C. 25年来每天饮酒半斤

D. 不喜欢活动　　E. 有阑尾炎手术史

114. 女性，54岁，胆源性胰腺炎发作数次，对预防其胰腺炎再次发作的最有意义的措施是（ ）。

A. 注意饮食卫生　　B. 服用抗生素　　C. 经常服用消化酶

D. 治疗胆道疾病　　E. 控制血糖

115．男性，55 岁，饱餐酗酒后 2h，上腹部持续性剧痛并向左肩、腰背部放射，伴恶心呕吐，12h 后来院急诊。目前最有助于诊断的检查是（　）。

A．血常规　B．腹腔穿刺　C．血、尿淀粉酶
D．胸、腹平片　E．腹部 B 超检查

116．病人，女性，35 岁，突发左上腹剧痛 2h 来院急诊。查体：全腹均有明显压痛，以左上腹最为明显，腹肌呈板样强直，肠鸣音消失，肝浊音界消失。既往有胃溃疡病史。首先考虑的疾病是（　）。

A．急性胆囊炎穿孔　B．胃溃疡急性穿孔　C．坏疽性阑尾炎
D．绞窄性肠梗阻　E．急性胰腺炎

117．病人，男性，30 岁，突发上腹部阵发性绞痛伴恶心呕吐 5h 来院急诊。查体：腹稍胀，未见肠型及蠕动波，腹式呼吸减弱，下腹部轻度压痛，叩诊鼓音，移动性浊音阴性，听诊肠鸣音亢进。X 线腹部平片可见肠襻胀气及多个气液平面。首先考虑为（　）。

A．急性胆囊炎　B．急性阑尾炎　C．急性肠梗阻
D．急性胰腺炎　E．急性胃穿孔

118．下列哪些**不符合**内脏痛的特点（　）。

A．由内脏传入纤维传至中枢神经系统引起
B．定位精确　C．对牵拉、痉挛等刺激敏感
D．疼痛缓慢、持续　E．常伴恶心、呕吐

119．给急腹症病人行直肠指检时，如指套染有血性黏液，首先考虑为（　）。

A．消化道出血　B．消化道穿孔　C．肠绞窄
D．急性胰腺炎　E．急性阑尾炎

120．外科急腹症的特点是（　）。

A．先有发热，后有腹痛　B．发热与腹痛同时出现
C．腹痛和压痛部位常较固定　D．腹膜刺激征多不明显
E．仅有腹痛和呕吐表现

121．关于急腹症病人的护理，下列**不正确**的是（　）。

A．病情稳定者取半卧位　B．禁食、胃肠减压
C．静脉输液　D．禁用吗啡类止痛剂
E．做好备皮、灌肠等术前准备

A_3/A_4 型题

（122～124 题共用题干）

男性，25 岁。因车祸撞伤腹部，病人诉腹痛难忍，伴恶心、呕吐，X 线腹透见膈下游离气体，拟诊为胃肠道外伤性穿孔。

122．有确定性诊断意义的表现是（　）。

A．腹膜刺激征　B．肠鸣音消失
C．腹腔穿刺抽出浑浊液体　D．白细胞计数增高
E．感染中毒症状

123．该病人的处理**不正确**的是（　）。

A．禁食、输液　B．胃肠减压　C．应用大剂量抗生素
D．给予吗啡止痛　E．尽快术前准备

124．可减少腹腔毒素吸收的体位是（　）。
A．平卧位　B．侧卧位　C．俯卧位
D．半卧位　E．头低足高位

（125～128 题共用题干）

男性，70 岁，有长期便秘史，突然腹痛、腹胀 2 天，未吐，少量黏液便 1 次，未排气，2 年前曾有类似发作，查体可见全腹高度膨胀，左下腹可见巨大肠型，有轻度压痛、反跳痛、肠鸣音亢进。

125．该病人的医疗诊断可能为（　）。
A．直肠癌　B．乙状结肠癌　C．麻痹性肠梗阻
D．乙状结肠扭转　E．小肠扭转

126．为明确诊断，该病人还应做的检查是（　）。
A．B 超　B．腹部立位 X 线平片　C．结肠镜
D．直肠指诊　E．CT

127．下列针对病人的处理措施**不正确**的是（　）。
A．禁食　B．胃肠减压　C．应用抗生素
D．补液　E．高压灌肠

128．在护理该病人时，最重要的观察内容是（　）。
A．腹痛　B．腹胀　C．肠绞窄征象
D．呕吐　E．排便

（129～132 题共用题干）

女性，31 岁，会计，喜食辛辣食物，患痔疮 4 年，近期无痛性便血加重，排便时间歇滴血，痔核脱出肛门外，排便后不可自行恢复。

129．该患者的病情属于（　）。
A．内痔第Ⅰ期　B．内痔第Ⅱ期　C．内痔第Ⅲ期
D．血栓性外痔　E．混合痔

130．手术前应采取的护理措施正确的是（　）。
A．术前一般不控制饮食　B．排便时可看报
C．坐浴时水温以低于 30℃为宜　D．绝对卧床休息
E．痔块突出后立即还纳，清洗肛周皮肤

131．在接受痔切除手术后，对病人的护理正确的是（　）。
A．侧卧以减少伤口压迫　B．术后 3 天内应尽量不排便
C．一旦出现尿潴留应立即导尿　D．排便后先换敷料，后坐浴
E．可适当予以止痛

132．患者出院指导中**不恰当**的是（　）。
A．定时排便　B．提肛运动　C．少吃水果
D．避免辛辣食物　E．排便后清洗肛周皮肤

（133～134 题共用题干）

男性，60 岁，进行性黄疸 2 个月。诊断为胰头癌，行胰十二指肠切除术，术后第 5 天突然出现全腹剧烈疼痛，腹肌紧张，腹腔穿刺抽出含胆汁的液体少许

133．此病人最可能出现（　　）。

A．膈下脓肿　　B．术后急性腹膜炎　　C．嵌顿性内疝

D．胆囊穿孔　　E．胰空肠吻合口瘘

134．目前最合适的处理方法是（　　）。

A．立即手术修补瘘口　　B．保持胃肠减压通畅

C．补液、抗生素治疗　　D．在瘘口周围置管吸引腹腔引流术

E．中心静脉置管，TPN

（135～137 题共用题干）

男性病人，36 岁。转移性右下腹疼痛 2 天，伴恶心、呕吐。腹部检查全腹肌紧张、压痛、反跳痛，以右下腹为甚，肠鸣音消失。

135．该病人目前的情况是（　　）。

A．阑尾炎合并右下腹局限性腹膜炎　　B．阑尾炎合并全腹弥漫性腹膜炎

C．胃穿孔合并右下腹局限性腹膜炎　　D．胃穿孔合并全腹弥漫性腹膜炎

E．胆囊炎合并全腹弥漫性腹膜炎

136．该病人目前最重要的护理措施是（　　）。

A．急症手术前准备　　B．疼痛护理　　C．安置半卧位

D．输液　　E．胃肠减压

137．该病人目前甚为重要的护理诊断是（　　）。

A．恐惧　　B．不舒适：疼痛　　C．体温过高

D．营养失调：低于机体需要量　　E．潜在并发症：休克

（138～140 题共用题干）

男性，40 岁。因车祸撞伤腹部，病人诉腹痛难忍，伴恶心、呕吐。查体见全腹膜刺激征。X 线检查见膈下游离气体，拟诊为“肠破裂”。

138．以下哪项对明确伤情最有意义（　　）。

A．腹膜刺激征　　B．肠鸣音消失

C．腹腔穿刺抽出浑浊液体　　D．白细胞计数增高

E．发热、脉快、口渴

139．不妥的护理措施是（　　）。

A．禁食、输液　　B．插胃管待术中术后胃肠减压

C．留置尿管　　D．静脉滴注抗生素

E．给予哌替啶止痛

140．目前取哪项体位较合适（　　）。

A．平卧位　　B．侧卧位　　C．俯卧位

D．半卧位　　E．头低斜坡位

（141～143 题共用题干）

女性病人，36 岁。左上腹部撞伤半小时，腹痛。查体：神志清楚，面色苍白，脉搏 110 次/min，血压 90/70mmHg。全腹压痛、反跳痛、肌紧张。

141．根据病情，目前最可能的诊断是（　）。

A．脾破裂　B．胰腺破裂　C．肝破裂

D．肾破裂　E．肠破裂

142．现阶段最简单、最有意义的检查是（　）。

A．急查血常规　B．B超　C．X线

D．CT　E．腹腔穿刺

143．该病人目前主要的处理是（　）。

A．输血、输液　B．待休克纠正后手术　C．抗休克同时手术

D．继续观察病情变化　E．控制感染后手术

（144～147题共用题干）

男性病人，23岁，半小时前因车祸致肝破裂。查体：神志尚清，面色苍白，四肢湿冷，心率120次/min，血压80/60mmHg。腹部压痛明显，有肌紧张。留置导尿管后见尿量减少。

144．目前考虑病人的情况主要是（　）。

A．失血性休克　B．创伤性休克　C．感染性休克

D．心源性休克　E．神经源性休克

145．目前处理的原则应是（　）。

A．输血输液，血压正常后手术　B．止血药止血

C．立即手术　D．先纠正休克，无好转再手术

E．抗休克同时手术

146．为迅速扩容，接诊病人后应立即静脉输入（　）。

A．血浆　B．全血　C．右旋糖酐

D．0.9%氯化钠溶液　E．10%葡萄糖溶液

147．病人经手术修补肝裂伤，腹腔吸出血液约1500ml。手术后10h病人出现呼吸困难，进行性加重，伴发绀。经吸氧处理不见好转。血压92/72mmHg。此时应考虑（　）。

A．肺不张　B．肺部感染　C．ARDS

D．肺水肿　E．急性心力衰竭

（148～150题共用题干）

男性病人，48岁。便秘多年，出现有腹股沟可复性肿块1年。10h前，搬举重物时肿块突然增大，病人立即感觉腹痛难忍，并呕吐数次，伴发热、全身不适。查体：有腹股沟及阴囊肿块，张力高，明显触痛，皮肤红肿；白细胞计数增高。入院后准备急症手术治疗。

148．该病人的诊断是（　）。

A．腹外疝、难复性疝　B．腹外疝、嵌顿性疝

C．腹股沟斜疝、绞窄性疝　D．腹股沟直疝、绞窄性疝

E．股疝、难复性疝

149．手术前护理措施哪项**不正确**（　）。

A．禁食　B．备皮　C．排空膀胱

D．灌肠　E．给镇痛药

150．手术后护理措施应**除外**哪项（　）。

A．仰卧位，腘部垫枕　B．保持排便通畅　C．应用抗生素

D．托起阴囊，切口压沙袋　E．术后第2天鼓励病人下床活动

（151～153题共用题干）

女性病人，36岁，十二指肠溃疡病史8年。近2周出现上腹部饱胀、恶心、呕吐、呕吐物为酸臭味宿食，不含胆汁。查体：上腹部膨隆、胃型及胃蠕动波，有振水音。

151．该病人可能发生了（　）。

A．粘连性肠梗阻　B．胃癌　C．瘢痕性幽门梗阻

D．肠套叠　E．胃穿孔

152．该病人最能发生的体液失衡是（　）。

A．低钠、高钾性酸中毒　B．低钠、低钾性碱中毒　C．低钠、高钾性碱中毒

D．低氯、低钾性碱中毒　E．低氯、高钾性酸中毒

153．该病人最佳治疗方法是（　）。

A．非手术治疗　B．毕罗Ⅰ式胃大部切除术

C．毕罗Ⅱ式胃大部切除术　D．全胃切除术

E．肠切除术

（154～156题共用题干）

男性病人，55岁。因胃十二指肠溃疡并发瘢痕性幽门梗阻，反复呕吐宿食，消瘦，皮肤干燥、弹性减退。入院后经充分术前准备，行胃大部切除术。

154．该病人入院时主要护理诊断是（　）。

A．心输出量减少　B．体液不足　C．组织灌注量改变

D．活动无耐力　E．知识缺乏

155．术前2～3天应做好的特殊护理是（　）。

A．心理护理　B．皮肤准备　C．每晚生理盐水洗胃

D．呼吸道准备　E．术前用药

156．手术后若发生胃肠吻合口出血，最早出现的临床表现是（　）。

A．脉搏细速，血压下降　B．面色苍白，烦躁不安　C．四肢湿冷，尿量减少

D．头晕，心悸，出冷汗　E．胃管内吸出大量血液

（157～159题共用题干）

男性病人，50岁。胃溃疡病史10年，最近3个月上腹疼痛较前加重，饱胀，时有呕吐。病人食欲减退，体重下降3kg。粪便隐血试验检查数次阳性。应用抗酸药治疗，效果不佳。

157．健康教育时，首先考虑该病人是（　）。

A．胃溃疡恶变　B．穿透性胃溃疡　C．复合溃疡

D．顽固性溃疡　E．胃后壁溃疡

158．建议该病人首选的检查是（　）。

A．CT　B．B超　C．纤维胃镜

D．MRI　E．X线平片

159．目前可能存在的并发症是（　）。

A．穿孔　B．出血　C．幽门梗阻

D．贲门梗阻　E．癌转移

（160～163题共用题干）

男性病人，60 岁，农民。3 个月以来，自觉上腹部疼痛，饱胀，食欲减退，进行性消瘦。近 1 周来曾呕吐多次，排黑便。门诊胃镜检查确诊胃窦部癌。入院体查见明显消瘦，皮肤弹性差。住院后，家属作病史补充：该病人有“胃病”多年，未重视。护士观察见病人愁眉不展，寡言少语，并说“不想住院”等等。

160．该病人的治疗原则是（　　）。

A．不手术，化疗　　B．不手术，放疗　　C．止血、支持治疗
D．中医药治疗　　E．手术加化疗等

161．该病人的护理诊断是（　　）。

A．焦虑　　B．不舒适：疼痛　　C．营养失调
D．知识缺乏　　E．以上都是

162．下列护理措施中，**不妥**的是（　　）。

A．重点是心理护理　　B．加强饮食护理　　C．补充足够水分
D．吗啡止痛　　E．药物止血

163．如果实施了手术治疗，手术后处理中**不妥**的是（　　）。

A．禁饮食，胃肠减压　　B．可用强镇痛药　　C．进行饮食指导
D．加强营养支持　　E．大量抗生素，预防感染

（164～168 题共用题干）

男性病人，65 岁。有慢性便秘多年。近半年来发现，站立时阴囊部位出现肿块，呈梨型；平卧时可还纳。体检发现外环扩大，嘱病人咳嗽指尖有冲击感，平卧回纳肿块后，手指压迫内环处，站立咳嗽，肿块不再出现，拟诊腹外疝，准备手术治疗。

164．此病人诊断为（　　）。

A．腹股沟斜疝　　B．腹股沟直疝　　C．股疝
D．脐疝　　E．切口疝

165．为避免术后疝的复发，术前准备中最重要的是（　　）。

A．治疗便秘　　B．备皮　　C．排尿
D．灌肠　　E 麻醉前用药

166．正常情况下，此病人术后第 2 天的饮食为（　　）。

A．禁食禁水　　B．禁食可进水　　C．流食
D．普食　　E．半流食

167．术后第 2 天病人宜采用的体位是（　　）。

A．半卧位　　B．平卧位，膝、髋关节微曲
C．头低脚高位　　D．斜坡卧位　　E．端坐位

168．术后预防血肿的措施是（　　）。

A．仰卧位　　B．保持敷料清洁，干燥
C．托起阴囊，伤口砂袋压迫　　D．应用抗生素
E．不可过早下床活动

（169～171 题共用题干）

男性病人，38 岁。因腹痛、腹胀 21h，伴恶心、呕吐，肛门停止排气排便入院。1 年前曾行“阑尾切除术”。查体：右下腹手术瘢痕处明显隆起，可见肠型；右下腹压痛、反跳痛、肌紧

张，并触及压痛性肿块；无移动性浊音，肠鸣音减弱。血白细胞计数 12.8×10^9/L，中性粒细胞 0.85。腹部 X 线透视：肠管明显扩张，右下腹有假肿瘤阴影。入院诊断“绞窄性肠梗阻”。

169．诊断“绞窄性肠梗阻”的主要依据是（　）。

A．腹痛腹胀　B．肛门停止排气排便

C．右下腹压痛、反跳痛、肌紧张

D．血白细胞计数 12.8×10^9/L，中性粒细胞 0.85

E．腹部 X 线透视：肠管明显扩张，右下腹有假肿瘤阴影

170．目前最重要的处理措施是（　）。

A．胃肠减压，抗感染　B．严密观察，必要时手术　C．急症手术

D．立即肌内注射哌替啶止痛

E．输液输血，纠正体液平衡失调

171．根据病史，你认为该病人最可能的病因是（　）。

A．肠粘连　B．肠扭转　C．肠套叠

D．肠伤寒　E．肠系膜血栓形成

（172～174 题共用题干）

男性病人，36 岁。4h 前因午餐后挑担劳动时突感脐周剧烈绞痛，并延及腰部，伴恶心、呕吐。体温 38.3℃，心率 110 次/min，呼吸 29 次/min，血压 92/72mmHg。急性痛苦病容，腹部膨隆，全腹有压痛、反跳痛、肌紧张；无移动性浊音，肠鸣音减弱。

172．该病人的诊断考虑（　）。

A．急性胃炎　B．小肠扭转　C．乙状结肠扭转

D．肠套叠　E．急性阑尾炎

173．目前该病人首先应行的检查是（　）。

A．肝肾功能　B．电解质　C．腹部 X 线

D．B 超　E．CT

174．此时最主要的护理措施是（　）。

A．密切观察病情　B．胃肠减压　C．手术前准备

D．输液、输血　E．静脉滴注抗生素

（175～176 题共用题干）

女性病人，48 岁。3 天来阵发性腹痛，曾呕吐 2 次，为胃内容物。十多小时前排少量稀便一次，排便后腹痛未缓解。1 年前曾行胆囊切除术。查体：体温 36.5℃，心率 90 次/min，呼吸 20 次/min，血压 142/86mmHg。皮肤巩膜无黄染，心肺未见异常；腹部稍膨隆，广泛深压痛，肠鸣音亢进，有气过水声。腹部 X 线检查见小肠胀气及多个气－液平面。

175．该病人的诊断考虑（　）。

A．急性胃炎　B．急性阑尾炎　C．肠道蛔虫

D．急性肠梗阻　E．胆道感染

176．你认为下列处理**不妥**的是（　）。

A．持续胃肠减压　B．0.9%氯化钠 1000ml 静脉滴注

C．氨苄西林 6g 静脉滴注　D．阿托品 0.5mg 肌内注射

E．观察 2h 无好转，通知手术

（177～179 题共用题干）

男性病人，60 岁。黏液血便 3 月余，排便次数增多，腹泻、便秘交替出现。疑患“直肠癌”。

177．该病人首选的检查方法是（　　）。

A．粪便隐血试验　　B．CEA　　C．直肠指检

D．内镜检查　　E．X 线钡餐灌肠检查

178．如明确诊断，拟行 Miles 手术，术前护理正确的是（　　）。

A．术前 2～3 天半流质饮食　　B．术前 2～3 天清洁灌肠

C．术前 2～3 天口服抗生素　　D．术日晨口服缓泻剂

E．术前 2～3 天肛门坐浴

179．如病人手术顺利，手术后的护理措施哪项<u>**不正确**</u>（　　）。

A．短期内继续胃肠减压　　B．将手术切口与结肠造口隔离

C．控制奶类食物　　D．备肛袋持续长期使用

E．排便不畅可灌肠

（180～183 题共用题干）

女性病人，66 岁，肥胖。1 周来出现畏寒、发热、右上腹疼痛、乏力。入院后 CT 检查见肝内多发小密度区。发病前有颈部疖挤压病史。

180．该病人可能患有的疾病是（　　）。

A．原发性肝癌　　B．细菌性肝脓肿　　C．阿米巴肝脓肿

D．继发性肝癌　　E．胆道感染

181．发病的主要原因是（　　）。

A．抵抗力低　　B．年龄较大　　C．肥胖

D．女性　　E．颈部疖挤压

182．目前最合适的治疗是（　　）。

A．切开引流　　B．大剂量联合应用抗生素　　C．抗癌药物

D．反复穿刺抽脓　　E．肝叶切除

183．目前最重要的护理措施是（　　）。

A．指导病人用抗阿米巴药物　　B．观察放疗、化疗并发症

C．静脉滴注抗生素　　D．高糖、高维生素饮食

E．发热的护理

（184～185 题共用题干）

男性病人，36 岁。近日来寒战、发热，右上腹疼痛伴有恶心、呕吐、乏力。体查：肝肋下可扪及，质中，右下胸 9、10 肋间隙饱满，压痛。血常规检查：WBC12×10^9/L，中性粒细胞 0.88。X 线胸透示膈肌右侧升高，活动受限。

184．应首先考虑该病人所患的疾病是（　　）。

A．阿米巴肝脓肿　　B．细菌性肝脓肿　　C．肝包虫

D．肝癌　　E．胆道感染

185．为明确病情，应首选下列哪项检查（　　）。

A．B 超　　B．CT　　C．肝核素扫描

D．腹部X线　　E．肝穿刺

（186～190题共用题干）

女性病人，46岁。昨日午夜突发上腹部剧烈疼痛，向右肩背部放射，伴恶心、呕吐。3h前开始寒战、高热。入院后查体：体温39.2℃，心率118次/min，血压82/60mmHg；表情淡漠，意识恍惚，巩膜黄染；上腹部肌紧张、压痛、反跳痛、肠鸣音减弱。血白细胞计数22×10^9/L。两月来有类似腹痛发作3次，给肌内注射阿托品、抗感染等处理，症状缓解。

186．该病人诊断应考虑（　）。

A．胆管癌　　B．胆道蛔虫病　　C．急性结石性胆囊炎

D．胆总管结石并发胆管炎　　E．急性梗阻性化脓性胆管炎

187．该病人目前最重要的护理诊断是（　）。

A．不舒适：疼痛　　B．体温过高　　C．营养失调

D．心输出量减少　　E．体液不足

188．病人住院后行急症手术，术后“T”管引流护理正确的是（　）。

A．T管阻塞时及时加压冲洗　　B．安排手术后当日早期下床活动

C．下床活动时引流袋应高于腰部　　D．夹管2天无异常时考虑拔管

E．T管造影显示通畅即可拔管

189．手术后病情观察重点是（　）。

A．黄疸　　B．伤口情况　　C．胆汁引流量

D．腹膜刺激征　　E．神志及生命体征

190．病人手术后恢复良好，拔除T管的指征是（　）。

A．术后2周以上　　B．临床症状已控制　　C．血胆红素已经正常

D．T管造影示通畅　　E．以上都是

（191～192题共用题干）

男性病人，56岁。皮肤黄染2周，有波动，伴有消化道症状，右上腹疼痛。体查：明显黄疸，腹水征（-），血糖正常。

191．为了解黄疸性质，应先做下列哪项实验室检查（　）。

A．HBsAg　　B．肝功能测定　　C．肾功能测定

D．粪便隐血试验　　E．血清淀粉酶测定

192．为明确病情，还应首选的特殊检查是（　）。

A．CT　　B．MRI　　C．PTC

D．ERCP　　E．B超

（193～195题共用题干）

成年男性病人，突发上腹部刀割样疼痛3h后入院，病人取蜷曲体位。查体：心率110次/min，血压80/50mmHg。板状腹，腹式呼吸运动减弱，有移动性浊音。X线见膈下游离气体。

193．该病人的护理诊断**不包括**（　）。

A．营养失调　　B．疼痛　　C．呼吸困难

D．体液不足　　E．体温过高

194．该病人的病变属于（　）。

A．内脏穿孔性病变　　B．梗阻性病变　　C．绞窄性病变

D．炎症性病变　　E．出血性病变

195．对该病人的护理措施下列哪项**不妥**（　　）。

A．定时观察生命体征　　B．注意腹部症状、体征　　C．胃肠减压

D．输液、使用抗生素　　E．暂时不考虑手术治疗

B 型题

（196～198 题共备选答案）

A．易复性疝　　B．难复性疝　　C．嵌顿性疝

D．绞窄性疝　　E．滑动性疝

196．疝块站立时出现，平卧后消失（　　）。

197．疝块突然增大，不能回纳，伴有疼痛并引起肠瘘（　　）。

198．疝环较小，腹压突然升高时疝块变大，不能回纳，但未发生血运障碍（　　）。

（199～202 题共备选答案）

A．腹股沟斜疝　　B．腹股沟直疝　　C．股疝

D．切口疝　　E．脐疝

199．最常见的腹外疝（　　）。

200．最容易发生绞窄的疝（　　）。

201．多见于中年以上经产妇（　　）。

202．多发生于男性年老体弱者（　　）。

（203～206 题共用备选答案）

A．绞窄性肠梗阻　　B．单纯性肠梗阻　　C．麻痹性肠梗阻

D．血运性肠梗阻　　E．痉挛性肠梗阻

203．慢性铅中毒会引起（　　）。

204．早期蛔虫性肠梗阻属于（　　）。

205．急性肠扭转容易发展为（　　）。

206．腹部大手术后容易引起（　　）。

（207～208 题共用备选答案）

A．蹲位　　B．截石位　　C．俯卧位

D．膝胸位　　E．左侧卧位

207．适用于肛门手术的体位（　　）。

208．最方便进行乙状结肠镜检查的体位（　　）。

（209～210 题共用备选答案）

A．I 期内痔　　B．II 期内痔　　C．III 期内痔

D．血栓性外痔　　E．混合痔

209．排便时痔核不脱出肛门，便后滴血（　　）。

210．肛门处剧痛，可见暗紫色圆形肿块，伴触痛（　　）。

（211～213 题共用备选答案）

A．门静脉高压症的主要阻塞部位在窦前

B．门静脉高压症的主要阻塞部位在窦后

C．门静脉高压症的主要阻塞部位在窦内
D．门静脉高压症的主要阻塞部位在肝后
E．门静脉高压症的主要阻塞部位在肝前

211．肝外门静脉血栓形成所致的（　　）。
212．血吸虫肝硬化所致的（　　）。
213．肝静脉阻塞综合征所致的（　　）。

（214～216 题共用备选答案）

A．了解胆囊浓缩和收缩功能　　B．了解胆囊切除术后胆道情况
C．明确梗阻性黄疸的原因和部位　　D．明确肝内病变的范围和性质
E．可同时显示胆道和胰管情况

214．口服法胆囊造影（　　）。
215．经皮肝穿胆道造影术（　　）。
216．ERCP（　　）。

（217～218 题共用备选答案）

A．突发剑突下剧烈绞痛，伴阵发性钻顶感，间歇时不痛
B．上腹部或右上腹阵发性加剧的持续疼痛
C．上腹持续剧烈疼痛，常伴有束带状牵拉痛
D．食后上腹胀痛，并有呕吐
E．与饮食有关的慢性周期性节律性上腹痛

217．急性胆囊炎（　　）。
218．胆道蛔虫病（　　）。

（219～221 题共用备选答案）

A．增高最早　　B．增高稍晚　　C．增高最晚
D．不增高　　E．持续增高

219．急性胰腺炎时，尿淀粉酶（　　）。
220．急性胰腺炎时，血淀粉酶（　　）。
221．急性胰腺炎时，血清脂肪酶（　　）。

（222～226 题共用备选答案）

A．腹痛突然发生或加重，呈持续性剧痛
B．起病缓慢，腹痛有轻至重，呈持续性
C．腹痛轻，呈持续性
D．起病急，腹痛呈持续性，阵发性加重
E．发病急，呈阵发性腹部绞痛

222．炎性急腹症腹痛的特点是（　　）。
223．穿孔性急腹症腹痛的特点是（　　）。
224．出血性急腹症腹痛的特点是（　　）。
225．梗阻性急腹症腹痛的特点是（　　）。
226．绞窄性急腹症腹痛的特点是（　　）。

（227～230 题共用备选答案）

A．黄色、浑浊、无臭味，可有食物残渣
B．不凝固血液　　C．稀脓性略带臭味
D．血性脓液臭味明显　　E．血性，胰淀粉酶含量高

227．胃十二指肠穿孔的腹穿液（　　）。
228．实质性脏器破裂的腹穿液（　　）。
229．绞窄性肠穿孔的腹穿液（　　）。
230．急性阑尾炎的腹穿液（　　）。

（231～232 题共用备选答案）
A．胃癌根治术　　B．胃十二指肠溃疡的胃大部切除术
C．脾破裂　　D．腹股沟疝修补术　　E．胆囊切除术

231．属于限期手术的是（　　）。
232．属于急症手术的是（　　）。

（233～235 题共用备选答案）
A．脐环　　B．内环　　C．股环
D．外环　　E．腹股沟三角

233．腹股沟直疝的疝环是（　　）。
234．股疝的疝环是（　　）。
235．脐疝的疝环是（　　）。

（236～238 题共用备选答案）
A．暂禁食　　B．低蛋白饮食　　C．温凉流质饮食
D．禁蛋白饮食　　E．低盐饮食

236．急性胰腺炎患者宜（　　）。
237．肝性脑病患者宜（　　）。
238．上消化道大出血患者宜（　　）。

（239～240 题共用备选答案）
A．胃肠减压　　B．胸腔闭式引流　　C．结肠造瘘
D．T 型管引流　　E．胆囊造瘘引流

239．胆总管探查术后应用（　　）。
240．胃肠道手术后应用（　　）。

（241～242 题共用备选答案）
A．呕吐胃内容物，不含胆汁　　B．呕吐食物和胆汁
C．呕吐频繁，量少，不含胆汁　　D．呕吐量大，呕吐物为带酸臭味的宿食
E．呕吐物带粪臭味

241．毕Ⅱ式胃大部切除术后并发输入段肠袢急性梗阻时呕吐的特点是（　　）。
242．毕Ⅱ式胃大部切除术后并发输出段肠袢急性梗阻时呕吐的特点是（　　）。

（243～246 题共用备选答案）
A．腹腔内出血表现
B．急性腹膜炎表现，X 线检查可见膈下游离气体
C．既有内出血表现，又有腹膜炎表现

D．腹膜后积气

E．呕血和黑便

243．脾破裂的主要表现是（　　）。

244．肝破裂的主要表现是（　　）。

245．胃穿孔的主要表现是（　　）。

246．肝硬化食管－胃底静脉曲张出血的表现是（　　）。

（247～248 题共用备选答案）

A．疼痛向右肩背部放射　B．疼痛向左肩至背部放射　C．疼痛向上腹部放射

D．疼痛向下腹部放射　E．疼痛固定

247．急性胰腺炎（　　）。

248．急性胆囊炎（　　）。

（249～250 题共用备选答案）

A．肠炎　B．盆腔脓肿　C．肠间脓肿

D．肠粘连　E．膈下脓肿

249．腹部手术后长期腹痛、腹胀，时而呕吐，首先应考虑（　　）。

250．腹部手术后再度发热，呃逆，季肋区疼痛，首先应考虑（　　）。

（251～252 题共用备选答案）

A．纤维胃镜　B．CT　C．B 超

D．X 线　E．MRI

251．可作为胃癌活组织病理检查的是（　　）。

252．对早期胃癌最具有意义的检查是（　　）。

（253～254 题共用备选答案）

A．大、小肠广泛积气　B．“鱼肋骨刺”状阴影　C．“杯嘴”状阴影

D．位置固定的巨大胀气肠袢影　E．“鸟嘴”状阴影

253．乙状结肠扭转的 X 线造影检查表现为（　　）。

254．肠套叠的 X 线造影检查表现为（　　）。

（255～256 题共用备选答案）

A．脓血便　B．鲜血便　C．果酱样血便

D．柏油样血便　E．正常便

255．直肠癌常出现（　　）。

256．肠套叠常出现（　　）。

（257～261 题共用备选答案）

A．便时出血，无痔核脱出和疼痛

B．便时出血，痔核脱出于肛门，便后自行回纳

C．便时出血，痔核脱出于肛门，便后不能自行回纳

D．肛门部疼痛，局部见暗紫色肿块

E．便时出血，便时便后肛门剧烈疼痛

257．Ⅰ期内痔的表现为（　　）。

258．Ⅱ期内痔的表现为（　　）。

259．Ⅲ期内痔的表现为（　　）。
260．血栓性外痔的表现为（　　）。
261．肛裂的表现为（　　）。
（262～263 题共用备选答案）
A．侧卧位　B．膝胸位　C．蹲位
D．截石位　E．俯卧位
262．老年病人行直肠肛管检查常安置的体位是（　　）。
263．直肠息肉检查常用的体位是（　　）。
（264～268 题共用备选答案）
A．硬化剂注射疗法　B．挂线疗法　C．胶圈套扎法
D．电烧灼切除法　E．肛门坐浴
264．Ⅰ、Ⅱ期内痔治疗常用（　　）。
265．高位肛瘘的治疗可采用（　　）。
266．各期内痔的治疗可采用（　　）。
267．直肠息肉的治疗可采用（　　）。
268．肛管疾病的常用辅助治疗是（　　）。
（269～270 题共用备选答案）
A．断流术　B．分流术　C．脾切除术
D．腹腔－静脉转流术　E．曲张静脉硬化剂注射术
269．手术前需要肠道准备的是（　　）。
270．手术后应卧床休息 1 周的是（　　）。
（271～272 题共用备选答案）
A．血生化检查　B．AFP 测定　C．CT
D．胸部 X 线　E．胆道造影
271．普查或早期发现肝癌较好的方法是（　　）。
272．为了明确腹部肿块与肝脏的关系最好采用的检查方法是（　　）。
（273～274 题共用备选答案）
A．包虫皮内试验　B．补体结合试验　C．B 超
D．诊断性穿刺　E．肝脏 CT
273．对肝包虫病诊断最有意义的检查方法是（　　）。
274．怀疑肝包虫病，错误的检查方法是（　　）。
（275～276 题共用备选答案）
A．上腹部疼痛，黄疸进行性加重，肝、胆囊肿大
B．上腹部疼痛，黄疸波动，肝、胆囊肿大
C．上腹部疼痛，轻度黄疸，肝、胆囊肿大，触痛
D．上腹部疼痛，轻度黄疸，腹胀，上腹部压痛、反跳痛、肌紧张
E．上腹部疼痛，黄疸进行性加重，肝大质硬
275．胰头癌常见的临床表现是（　　）。
276．壶腹部癌常见的临床表现是（　　）。

X 型题

277. 急性腹膜炎手术时，放置引流的目的是（　　）。
A. 控制炎症　B. 减轻中毒症状　C. 引流腹腔内积气
D. 促进炎症局限　E. 便于向腹腔内注入抗生素

278. 下列有关原发性腹膜炎特点叙述正确的是（　　）。
A. 在急性腹膜炎中较常见　B. 与机体抵抗力降低有关
C. 病原菌多为溶血链球菌　D. 可发生于任何年龄，以青年多见
E. 经血运或淋巴管传播

279. 腹部闭合性损伤诊断未明确时的处理原则是（　　）。
A. 禁食　B. 静脉补液　C. 禁用吗啡类镇痛剂
D. 严密观察病情　E. 不随意搬动病人

280. 下列需要进行手术治疗的是（　　）。
A. 坏疽性阑尾炎　B. 阑尾穿孔　C. 阑尾周围脓肿已局限
D. 老年急性阑尾炎　E. 儿童急性阑尾炎

281. 下列关于特殊类型的阑尾炎叙述正确的是（　　）。
A. 小儿阑尾炎易发生坏疽穿孔　B. 老年人病理表现与临床表现不一致
C. 妊娠期急性阑尾炎压痛点可上移　D. 小儿急性阑尾炎宜保守治疗
E. 妊娠期急性阑尾炎穿孔后炎症不易局限

282. 急性阑尾炎的病因有（　　）。
A. 暴饮暴食　B. 细菌感染　C. 阑尾管腔梗阻
D. 饭后剧烈运动　E. 胃肠道疾病影响

283. 肠梗阻的主要临床表现有（　　）。
A. 腹痛　B. 腹胀　C. 腹部包块
D. 呕吐　E. 停止排气排便

284. 直肠癌的主要诊断方法是（　　）。
A. 直肠指诊　B. X 线钡餐胃肠检查　C. 大便隐血试验
D. 直肠镜检　E. 活组织病理检查

285. 容易发生痔疮的危险人群有（　　）。
A. 长期饮酒者　B. 习惯性便秘　C. 经常体育锻炼者
D. 门静脉高压症患者　E. 80 岁老人伴有营养不良

286. 关于痔的描述正确的是（　　）。
A. 混合痔分布在齿状线上下
B. 痔是静脉扩张迂曲而形成的团块
C. 内痔表面覆盖着黏膜，对疼痛比较敏感
D. II 期内痔和 III 期内痔主要的区别是出血量不同
E. 外痔的静脉丛破裂，血块凝结于皮下，可引起剧烈疼痛

287. 直肠肛管手术后出现尿潴留的原因可能有（　　）。
A. 伤口疼痛　B. 骶管麻醉　C. 术中输液过多
D. 敷料填塞过多　E. 不习惯床上排尿

288．以肛门部疼痛为主要表现的疾病有（　　）。

A．肛瘘　B．直肠脱垂　C．嵌顿性内痔

D．肛门周围脓肿　E．骨盆直肠间隙脓肿

289．肛裂的临床特点包括（　　）。

A．常可导致便秘

B．大便中混有血液

C．慢性患者常伴发前哨痔

D．肛门后中线可见梭形创面

E．便时和便后肛门部会有两次剧烈疼痛

290．可以接受直肠（肛门）镜检查的患者有（　　）。

A．肛裂患者　B．月经期妇女　C．肛门狭窄者

D．直肠息肉患者　E．Ⅱ期内痔患者

291．对诊断未明的急腹症病人，应**禁用**（　　）。

A．饮食　B．泻药　C．灌肠

D．解痉类药物　E．吗啡类药物

292．急腹症病人出现下列哪些情况，应考虑手术处理（　　）。

A．腹痛剧烈　B．出现休克　C．明显的出血表现

D．腹膜刺激征明显　E．非手术治疗 6～8h 无效

293．胰头癌的较早表现可能有（　　）。

A．上腹部饱胀不适　B．上腹部隐痛　C．食欲不振

D．进行性黄疸　E．腰背部疼痛

294．T 形管胆道引流的作用有（　　）。

A．促进炎症消退　B．防止胆汁性腹膜炎

C．减轻胆总管缝合处的张力　D．有利于 Oddis 括约肌水肿的消退

E．防止胆总管狭窄

295．不需要做碘过敏试验的胆道检查是（　　）。

A．CT　B．PTC　C．MRI

D．胆道镜　E．B 超

296．外科急腹症的特点包括（　　）。

A．一般先有腹痛后有发热　B．腹痛或压痛部位不固定

C．常有腹膜刺激征　D．可伴有腹部肿块

E．常有阴道流血或停经史

297．急腹症病人必须放置胃肠减压管的是（　　）。

A．明显腹胀　B．剧烈呕吐　C．急性肠梗阻

D．拟行手术治疗者　E．胃肠道穿孔

298．急腹症病人出现那些情况时考虑手术治疗（　　）。

A．全身情况不良或并发休克　B．有明显内出血征象

C．出现明显腹膜刺激征　D．经 6～8h 非手术治疗无效

E．出现体温升高

299．穿孔性病变引起的急腹症的特征包括（　　）。
A．腹痛由轻到重，呈持续性　B．迅速出现腹膜刺激征
C．可有局限性固定浊音区　D．可有气腹表现
E．可有移动性浊音

300．急腹症病人诊断不明或病情较重者在观察期间应（　　）。
A．禁饮食　B．取平卧位　C．禁用吗啡类镇痛药物
D．禁服用泻药　E．禁止灌肠

301．外科急腹症常见的伴随症状有（　　）。
A．发热　B．恶心呕吐　C．呼吸急促
D．女性病人常有停经或阴道不规则流血　E．感染中毒症状

302．阿米巴肝脓肿的特点，正确的有（　　）。
A．常见于肝右叶顶部　B．常为多发性
C．起病急骤，有寒战、高热　D．有阿米巴痢疾病史
E．肝显著肿大，可有局限性隆起

303．下列有关细菌性肝脓肿的特点，正确的有（　　）。
A．起病较缓慢，病程较长　B．脓液呈巧克力色，无臭味
C．粪便检查无特殊发现　D．常继发于胆道感染
E．抗阿米巴药物治疗无效

304．肝叶切除术后“潜在并发症”包括（　　）。
A．肝功能衰竭　B．腹水　C．腹腔内出血
D．胸腔积水　E．胆汁渗漏

305．原发性肝癌发病之“三部曲”常指（　　）。
A．乙型肝炎　B．黄疸　C．肝硬化
D．肝肿大　E．肝癌

306．门静脉高压手术前护理诊断应包括（　　）。
A．焦虑或恐惧　B．营养失调　C．潜在并发症：休克
D．潜在并发症：肝性脑病　E．康复保健知识缺乏

307．门静脉高压手术后护理中，应注意观察（　　）。
A．腹腔内出血的发生　B．肝性脑病的发生　C．胸腔感染的发生
D．下肢静脉血栓形成　E．肠系膜静脉血栓形成

308．分流术后发生肝性脑病的原因有（　　）。
A．氨中毒　B．摄入大量蛋白质　C．胃肠道出血
D．饥饿　E．感染

309．诱发食管胃底曲张静脉破裂出血的原因是（　　）。
A．粗糙或过热食物　B．大便秘结　C．剧烈咳嗽
D．安置胃管　E．恶心呕吐

310．下列哪些属于慢性腹压增高的因素（　　）。
A．肝硬化腹水　B．慢性便秘　C．慢性咳嗽
D．前列腺增生排尿困难　E．抬重物

311．胃大部切除术后的护理措施包括（　）。

A．病情稳定后取半坐卧位　B．持续胃肠减压　C．禁饮食，输液

D．鼓励早期下床活动　E．拔胃管后即给予全量流质饮食

312．胃癌病人，男性，手术后进行化疗。护理诊断为“营养失调：低于机体需要量”，其相关因素可能有（　）。

A．肿瘤所致的消耗性代谢　B．手术创伤所致的机体消耗

C．手术后禁食与胃肠减压　D．手术后胃肠功能未恢复

E．化疗的消化道反应

313．胃癌病人早期表现可能有（　）。

A．恶心　B．上腹部隐痛　C．食欲减退

D．饭后腹胀　E．乏力

314．单纯性粘连性肠梗阻的临床表现可有（　）。

A．阵发性腹痛　B．咖啡色呕吐物　C．频繁的呕吐

D．肠鸣音亢进　E．肠鸣音呈金属音

315．肠腔既无堵塞又无狭窄的肠梗阻有（　）。

A．机械性肠梗阻　B．麻痹性肠梗阻　C．痉挛性肠梗阻

D．肠系膜血管栓塞　E．肠系膜血管血栓形成

316．婴幼儿肠套叠的临床表现有（　）。

A．阵发性哭闹　B．呕吐　C．腹胀

D．果酱样黏液血便　E．腊肠样肿块

答　案

A_1/A_2型题

1. B　2. C　3. D　4. E　5. E　6. C　7. B　8. C　9. E
10. C　11. E　12. C　13. D　14. A　15. B　16. C　17. A　18. C
19. B　20. D　21. E　22. E　23. C　24. E　25. E　26. B　27. C
28. A　29. E　30. A　31. B　32. C　33. D　34. E　35. E　36. E
37. C　38. B　39. C　40. B　41. B　42. D　43. C　44. B　45. C
46. D　47. D　48. A　49. D　50. A　51. B　52. C　53. D　54. A
55. B　56. E　57. C　58. D　59. B　60. B　61. C　62. A　63. E
64. B　65. C　66. D　67. B　68. A　69. D　70. B　71. C　72. B
73. A　74. D　75. A　76. B　77. B　78. B　79. D　80. A　81. B
82. C　83. B　84. E　85. C　86. C　87. C　88. A　89. E　90. B
91. D　92. D　93. B　94. D　95. C　96. D　97. D　98. C　99. E
100. D　101. C　102. B　103. C　104. C　105. B　106. C　107. D　108. B
109. D　110. A　111. B　112. A　113. C　114. D　115. C　116. B　117. C
118. B　119. C　120. B　121. D

A3/A4 型题

122. C 123. D 124. D 125. D 126. B 127. E 128. C 129. C 130. E
131. E 132. A 133. E 134. D 135. B 136. A 137. B 138. C 139. E
140. D 141. A 142. E 143. C 144. A 145. E 146. D 147. C 148. C
149. D 150. E 151. C 152. D 153. C 154. B 155. C 156. E 157. A
158. C 159. C 160. E 161. E 162. D 163. E 164. A 165. A 166. D
167. B 168. C 169. C 170. C 171. A 172. B 173. C 174. C 175. D
176. E 177. C 178. E 179. D 180. B 181. E 182. B 183. C 184. B
185. A 186. E 187. D 188. D 189. E 190. E 191. B 192. E 193. C
194. A 195. E

B 型题

196. A 197. D 198. C 199. A 200. C 201. E 202. B 203. E 204. B
205. A 206. C 207. B 208. E 209. A 210. D 211. E 212. A 213. D
214. A 215. C 216. E 217. B 218. A 219. E 220. A 221. B 222. E
223. A 224. C 225. B 226. D 227. A 228. B 229. D 230. C 231. A
232. C 233. E 234. C 235. A 236. A 237. D 238. A 239. D 240. A
241. D 242. B 243. A 244. C 245. B 246. E 247. B 248. A 249. D
250. E 251. A 252. A 253. E 254. C 255. A 256. C 257. A 258. B
259. C 260. D 261. E 262. A 263. C 264. A 265. B 266. C 267. D
268. E 269. B 270. B 271. B 272. C 273. A 274. D 275. A 276. B

X 型题

277. ABCDE 278. BCE 279. ABCDE 280. ABDE 281. ABCE
282. BCE 283. ABDE 284. ADE 285. ABDE 286. ABE
287. ABDE 288. ACD 289. ACDE 290. ADE 291. ABCE
292. ABCDE 293. ABCD 294. ABCDE 295. CDE 296. ACD
297. ACE 298. ABCD 299. BDE 300. ACDE 301. ABE
302. ADE 303. CDE 304. ABCDE 305. ACE 306. ABCDE
307. ABCDE 308. ABCDE 309. ABCDE 310. ABCD 311. ABCD
312. ABCDE 313. ABCDE 314. ACD 315. BDE 316. ABCDE

第十五章　周围血管疾病病人的护理

A_1/A_2型题

1．血栓闭塞性脉管炎局部缺血主要表现为（　　）。

A．患肢怕冷，发凉，有麻木感，轻度间歇性跛行

B．足背动脉搏动消失　　C．肌肉萎缩

D．安静休息时疼痛　　E．局部组织坏死溃疡

2．决定下肢静脉曲张能否手术治疗，主要是（　　）。

A．检查深静脉有无阻塞　　B．浅静脉瓣膜功能是否良好

C．交通支瓣膜功能是否良好　　D．静脉曲张严重程度

E．有无经久不愈的慢性溃疡

3．血栓闭塞性脉管炎错误的护理是（　　）。

A．患肢保暖，避免受寒，受潮　　B．必要时可适当使用止痛剂

C．热敷患肢　　D．溃疡创面忌用刺激性药物

E．让患者经常做 Buerger 运动

4．临床检查中的 Perthes 试验阳性是用于确诊下列疾病中的（　　）。

A．原发性下肢静脉瓣膜功能不全　　B．单纯性大隐静脉曲张

C．深静脉血栓形成　　D．动静脉瘘

E．血栓闭塞性脉管炎

5．治疗下肢静脉曲张并发小腿慢性溃疡最彻底的方法是（　　）。

A．患肢抬高休息　　B．弹性绷带　　C．有效的抗生素

D．正确更换敷料　　E．以上都不是

6．血栓闭塞性脉管炎营养障碍期表现为（　　）。

A．间歇性跛行　　B．患者怕冷、发凉、麻木感

C．浅表静脉游走性静脉炎　　D．足趾可有坏死溃疡

E．患肢持续性疼痛，夜间，卧床尤甚

7．下肢静脉曲张晚期的临床表现中，最主要的是（　　）。

A．皮肤厚硬　　B．小腿浮肿　　C．色素沉着

D．小腿下 1/3 内侧溃疡　　E．局部瘙痒

8．下肢静脉曲张手术前皮肤准备范围（　　）。

A．准备股内侧

B．按腹股沟手术范围准备

C．上方按腹股沟手术范围准备，下端至足趾

D．准备整个股

E．准备曲张部分的皮肤

9. 血栓闭塞性脉管炎的早期症状是（　　）。

A. 下肢酸痛　　B. 下肢无力　　C. 间歇性跛行
D. 静息痛　　E. 下肢出现溃疡

10. 诊断下肢静脉曲张最可靠的方法是（　　）。

A. 下肢静脉造影　　B. 下肢静脉压测定　　C. 多普勒超声检查
D. CT 检查　　E. MRI 检查

11. 下肢静脉曲张的早期症状是（　　）。

A. 溃疡形成　　B. 破裂出血　　C. 静脉炎
D. 静脉血栓　　E. 下肢沉重感

12. 血栓闭塞性脉管炎的护理，下列哪项**不正确**（　　）。

A. 止痛，禁烟　　B. 指导抬腿运动　　C. 患肢用热水袋加温
D. 保持患肢干燥　　E. 测皮肤，观察疗效

13. 下肢静脉曲张术后护理观察重点是（　　）。

A. 伤口的渗血情况　　B. 生命体征监测　　C. 患肢趾端皮肤颜色
D. 脏器功能监测　　E. 患肢疼痛情况

14. 大隐静脉高位结扎加小腿分段结扎，术后第三天结扎线脱落，引起伤口出血，正确处理（　　）。

A. 应用止血药物止血　　B. 输血
C. 让病人平卧，抬高患肢　　D. 立即手术止血
E. 让病人平卧，抬高患肢，加压包扎

15. 下肢静脉曲张术后早期活动是为防止（　　）。

A. 患肢肿胀　　B. 患肢僵直　　C. 患肢血管痉挛
D. 深静脉血栓形成　　E. 术后复发

16. 大隐静脉剥脱术后护理**不应**（　　）。

A. 患肢放平　　B. 弹性绷带包扎 2 周左右　　C. 早期活动患肢
D. 术后第 3 天下床缓步走动　　E. 观察有无并发症发生

17. 治疗下肢静脉曲张根本的有效方法是（　　）。

A. 患肢抬高休息　　B. 弹力绷带包扎　　C. 穿弹力袜
D. 注射硬化剂　　E. 手术治疗

18. 静脉曲张早期的临床表现中，最主要的是（　　）。

A. 皮肤厚硬　　B. 小腿酸胀　　C. 色素沉着
D. 小腿下 1/3 内侧溃疡　　E. 局部瘙痒

19. 血栓闭塞性脉管炎局部缺血期表现为（　　）。

A. 间歇性跛行　　B. 患肢怕冷、发凉、麻木感
C. 浅组织静脉游走性静脉炎　　D. 足背、胫后动脉搏动减弱
E. 以上均是

20. 防止大隐静脉曲张手术后深静脉血栓形成的主要措施是（　　）。

A. 弹力绷带包扎患肢　　B. 严格无菌操作　　C. 抬高患肢
D. 防止伤口渗血　　E. 手术后早期活动患肢

21．关于血栓闭塞性脉管炎的护理，**正确**的是（ ）。
A．止痛，禁烟 B．指导抬腿运动 C．测皮温、观察疗效
D．保持患肢干燥 E．以上均是

22．肢体抬高试验阳性是（ ）。
A．下肢先抬高 30°，后下垂，肤色由白变紫
B．下肢先抬高 30°，后下垂，肤色由黄变白
C．下肢先抬高 45°，后下垂，肤色由白变红
D．下肢先抬高 45°，后下垂，肤色由红变白、黄
E．下肢先抬高 60°，后下垂，肤色由黄变红

23．大隐静脉剥脱术后弹力绷带一般维持包扎时间（ ）。
A．3 天 B．1 周左右 C．2 周左右
D．3 周左右 E．4 周以上

24．大隐静脉剥脱术后护理何项**不当**（ ）。
A．卧床休息，患肢放平 B．弹力绷带包扎 4～6 周
C．鼓励病人早期活动患肢 D．术后 48h 可下床活动
E．应注意观察患肢有无出血、肿胀及疼痛

25．大隐静脉剥脱术前护理何项**有错**（ ）。
A．检查出凝血时间
B．认真做好皮肤准备
C．皮肤准备范围是患侧直至腹股沟手术范围
D．其范围不包括同侧下肢
E．以上均不对

26．血栓闭塞性脉管炎晚期特有的临床表现是（ ）。
A．趾端坏死 B．休息痛 C．间歇性跛行
D．营养性改变 E．足背动脉搏动消失

27．血栓闭塞性脉管炎的护理，下列**错误**的是（ ）。
A．防止患肢外伤 B．患肢每晚用 40℃水热敷
C．绝对戒烟 D．适当保暖，避免受寒
E．局部保持清洁、干燥，及时治疗足癣

28．原发性下肢静脉曲张的病因是（ ）。
A．深静脉阻塞 B．下肢深静脉瓣膜功能不全
C．下肢浅静脉瓣膜发育不良 D．先天性深静脉瓣缺如综合征
E．先天性动静脉瘘

29．下肢静脉曲张并发小腿溃疡的好发部位是（ ）。
A．小腿上 1/3 B．小腿中 1/3 C．小腿下 1/3
D．足背内侧 E．足趾

30．血栓闭塞性脉管炎的病因**不包括**（ ）。
A．长期大量吸烟 B．气候寒冷、潮湿 C．神经内分泌紊乱
D．下肢活动减少 E．免疫功能异常

31．血栓闭塞性脉管炎好发于（　）。

A．腘动脉及胫前、后动脉　B．股动脉　C．足背动脉及足趾动脉

D．肱动脉　E．尺、桡动脉

32．间歇性跛行是由于（　）。

A．肌无力　B．静脉血栓形成　C．动脉栓塞

D．动脉痉挛、供血不足　E．维生素 C 缺乏

33．患者男性，60 岁。患左下肢静脉曲张 20 年，行大隐静脉高位结扎，加小腿静脉分段结扎。术后 3h 起立行走时，小腿处伤口突然出血不止。紧急处理应（　）。

A．就地站立位止血　B．指压止血　C．用止血带

D．钳夹止血　E．平卧，抬高患肢，加压包扎

34．患者男性，36 岁。较长距离步行后，感下肢疼痛，肌肉抽搐，休息后症状消失，再走一段路后症状有出现。平时有足发凉，怕冷及麻木感。检查：右足背动脉较左侧搏动减弱。应考虑为（　）。

A．静脉血栓形成　B．血栓性静脉炎　C．血栓闭塞性脉管炎

D．雷诺综合征　E．动静脉瘘

35．男性，50 岁，左下肢静脉曲张 18 年，内踝上方溃疡反复发作 3 年，下列哪项治疗是**错误**的（　）。

A．积极治疗患肢静脉曲张

B．休息时抬高患肢，下地前使用弹力袜

C．溃疡创面使用 5%鱼肝油酸钠

D．温盐水湿敷创面

E．切除溃疡并植皮

36．患者男性，46 岁。查体时，嘱其站立，待下肢静脉曲张充盈后，在股上 1/3 扎止血带，伸屈膝关节活动 20 次，若曲张的静脉充盈明显减轻，则表示（　）。

A．交通支瓣膜功能不全　B．交通支瓣膜功能正常

C．大隐静脉瓣膜功能不全　D．下肢深静脉通畅

E．下肢深静脉瓣膜功能不全

37．下肢静脉曲张的临床表现（　）。

A．大腿内侧及小腿外侧静脉曲张　B．股内外侧静脉曲张

C．全下肢内后侧静脉曲张　D．下肢内侧和小腿后侧静脉曲张

E．股内、外侧静脉曲张并向腹壁延伸转贴

38．患者，女，56 岁，右下肢静脉迂曲扩张 20 年，伴下肢酸胀、水肿，活动抬高减轻，近 2 年右足靴区皮肤发红，时有瘙痒，逐渐加重，查右下肢股内侧，小腿后迂曲扩张之静脉团，足靴区色素沉着，皮肤变厚。该患者可能发生的最严重并发症是（　）。

A．右小腿溃疡　B．血栓性浅静脉炎　C．右下肢坏死

D．溃疡破裂出血　E．右距小腿关节强直

39．患者，女，56 岁，右下肢静脉迂曲扩张 20 年，伴下肢酸胀、水肿，活动抬高减轻，近 2 年右足靴区皮肤发红，时有瘙痒，逐渐加重，查右下肢股内侧，小腿后迂曲扩张之静脉团，足靴区色素沉着，皮肤变厚。为进一步明确病因应进行哪项检查（　）。

A．下肢皮温测定　B．下肢静脉压测定　C．下肢多普勒血流检查
D．静脉造影（右下肢）　E．深静脉瓣膜功能试验

40．患者，女，56岁，右下肢静脉迂曲扩张20年，伴下肢酸胀，水肿，活动抬高减轻，近2年右足靴区皮肤发红，时有瘙痒，逐渐加重，查右下肢股内侧，小腿后迂曲扩张之静脉团，足靴区色素沉着，皮肤变厚。为明确手术治疗方法，术前必须进行哪项检查（　）。

A．下肢皮温测定　B．下肢静脉压测定　C．下肢多普勒超声检查
D．右下肢静脉造影　E．深静脉瓣膜功能试验

41．血栓闭塞性脉管炎的特征是（　）。

A．没有间歇性跛行　B．游走性血栓性浅静脉炎　C．累及内脏
D．肢体皮肤正常　E．与酒精中毒有关

42．下肢静脉曲张的主要并发症是（　）。

A．深静脉血栓形成　B．深静脉瓣功能不全　C．小腿溃疡
D．小腿丹毒　E．足部溃疡

43．判断血栓闭塞性脉管炎的闭塞部位的准确方法是（　）。

A．肢体位置试验　B．静脉注射硫酸镁10ml
C．仔细检查肢体各动脉搏动情况　D．行交感神经阻滞
E．行动脉造影

44．男性，35岁，稍长距离步行后感右小腿疼痛，肌肉抽搐而跛行，稍休息后症状消失，平时感右足发凉、怕冷、有麻木感。右足背动脉搏动减弱。应考虑（　）。

A．血栓性静脉炎　B．深静脉血栓形成
C．血栓闭塞性脉管炎（营养障碍期）　D．血栓闭塞性脉管炎（局部缺血期）
E．动脉粥样硬化症

45．男性，30岁，右下肢近腘窝处被刀刺伤后出现搏动性肿块，逐渐增大伴右下肢麻木，查右下肢苍白，窝部搏动性肿块大小的5cm×4cm，附近有收缩期杂音，诊断为（　）。

A．动脉开放性损伤　B．动脉闭合性损伤　C．动静脉瘘
D．动脉假性动脉瘤　E．以上都不是

46．某女，40岁，教师，右下肢静脉迂曲扩张15年，长期站立有酸胀感，近2年右足靴区颜色加深，肿胀，大隐静脉瓣膜功能试验（+），深静脉通畅试验（-），诊断可能是（　）。

A．单纯性下肢静脉曲张　B．原发性下肢深静脉瓣膜功能不全
C．下肢深静脉血栓形成　D．动静脉瘘
E．血栓性浅静脉炎

47．某男，56岁，患冠心病多年，3h前突然出现双下肢剧烈疼痛，行走困难，局部皮肤苍白，查双下肢股动脉搏动消失，双股以下皮温低，肌力4级，诊断为（　）。

A．血栓闭塞性脉管炎　B．髂股动脉栓塞
C．动脉硬化性动脉闭塞症　D．糖尿病性动脉闭塞
E．大动脉炎

48．患妇，28岁，足月顺产后2周开始下床活动，觉左下肢痛、肿胀，左下肢皮肤略发绀，皮温高，表浅静脉曲张，沿左股静脉走行区有明显压痛，应考虑（　）。

A．血栓性股静脉炎　B．血栓性大隐静脉炎

C．局限性股深静脉血栓形成　D．左髂股静脉血栓形成
E．以上均不对

49．患者，女，56岁，右下肢静脉迂曲扩张20年，伴下肢酸胀、水肿，活动抬高减轻，近2年右足靴区皮肤发红，时有瘙痒，逐渐加重，查右下肢股内侧，小腿后迂曲扩张之静脉团，足靴区色素沉着，皮肤变厚。该患者属于哪一类病变（　）。
A．下肢静脉回流障碍疾病　B．下肢静脉倒流性疾病　C．动静脉瘘
D．静脉瘤　E．以上均不是

50．假性动脉瘤为（　）。
A．血管壁全层局部扩张
B．血管壁部分由纤维组织构成的局部扩张
C．动脉粥样硬化性动脉瘤
D．检查时有震颤并可听到连续性杂音
E．压迫动脉瘤出口部出现血压升高，脉压缩小及脉率缓的现象

A_3/A_4型题

（51～53题共用题干）

男性病人，66岁。双下肢间歇性跛行2月余，远侧动脉搏动减弱。下腰部、臀、股后侧和小腿腓肠肌等部位出现疼痛。动脉造影显示腹主动脉下端闭塞。

51．该病人可能的诊断是（　）。
A．雷诺综合征　B．动脉栓塞　C．动脉硬化性闭塞症
D．血栓闭塞性脉管炎　E．动静脉瘘

52．该病人的治疗措施为（　）。
A．动脉切开取栓术　B．腹主—双髂动脉搭桥术　C．溶栓疗法
D．扩血管药物治疗　E．溶栓疗法加扩血管药物治疗

53．护士对该病人的健康指导内容，哪项**错误**（　）。
A．采取低热量、低脂肪、高维生素饮食
B．适当运动，每日有计划地训练快跑和搬运重物
C．保持肢端温度及良好的侧支循环
D．鼓励多摄入水分
E．绝对戒烟

B型题

（54～55题共用备选答案）

A．间歇性跛行
B．趾端发黑，溃疡形成
C．静息痛
D．“5P”征[无脉（Pulselessness）、疼痛（Pain）、苍白（Pallor）、感觉异常（Paresthesia）和麻痹（Paralysis）]
E．肢体干性坏疽

54．血栓闭塞性脉管炎营养障碍期（　　）。

55．血栓闭塞性脉管炎局部缺血期（　　）。

（56～57 题共用备选答案）

A．上肢对称性皮肤颜色改变

B．下肢浅静脉红、肿、硬，有压痛，足背动脉搏动减弱

C．趾端坏死，血胆固醇增高

D．下肢静脉淤血、水肿、慢性溃疡形成

E．下肢变形、粗肿、肢端慢性溃疡形成

56．下肢静脉曲张（　　）。

57．血栓闭塞性脉管炎（　　）。

（58～59 题共用备选答案）

A．Perthes 试验　　B．Trendelenburg 试验　　C．pratt 试验

D．直腿抬高试验　　E．杜加试验

58．测定深静脉是否通畅的试验是（　　）。

59．测定大隐静脉及交通静脉瓣膜功能的试验是（　　）。

X 型题

60．下肢静脉曲张的病因为（　　）。

A．重体力劳动　　B．妊娠　　C．慢性咳嗽

D．慢性腹泻　　E．长期站立工作

61．血栓闭塞性脉管炎的护理措施包括（　　）。

A．止痛　　B．保护患肢　　C．测皮温

D．心理护理　　E．健康指导

62．大隐静脉剥脱术后的潜在并发症有（　　）。

A．血栓性静脉炎　　B．深静脉血栓形成　　C．肺栓塞

D．切口感染　　E．伤口出血

63．继发性下肢静脉曲张的原因有（　　）。

A．妊娠　　B．盆腔巨大肿瘤　　C．深静脉血栓形成

D．静脉壁薄弱　　E．腹股沟斜疝

64．下肢静脉曲张的临床表现有（　　）。

A．浅静脉迂曲扩张隆起　　B．小腿酸痛、沉重感　　C．间歇性跛行

D．足癣并感染　　E．小腿皮肤色素沉着

65．下肢静脉曲张的术前护理措施包括（　　）。

A．皮肤准备的范围要广　　B．下肢水肿者术前数日抬高患肢

C．小腿溃疡者积极换药　　D．测定皮温观察术后疗效

E．术前顽固性溃疡用敷料、绷带包扎

66．长期腹压增高可致（　　）。

A．血栓闭塞性脉管炎　　B．下肢静脉曲张　　C．腹外疝

D．前列腺增生　　E．门静脉高压

67．血栓闭塞性脉管炎的症状包括（ ）。

A．静息痛　　B．间歇性发作的突发性疼痛

C．活动时有间歇痛　　D．对寒冷敏感性增加

E．局部皮肤颜色变化

68．动脉硬化性闭塞症的治疗措施包括（ ）。

A．扩张血管的中、西药物治疗　　B．患肢热敷

C．步行锻炼　　D．戒烟　　E．防止患肢外伤

答　案

A_1/A_2 型题

1．A　2．A　3．C　4．C　5．E　6．E　7．D　8．C　9．C
10．A　11．E　12．C　13．C　14．D　15．D　16．A　17．E　18．B
19．E　20．E　21．E　22．C　23．C　24．B　25．E　26．A　27．B
28．C　29．C　30．D　31．C　32．D　33．C　34．C　35．E　36．D
37．D　38．D　39．E　40．D　41．B　42．C　43．E　44．D　45．D
46．A　47．B　48．D　49．A　50．B

A_3/A_4 型题

51．C　52．B　53．B

B 型题

54．C　55．A　56．D　57．B　58．A　59．B

X 型题

60．ABCE　61．ABCDE　62．ABCDE　63．ABCE　64．ABE
65．ABCE　66．BC　67．ABCDE　68．ACDE

第十六章　泌尿及男性生殖系统疾病病人的护理

A_1/A_2型题

1．上尿路结石的主要症状是（　　）。

A．活动后镜下血尿　　B．排尿困难　　C．尿频、尿急

D．尿失禁　　E．无痛性血尿

2．属于膀胱结石的典型症状是（　　）。

A．尿频、尿急　　B．排尿中断　　C．血尿

D．脓尿　　E．尿潴留

3．成年人少尿是指 24h 尿总量少于（　　）。

A．40ml　　B．100ml　　C．200ml

D．300ml　　E．400ml

4．无尿是指 24h 尿总量少于（　　）。

A．50ml　　B．100ml　　C．200ml

D．400ml　　E．500ml

5．有尿意即迫不及待地要排尿且难以自控是（　　）。

A．尿痛　　B．尿频　　C．尿急

D．尿潴留　　E．尿失禁

6．尿道裂伤时（　　）。

A．尿道内层损伤　　B．阴茎筋膜完整　　C．尿道壁部分全层断裂

D．尿道完全离断　　E．无尿液外渗

7．关于尿路结石，正确的是（　　）。

A．大多发生在女性　　B．胱氨酸结石易在碱性尿中形成

C．磷酸钙结石易在酸性尿中形成　　D．磷酸镁铵结石易在酸性尿中形成

E．尿酸结石易在酸性尿中形成

8．通常闭合性肾损伤的最好治疗方法是（　　）。

A．观察和支持疗法　　B．肾周围血肿的早期引流

C．用导尿管冲洗肾盂　　D．半肾切除　　E．肾造瘘

9．病人排尿时开始时有血尿，以后逐渐变清，表示病变部位在（　　）。

A．尿道　　B．后尿道　　C．膀胱基底部

D．输尿管　　E．肾脏

10．在尿道损伤的处理中，首先要解决的问题是（　　）。

A．恢复尿道的连续性　　B．解除尿潴留　　C．引流外渗的尿液

D．防止感染　　E．防止尿道狭窄

11．明确肾结核的病变范围及程度，最好的检查方法是（　　）。

A．排泄性尿路造影　B．B 超检查　C．CT 检查
D．MRI 检查　E．膀胱镜检查

12．诊断肾结核最可靠的依据为（　）。
A．尿中找到抗酸杆菌　B．尿培养结核杆菌阳性　C．尿中有大量的脓细胞
D．附睾扪及结节　E．膀胱镜检查见到膀胱黏膜有溃疡

13．老年男性进行性排尿困难最常见的原因是（　）。
A．尿道狭窄　B．膀胱肿瘤　C．前列腺癌
D．前列腺增生　E．膀胱结石

14．尿潴留是指尿液潴留在（　）。
A．肾盂肾盏中　B．输尿管内　C．膀胱内
D．尿道中　E．整个尿路

15．严重的尿频，尿急而膀胱**不受**意识控制而发生的尿液排空，称为（　）。
A．真性尿失禁　B．压力性尿失禁　C．充溢性尿失禁
D．急迫性尿失禁　E．尿外渗

16．中年经产妇女，咳嗽引起尿液外流称为（　）。
A．压力性尿失禁　B．充溢性尿失禁　C．神经性尿失禁
D．麻痹性尿失禁　E．痉挛性尿失禁

17．会阴部骑跨伤容易损伤尿道的（　）。
A．球部　B．阴茎体部　C．膜部
D．前列腺部　E．球膜部交界处

18．输尿管结石的主要症状是（　）。
A．排尿困难　B．尿频尿急　C．无痛性全程血尿
D．肾绞痛伴血尿　E．尿潴留

19．多饮水可预防尿路结石，其机制是（　）。
A．缓解尿流梗阻　B．使结石溶解
C．起冲洗及稀释尿液的作用　D．纠正尿液晶体与胶体的紊乱
E．增加尿中晶体聚合抑制物质

20．下列易引起无症状性血尿的疾病是（　）。
A．肾结核　B．肾结石　C．肾脓肿
D．肾癌　E．前列腺增生

21．膀胱刺激征是指（　）。
A．尿失禁，尿多　B．排尿困难，尿滴沥　C．尿痛，尿急
D．夜尿增多，尿频　E．尿频，尿急，尿痛

22．前列腺摘除后，用于前列腺窝压迫止血的导尿管是（　）。
A．前列腺导尿管　B．普通橡皮导尿管　C．金属导尿管
D．蕈状导尿管　E．气囊导尿管

23．护理泌尿外科各种引流导管中**错误**的是（　）。
A．了解各种引流管在体内的部位和作用
B．限制饮水量，以避免尿瘘和皮炎

C．引流管不能高于导管引出的皮肤口水平，防止逆行感染
D．保持各种导管的通畅
E．避免导管扭曲折叠阻碍引流

24．膀胱检查后患者出现血尿和疼痛，下列处理**不妥**的是（ ）。
A．给止痛药 B．给镇静，安定药
C．嘱少饮水，减少排尿刺激 D．卧床休息
E．用抗生素

25．正常人每日尿量为（ ）。
A．500ml B．1500ml C．2500ml
D．2800ml E．3500ml

26．尿潴留病人首次导尿**不应**超过（ ）。
A．500ml B．800ml C．1000ml
D．1500ml E．2000ml

27．膀胱破裂的急救护理哪项**不妥**（ ）。
A．迅速建立静脉通道 B．遵医嘱给予镇痛治疗
C．严密观察 D．稳定病人情绪
E．鼓励病人多饮水

28．下列肾损伤中最常见的类型是（ ）。
A．开放性肾损伤 B．肾挫伤 C．肾全层裂伤
D．闭合性肾损伤 E．肾血管损伤

29．肾挫伤时损伤的部位为（ ）。
A．肾包膜 B．肾实质 C．肾盂、肾盏
D．肾包膜和肾实质 E．肾盂和肾实质

30．膀胱损伤最主要的原因是（ ）。
A．手术误伤 B．锐器刺伤 C．膀胱镜检查损伤
D．骨盆骨折的断骨刺伤 E．暴力撞击下腹

31．后尿道损伤中最为多见的原因是（ ）。
A．骨盆骨折 B．骑跨伤 C．外来暴力打击
D．手术时损伤 E．膀胱镜插入时损伤

32．临床上最多见的尿路结石是（ ）。
A．草酸盐结石 B．磷酸盐结石 C．碳酸盐结石
D．胱氨盐结石 E．尿酸盐结石

33．尿酸盐结石患者应禁食（ ）。
A．动物肉食类 B．动物内脏 C．海鲜
D．豆类食品 E．芦笋

34．下列结石哪项**不宜**采用手术治疗（ ）。
A．沙粒样结石 B．结石大于 1.0cm C．并发肾积水的结石
D．结石下端有梗阻者 E．合并顽固性结石

35．诊断肾结石的最方便、效率高的方法是（ ）。

A．摄腹部平片 B．排泄性尿路造影 C．逆行尿路双重造影
D．B 超检查 E．尿常规检查

36．膀胱结石的最典型的症状是（ ）。
A．尿频 B．尿急 C．排尿终末痛
D．排尿突然中断 E．放射痛

37．尿道结石的最主要症状是（ ）。
A．排尿困难 B．尿痛 C．尿频，尿急
D．急性尿潴留 E．血尿

38．肾结核的最主要的临床表现是（ ）。
A．腰酸痛 B．肾区肿块 C．发热盗汗
D．肾功能不全 E．膀胱刺激征

39．下列有关肾结核的手术治疗原则中，哪项是**错误**的（ ）。
A．无泌尿，生殖系统外的活动性结核
B．术前至少应用足量抗结核药物 2 周以上
C．术后应用抗结核药物约半年以上
D．双肾结核应尽早手术切除
E．术中应尽量保留健康肾组织

40．肾结核的原发病灶多在（ ）。
A．附睾 B．骨，关节 C．肺
D．肾 E．肠道

41．久治不愈的膀胱炎进一步检查主要应做（ ）。
A．尿常规 B．B 超检查 C．细胞学检查
D．ECT E．IVP

42．肾癌最常见的症状是（ ）。
A．疼痛 B．低热 C．腰部肿块
D．间歇性无痛性全程血尿 E．贫血

43．膀胱肿瘤最早最常见的症状是（ ）。
A．膀胱刺激征 B．无痛性血尿 C．排尿困难
D．肾积水 E．疼痛

44．诊断膀胱肿瘤的最重要的方法是（ ）。
A．CT 检查 B．B 超检查 C．X 线检查
D．尿脱落细胞检查 E．膀胱镜检查

45．小儿常见的肾肿瘤是（ ）。
A．肾癌 B．肾胚胎瘤 C．膀胱肿瘤
D．输尿管肿瘤 E．肾盂肿瘤

46．泌尿系癌与下列哪一因素无关（ ）。
A．吸烟 B．长期膀胱慢性炎症 C．长期服用镇痛药物
D．长期憋尿 E．长期尿失禁

47．膀胱原位癌应为（ ）。

A．限于膀胱固有层内　B．限于膀胱黏膜层　C．深达膀胱肌层
D．侵犯膀胱外　E．有远处转移

48．肾癌术后检测 24h 尿量的主要目的是（　）。
A．为了观察病人术后是否平稳　B．为了监测病人的肝功能
C．为了监测病人的肾功能　D．为了观察病人的有无出血
E．为了监测病人的心脏功能

49．前列腺增生最早出现的症状是（　）。
A．尿线变细　B．尿频，夜尿次数增多　C．急性尿潴留
D．排尿困难　E．尿失禁

50．前列腺增生致急性尿潴留，应首先采取的有效方法是（　）。
A．不要多饮水　B．进行导尿　C．膀胱穿刺
D．膀胱造瘘　E．安慰病人

51．下列哪一项应考虑为前列腺增生（　）。
A．前列腺光滑富有弹性　B．前列腺不规则增大而质硬
C．前列腺增大，中间沟变浅　D．前列腺上有细小硬结
E．前列腺增大，质硬，伴有小结节

52．**不是**膀胱冲洗的原则（　）。
A．少量多次　B．每次 50～100ml，微温　C．无菌
D．无压　E．以上均不是

53．膀胱造瘘管拔除时间**不能**少于（　）。
A．术后 12 天　B．术后 7 天　C．术后 3 天
D．术后 30 天　E．术后 21 天

54．前列腺增生术后的病人护理**错误**的是（　）。
A．尿管牵拉固定在一侧股的内侧
B．能进食后鼓励病人多饮水
C．拔除尿管后叮嘱病人不可立即离床活动
D．持续生理盐水冲洗
E．便秘时可洗肠

55．前列腺摘除术后控制出血的护理措施中最重要的是（　）。
A．遵医嘱静脉滴入氨甲苯酸
B．遵医嘱在膀胱冲洗中加入止血药
C．采用低温膀胱冲洗液
D．气囊导尿管应牵拉固定在一侧股的内侧
E．以上均不对

56．肾结核的临床表现是（　）。
A．膀胱刺激征　B．脓尿和血尿　C．肾区疼痛和肿块
D．盗汗、贫血　E．以上全是

57．泌尿及男性生殖系统最常见的恶性肿瘤是（　）。
A．肾癌　B．前列腺癌　C．膀胱癌

D．阴茎癌　　E．肾母细胞癌

58．男性患者膀胱破裂时，其血肿及尿液外渗范围在（　　）。

A．阴茎　　B．阴囊　　C．下腹部

D．膀胱周围　　E．会阴

59．关于尿常规检查的描述**错误**的是（　　）。

A．以新鲜晨尿为宜　　B．尿标本需及时送检

C．收集尿标本的容器应无菌　　D．尿比重1.005～1.030

E．尿液呈弱酸性、中性或碱性

60．下列肾移植病人的饮食指导**错误**的是（　　）。

A．低盐饮食　　B．蛋白质的摄入不易过高

C．多食富含维生素的食物　　D．鼓励摄入高胆固醇食物

E．膳食宜清淡

61．闭合性肾损伤的病人应卧床到（　　）。

A．3～4天　　B．2～4周　　C．休克纠正后

D．血尿转清后　　E．腰部肿块不再增大时

62．膀胱破裂合并其他脏器损伤时的处理原则**不正确**的是（　　）。

A．处理复合伤　　B．留置导尿管并做好引流　　C．抗休克

D．修补膀胱　　E．不需要应用抗生素控制感染

63．肾结核病人就诊时最多见的主诉是（　　）。

A．尿频、尿急、尿痛　　B．血尿　　C．尿失禁

D．肾区疼痛　　E．脓尿

64．前列腺增生病人最主要的症状是（　　）。

A．尿潴留　　B．尿频　　C．尿失禁

D．进行性的排尿困难　　E．血尿

65．下列**不是**肾癌的肾外表现的是（　　）。

A．低热　　B．头痛　　C．高血压

D．红细胞沉降率增快　　E．贫血

66．输尿管结石发生绞痛的原因是（　　）。

A．结石合并上尿路感染所致

B．结石在输尿管内移动和刺激引起平滑肌痉挛所致

C．结石造成输尿管梗阻和肾积水所致

D．结石压迫输尿管壁，引起管壁坏死所致

E．结石刺激输尿管黏膜引起充血、水肿所致

67．反映移植肾功能的明显标志是（　　）。

A．血压　　B．尿量　　C．脉搏

D．呼吸　　E．体温

68．下列有关膀胱癌患者术后护理内容**不正确**的有（　　）。

A．对行膀胱全切术的病人，护理人员应严密观察患者的生命体征

B．麻醉期已过，且血压平稳者，可取平卧位

C．肠道功能恢复，肛门排气后可进食富含维生素的食物
D．对行膀胱全切术的病人，应注意观察患者尿液的变化
E．应定时给病人翻身，拍背

69．终末血尿的血液来自
A．肾　B．输尿管　C．膀胱顶部
D．膀胱颈部　E．前尿道

70．闭合性肾损伤使用抗生素的原则是（　）。
A．一般不使用　B．根据全身情况使用　C．早期使用
D．有感染症状时使用　E．继发性出血时使用

71．在腹部平片上**不显影**的尿结石是（　）。
A．草酸盐结石　B．尿酸结石　C．碳酸盐结石
D．磷酸盐结石　E．混合结石

72．泌尿系结核最早受到感染的是（　）。
A．单侧肾脏　B．尿道　C．双侧肾脏
D．膀胱　E．输尿管

73．护士应给膀胱镜检查病人安排的体位（　）。
A．平卧位　B．半卧位　C．截石位
D．俯卧位　E．侧卧位

74．下列有关肾癌的说法**错误**的是（　）。
A．肾癌男女比例约为 2:1　B．以梭形细胞为主的肿瘤恶性程度高
C．淋巴转移的首站为腰淋巴结　D．淋巴转移的首站为肾蒂淋巴结
E．肾癌发生与肾小管上皮细胞

75．镜下脓尿是指离心沉淀后的尿沉渣在每高倍镜视野中见到的白细胞为（　）。
A．1 个　B．2 个　C．3 个
D．4 个　E．5 个

76．下列**不是**肾损伤的晚期病理改变的是（　）。
A．尿毒症　B．肾积水　C．假性肾动脉瘤
D．肾血管性高血压　E．动-静脉瘘

77．肾癌血尿的特点为（　）。
A．终末血尿　B．镜下血尿　C．肉眼血尿，终末加重
D．无痛性间歇性肉眼全程血尿　E．活动后血尿

78．对于闭合性肾损伤最常用的治疗方法是（　）。
A．严密观察，暂且保守治疗　B．肾脏手术探察
C．肾脏裂伤缝合　D．放置导尿管膀胱引流
E．肾脏引流

79．肾结核的感染途径主要是（　）。
A．淋巴感染　B．直接扩散　C．接触感染
D．逆行感染　E．血行感染

80．肾损伤病人病情稳定，镜下血尿消失几天后可下床活动（　）。

A．3天　B．5天　C．7天
D．10天　E．15天

81．泌尿系肿瘤血尿的特点是（　）。
A．肉眼血尿终末疼痛　B．间歇无痛全程血尿　C．血红蛋白尿
D．镜下血尿　E．终末血尿

82．肾损伤最常见的症状是（　）。
A．疼痛　B．肿块　C．血尿
D．休克　E．感染

83．骨盆骨折合并尿道损伤时，最易损伤尿道的（　）。
A．尿道内口　B．球部　C．尿道外口
D．前列腺部及膜部　E．以上均不对

84．肾结核血尿的特点为（　）。
A．间歇无痛性血尿　B．单纯镜下血尿　C．腰部剧痛加血尿
D．膀胱刺激征状加血尿　E．进行性排尿困难加血尿

85．老年男性尿潴留最常见的原因是（　）。
A．尿道狭窄　B．膀胱结石　C．膀胱肿瘤
D．前列腺增生症　E．膀胱结核

86．肾损伤的临床表现，下列哪一项**错误**（　）。
A．有腰部疼痛和肿块
B．多为肉眼血尿，肾实质裂伤时血尿更明显
C．不会引起腹痛或腹膜刺激征
D．肾挫伤一般不会发生休克
E．肾裂伤可发生失血性休克

87．诊断泌尿系统结石，宜先采用下列哪项检查（　）。
A．排泄性肾盂造影　B．膀胱镜检查　C．B型超声波
D．逆行性肾盂造影　E．泌尿系X线平片

88．肾结核最早出现的症状是（　）。
A．尿频　B．血尿　C．脓尿
D．终末尿痛　E．发热

89．前列腺增生症的治疗，残余尿至少要超过多少毫升才应手术治疗（　）。
A．20ml　B．40ml　C．50ml
D．80ml　E．100ml

90．患者男性，38岁。反复发生尿频、尿急、尿痛，伴镜下全血尿，首先考虑是（　）。
A．泌尿系结核　B．前列腺增生　C．泌尿系结石
D．泌尿系肿瘤　E．急性膀胱炎

91．患者男性，58岁。3天前突然出现无痛性肉眼血尿，偶伴有小血块，无尿路刺激征，3个月前有类似情况，用止血药后血尿停止。根据病史，应先考虑（　）。
A．泌尿系结核　B．膀胱肿瘤　C．前列腺增生
D．膀胱结石　E．肾结石

92．患者男性，65 岁。进行性排尿困难 3 年，夜尿 3～5 次，肛门指检前列腺 6cm×5cm，中央沟消失，无压痛。可能的诊断是（ ）。

A．神经源性膀胱　B．尿道狭窄　C．膀胱肿瘤
D．前列腺增生　E．膀胱结石

93．杨某，男性，56 岁。肉眼全程血尿半年余，间歇发作，伴有腰部钝痛，IVP 可见左肾盂狭窄，最可能的诊断为（ ）。

A．左肾结核　B．左肾积水　C．左肾癌
D．肾盂肾炎　E．左肾结石

94．一患者右腰部被重物击伤，自觉疼痛，查体见右腰部压痛、叩击痛，血压、脉搏正常，尿液镜检红细胞 10～15 个/高倍视野，应考虑（ ）。

A．腰部挫伤　B．肾挫伤　C．肾部分裂伤
D．肾全层裂伤　E．肾蒂裂伤

95．某先生，20 岁，从 3 米高处跌下骑跨于木杆上，经检查阴茎、会阴和下腹壁青紫肿胀，排尿困难，尿道口滴血，应考虑为（ ）。

A．会阴部挫伤　B．下腹部挫伤　C．前尿道损伤
D．后尿道损伤　E．膀胱损伤

96．10 岁男孩，一年来时有尿频、尿急、排尿痛和排尿困难，尿流常突然中断，改变体位后又能继续排尿，应首先考虑（ ）。

A．急性膀胱炎　B．泌尿系结核　C．尿道狭窄
D．前列腺炎　E．膀胱结石

97．李某，女性，36 岁。因左肾结石行 ESWL 治疗。1 周后排出 2 枚米粒大小结石，结石成分分析证实为磷酸钙结石，下列预防结石再发的措施**错误**的是（ ）。

A．鼓励病人多饮水　B．控制尿路感染　C．口服氧化镁
D．碱化尿液　E．酸化尿液

98．病人排尿时开始时有血尿，以后逐渐变清，表示病变部位在（ ）。

A．尿道或膀胱颈部　B．后尿道　C．膀胱基底部
D．输尿管　E．肾脏

99．男，30 岁，近两月来腰部有隐痛，钝痛。今天上午 7 时突然发作阵发性刀割样疼痛，病人呻吟呼痛，面色苍白，镜下血尿，应考虑为（ ）。

A．肾结石，肾绞痛　B．阑尾炎　C．肠扭转
D．胆囊炎　E．肾肿瘤

100．林某，男性，28 岁。下腹部被踢伤后，有下腹部疼痛和排尿痛，无排尿障碍。查体：下腹部有压痛，无肌肉紧张，尿中红细胞满视野，最可能为（ ）。

A．腹膜内膀胱破裂　B．尿道损伤　C．膀胱挫伤
D．下腹部软组织挫伤　E．腹膜外膀胱破裂

101．某病人，男性，尿道损伤行会师术后半个月，最可能出现的并发症是（ ）。

A．尿道出血　B．尿道感染　C．尿道狭窄
D．性功能障碍　E．尿瘘

102．某男，经检查膀胱内有数粒结石，最大约 2cm，最小约为 0.5cm，此时最佳的治疗

方法是（ ）。

A．中药排石　B．膀胱切开取石　C．经膀胱镜取出

D．ESWL　E．经电波碎石

103．某成年男性，右腰酸胀有半年余，前日突然出现无痛性肉眼血尿，无其他不适症状，既往病史无，临床初步诊断为“肾肿瘤”此时应首选何种检查方法（ ）。

A．腹部平片　B．肾动脉造影　C．排泄性尿造影

D．B超检查　E．同位素肾扫描

104．某男 59 岁，近两年来排尿次数增多，尤以夜间为明显，近年来又出现排尿费力和分段排尿，有时排尿不成线和出现终末血尿，其最可能的诊断是（ ）。

A．膀胱结石　B．膀胱肿瘤　C．前列腺增生

D．前列腺癌　E．尿道结石

105．某男 76 岁，尿频，夜尿次数增多，进行性排尿困难伴血尿 2 年余，昨日参加婚宴突然感到排不出尿，今晨急诊入院，请分析出现急性尿潴留最可能的诱因是（ ）。

A．并发结石引起梗阻　B．血块栓塞　C．合并感染

D．饮酒，激动　E．饱食

A_3型题

（106～107 题共用题干）

伊某，男性，26 岁。不慎会阴部骑跨在墙上，立即出现尿道口滴血，之后不能排尿，发生尿潴留。查体：会阴部及阴茎、阴囊明显肿胀。

106．该患者的初步诊断为（ ）。

A．尿道球部损伤　B．前尿道损伤　C．后尿道损伤

D．腹膜外膀胱破裂　E．腹膜内膀胱破裂

107．该患者术后 3 周出现排尿困难，尿线变细，应做（ ）。

A．尿道扩张　B．经会阴部尿道吻合术　C．膀胱造瘘术

D．经尿道镜狭窄瘢痕迹切除术　E．尿道会阴术

（108～112 题共用题干）

吴某，男性，34 岁。诊断为右输尿管下段结石，服中药治疗 3 个月后，突然出现排尿困难，尿频，尿道痛。

108．该患者出现上述表现的原因为（ ）。

A．尿道狭窄　B．尿道炎　C．急性膀胱炎

D．急性前列腺炎　E．结石嵌顿尿道

109．此时最可靠的检查为（ ）。

A．尿道扪诊　B．B超检查　C．X线检查

D．直肠检查　E．试插导尿管

110．若患者有时夜间睡着后有尿液从尿道流出，此应为（ ）。

A．真性尿失禁　B．充溢性尿失禁　C．压力性尿失禁

D．急迫性尿失禁　E．遗尿

111．若此患者发生急性尿潴留，最常用的解决方法是（ ）。

A．留置导尿管　　B．耻骨上膀胱穿刺抽吸尿液
C．诱导排尿　　D．膀胱造口　　E．开放手术

112．若患者血 BUN86mmol/L、Cr1023μmol/L，应考虑其可能并发（　　）。
A．感染　　B．肾性肾衰　　C．肾前性肾衰
D．肾后性肾衰　　E．肾中毒

（113～114 题共用题干）
病人，男，28 岁，外伤后截瘫，因不能自行排尿行导尿术。

113．防止尿路感染措施为（　　）。
A．固定尿管于病人的股内侧　　B．定时放尿
C．每天行会阴膀胱冲洗 2 次　　D．限制病人饮水量
E．持续放尿

114．如何指导病人训练膀胱功能（　　）。
A．指导病人大量饮水
B．诱导病人排尿
C．每天行会阴部肌肉收缩和放松训练，定时放尿
D．按摩膀胱区
E．协助病人被动活动

（115～116 题共用题干）
某病人，男性，在腰区撞伤后随即出现腰痛，腰区青紫，肿胀和肉眼血尿。

115．下列哪项护理措施是**错误**的（　　）。
A．绝对卧床　　B．给予止痛剂
C．及时补液，保证尿量　　D．留置导尿，观察比较尿液
E．疼痛、肿胀区推拿

116．若病人第二天因血尿不止才来院求治，门诊检查左腰部青紫，肿胀明显，范围较大。你认为首要的治疗方法是（　　）。
A．卧床制动　　B．给予止血药　　C．手术治疗
D．输液、输血　　E．应用抗生素

（117～119 题共用题干）
某病人，在行子宫全切术后出现尿少、右侧腰部持续性胀痛，叩击痛（+）。

117．你认为最可能引起上述症状的原因是（　　）。
A．泌尿系感染　　B．腹腔内感染　　C．输尿管误扎
D．输尿管裂伤　　E．术后出血

118．此时最重要的检查方法是（　　）。
A．摄腹部平片　　B．B 检查　　C．剖腹探查
D．排泄性尿路造影　　E．逆行尿路造影

119．请选出**最佳**的治疗方法是（　　）。
A．行输尿管伤部修补　　B．行输尿管伤部切除、断端吻合
C．行输尿管、膀胱吻合　　D．行肾造瘘，然后二期修复输尿管伤段
E．行肾切除

（120～121 题共用题干）

某男，10 年前患过肺结核，近 3 个月来出现腰酸痛，脓血尿，尿频为进行性加重，现每天排尿约 30 余次。

120．该病人初步诊断为（　　）。

A．肾肿瘤　　B．肾结石　　C．肾结核

D．肾囊肿　　E．肾脓肿

121．在下列的诊断方法中，哪项是**错误**的（　　）。

A．尿淀粉酶检测　　B．24h 尿沉渣涂片检查抗酸杆菌

C．摄尿路平片　　D．排泄性尿路造影　　E．膀胱镜检查

（122～123 题共用题干）

某病人，男，58 岁，无痛性全程肉眼血尿半个月，B 超检查发现肾脏有一 5cm×6cm 大小的实质性占位病变。

122．该病人最可能的诊断为（　　）。

A．肾癌　　B．肾盂肿瘤　　C．肾结核

D．肾囊肿　　E．肾脓肿

123．该病人最佳的手术方式为（　　）。

A．肾单纯性切除术　　B．肾癌根治术　　C．肾囊肿去顶减压

D．肾、输尿管及膀胱袖状切除术　　E．放射性治疗

B 型题

（124～125 题共用选项）

A．肾挫伤　　B．输尿管断裂　　C．肾蒂断裂

D．肾部分裂伤，裂口通向肾包膜　　E．肾部分裂伤，裂口通向肾盂、肾盏

124．镜下血尿（　　）。

125．以肉眼血尿为主（　　）。

（126～127 题共用选项）

A．输尿管切开取石　　B．肾盂切开取石　　C．保守疗法

D．ESWL　　E．药物排石

126．0.4cm 的输尿管中段结石，应采用（　　）。

127．较小鹿角形结石应采用（　　）。

（128～129 题共用选项）

A．一侧肾破坏严重对侧正常　　B．一侧肾无功能，对侧肾积水

C．一侧肾自截　　D．有肾皮质和肾不相通的结核空洞形成

E．双侧肾功能严重不全

128．适于肾切除（　　）。

129．适于病灶清除（　　）。

（130～134 题共用选项）

A．绞痛后出现血尿　　B．无痛性、间歇性全程肉眼血尿

C．无痛性、间歇性肉眼血尿，终末加重　　D．长期站立、活动后出现血尿

E．膀胱肿瘤切除放疗后出现血尿

130．肾癌（　）。

131．膀胱癌（　）。

132．肾下垂（　）。

133．放射性膀胱炎（　）。

134．肾结石（　）。

（135～136 题共用选项）

A．压力性尿失禁　B．放射性尿失禁　C．充溢性尿失禁

D．急迫性尿失禁　E．功能性尿失禁

135．前列腺增生病人出现尿潴留，膀胱过度充盈，致使少量尿液从尿道口溢出，称为（　）。

136．前列腺增生病人当有尿意上厕所时，未到厕所就排出尿，称为（　）。

（137～139 题共用选项）

A．骑跨伤　B．枪弹、锐器伤　C．骨盆骨折

D．腰部撞击伤　E．尿道机械操作不当

137．尿道球部损伤多见于（　）。

138．尿道膜部损伤多见于（　）。

139．尿道球膜部交界处损伤多见（　）。

（140～143 题共用选项）

A．无痛性肉眼血尿　B．肾绞痛伴血尿

C．血尿伴反复膀胱刺激征　D．外伤后血尿　E．血尿伴水肿、高血压

140．泌尿系统结石（　）。

141．泌尿系统肿瘤（　）。

142．泌尿系统损伤（　）。

143．泌尿系统结核（　）。

X 型题

144．膀胱镜检查的禁忌证有（　）。

A．膀胱肿瘤　B．膀胱容量过小　C．膀胱结石

D．尿道狭窄　E．膀胱急性炎症

145．膀胱刺激征状包括（　）。

A．尿频　B．尿急　C．尿痛

D．尿失禁　E．血尿

146．排尿困难包括（　）。

A．排尿迟缓　B．尿线变细　C．小便滴沥

D．排尿中断　E．肉眼血尿

147．留置导尿管的护理措施为（　）。

A．每周更换尿袋一次　B．每天更换尿袋一次　C．每周更换尿管一次

D．观察尿量及性状　E．每天行会阴护理两次

148．肾损伤手术治疗的适应证是（　）。

A．血尿逐渐加重　　B．腰部肿块逐渐增大

C．经积极抗休克治疗生命体征仍未改善

D．怀疑有腹腔脏器了合并损伤

E．肾蒂损伤

149．肾挫伤的护理措施应为（　　）。

A．绝对卧床　　B．观察尿液的颜色，动态比较

C．观察腰部肿块情况　　D．留置导尿

E．血尿消失即可离床活动

150．下列各类型结石的患者用体外震波碎石的有（　　）。

A．巨大结石患者　　B．合并感染的结石患者

C．复发性结石患者　　D．结石下段有梗阻者

E．过于肥胖的结石患者

151．泌尿系结石病人健康指导要点为（　　）。

A．多饮水，每天 2000～3000ml　　B．每天饮水量平均分配

C．尿酸结石病人不宜食用动物内脏　　D．日尿量应维持在 2000ml 以上

E．牛奶摄入不限制

152．膀胱肿瘤血尿的特点为（　　）。

A．镜下血尿　　B．肉眼血尿　　C．间歇血尿

D．全程血尿　　E．有索状血块排出

153．前列腺出现不同程度的增生，开始的年龄是（　　）。

A．25 岁　　B．35 岁　　C．45 岁

D．55 岁　　E．65 岁

154．前列腺增生的主要表现是（　　）。

A．尿频　　B．尿急　　C．尿痛

D．排尿困难　　E．尿潴留

155．膀胱冲洗的目的包括（　　）。

A．清洁膀胱　　B．防止膀胱内血块形成

C．稀释尿液，防止感染　　D．减少疼痛　　E．促进膀胱功能恢复

156．泌尿外科的护理特点是（　　）。

A．维持各种管道通畅　　B．注意病人伤口渗血情况

C．使用大量抗生素防止感染　　D．保持每天足够水分摄入

E．注意观察病人尿液情况

157．膀胱全切，回肠代膀胱病人术后护理，错误的是（　　）。

A．输尿管支架管术后 2 周拔除

B．代膀胱内留置的乳胶管一般术后 3 周拔除

C．耻骨后手术残腔内引流管术后 3 周可拔除

D．造口周围皮肤每天消毒 1 次

E．起床活动时将尿袋固定在股上

158．肾绞痛发作时，护理措施正确的是（　　）。

A．遵医嘱注射哌替啶、阿托品　　B．用消炎痛栓塞入肛门
C．针刺三阴交、肾俞等穴位　　D．局部热敷
E．多活动

159．肾盂造口管护理正确的是（　）。
A．可用无菌盐水低压冲洗　　B．冲洗液每次不得超过 15ml
C．一般置管 10 天以上　　D．拔管前应先夹管观察并造影
E．拔管后向健侧卧位并加盖敷料

160．经内镜行泌尿系取石或碎石术后，可出现的并发症有（　）。
A．出血　　B．感染　　C．穿孔
D．输尿管狭窄　　E．输尿管闭塞

答　案

A_1/A_2 型题

1．A　2．B　3．E　4．B　5．C　6．D　7．E　8．A　9．A
10．B　11．A　12．B　13．D　14．C　15．D　16．C　17．A　18．D
19．C　20．D　21．E　22．E　23．B　24．C　25．B　26．A　27．E
28．B　29．B　30．E　31．A　32．A　33．B　34．A　35．A　36．D
37．A　38．E　39．D　40．C　41．C　42．D　43．B　44．E　45．B
46．E　47．B　48．C　49．B　50．B　51．C　52．E　53．B　54．E
55．C　56．C　57．C　58．C　59．D　60．D　61．B　62．E　63．A
64．D　65．B　66．B　67．B　68．B　69．D　70．C　71．B　72．C
73．C　74．C　75．C　76．B　77．D　78．A　79．E　80．C　81．B
82．C　83．D　84．D　85．D　86．C　87．E　88．A　89．C　90．A
91．B　92．D　93．C　94．B　95．C　96．E　97．D　98．A　99．A
100．C　101．C　102．C　103．A　104．D　105．D

A_3 型题

106．A　107．A　108．E　109．E　110．E　111．B　112．D　113．C　114．C
115．E　116．C　117．C　118．D　119．B　120．C　121．A　122．A　123．B

B 型题

124．A　125．E　126．C　127．D　128．A　129．D　130．B　131．C　132．A
133．E　134．D　135．C　136．D　137．A　138．C　139．E　140．B　141．A
142．D　143．C

X 型题

144．BDE　145．ABC　146．ABCD　147．BCDE　148．ABCDE
149．ABC　150．AC　151．ACD　152．BCDE　153．B
154．ADE　155．ABC　156．ABDE　157．BC　158．ABCD
159．ABCDE　160．ABCDE

第十七章　骨科疾病病人的护理

A_1/A_2 型题

1. 高位颈椎骨折患者保持呼吸道通畅的重要措施是（　　）。
   A．经常更换体位　　B．指导病人深呼吸和用力咳嗽
   C．雾化吸入　　D．患侧居上，轻叩胸部
   E．早期施行气管切开
2. 习惯性脱位最常见的关节是（　　）。
   A．肩关节　　B．颞下颌关节　　C．髋关节
   D．肘关节　　E．距小腿关节
3. 下列哪项属于<u>**不完全**</u>骨折（　　）。
   A．横形骨折　　B．青枝骨折　　C．嵌插骨折
   D．压缩性骨折　　E．骨骺骨折
4. 可确诊为关节脱位的体征是（　　）。
   A．疼痛　　B．肿胀　　C．功能障碍
   D．瘀斑　　E．关节盂空虚
5. 颈椎骨折导致呼吸困难的常见原因为（　　）。
   A．腹胀引起膈肌上移　　B．呼吸肌麻痹　　C．水肿压迫中枢
   D．痰液堵塞气道　　E．以上都是
6. 急性血源性骨髓炎易发于下列哪个年龄段（　　）。
   A．1～3 岁　　B．3～15 岁　　C．15～25 岁
   D．25～40 岁　　E．40 岁以上
7. 急性血源性骨髓炎最常见的致病菌为（　　）。
   A．大肠杆菌　　B．乙型链球菌　　C．金黄色葡萄球菌
   D．肺炎球菌　　E．绿脓杆菌
8. 急性骨髓炎行开窗引流冲洗手术后 3 天内 7 最主要的护理是（　　）。
   A．鼓励病人早期活动　　B．保持引流管通畅，快速冲洗
   C．观察体温变化　　D．加强饮食护理
   E．患肢制动
9. 急性血源性骨髓炎病人患肢石膏托固定最主要目的是（　　）。
   A．缓解疼痛　　B．减轻肿胀　　C．防止病理性骨折
   D．减少脓液形成　　E．控制炎症扩散
10. 急性血源性骨髓炎最常见的发病部位为（　　）。
    A．脊椎　　B．肱骨上段　　C．桡骨小头
    D．胫骨上端　　E．髂骨

11．急性骨髓炎发病 2 周后，最常见的 X 线片表现为（ ）。

A．无变化 B．虫蛀样骨破坏 C．反应性骨增生

D．偏心性溶骨性破坏 E．出现 Codman 三角

12．下列哪项对诊断急性骨髓炎最有意义（ ）。

A．出现高热、寒战 B．X 线片有骨破坏

C．X 线片有反应性骨增生 D．局部脓肿分层穿刺抽出脓汁

E．WBC 在 10×10^9/L 以上

13．急性骨髓炎应用大量抗生素治疗**不能**控制时应采用（ ）。

A．皮牵引 B．停止应用抗生素 C．局部钻孔引流

D．输新鲜血 E．石膏托固定

14．急性骨髓炎早期的基本病理变化是（ ）。

A．骨质破坏 B．死骨，坏死腔 C．反应性骨增生

D．偏心性溶骨性破坏 E．出现窦道

15．采用局部持续冲洗与引流时，出现可以拔管的情况是（ ）。

A．WBC 恢复正常范围 B．引流液连续培养 3 次为阴性

C．疼痛反应消失 3 天 D．体温平稳 3 天后

E．X 线无异常改变

16．脊柱结核最易发于下列哪个部位（ ）。

A．颈椎 B．胸椎 C．腰椎

D．胸腰椎 E．骶尾部

17．中心型脊柱结核易发于（ ）。

A．3 岁以下儿童 B．10 岁以下儿童 C．15 岁以下儿童

D．25～40 岁 E．40 岁以上

18．边缘型脊柱结核易发于（ ）。

A．3 岁以下儿童 B．10 岁以下儿童 C．15 岁以下儿童

D．青壮年人 E．成年人

19．中心型脊柱结核的病理特点为（ ）。

A．骨质破坏为主 B．骨松质破坏为主 C．椎间盘破坏为主

D．溶骨破坏为主 E．侵犯多个椎体

20．脊柱结核病人术前应至少使用抗生素治疗（ ）。

A．1 周 B．2 周 C．3 周

D．4 周 E．2 个月

21．胸椎结核其寒性脓肿形成在下列哪个部位（ ）。

A．腰大肌 B．锁骨上窝 C．腹股沟

D．胸椎旁 E．骶前

22．骨肉瘤的易发下列哪个部位（ ）。

A．脊椎 B．肱骨上段 C．桡骨小头

D．胫骨上端 E．髂骨

23．关于骨肉瘤病人，下列哪项是正确的（ ）。

A．均出现剧烈疼痛　B．40%发生在肱骨上段
C．可出现震颤和血管杂音　D．3～15 岁儿童常见
E．应立即采用截肢术和化疗

24．骨肉瘤病人，术前应化疗（　）。
A．2～4 周　B．3～8 周　C．4～10 周
D．6～12 周　E．8～12 周

25．骨肉瘤好发于下列哪个年龄段（　）。
A．10 岁以下儿童　B．10～20 岁青少年　C．20～40 岁青壮年
D．40～60 岁成年人　E．60 岁以上老年人

26．骨巨细胞瘤好发于下列哪个人群（　）。
A．1～3 岁儿童　B．3～15 岁儿童　C．15～25 岁
D．20～40 岁　E．40 岁以上

27．骨巨细胞瘤易发于下列哪个部位（　）。
A．尺骨鹰嘴　B．肱骨上段　C．桡骨小头
D．股骨下端　E．髂骨

28．下列疾病 X 线片可在骨膜下出现 Codman 三角的是（　）。
A．脊柱结核　B．骨巨细胞瘤　C．骨肉瘤
D．骨软骨瘤　E．以上均可出现

29．关于骨巨细胞瘤，叙述正确的是（　）。
A．属于良性肿瘤　B．属于恶性肿瘤　C．属于溶骨肿瘤
D．多见于 10～20 岁青少年　E．股骨上段多见

30．骨巨细胞瘤 X 线的特点为（　）。
A．偏心性溶骨性破坏　B．干骺端有鹿角状骨性凸起
C．骨质浸润性破坏　D．无明显改变　E．边界清楚的阴影

31．关于骨巨细胞瘤Ⅱ级，叙述正确的是（　）。
A．基质细胞正常，有大量巨细胞　B．基质细胞正常，巨细胞数量减少
C．基质细胞减少，有大量巨细胞　D．基质细胞较多，巨细胞数量减少
E．基质细胞为主，巨细胞数量减少

32．骨软骨瘤易发于下列哪个部位（　）。
A．尺骨鹰嘴　B．肱骨上段　C．桡骨小头
D．股骨下端　E．髂骨

33．皮牵引的缺点是不能承受过大的拉力，重量一般**不超过**（　）。
A．4kg　B．5kg　C．6kg
D．7kg　E．8kg

34．枕颌吊带牵引最常见的重量为（　）。
A．1～2kg　B．3～10kg　C．4～6kg
D．6～8kg　E．8～10kg

35．石膏从初步硬固到完全干固约需（　）。
A．4～6h　B．6～8h　C．8～12h

D．12～24h　　E．24～72h

36．下列哪项一定会造成**不可逆**性瘫痪（　）。

A．脊椎休克　　B．脊椎震荡　　C．脊椎横断伤

D．脊柱骨折　　E．脊椎脱位

37．颈椎骨折，合并脱位、高热出现应如何降温（　）。

A．物理降温同时调整室温　　B．饮水排汗降温　　C．药物降温

D．及时应用有效抗生素　　E．以上都对

38．下列哪项不是骨折早期并发症（　）。

A．休克　　B．血管，神经损伤　　C．脊髓损伤

D．脂肪栓塞　　E．关节僵硬

39．急性骨髓炎应用抗生素治疗时，下列哪项是**错误**的（　）。

A．早期用药　　B．联合用药

C．根据药物敏感试验结果用药

D．体温平稳 3 天后，停止应用抗生素

E．大量抗生素治疗不能控制时应采用局部钻孔引流

40．采用局部钻孔引流时，下列哪项是**错误**的（　）。

A．冲洗用的引流管应放在近端，吸引用的引流管放在远端

B．应持续用含抗生素的生理盐水冲洗

C．吸引用的引流管近侧应开数个侧孔

D．吸引用的引流管应比冲洗用的引流管粗

E．冲洗用的引流管应比吸引用的引流管粗

41．骨牵引**不适用**于下列哪种情况（　）。

A．颈椎骨折　　B．颈椎脱位　　C．肢体开放性骨折

D．肢休闭合性骨折　　E．肌肉丰富处骨折

42．关于骨软骨瘤，叙述**不正确**的是（　）。

A．属于良性肿瘤，无恶变可能　　B．是骨生长方向异常而致

C．一般不需治疗　　D．多见于 20 岁以下儿童及青少年

E．股骨上段多见约 30%

43．骨牵引的护理**错误**的是（　）。

A．牵引针两端套上木塞或胶盖小瓶

B．针眼处每天点酒精两次

C．及时擦去针眼处分泌物及痂皮

D．牵引针向一侧偏移，及时将牵引针推回去

E．感染严重时拔去钢针，改变位置重新牵引

44．石膏固定术的常见并发症**不包括**（　）。

A．骨筋膜室综合征　　B．压疮　　C．关节僵硬

D．化脓性皮炎　　E．损伤性骨化

45．枕颌吊带牵引**不适用**于（　）。

A．颈椎骨折　　B．脊髓型颈椎病　　C．颈椎脱位

D．颈椎间盘突出征　E．神经根型颈椎病

46．牵引治疗的常见并发症**不包括**（　）。

A．血管神经损伤　B．皮肤水疱、压疮　C．关节僵硬

D．足下垂　E．骨筋膜室综合征

47．下列哪项属于稳定骨折（　）。

A．斜形骨折　B．嵌插骨折　C．T 形骨折

D．螺旋形骨折　E．Y 形骨折

48．诊断骨折的最可靠依据是（　）。

A．局部畸形　B．反常活动　C．骨擦音或骨擦感

D．X-ray 片　E．功能障碍

49．骨折后第一天出现发热，主要考虑是由于哪项引起（　）。

A．骨折内出血，血肿吸收所致　B．感染

C．疼痛　D．软组织损伤　E．以上都对

50．影响骨折愈合最主要的因素是（　）。

A．高龄　B．伤口感染　C．粉碎性骨折

D．血液供应不良　E．复位时过度牵引

51．肢体长时间石膏固定，而没有指导功能锻炼，易导致的并发症是（　）。

A．缺血性肌挛缩　B．创伤性关节炎　C．骨折延迟愈合

D．骨化性肌炎　E．关节僵硬

52．小夹板固定患者的护理中**不妥**的是（　）。

A．缚夹板固定的带结以不能上下移动为宜

B．抬高患肢

C．注意观察患肢的感觉运动及血运情况

D．嘱咐病人定时复诊

E．早期进行患肢功能锻炼

53．肱骨髁上骨折是指（　）。

A．肱骨近端内外髁上方的骨折　B．肱骨远端内外髁上方的骨折

C．肱骨近端骨折　D．肱骨远端骨折

E．肱骨内外髁骨折

54．下列哪种骨折为稳定性骨折（　）。

A．青枝骨折　B．斜形骨折　C．螺旋形骨折

D．粉碎性骨折　E．横形骨折

55．下列哪一项属于稳定性骨折（　）。

A．斜形骨折　B．螺旋形骨折　C．裂缝骨折

D．粉碎性骨折　E．一骨多处骨折

56．骨折的诊断主要依靠（　）。

A．受伤史　B．畸形　C．异常活动

D．骨擦音　E．以上都是

57．骨折的特殊体征是（　）。

A．肿胀　B．瘀斑　C．压痛
D．功能障碍　E．异常活动

58．下肢青枝骨折最主要的体征是（　）。
A．局部肿胀和瘀斑　B．反常活动
C．局部压痛和轴向叩击痛　D．骨擦音和骨擦感　E．功能丧失

59．诊断骨折时正确的是（　）。
A．无骨折特殊体征者可排除骨折
B．有骨折特殊体征者不一定骨折
C．具有三种骨折特殊体征方可诊断骨折
D．具有二种骨折特殊体征方可诊断骨折
E．具有一种骨折特殊体征即可诊断骨折

60．前臂缺血性肌挛缩造成的特有畸形是（　）。
A．"锅铲"畸形　B．"枪刺刀"畸形　C．垂腕畸形
D．爪形手畸形　E．猿手畸形

61．骨折急救时**不应**（　）。
A．若有休克应先抗休克　B．骨折端戳出伤口应立即复位
C．使用止血带时应注明时间　D．长骨骨折固定要超过骨折两端的关节
E．脊柱骨折应轻放于平板后平稳运送

62．骨折急救包扎伤口若使用止血带正确的是（　）。
A．纪录时间，每 20min 放松 1～2min
B．记录时间，每 30min 放松 2～3min
C．记录时间，每 45min 放松 2～3min
D．记录时间，每 60min 放松 1～2min
E．记录时间，每 120min 放松 2～3min

63．骨折后切开复位的适应证是（　）。
A．伴有大神经血管损伤的骨折　B．骨折端有较多软组织嵌入的骨折
C．复位要求高的某些关节骨折　D．陈旧性骨折
E．以上均是

64．关于骨折和脱位，下列哪一项是正确的（　）。
A．开放性骨折就是骨折加上皮肤破损
B．肌挛缩是因骨折片压迫神经所致
C．脊柱骨折病人切忌背在背上搬运，应平卧硬板上
D．开放性骨折病人的骨折端戳出皮肤外，应立即将骨折端复位，避免再污染
E．小夹板固定一般不包括骨折段上下关节

65．肱骨髁上骨折引起的缺血性肌挛缩的原因是（　）。
A．骨折伴有严重的软组织挫伤　B．尺骨骨折并尺静脉损伤
C．桡骨骨折并桡动脉损伤　D．骨折后供血不足或包扎过紧，时间过长
E．骨折伴有臂丛神经损伤

66．伸直性肱骨踝上骨折的断端移位方向是（　）。

A．近端向前下移位 B．近端向后上移位 C．近端向后下移位
D．远端向前下移位 E．远端向后移位

67．桡骨远端骨折复位后首先固定于（ ）。
A．腕关节掌屈并向尺侧偏斜 B．腕关节掌屈并向桡侧偏斜
C．腕关节平伸位 D．腕关节背屈并向尺侧偏斜
E．腕关节背屈并向桡侧偏斜

68．关节脱位是指（ ）。
A．关节囊破裂 B．外伤后关节失去功能
C．关节面失去正常的对合关系 D．关节的结构破坏
E．关节分离

69．骨折和关节脱位的共同特殊体征是（ ）。
A．畸形 B．异常活动 C．弹性固定
D．关节部位空虚 E．骨擦音

70．下列哪一项关节脱位应争取手法复位（ ）。
A．伴有关节内骨折 B．软组织嵌入 C．陈旧性脱位
D．手法复位失败的病例 E．新鲜脱位

71．脱位应作手术复位的指征是（ ）。
A．伴有关节内骨折 B．有软组织嵌入 C．陈旧性脱位
D．手法复位失败 E．以上都是

72．关节脱位特殊体征是（ ）。
A．肿胀 B．压痛 C．弹性固定
D．骨擦音 E．功能障碍

73．诊断新鲜关节脱位最有价值的体征是（ ）。
A．局部压痛 B．关节功能消失 C．关节肿胀
D．弹性固定 E．以上都不是

74．髋关节后脱位的下肢畸形是（ ）。
A．髋部屈曲、内收、内旋 B．下肢延长
C．髋关节屈曲、外展、外旋 D．患侧托马（Thomas）氏征阳性
E．拾物试验阳性

75．关于髋关节后脱位哪项**不正确**（ ）。
A．局部明显疼痛 B．髋部呈屈曲、内收、内旋畸形
C．伤肢弹性固定 D．伤肢长度相对延长
E．臀部呈异常隆起，有时合并坐骨神经损伤

76．急性血源性骨髓炎，常先发病在（ ）。
A．骨的干骺端 B．骨膜及骨皮质 C．长骨的骨干
D．骨营养孔 E．骨骺

77．急性血源性骨髓炎的治疗，下列哪一项是**错误**的（ ）。
A．诊断明确后，及时使用有效抗生素
B．尽早手术引流

C．加强功能锻炼，促进血液循环，有助于炎症早日消退

D．对症处理

E．加强营养，补充维生素，给高蛋白饮食，必要时可输新鲜血液

78．对急性血源性骨髓炎的早期诊断，**不能**作为依据的是（　）。

A．患肢局部持续性疼痛　B．患肢干骺端明显深压痛

C．寒战、高热、脉快　D．患肢功能受限

E．发病早期X线检查

79．截瘫病人护理**错误**的是（　）。

A．每2～4h变换体位1次　B．平时限制饮水

C．翻身时用50%酒精按摩受压部位　D．留置导尿管

E．导尿管每周更换1次

80．骨折早期功能锻炼的主要形式是（　）。

A．以骨折远端部的关节活动为主

B．进行伤肢的肌肉舒缩活动

C．进行全身协调的功能锻炼，并配合理疗和体疗

D．以肌肉舒张为主

E．以伤肢上下关节向各方运动为主，避免旋转和持重活动

81．骨折病人在石膏绷带包扎过程中，正确的护理是（　）。

A．对骨骼隆突部位应加衬垫，以免石膏绷带硬固后受压

B．如有伤口应先更换敷料，伤口处需在石膏未干固之前开窗

C．石膏绷带包扎后，应将肢体垫好软枕，10～20min内保持不动

D．包扎时要暴露手指、足趾，以便观察肢体的血运感觉和活动度

E．以上都对

82．石膏绷带包扎后护理正确的是（　）。

A．鼓励病人经常活动被固定的关节和肢体

B．石膏管内有压痛点时应立即用止痛剂

C．在石膏尚未干固前如搬动病人要用双手抬

D．如有局限性松动应在石膏管内填塞棉花

E．安置病人时要用软枕按肢体形态衬垫

83．石膏绷带包扎后护理，下列哪一项是**错误**的（　）。

A．安置病人时要用软枕按肢体形态衬垫

B．在石膏尚未干固前，如搬动病人要用双手平托

C．患肢抬高能减轻肿胀程度

D．如有肢体疼痛，切勿随意使用止痛剂

E．应进行固定范围以外的关节伸屈活动

84．石膏绷带包扎固定的病人肢体远端表现**不属于**血运障碍引起的是（　）。

A．肢端剧痛及麻木　B．肢端发绀或苍白　C．肢端肿胀或感觉减退

D．肢端被动活动时疼痛　E．肢端皮肤温度升高

85．截瘫病人留置尿管护理下列哪条有**错误**（　）。

A．嘱病人多饮水　　B．每 4h 开放一次尿管
C．每天用 3%硼酸水冲洗尿管 2 次　　D．隔日更换尿管一次
E．严格遵守无菌操作

86．为了预防截瘫病人的褥疮并发症，正确的护理措施是（　　）。
A．病人每 2～4h 应变换体位一次，昼夜不停
B．在躯干骨骼隆起部位，要用气圈或棉圈垫好
C．翻身时用 50%酒精按摩受压部位，再涂滑石粉，保持局部干燥
D．床单要平整，避免大、小便浸渍污染
E．以上都对

87．为预防褥疮，截瘫病人的护理**不应**（　　）。
A．褥垫、床单要平整、干燥　　B．每 2～4h 翻身 1 次
C．骨骼隆突部位用气圈垫好　　D．夜间不可变换体位，以免影响睡眠
E．避免大小便浸渍污染

88．皮肤牵引的正确护理应是（　　）。
A．保持患肢外展位、中立位避免外旋
B．注意胶布、绷带有无脱落滑移松动
C．保持有效牵引，被物不可压在牵引绳上
D．定期检查皮肤有无皮炎及溃疡
E．以上均是

89．骨牵引病人护理**有错**的是（　　）。
A．事先告诉病人牵引的目的及效果
B．检查针孔周围皮肤有无红肿及疼痛
C．每天用酒精擦针孔处 1～2 次
D．针孔处的血痂应除去以免感染
E．定期测量肢体长度、防止过度牵引

90．骨折病人石膏绷带包扎固定护理**有错**的是（　　）。
A．石膏干固后才搬动病人
B．特别注意保持会阴及臀部附近的清洁卫生
C．抬高患肢
D．观察石膏固定肢体远端的血液循环
E．固定期间不能鼓励病人作固定范围外的关节伸屈活动

91．石膏绷带包扎后正确的护理是（　　）。
A．进行固定范围内的肌肉舒缩活动
B．局部受压疼痛时，可向石膏管内填塞棉花
C．固定范围内疼痛给予止痛药物
D．未干石膏托扶时不能用手掌
E．石膏染上污垢不需处理以免折断

92．小夹板固定正确的护理是（　　）。
A．注意固定肢体远端的血液循环　　B．防止绑扎紧压伤皮肤

C．应抬高患肢　　D．固定后即可进行伤肢关节活动

E．以上均是

93．小夹板固定护理何项**有错**（　）。

A．复位固定后最初几天应警惕缺血性肌挛缩

B．抬高患肢，不要将患肢随意下垂

C．绑扎不宜过松过紧，以绑扎带上下可移动 1cm 为宜

D．固定 3 周后方可进行伤肢关节活动

E．可每隔 3 天行 X 线透视以了解骨折愈合情况

94．化脓性膝关节病人的护理措施何项**不正确**（　）。

A．注意观察病情变化　　B．静脉点滴抗生素速度不宜太快

C．作好皮肤牵引的护理　　D．协助医生进行关节穿刺抽液

E．炎症控制后可作理疗和热敷，但应尽量减少活动以免影响功能

95．骨牵引病人正确的护理包括（　）。

A．事先告诉病人作牵引目的及效果　　B．患肢应保持外展位，中立位

C．针孔处的血痂应去除　　D．每天用酒精擦拭针孔 1～2 次

E．钢针若移向一侧应将钢针推回

96．腰椎间盘突出症的护理措施，下列哪些是正确的（　）。

A．坐骨神经痛时卧床休息，抬高床头 30°，膝关节轻度屈曲

B．术前病人平卧硬板床，指导病人在床上使用便器训练

C．术后平卧 24h，定时翻身，鼓励病人两侧轮换卧位

D．恢复期要进行弯腰活动

E．康复指导:注意饮食，控制体重，加强背肌及腹肌锻

97．下列选项中**不影响**骨折愈合的因素是（　）。

A．老年人　　B．患者为女性　　C．营养不良

D．骨折局部有感染　　E．伴有休克

98．脊椎骨折按暴力作用方向分类，最多见的是（　）。

A．屈曲型骨折　　B．过伸型骨折　　C．屈曲牵拉型骨折

D．垂直压缩型骨折　　E．稳定型骨折

99．关节脱位的临床表现**不包括**（　）。

A．畸形　　B．关节功能丧失　　C．弹性固定

D．摩擦音、摩擦感　　E．疼痛、肿胀

100．新鲜骨折是指骨折时间在（　）。

A．1 周之内的骨折　　B．2 周之内的骨折　　C．3 周之内的骨折

D．4 周之内的骨折　　E．5 周之内的骨折

101．开放性骨折的主要并发症是（　）。

A．休克　　B．关节僵硬　　C．感染

D．内脏损伤　　E．脂肪栓塞

102．急性血源性骨髓炎最多见的致病菌是（　）。

A．乙型溶血性链球菌　　B．白色葡萄球菌　　C．肺炎球菌

D．金黄色葡萄球菌　E．大肠埃希菌

103．急性血源性骨髓炎早期特点是（　）。

A．骨质破坏、死骨形成　B．形成局限性脓肿　C．骨性死腔
D．新骨形成　E．骨坏死并化脓

104．骨关节结核最多见的部位是（　）。

A．膝关节　B．髋关节　C．肘关节
D．肩关节　E．脊柱

105．关节脱位的最常见的病因是（　）。

A．创伤性脱位　B．先天性脱位　C．病理性脱位
D．习惯性脱位　E．牵拉性脱位

106．关节内骨折易引起（　）。

A．缺血性骨坏死　B．缺血性肌挛缩　C．骨化性肌炎
D．创伤性关节炎　E．骨筋膜室综合征

107．下列骨折类型中属于**不完全**骨折的是（　）。

A．横形骨折　B．斜形骨折　C．压缩骨折
D．粉碎性骨折　E．裂缝骨折

108．由于胚胎发育异常导致的关节脱位属于（　）。

A．创伤性脱位　B．先天性脱位　C．病理性脱位
D．习惯性脱位　E．牵拉性脱位

109．关节新鲜脱位与陈旧脱位时间界限是（　）。

A．1周　B．2周　C．3周
D．4周　E．5周

110．下列属于关节脱位特征性表现的是（　）。

A．疼痛　B．肿胀　C．压痛
D．关节功能丧失　E．弹性固定

111．由周围软组织化脓性感染直接蔓延而来的骨髓炎属于（　）。

A．血源性骨髓炎　B．外伤性骨髓炎　C．外来性骨髓炎
D．慢性骨髓炎　E．创伤后骨髓炎

112．牵引的目的**不包括**（　）。

A．矫形治疗　B．缓解肌肉痉挛，防止畸形
C．肢体制动，减轻疼痛　D．骨折、脱位的复位、固定和功能锻炼
E．预防畸形和病理性骨折

113．皮牵引的牵引重力一般是（　）。

A．3～5kg　B．6～7kg　C．7～9kg
D．9～10kg　E．10～12kg

114．闭合性骨折最常用的复位手法是（　）。

A．解剖复位　B．功能复位　C．手法复位
D．切开复位　E．持续牵引复位

115．复位准确、固定牢靠但具有创伤缺点的是（　）。

A．手法复位+内固定　B．手法复位+外固定　C．切开复位+内固定
D．切开复位+外固定　E．持续牵引复位+外固定

116．小夹板固定主要适用于（　）。
A．四肢长骨的不稳定骨折　B．四肢长骨的稳定骨折　C．躯干骨的不稳定骨折
D．躯干骨的稳定骨折　E．颅骨骨折

117．能确认为骨折的临床表现（　）。
A．疼痛难忍　B．肿胀和瘀斑　C．功能障碍
D．异常活动　E．压痛明显

118．小夹板固定护理中，判断夹板外绑带松紧适宜的标准是绑带能容易地上下移动（　）。
A．0.5cm　B．1.0cm　C．1.5cm
D．2.0cm　E．2.5cm

119．脱位和骨折共有的特征是（　）。
A．疼痛　B．畸形　C．反常活动
D．弹性固定　E．关节功能丧失

120．急性血源性骨髓炎的易发部位是（　）。
A．骨膜下　B．骨皮质　C．干骺端
D．骨髓腔　E．骨骺

121．骨牵引时若牵引过度可引起（　）。
A．肌肉萎缩　B．骨愈合障碍　C．肢体畸形
D．剧烈疼痛　E．骨质脱钙

122．下列属于骨折早期并发症的是（　）。
A．骨节僵硬　B．骨化性肌炎　C．愈合障碍
D．缺血性肌挛缩　E．骨筋膜室综合征

123．脊髓损伤最严重的并发症是（　）。
A．瘫痪　B．呼吸道感染和呼吸衰竭　C．泌尿系统感染
D．压疮　E．腹胀、便秘

124．下列关于功能锻炼的原则，**不正确**的是（　）。
A．骨折固定后即可开始功能锻炼，直至痊愈
B．动、静结合　C．主动、被动结合
D．被动结合　E．循序渐进

125．“8”字绷带固定适用于（　）。
A．锁骨骨折　B．脊椎骨折　C．Colles 骨折
D．股骨颈骨折　E．股骨干骨折

126．急性血源性骨髓炎患者血白细胞及中性粒细胞均明显增高，中性粒细胞一般在（　）。
A．90%以上　B．91%以上　C．92%以上
D．93%以上　E．95%以上

127．骨关节结核的普通X线片**不能**查到的是（　）。
A．骨质疏松　B．关节间隙变窄　C．骨质破坏

D．病理性骨折　E．寒性脓肿

128．髋关节结核早期行 X 线片检查可见（　）。

A．骨质疏松　B．死骨、空洞　C．股骨头破坏

D．股骨头消失　E．病理性脱位

129．膝关节结核早期 X 线片可见（　）。

A．髌上囊肿胀　B．关节间隙变窄　C．关节间隙消失

D．关节脱位　E．边缘性骨腐蚀

130．髋关节结核可有（　）。

A．Thomas 征阳性　B．Dugas 征阳性　C．Murphy 征阳性

D．Rovsing 征阳性　E．Eaton 征阳性

131．浮髌试验阳性可显示（　）。

A．胸椎结核　B．腰椎结核　C．髋关节结核

D．膝关节结核　E．膝关节脱位

132．某病人，男，28 岁，诊断为尺桡骨骨折，疑有骨筋膜室综合征，应采取下列护理措施（　）。

A．抬高患肢　B．立即输液　C．为病人抽血化验

D．立即通知医生　E．给予石膏绷带外固定

133．某病人，男，28 岁，以尺骨骨折为诊断入院 22 天，目前应注意预防的并发症是（　）。

A．休克　B．血管、神经损伤　C．脊髓损伤

D．脂肪栓塞　E．关节僵硬

134．患者女性，23 岁。溜冰时不慎跌倒，主诉当时右手掌撑地，右腕部剧痛。查体见右腕部肿胀，活动障碍，局部呈“餐叉”畸形。该患者可能发生了（　）。

A．桡骨远端伸直型骨折　B．桡骨远端屈曲型骨折　C．腕关节扭伤

D．掌骨骨折　E．腕骨骨折

135．男，18 岁，确诊为早期腰椎结核，下列哪项治疗最合适（　）。

A．抗生素治疗　B．卧软床休息　C. 使用 2～3 种抗结核药

D．立即手术治疗　E．使用抗结核药 2 周后手术治疗

136．男，39 岁，自行车撞上右膝外侧，拍片诊断为腓骨小头骨折，检查示距小腿关节背伸差，可能并（　）。

A．腓骨长、短肌裂伤　B．胫前肌损伤　C．坐骨神经损伤

D．腘神经损伤　E．腓总神经损伤

137．男，26 岁，左胫腓骨骨折 10h 后出现小腿疼痛加剧，肿胀明显，肌张力增加，肢端皮肤发凉颜色苍白，足背动脉搏动消失，此患者可能并发（　）。

A．骨筋膜室综合征　B．软组织损伤　C．动脉损伤

D．骨折错位　E．局部感染

138．男，8 岁，左膝疼痛 1 周，两日前疼痛加剧，体温 39.6℃，心率 160 次/min，局部压痛，白细胞 20×10^9/L。中性 0.90。最可能诊断是（　）。

A．急性风湿性关节炎　B．类风湿关节炎　C．急性化脓性骨髓炎

D．痛风　　E．急性蜂窝织炎

139．女，20 岁，X 线示第 10 胸椎椎体破坏，椎间隙消失，最可能的诊断是（　）。

A．胸椎管狭窄　　B．胸椎压缩骨折　　C．脊柱结核

D．脊柱肿瘤　　E．胸椎畸形

140．男性，23 岁，左下肢皮肤牵引一周后出现足背伸无力，该患者可能出现了（　）。

A．股神经损伤　　B．腘神经损伤　　C．腓总神经损伤

D．胫神经损伤　　E．桡神经损伤

141．女，64 岁，被自行车撞伤，左髋骨部着地，疼痛，但可行走，次日疼痛加重，活动受限，检查左足外旋，可能的诊断为（　）。

A．左股骨干骨折　　B．左股骨粗隆下骨折　　C．左股骨下端骨折

D．左股骨颈骨折　　E．左髋关节扭伤

142．患者男性，35 岁。外伤致胫腓骨干骨折，入院后给予复位+石膏固定，现患者主诉石膏型内肢体疼痛，下列措施最恰当的是（　）。

A．向疼痛处填塞棉花　　B．给予心理护理，让患者忍耐　　C．给予止痛药

D．疼痛处石膏型开窗　　E．不作处理，继续观察

A_3型题

（143～144 题共用题干）

某病人，男，28 岁，诊断为胫腓骨骨折，入院第二天出现患肢小腿进行性疼痛、肿胀、足趾麻木等症状。

143．请问该病人可能发生了什么问题（　）。

A．休克　　B．腓总神经损伤　　C．骨筋膜室综合征

D．脂肪栓塞　　E．关节僵硬

144．应立即采取下列哪项措施（　）。

A．抬高患肢　　B．密切观察患肢血运、感觉、运动情况

C．为病人做好术前准备　　D．及时筋膜切开术　　E．及时拆除外固定

（145～146 题共用题干）

男性，19 岁，右膝下内方有一肿块，5 年来逐渐增大，出现疼痛，步态正常。X 线示：右胫骨上方相当于干骺端有一肿瘤，基底部有蒂状突起，其皮质和骨松质与正常骨相连，边界清楚。

145．请问其可能性最大的诊断是（　）。

A．骨肉瘤　　B．骨巨细胞瘤　　C．骨髓瘤

D．骨软骨瘤　　E．以上都不对

146．首选采取的治疗是（　）。

A．不用治疗　　B．从基底部切除　　C．整个瘤段切除

D．行截肢术　　E．放疗加化疗

（147～148 题共用题干）

男性病人，38 岁，一天前摔伤，左肘部着地，来院就诊。查体：左肘部肿胀，压痛明显，活动受限，内上髁处有骨擦感，有一 1.3cm×1.6cm 骨折片。

147．最具有诊断意义的诊断是（　）。

A．X 线拍片检查　　B．同位素扫描　　C．B 超检查
D．CT 检查　　E．神经肌电图检查

148．最易出现哪项并发症（　　）。
A．桡神经损伤　　B．正中神经损伤　　C．缺血性肌挛缩
D．桡动脉损伤　　E．尺神经损伤

149．最适当的处理是（　　）。
A．骨牵引　　B．手法复位胶布外固　　C．切开复位固定
D．手法复位后石膏固定　　E．三角巾悬吊

（150～152 题共用题干）

患儿男，7 岁。1h 前从高凳上摔下，右手掌撑地被送往医院急诊科。查体：肩右肘部肿胀及疼痛。护士给予临时固定时偶可触及骨擦感。

150．该患儿可能发生了（　　）。
A．肘关节后脱位　　B．肘关节后前脱位　　C．肘关节后侧方脱位
D．肱骨髁上伸直型骨折　　E．肱骨髁上屈曲型骨折

151．在护理过程中应特别注意观察是否伤及（　　）。
A．肱二头肌　　B．肱三头肌　　C．头静脉
D．贵要静脉　　E．肱静脉

152．[假设信息]该患儿患肢屈肘位石膏托固定第一天时主诉右手疼痛，可见于手指苍白、冰凉。此时护理应注意（　　）。
A．给予安慰，做好心理护理　　B．给予止痛剂
C．抬高患肢，活动手指　　D．通知医生，另行固定
E．立即做好术前准备

B 型题

（153～156 题共用选项）
A．直接暴力导致的骨折　　B．间接暴力导致的骨折
C．肌肉牵拉作用导致的骨折　　D．疲劳性骨折
E．病理性骨折

153．骨肿瘤发生的骨折属于（　　）。
154．压扎引起的骨折属于（　　）。
155．高处坠下足部着地引起脊椎骨折属于（　　）。
156．骨髓炎发生的骨折属于（　　）。

（157～158 题共用选项）
A．肾盆骨悬吊牵引　　B．骨盆带牵引　　C．跟骨牵引
D．胫骨结节和股骨髁上牵引　　E．皮牵引

157．成人股骨折使用（　　）。
158．胫腓骨干双骨折使用（　　）。

（159～161 题共用选项）
A．6～8 周　　B．2～3 周　　C．12～18 周

D．1～2 周　　E．8～12 周

159．骨折临床愈合期约需（　）。

160．骨折纤维愈合期约需（　）。

161．骨折骨性愈合期约需（　）。

（162～164 题共用选项）

A．上肢放射痛　B．背痛　C．下肢放射痛

D．上肢关节痛　E．下肢局部痛

162．腰椎结核（　）。

163．颈椎结核（　）。

164．胸椎结核（　）。

（165～166 题共用选项）

A．托马斯（Thomas）征阳性　B．杜加（Dugas）征阳性

C．（墨菲）Murphy 征阳性　D．Rovsing 征阳性

E．Eaton 试验阳性

165．肩关节前脱位（　）。

166．髋关节结核（　）。

（167～168 题共用选项）

A．患肢缩短，外旋畸形　B．患髋屈曲、内收、内旋畸形

C．患肢延长，外旋畸形　D．患肢屈曲、外展、外旋畸形

E．患肢延长，内旋畸形

167．髋关节后脱位常表现为（　）。

168．股骨颈骨折常表现为（　）。

X 型题

169．骨折的治疗原则是（　）。

A．复位　B．固定　C．常规卧床

D．常规应用抗生素　E．功能锻炼

170．骨科长期卧床病人，常出现下列那些畸形（　）。

A．足下垂畸形　B．膝关节屈曲畸形　C．髋关节屈曲畸形

D．肩内收畸形　E．腰椎畸形

171．骨折后出现脂肪栓塞的表现有（　）。

A．进行性呼吸困难　B．体温升高　C．心率快，血压升高

D．疼痛进行性加重　E．意识障碍

172．关于胫腓骨骨折，正确的说法有（　）。

A．多见于老年人和儿童

B．是指自胫骨平台以下至踝上部分的骨折，多为开放性

C．易并发骨筋膜室综合征

D．并发骨筋膜室综合征时应抬高患肢增加回流，减轻肿胀

E．密切观察做好切开准备

173. 某病人，男，58 岁，诊断为 Colles 骨折。请问该病人可出现的哪些表现（　）。
A. 正面看呈枪刺刀样　B. 侧面看呈银叉样　C. 侧面看呈鹰爪样
D. 局部肿胀　E. 局部畸形

174. 下列哪些操作可引起石膏内突出造成压迫（　）。
A. 局部受压　B. 改变固定关节的角度
C. 将未干透的石膏直接放在硬板床上　D. 用手指支托石膏
E. 搬运病人

175. 骨折断端的移位类型包括（　）。
A. 成角　B. 侧方　C. 重叠
D. 分离　E. 旋转

176. **不稳定**性骨折有（　）。
A. 嵌插性骨折　B. 粉碎性骨折　C. 撕脱性骨折
D. 青枝性骨折　E. 椎体压缩并关节突骨折脱位

177. 骨折的专有体征是（　）。
A. 创伤处畸形　B. 假关节活动　C. 肿胀及瘀班
D. 肢体功能障碍　E. 骨擦音

178. 开放性骨折现场急救应（　）。
A. 勿加处理即刻转送医院　B. 即刻冲洗伤口或清创
C. 伤口敷止血及抗感染药物　D. 包扎伤口
E. 临时固定伤肢

179. 骨折病人急救原则是（　）。
A. 抢救生命　B. 包扎伤口　C. 手法整复
D. 临时固定　E. 平稳转运

180. 脊柱骨折现场急救的正确方法是（　）。
A. 让病人坐位，先检查是否有脊柱骨折
B. 由 1 人背起病人尽快送往医院
C. 由 3 人抱持病人尽快送往医院
D. 寻找硬质板类，让病人平卧其上抬往医院
E. 双手牵住颈椎骨折者头部，防止其扭曲摆动

181. 骨折外固定方法可选用的有（　）。
A. 小夹板　B. 石膏绷带　C. 铝板
D. 支架　E. 牵引术

182. 下列脱位概念正确的是（　）。
A. 直接暴力所致称前脱位　B. 间接暴力所致称后脱位
C. 关节结核所致称病理性脱位　D. 发育不良所致先天性脱位
E. 反复多次的某关节脱位称习惯性脱位

183. **不属于**关节脱位专有体征的是（　）。
A. 畸形　B. 肿胀　C. 关节部位空虚
D. 功能障碍　E. 弹性固定

184．关节脱位的治疗原则是（　　）。
A．复位　B．固定　C．功能锻炼
D．理疗　E．药物治疗

185．急性血源性骨髓炎患肢固定的作用是（　　）。
A．解除肌痉挛，缓解疼痛　B．防止炎症扩散　C．防止畸形
D．防止病理性骨折　E．防止关节僵硬

186．急性血源性骨髓炎的护理措施是（　　）。
A．观察并发症的发生　B．患肢固定于功能位
C．加强全身支持疗法　D．体温正常即可停用抗生素
E．炎症控制后指导功能锻炼

187．骨关节结核的治疗原则包括（　　）。
A．加强营养支持　B．局部制动或休息　C．使用抗结核药物
D．脊柱结核并截瘫则手术　E．早期手术治疗为主

188．护理骨肉瘤病人时要做到（　　）。
A．执行医疗保护制度　B．防止意外损伤　C．纠正营养失调
D．观察情绪反应　E．观察化疗疗效

189．护理卧床的骨折病人应注意的并发症是（　　）。
A．皮肤压疮　B．深静脉血栓形成　C．骨质脱钙
D．痛风　E．坠积性肺炎

190．对长期卧床的病人应做到的是（　　）。
A．给他解释长期卧床可能发生的并发症
B．给他解释功能锻炼的方法和意义
C．教他练习深呼吸运动
D．督促他多喝水
E．督促他多吃蔬菜水果

191．骨科病人功能锻炼原则正确的是（　　）。
A．骨折 1～2 周内以患肢肌肉舒缩活动为主
B．骨折 2～3 周后以骨折处远，近侧关节活动为主
C．骨折 6～8 周后以重点关节为主的全面锻炼
D．不全瘫痪者应鼓励主动活动锻炼
E．完全瘫痪者给予被动活动锻炼

192．骨科病人手术前后护理正确的是（　　）。
A．术前 1 周开始每日备皮　B．术前 1 天手术区皮肤剃毛
C．足部手术前温水泡洗患足　D．术后注意患肢感觉、运动及血运
E．术后及时进行功能锻炼

193．截瘫病人的护理评估主要包括（　　）。
A．截瘫程度估计　B．呼吸、泌尿系并发症估计
C．压疮危险性估计　D．病人情绪心理状态的估计
E．家庭及社会影响因素的估计

194．截瘫病人的“三大并发症”是（　）。
A．皮肤压疮　B．肢体畸形　C．肌萎缩
D．肺部感染　E．尿路感染及结石
195．高位截瘫病人常见的护理诊断/合作性问题包括（　）。
A．自理能力缺陷　B．焦虑或悲哀　C．呼吸困难或窒息
D．排便异常　E．有感染的危险
196．截瘫病人康复期的护理，你应做的是（　）。
A．教给他提高生活自理能力的方法　B．教他每日进行深呼吸练习
C．鼓励他对瘫痪肢体的功能锻炼　D．让他多喝水
E．外伤性截瘫1月后即可练习下床
197．截瘫病人的皮肤护理正确的是（　）。
A．定期擦浴　B．骨隆突部位垫置气圈
C．受压处常以碘酊及乙醇涂擦　D．每4～6h变换体位
E．常做肢体按摩
198．腰椎间盘突出症病人常见的护理诊断/问题有（　）。
A．焦虑　B．不舒适：腰腿痛　C．躯体活动障碍
D．知识缺乏　E．潜在并发症：肌萎缩等
199．腰椎间盘突出症非手术疗法有（　）。
A．卧硬板床休息　B．骨盆牵引　C．按摩
D．硬脊膜外隙封闭　E．理疗

答　案

A_1/A_2型题

1．E　2．A　3．B　4．E　5．C　6．B　7．C　8．B　9．A
10．D　11．B　12．D　13．C　14．A　15．B　16．C　17．B　18．E
19．A　20．B　21．B　22．D　23．A　24．A　25．B　26．D　27．D
28．C　29．C　30．A　31．D　32．D　33．B　34．B　35．E　36．C
37．A　38．E　39．D　40．E　41．C　42．A　43．D　44．E　45．B
46．D　47．B　48．D　49．A　50．D　51．E　52．A　53．B　54．A
55．C　56．E　57．E　58．C　59．E　60．D　61．B　62．D　63．E
64．C　65．D　66．D　67．A　68．C　69．A　70．E　71．E　72．C
73．D　74．A　75．D　76．A　77．C　78．E　79．B　80．A　81．E
82．E　83．B　84．E　85．D　86．E　87．D　88．E　89．D　90．E
91．A　92．E　93．E　94．E　95．A　96．E　97．B　98．A　99．D
100．C　101．C　102．D　103．A　104．E　105．A　106．D　107．E　108．B
109．C　110．E　111．C　112．E　113．A　114．C　115．C　116．B　117．D
118．B　119．B　120．C　121．B　122．D　123．B　124．A　125．A　126．A

127. E 128. E 129. A 130. A 131. D 132. A 133. E 134. A 135. C
136. A 137. A 138. C 139. C 140. C 141. D 142. D

A_3型题

143. C 144. A 145. D 146. B 147. A 148. B 149. C 150. D 151. E
152. C

B型题

153. E 154. A 155. B 156. E 157. D 158. E 159. B 160. A 161. C
162. C 163. A 164. B 165. B 166. A 167. B 168. A

X型题

169. ABE 170. ACD 171. AE 172. BCDE 173. ABDE
174. ABCD 175. ABCDE 176. BCE 177. ABE 178. DE
179. ABDE 180. DE 181. ABCDE 182. CDE 183. BD
184. ABC 185. ABCD 186. ABCE 187. ABCD 188. ABCDE
189. ABCE 190. ABCDE 191. ABCDE 192. BCDE 193. ABCDE
194. ADE 195. ABCDE 196. ABCD 197. ABE 198. ABCDE
199. ABC